国家自然科学基金"十二五"重大项目资助
编号 81590950

穴位敏化

研究与应用

主编

梁繁荣　赵　凌

副主编

诸毅晖　李德华　郑倩华　孙铭声

上海科学技术出版社

图书在版编目（CIP）数据

穴位敏化研究与应用 / 梁繁荣，赵凌主编. -- 上海：
上海科学技术出版社，2021.4
ISBN 978-7-5478-5306-1

Ⅰ．①穴… Ⅱ．①梁… ②赵… Ⅲ．①穴位疗法
Ⅳ．①R245.9

中国版本图书馆CIP数据核字(2021)第053888号

穴位敏化研究与应用

主　编　梁繁荣　赵　凌

上海世纪出版(集团)有限公司
上海科学技术出版社 出版、发行
(上海钦州南路71号　邮政编码 200235　www.sstp.cn)
浙江新华印刷技术有限公司印刷
开本 889×1194　1/16　印张 20
字数 420 千字
2021年4月第1版　2021年4月第1次印刷
ISBN 978－7－5478－5306－1/R·2287
定价：198.00 元

内容提要

本书以中医学领域第一个国家自然科学基金重大项目——"穴位敏化研究"成果为基础，全面系统地介绍了穴位敏化研究进展及其临床应用经验。

全书分为上、下两篇。上篇主要介绍穴位敏化的文献、临床和机制等方面研究成果，全面阐述了穴位敏化的基本概念、发展源流、表现特点、影响因素及近年来有关穴位敏化的临床研究和机制研究的进展；下篇主要介绍穴位敏化的临床应用价值、临床判定方法和穴位敏化理论在针灸临床上的具体应用。

本书理论与临床实践相结合，可进一步促进穴位敏化理论向针灸临床推广应用，从而提高针灸的临床服务能力。全书内容权威而丰富，具有原创性和较高的学术价值、临床指导意义，反映当今中医药的最新研究成果。本书适合于中医针灸医疗、教学、科研工作者和医学院校的学生学习与参考。

编委会

主编

梁繁荣　赵　凌

副主编

诸毅晖　李德华　郑倩华　孙铭声

编委

（按姓氏笔画排序）

于　正	王亚楠	王姿雯	孔　璟	邓晓东	叶香吟
田　昊	田　甜	付亚男	刘柏彤	刘　路	齐文川
孙　宁	孙睿睿	李　享	李　晓	李　萧	杨　娇
杨　晗	何佳美	张雨桐	陈子雯	周园芳	周　卓
周　俊	耿国燕	倪夕秀	徐桂兴	徐　韬	曹　炜
银子涵	程施瑞	舒云洁	雷寒舟	潘雪飞	

前言

针灸学作为中医学科体系中最具特色和优势的学科,具有历史悠久、理论系统、手段独特、疗效确切、运用广泛等特点,不仅为中华民族的繁衍昌盛和中华传统文化的发展做出了卓越贡献,而且在国际上,世界卫生组织(WHO)、美国国立卫生研究院(NIH)等对针灸的有效性、安全性都给予了充分的肯定,现已有 183 个国家和地区承认或运用针灸。针灸学已成为集传统优势、现代优势和国际优势于一体的中医学科代表,是我国最具原始创新和发展潜力的学科领域之一。

经络腧穴理论是针灸学的基础与核心理论,是针灸学中最具有原始创新内涵和特点的学术思想。经络学说是指导针灸临床的重大理论,而运用经络学说的关键在于合理取穴,只有在选取恰当穴位的前提下,针灸才可能发挥良好的治疗效果。21 世纪初起,"穴位是否存在特异性治疗效应"成为继经络研究、针刺镇痛后国际针灸学术争论的又一焦点和热点,吸引了国际学术界运用传统的物理、化学、分子生物学、神经影像学、计算机科学等方法进行深入研究。积极抢先该领域的深入研究,不仅是应对国际针灸经络研究挑战的需要,也能对传承、创新、发展经络腧穴理论和提高针灸临床疗效起到积极的推动作用,对继续保持我国针灸学科的国际领先地位具有重要的战略意义。

为此,国家科学技术部先后批准实施国家重点基础研究发展计划("973"计划)"基于临床的经穴特异性基础研究"和"经穴效应循经特异性规律及关键影响因素研究",国家自然科学基金委员会也启动中医药学领域第一个重大项目"穴位敏化研究",通过 10 多年来国内多学科研究队伍的协同攻关,取得了一系列的研究成果,不仅肯定了穴位效应特异性的存在,而且发现穴位效应特异性与穴位状态(穴位敏化)密切相关。其研究成果对促进针灸学科的现代化、国际化发展具有重要意义。

《穴位敏化研究与应用》一书即是对上述一系列研究成果的初步总结。全书分为上、下两篇,上篇主要介绍穴位敏化的理论、文献、临床和机制研究等相关研究成果,下篇主要介绍穴位敏化研究成果的临床转化应用。首先,采用文献整理和文献挖掘等研究方法,围绕穴位敏化理论的发展,全面阐述了穴位敏化的概念、源流、基本形式、表现特点以及穴位敏化的影响因素等内容,并基于古今文献,系统梳理了不同时期、不同穴位、不同疾病的穴位敏化现象和规律特征;其次,通过采用严谨而符合中医针灸临床特点的临床研究方法,初步揭示了不同疾病穴位敏化现象的临床流行病学特征和临床应用价值;第三,综合应用现代多学科前沿技术与方法系统,研究了穴位敏化的可视化显像、敏化穴区的分子生物学特征以及穴位敏化的神经科学原理等内容,初步揭示了穴位敏化的科学基础;最后,围绕穴位敏化研究成果开展临床转化应用,重点介绍了穴位敏化临床评定方法及临床应用价值等,并以神经系统、骨骼肌肉系统、呼吸系统、心血管系统等多系统疾病为载体,详细介绍了在穴位敏化理论指导下的针灸临床实践情况。

本书的出版得到了国家自然科学基金委员会重大项目及上海科学技术出版社的大力支持,并在编写过程中得到了多位专家的无私支持与帮助。但由于目前有关穴位敏化的研究较为热门,研究成果的更新速度较快,书中难免存在一定的遗漏与偏颇,敬请广大读者提出宝贵意见和建议,以便再版时修正。

编者

2020 年 10 月

目录

上篇
穴位敏化研究

第二章
穴位敏化的文献研究 ————————————————————————————————— 024

第三章
穴位敏化的临床研究 ————————————————————————————————— 100

第四章
穴位敏化的机制研究 —————————————— 159

下篇
穴位敏化临床应用

—————— 175 ——————

第一章
总论 —————————————————————— 176

第二章
各论 ——————————————————— 184

上篇◎穴位敏化研究

第一章
穴位敏化概述

腧穴是人体脏腑经络气血输注出入于体表的特殊部位。机体阴阳气血等的变化在腧穴上会有所体现,并且腧穴亦会因机体生理、病理状态的变化而使其处于相对的"静息"或"激活",从而改变其"开合"功能,这一特征称为腧穴的敏化,又称为腧穴敏化或穴位敏化。常见的穴位敏化形式包括形态敏化、痛敏化、热敏化、电敏化、光敏化等。穴位敏化理论是经络腧穴理论的重要组成部分,古今医家对于腧穴已有深刻认识,对腧穴的归经、定位、主治等内容也有了国际标准。但迄今为止,对于腧穴的功能强弱、体表面积大小以及随机体生理、病理状态的改变而变化的情况却没有统一定论。准确而深入地认识和把握穴位敏化现象和规律,不仅可进一步完善经络腧穴理论,而且可提高针灸临床疗效。本章将对穴位敏化的概念、源流和发展、表现形式、特点及影响因素进行归纳和总结。

第一节·穴位敏化的概念

穴位敏化是指疾病状态下穴位从沉寂到激活,出现"有诸内者,必形诸外"的敏化现象和过程[1-3]。穴位功能与脏腑组织密切相关:生理状态下,人体脏腑经络气血调和、阴阳平衡,反映到体表则腧穴功能相对稳定,活动微弱而不易被察觉,即穴位处于"静息态";疾病状态下,脏腑经络气血失和、阴阳失衡,反映到体表相关腧穴发生功能强弱和范围大小的改变,出现相应的形态敏化、痛敏化、热敏化、电敏化、光敏化、化学敏化等表现和反应,即穴位处于"激活态",这种伴随疾病出现的穴位功能态改变的现象称为穴位敏化现象。

穴位概念的形成起源于我国古代劳动人民的生活与医疗实践,最初的"以痛为输""按之快然乃刺之"时的部位都是散在、无名的。战国、秦汉时期对人体穴位的认识逐渐从医疗实践上升到理论,此阶段成书的《黄帝内经》较为完整地论述了经络腧穴理论,晋代《针灸甲乙经》收录349穴,标明穴名、位置、取法、主治及配伍，并对脉气所发、所会何经以及刺灸法等做了全面论述，为穴位归经和临床应用奠定了基础。至今，根据传统的分类，穴位包括362个十四经穴、经外奇穴和阿是穴。《黄帝内经》中"节""交""会""谷""溪""俞""气府""气穴""骨空"等均指腧穴，其中《灵枢·九针十二原》对其做了基本的定义："所言节者，神气之所游行出入也，非皮肉筋骨也。"《灵枢·小针解》曰："神者，正气也。"《灵枢·平人绝谷》曰："故神者，水谷之精气也。"说明神气是指人身之正气，是生命活动的表现。神气是活的，是动的，是随生命活动变化着的。因此，穴位不仅仅指一般的皮、肉、筋、骨等静止不变的具体形态结构，更是指反映人体生命活动的动态的功能变化部位。《黄帝内经》还对穴位与脏腑、经络的关系进行了阐释，如《素问·调经论》曰："五藏之道，皆出于经隧，以行气血。"《灵枢·海论》曰："夫十二经脉者，内属于府藏，外络于肢节。"《素问》明确指出穴位为"脉气所发"，《灵枢·小针解》曰："节之交三百六十五会者，络脉之渗灌诸节者也。"可见，由于经脉与脏腑有直接的属络关系，穴位又是脉气所发和渗灌部位。因此，穴位是脏腑经络之气血输注于体表、反映人体生命活动动态变化的特定部位。

在生理状态下，由于人体脏腑经络、气血阴阳均处于相对平衡状态，穴位并不需要反映疾病，因此，人们并不能明显地感知到穴位的存在；但在病理状态下，某些腧穴会作为反映或诊断疾病状态的部位出现形态或感觉的变化，可以被发现或感知。如《灵枢·九针十二原》载："五藏有疾也，应出十二原，而原各有所出，明知其原，睹其应，而知五藏之害矣。"《灵枢·背

腧》记载："胸中大腧在杼骨之端，肺腧在三焦之间，心腧在五焦之间……皆挟脊相去三寸所，则欲得而验之，按其处，应在中而痛解，乃其腧也。"《灵枢·癫狂》提道："胸满不得息，取之下胸二胁，咳而动手者，与背腧以手按之立快者是也。"《备急千金要方》也记载："以肌肉文理节解缝会宛陷之中，及以手按之，病者快然。"即在机体状态发生改变的情况下，穴位会出现"按其处、应""按之、立快、快然"等痛敏以及"坚痛如筋""宛陷"等形态敏化现象。同时，在这些出现敏化现象的穴位进行针灸治疗，可有效防治疾病。如《灵枢·五邪》曰："以手疾按之，快然，乃刺之。"《素问·骨空论》记载："缺盆骨上切之坚痛如筋者灸之。"《素问·五藏生成》曰："人有大谷十二分，小溪三百五十四名，少十二俞，此皆卫气之所留止，邪气之所客也，针石缘而去之。"后代医家也不断证实了以上理论，如西汉《史记·扁鹊仓公列传》曰："当论俞所居，及气当上下出入邪正逆顺，以宜镵石，定砭灸处。"唐代《千金翼方》曰："凡孔穴者，是经络所行往来处，引起远入抽病也。"明代《类经》曰："凡病邪久留不移者，必于四肢八溪之间有所结聚，故当于节之会处，索而刺之。"《针灸问对》载："经络不可不知，孔穴不可不识。不知经络无以知气血往来，不知孔穴无以知邪气所在。知而用，用而的，病乃可安。"可见，以上论述均明确指出疾病状态下穴位会出现"痛""坚痛""宛陷""结聚"等敏化现象，并在接受适宜的针灸治疗后，出现"快""痛解""邪去""抽病"的治疗反应，因此"睹其应，知其害"——反映病证、协助诊断和"刺之，灸之，抽病，病安"——接受刺激、防治疾病是穴位的本质属性和基本功能。

穴位敏化现象在穴位的产生、固化和演变过程中扮演着重要的角色，对针灸学理论的发展和完善有着深远的影响。数千年来积累的临床经验，以及近年来越来越多的相关研究，均提示着腧穴可以在一定程度上反映疾病的发生、发展、预后及转归，反映病变的性质和部位，对临床诊断和疾病治疗有着重要的意义。本节内容对穴位敏化的起源及从古至今的发展进行了梳理和回顾。

一、穴位敏化的萌芽

穴位即腧穴，关于腧穴的起源并无明显文字记载，但纵观古今中医典籍，腧穴概念及其理论的形成与疼痛密切相关。现存最早的针灸学文献《帛书·经脉》记载了十一条经脉，但未提及腧穴，在其后成书的《黄帝内经》中较为详细地论述了经络及腧穴，并记载了部分穴位敏化现象。如"以痛为腧"（阿是穴）、"以手疾按之，快然乃刺之""切之坚痛如筋者，灸之"，提示着腧穴基于穴位敏化现象的发展和完善，以及在治疗中的运用。秦汉时期为穴位敏化现象记载最多的时期，明确了穴位敏化与相应脏腑、器官、经络、部位之间的特殊络属和联络关系。如《灵枢·邪气藏府病形》论述："膀胱病者，小腹偏肿而痛，以手按之，即欲小便而不得，肩上热，若脉陷，及足小指外廉及胫踝后皆热。若脉陷，取委中央。"这是较早的关于具体疾病穴位敏化现象的相关记载，这种类似的记载涉及多种疾病，反映了在秦汉时期医家的认识中穴位敏化现象已经具有普遍性。

二、穴位敏化的发展

从魏晋到隋唐时期，穴位敏化文献记载量相对减少，但逐渐形成根据穴位敏化现象判断病邪性质的意识。晋代皇甫谧在《针灸甲乙经·五色第十五》卷一中记载："五官具五色，何也？曰：青黑为痛，黄赤为热，白为寒，是谓五官……五色各有脏部，有外部，有内部。其色从外部走内部者，其病从外走内。其色从内部走外部者，其病从内走外。"描述了不同病邪反映在机体表面不同颜色的形敏化，虽然没有提到相关的穴位，但为后来穴位敏化现象和规律的认识奠定了重要基础。到了唐代，王焘在《外台秘要·天行热毒攻手足方五首》中言："《病源》热毒气从脏腑中出，攻于手足，则热赤肿疼痛也。人五脏六腑井荥输，皆出于手足指，故此毒从内而出，攻于手足也。"记载了热毒侵袭脏腑时反映在体表五输穴的一种热敏化、形敏化和痛敏化同时出现的现象。

宋代，穴位敏化的文献记载再次达到一个高峰，仅次于秦汉时期，进一步补充和完善了穴位敏化与临床的联系。王执中于《针灸资生经》云："中膂内俞二穴，一名脊内俞。在二十椎下两旁各寸半，侠脊起肉。针三分，留十呼；灸三壮。明下云，主腰痛夹脊膂痛。上下按之应者，从项后至此穴痛，皆灸之立愈。""有老妪大肠中常若里急后重，甚苦之，自言人必无老新妇此奇疾也。为按其大肠俞疼甚，令归灸之而愈。""有男子忽气出不绝声，病数日矣。以手按其膻中穴而应，微以冷针频频刺之而愈。"记录了相关疾病的痛敏化现象及基于这种敏化现象的治疗和取得的疗效。

金元至明清时期关于穴位敏化现象的记载减少，明清时期的记载提示，穴位的敏化现象与疾病虚实密切相关，在实证和虚证的不同病情条件下，穴位所发生的敏化反应各不相同。明代杨继洲在《针灸大成·名医治法》卷九中论述"目眦久赤烂，俗呼为赤瞎。当以三棱针刺目眦外，以泻湿热而愈。偷针眼，视其背上有细红点如疮，以针刺破即瘥，实解太阳之郁热也。"描述了太阳郁热证在背部出现的形敏化现象；"劳淋者，劳倦即发，痛引气冲，灸之方"，记录了肾系疾病的劳淋在气冲穴出现的痛敏化现象。明代薛立斋《外科心法》言"中府隐隐而微痛者，肺疽也"，记录了饮酒过度伤胃吐血之证会在手太阴肺经的中府穴出现痛敏化现象。清代李学川在《针灸逢源·论治补遗》卷六言："病者手足厥冷，言我不结胸，小腹满，按之痛者。此冷结在膀胱关元也。"说明心系疾病的厥证会在关元穴形成一个痛敏点。不难看出，从腧穴的整个起源、演变到最终形成的过程中，始终伴有穴位的敏化现象[4]。

古人对于穴位敏化的认知具有一定局限性，只能从穴位局部的组织形态改变和感觉变化来判定穴位敏化，并没有深入研究穴位敏化的规律及其内在机制，所记录的敏化形式多为形敏化和力敏化，但也为后世穴位敏化理论研究的进一步深化埋下了伏笔。

三、穴位敏化的深化

到了 19 世纪末期，随着科学技术水平的不断发展，研究者们对穴位敏化现象和规律有了更加深入的探索和认识。1893 年，Head[5]首先观察到在某些内脏病变时皮肤一些区域的敏感性增高，甚至发生"牵涉性疼痛"，他非常精确地描绘出不同内脏疾病所对应的皮肤敏感区域，并以他的名字命名为"海氏带"。Head 观察到这些敏感区域内还存在一些特别敏感的"易惹点"。这些"海氏带"和"易惹点"对认识穴位的本态产生了革命性的影响。1950 年，日本京都大学生物学教授中谷义雄博士，用 9 V 直流电刺激皮肤，发现经络有低电阻（良导）性，经穴部位比非经穴部位电阻值低，且两者电阻值相差数倍。这个发现是划时代的伟大创举，开创了经络现象研究的新纪元。经络的低电阻性，使经络形成了立体的良导网络系统，是产生所有经络特性和经络现象的先决条件。2000 年彭嘉等[6]提出了敏化点的概念，第一次将腧穴与敏化点两个概念并列提出讨论。2001 年，吴凌云等[7]发现少数患者的体表存在一些敏感的点，这些点受到激光等外界刺激后，局部会产生经气，并沿着经络循行的方向传导至疾病所在的部位。2004 年陈日新团队[8]报告在痛痹患者身上寻找透热点，对这些点采用艾灸治疗，取得了良好的临床效果，这一现象初步明确了热敏化穴的存在。紧接着陈日新团队定义了穴位敏化的概念，认为穴位是动态的敏化点[1,9]，对传统穴位的定义进行了结合现代科技的创新，同时也掀起了"穴位热敏化"研究的热潮。2007 年，朱兵团队[10]率先倡导了穴位敏化理论，认为在人体出现疾病时，穴位会出现一些特殊的反应，这些反应以神经源性炎性反应为主要表现，且认为人体的生物学内在调控程序可以被"穴区敏化池"中的炎性因子所触发启动[11]，穴位由此从"静息态"被激活为"敏化态"。2016 年，梁繁荣团队在国家自然科学基金重大项目"穴位敏化研究"的支持下，以颈型颈椎病、膝骨性关节炎和慢性稳定性心绞痛等为研究载体，首次通过多中心、大样本的临床研究证实了穴位敏化现象的客观存在，并初步提出了穴位敏化界定标准。

现代研究认为,当机体处于疾病状态时,相应的穴位敏化常表现为以下四种形式。① 痛敏化:为最常见的敏化形式,即穴位处出现疼痛,或按压穴位时出现明显的压痛。② 热敏化:对热的敏感度发生变化,表现为穴区对热的敏感度或升高或降低或左右两侧对应腧穴失去平衡。③ 形敏化:相应穴区皮肤色泽形态发生改变,或皮下出现结节、条索状反应物等。④ 生物物理特性发生改变,主要有穴区电学特性的改变。通过将一定刺激作用于特定的敏化腧穴,可以调整内脏功能,加快机体向愈的进程,提示腧穴和脏腑之间存在着某种形式的信息传递网络。关于穴位敏化的神经生物学机制尚不十分清楚,目前普遍认为穴位敏化的调控机制包括中枢机制与外周机制。有研究报道,脊髓背角神经元[12]、丘脑、中脑灰质及大脑皮层神经元[13]在腧穴的痛敏化过程中发挥着重要作用。牵涉痛的会聚-易化学说认为,来自内脏的伤害性刺激可以敏化脊髓和脊髓上中枢的躯体-内脏会聚神经元,从而使该会聚神经元对体表的传入产生更强烈的反应[14],为解释穴位敏化提供了一定的科学线索。研究证实,给予大鼠直结肠扩张刺激,能够激活脊髓背角广动

力型神经元[15]、延髓背柱核神经元[16]、延髓背侧网状亚核神经元[17]、丘脑腹后外侧核神经元[18],这些被激活的神经元对来自体表的穴位刺激产生更强烈的反应,并与直结肠扩张刺激的刺激量和针刺强度有关,具有明显的量-效敏化关系。穴位敏化的外周机制与背根反射和轴突反射密切相关:内脏病变时,经背根神经节细胞顺向传递至脊髓背角细胞的冲动会激活另一个背根神经节细胞,以背根反射的方式逆向传至外周,同时背根神经节细胞存在分支现象,能将内脏传入的冲动以轴突反射的方式逆向传至外周,这两种逆向传递至外周的冲动共同导致穴位敏化[19]。

穴位敏化理论是基于大量穴位敏化现象的发现而提出的假说,正在通过众多的研究被验证,并逐步丰富和发展,其敏化形式和特点正在逐步明确。穴位敏化现象和规律与人体功能状态、疾病属性、人群特征、地域差异等方面的关系,以及穴位敏化现象的发生率、发生类别、与疾病相关性及演化特征等科学内涵正在逐步被揭开神秘的面纱,期待着后续更多全面地、多角度地对穴位敏化现象和规律展开根本性的、实质性地深入探讨,穴位敏化的研究工作依然任重道远。

第三节 · 穴位敏化的基本形式

穴位敏化形式表现丰富,主要包括形态敏化、热敏化、痛敏化、电敏化、光敏化和化学敏化等。在不同的病理状态、不同的疾病阶段下,穴位敏化的表现各有不同。通过观察穴位敏化现象,不仅能够了解到疾病的内部信息与病邪性质,而且能为临床辨别病性及立方选法、临床选穴提供可靠的依据,以实现"未病先防""有病早治""已病防传"的目的。

一、穴位形态敏化

穴位形态敏化,即当脏腑器官发生病理变化时会在相应的体表部位反映出来,在病灶处常产生皮肤色泽或形态改变,如红斑、白斑、瘀点[20],或在皮肤局部出现脱屑、丘疹或凹陷、隆起[21],或在穴位皮下出现结节状反应物、条索

状反应物[22]等。形态敏化是以脏象经络学说为理论基础,在体表经络穴位所出现的阳性反应,为客观依据的特殊敏化现象。形态敏化是可靠的临床诊断方法之一,通过外部的诊察,可以了解疾病的内部信息及本质,提前测知人体内部脏腑功能运行的状况,对疾病的预防、诊断、治疗等临床决策提供可靠依据,对提高临床疗效具有重要价值。

穴位敏化形态是人们较早发现的穴位敏化现象。如《灵枢·邪气藏府病形》曰:"面热者,足阳明病;鱼络血者,手阳明病;两跗之上脉竖陷者,足阳明病,此胃脉也……小肠病者,小腹痛,腰脊控睾而痛……当耳前热,若寒甚,若独肩上热甚,及手小指次指之间热,若脉陷者,此其候也。"颜面部发热、两足跗之上的动脉出现坚实或虚软下陷的,说明足阳明胃腑发生病变;手鱼际部位络脉出现瘀血,说明手阳明大肠腑发生病变。《灵枢·本藏》记载:"视其外应,以知其内藏,则知所病矣。"王执中在《针灸资生经·第五·腰痛》中也有相关描述:"腰痛,宜针决膝腰中,青赤脉,出血便瘥。"在这一理论指导下,朱震亨认识到人体内在脏腑组织器官和外在的肌肉皮肤等组织之间存在着关联,并在《丹溪心法·能合色脉可以万全》做了总结:"欲知其内者,当以观乎外;诊以外者,斯以知其内。盖有诸内者,必形诸外。"明代张介宾《类经·脉色类》卷六记载:"凡病邪久留不移者,必于四肢八溪之间有所结聚……"腧穴形态敏化现象是人体在疾病状态下发生的一种最基本的病理性改变。对穴位形态敏化现象的观察属于中医望诊内容的一部分,中医望诊主要包括神、色、形、态、络脉、皮肤、舌象、五官九窍,以及排泄物、分泌物等,其中的"色""形""态"等内容反映在腧穴上,便是穴位的形态敏化现象。

古人也早已通过形态敏化现象来选穴以治疗疾病。如《灵枢·邪气藏府病形》记载:"三焦病者,腹气满,小腹尤坚……候在足太阳之外大络,大络在太阳、少阳之间,亦见于脉,取委阳……胆病者……在足少阳之本末,亦视其脉之陷下者,灸之;其寒热者,取阳陵泉。"这表明通过观察形态敏化现象,不仅能够了解疾病的内部信息与病邪性质,而且能为临床辨别病性及立方选法、临床选穴提供可靠的依据。

二、穴位热敏化

穴位热敏化是指穴位出现的透热、扩热、传热、局部不(微)热远部热、表面不(微)热深部热、其他非热感觉(如酸、胀、压、重、痛、麻、冷等)的现象[23]。在疾病状态下,相应部位或者穴位对灸热较健康人更为敏感;在治疗的过程中,患者出现穴位热敏化现象的概率可达70%,刺激热敏化穴位治疗疾病可以显著提高疗效[24-26]。

中医古籍中有少量穴位热敏化现象的描述。《灵枢·邪气藏府病形》记载:"……膀胱病者……以手按之……肩上热,若脉陷,及足小指外廉及胫踝后皆热。"明代医家董宿所著《奇效良方·疮诊论·疮诊论药方》卷之六十五记载:"脏腑伏于热毒,未成疮疹疾候,四肢微觉有热。"说明穴位热敏现象出现的部位与疾病呈一定的相关性。在疾病状态下,穴位可从静息状态转变成敏化状态,内、外、妇、耳鼻喉及骨伤诸科疾病均可发生穴位热敏现象。

当代穴位热敏化现象以热敏灸的研究最多,热敏灸是一种绿色、健康、无害、简单,甚至有舒适感的临床疗法,可以治疗多种疾病,且疗效较好。因此,近年来热敏现象的研究较其他敏化类型多,对热敏化现象及规律的临床研究能够更好地指导临床选穴、提高临床疗效。随着学者们注意到灸疗过程中的传热、扩热等现象，艾灸在热敏研究中的应用越来越广泛。江西中医药大学陈日新采用艾条灸患者体表的"热敏化穴"，激发患者的经络感传现象，促进经气运行，使气至病所，从而达到高效、速效的治疗效果。热敏灸经过20多年的发展，如今已非常成熟，在治疗颈椎病[27]、腰椎间盘突出症[28]、痛经[29]等疾病中，取得了良好疗效。

三、穴位痛敏化

穴位痛敏化即穴位的压痛敏化，是临床最常见的穴位敏化类型之一，主要表现为人体局部皮肤以点状、线状或片状的形式产生对痛觉的耐受性降低、敏感性增高、压痛阈降低等痛觉过敏。古代文献与现代文献均表明，在诸多疾病中相对于其他敏化形式痛敏化现象出现频次较高，为最常见的敏化形式[30,31]。有研究证实了痛敏化的穴位不只是一个点，而是一个相对敏感的功能区域，其在病理状态下反应更加敏感，反映疾病的功能进一步增强[3]。

《素问·举痛论》载"通则不痛，痛则不通"，是传统中医学对疼痛产生机制的基本认识。《备急千金要方·针灸上·灸例》云："人有病痛，即令捏其上，若里当其处，不问孔穴，即得便快成痛处，即云'阿是'。灸刺皆验。"孙思邈提出的阿是穴为典型的痛敏化穴，触诊这些部位会产生较其他部位更敏感的疼痛，对于这些部位施以"灸刺"等恰当方法，会有不错的疗效。即使身边没有针、艾等工具，在"以痛为输"的痛敏化部位以手指"按其处"，也能达到"应在中而痛解"的效果。古人对痛敏化的认识不仅限于此，他们还对"指按而痛解"的原理进行了分析，正如《素问·举痛论》中所载："寒气客于背俞之脉则脉泣，脉泣则血虚，血虚则痛，其俞注于心，故相引而痛。按之则热气至，热气至则痛止矣。"

不仅如此，古人也早已通过痛敏化现象来选穴以治疗疾病。《灵枢·杂病》曰："心痛，当九节刺之，按已刺，按之立已；不已，上下求之，得之立已。"就是用按法找敏感点进行针刺治疗。又如张介宾在《景岳全书·心集杂证谟·肿胀》中通过观察外在症状并追踪溯源，在敏化的经穴处根据其表现的敏化形式选择合适的手段施治而取得明显疗效："一日偶因饭后胁肋大痛……按著则痛连胸腹，及细为揣摸，则正在章门穴也……乃制神香散，使日服三四次，兼用艾火灸章门十四壮，以逐散其结滞之胃气。"这表明痛敏化现象可提示身体的疾病状态，而古人早已开始根据出现敏化现象的相关特征选择施治部位和恰当的治疗手段治疗疾病。

四、穴位电敏化

穴位电敏化是指在疾病状态下，特定腧穴的导电量、电阻、电位、电流等电特性发生显著改变[32,33]。人体穴位存在电阻抗特性和伏安特性，电位的高低可以反映穴位的皮肤电阻[34]。穴位皮肤电阻抗和电流量会随人体气血阴阳消长发生相应变化。当患者生病时，根据穴位电敏化的特性可以检测出病变的脏腑和部位，从而采取针对性的治疗措施。近年来，穴位电敏化的研究从未间断。归纳总结穴位电敏化的现象和规律，可以为临床提供诊治思路，对临床决策具有重要的指导意义。

《灵枢·经脉》云："经脉者，所以决生死，处百病，调虚实，不可不通。"其"不可不通"指明经络的通畅与否与疾病密切相关[35]，而这里的"不通"反应在经络或穴位上即为以电阻抗为实质的一系列生物电特性的改变。基于穴位与脏腑之间存在的特定相互关系,当机体发生疾病时,在与疾病相关的穴位和经脉上会出现电敏化现象,通过探测此类电敏化现象可以指导临床诊断、选穴治疗等,以实现"未病先防""有病早治"和"已病防传"的目的。

五、穴位光敏化

穴位光敏化指的是在人体脏腑发生病变时,穴位或组织的光传输特性、经穴超微弱发光强度、背向散射光强度、红外辐射光谱以及左右辐射强度等也随之发生改变的现象。现代研究发现,健康人体背部经穴发光强度是左右对称的,而在疾病状态下则存在左右非对称性或在疾病相关的穴位出现红外辐射光谱波段升高或者降低[36-38]。总的来说,目前关于穴位光敏化的研究较少,有待于后续的观察研究。

六、穴位化学敏化

穴位化学敏化指的是病理状态下,穴位神经源性炎性反应会伴随局部血管通透性改变,导致穴位局部某些化学物质发生改变,如 P 物质、肥大细胞、pH、氧分压、ATP、组胺和细胞外 K^+、Na^+、Ca^{2+} 浓度等的改变状态,即穴位处内环境的改变。化学敏化的物质都具有较强的特异性,能够借助各种仪器设备和材料被准确测量出来,从而将化学敏化的现象和规律量化。现代研究发现,肥大细胞和 P 物质在敏化反应中起重要作用[39],随着组织液的渗出,酸性代谢产物增加并大量堆积,H^+、Na^+、K^+、Ca^{2+} 等离子浓度发生变化[40],从而进一步形成痛觉过敏或其他不适以及导电性增强。归纳总结穴位化学敏化的现象和规律,可以为穴位敏化的发生机制提供参考和依据。

除上述的基本穴位敏化形式外,还有力敏化、压敏化、声敏化等。穴位力敏化主要表现为患者感觉按压部位出现压痛、酸胀、按之快然等感觉。穴位压敏化与力敏化相似,指采用按压法对穴位进行按压时,穴位处呈现压痛、酸胀等感觉及阳性反应点等的现象。穴位声敏化指的是病理状态下,穴位的声波接收强度发生改变。力敏化、压敏化与痛敏化的表现形式有相同之处,声敏化则在穴位敏化的研究中相对较少。

第四节 · 穴位敏化的表现特点

穴位敏化的表现具有普遍性、多样性、规律性等特点。穴位敏化的普遍性体现在两个方面,即多种疾病存在穴位敏化现象,同一种疾病存在多个敏化穴位和多种敏化现象;穴位敏化的多样性体现在其表现形式多种多样,主要包括穴位热敏化、痛敏化、电敏化、光敏化、声敏化、化学敏化、形敏化等;穴位敏化的规律性体现在三个方面,即部位规律、归经规律及时空动态规律。

一、穴位敏化的普遍性

穴位敏化现象在针灸临床文献中被普遍报道[41-43],人体在疾病状态下穴位会出现敏化现象。目前研究发现,运动系统、呼吸系统、消化系统等的 100 多种器质性和功能性病变,如颈椎病、腰椎间盘突出症、膝骨性关节炎、周围性面瘫、冠心病、原发性痛经、类风湿关节炎等被观察到各种形式的敏化穴位。并且,同一种疾病可存在多个敏化穴位和敏化现象。

(一) 多种疾病存在穴位敏化

陈日新等[44]对风湿关节炎、骨性关节炎、软组织损伤、肌筋膜疼痛综合征、颈椎病、腰椎间盘突出症、感冒、面瘫、面肌痉挛、三叉神经痛、胃动力障碍、肠易激综合征、男性性功能障碍、月经不调、痛经、盆腔炎、慢性支气管炎、支气管哮喘、中风、过敏性鼻炎等 20 种疾病进行艾灸腧穴观察,发现腧穴热敏化的出现率平均可达 70% 左右,以寒证、湿证、瘀证、虚证居多,急性病和慢性病均可出现。王瑞等[45]基于文献计量学研究发现,30 种疾病存在八会穴敏化特征,其中内科疾病(肺系)主要表现为八会穴的光敏化,内科疾病(肝胆系)和骨伤科(伤筋)疾病主要表现为阳陵泉的热敏化,五官疾病主要表现为阳陵泉的痛敏化,内科疾病(脾胃系)主要表现为中脘的热敏化,妇科疾病主要表现为膻中的光敏化。同时,关于穴位痛敏化现象有多种疾病的临床研究报道:当阑尾处于病理状态时,可发现阑尾穴出现压痛[46];功能性肠病的患者在胃经的腧穴足三里、上巨虚和下巨虚存在痛敏化现象[3];功能性便秘患者的曲池穴和大肠俞的压痛阈值较正常对照组显著下降[47];十二指肠溃疡患者多在梁丘、不容、脾俞和中脘出现压痛点[48];呼吸系统的疾病常于肺俞、中府和孔最穴上出现压痛[49];患有心脏病的患者常在心俞、膻中等穴出现压痛[50];而蠡沟和三阴交穴则在女性痛经时有压痛反应[51]。杨晗等[52]将涉及耳穴电敏化的疾病分类统计,结果显示各系统的疾病都存在穴位电敏化现象,尤以脾胃病证、肝胆病证和气血津液病证居多。崔翔等[43]发现克罗恩病、溃疡性结肠炎、慢性阑尾炎等多种肠道疾病均可引起体表与病变肠段相同或相近节段出现牵涉性疼痛,牵涉痛部位中分布有大量的穴位。吴强等[53]针对妇科常见病(原发性痛经、盆腔炎、卵巢囊肿等)引发的相应神经支配皮节区域牵涉痛进行探讨,研究发现妇科相关疾病的靶器官(子宫、卵巢)发生病变时,其相应节段神经支配的体表区域出现规律性的敏化反应。王渊等[54]通过对食管疾病和胃、十二指肠溃疡患者压痛点的分布位置及其局部色泽形态变化的观察发现,食管疾病和胃、十二指肠溃疡引起的牵涉痛主要分布在与穴位的形成有关的体表部位。章薇等[55]通过观察睾丸及附睾炎性病变患者体表牵涉痛分布区发现,睾丸、附睾炎性病变引发的体表痛敏点多数与治疗该类疾病的相关穴位所处位置重叠或邻近。

(二) 同一种疾病存在多个敏化穴位和多种敏化现象

刘芸等[56]研究发现变应性鼻炎有 10 个热敏穴,分别为孔最、尺泽、合谷、手三里、曲池、足三里、上巨虚、丰隆、下巨虚及肺经非穴反应点,出现的热敏化形式以传热、透热及局部感觉为主。穴位除热敏化反应外,变应性鼻炎还存在痛敏穴痛阈值总体上左侧上肢低、右侧下肢低的痛敏现象。并且,变应性鼻炎患者四肢肘膝关节以下手足阳明经、手太阴经上的热敏穴与痛敏穴区重叠率高。肖奇蔚等[57]通过文献研究探寻颈椎病敏化现象及规律,研究发现颈椎病穴位敏化现象有热敏化、痛敏化、形敏化、电敏化、化学敏化、压敏化和声敏化,各敏化现象表现各一,特征明显。颈椎病敏化穴位多见于阿是穴、颈夹脊、大椎、风池和百会,其中大椎和颈夹脊常同时出现敏化。付奥杰[58]研究发现,冠心病患者体表压痛点在手厥阴心包经分布最多,厥阴俞、内关、天池等穴位出现压痛点的次数最多,而这些压痛点呈现高电阻的电学特性,并且心俞、内关、厥阴俞出现左右双侧的电阻失衡现象。孙铭声[59]研究发现,颈型颈椎病患者经穴的温度均高于健康人,机械痛阈和压痛阈值均低于健康人,敏化率均较高的穴位是后溪、大椎、手三里。王旭等[60]通过文献研究探寻腰痹病敏化现象及规律,研究发现腰痹病穴位敏化现象主要为热敏化、痛敏化、化学敏化、光敏化、力敏化、形敏化等,涉及敏化腧穴57个,常见敏化穴位为委中、阳陵泉、环跳、大肠俞,其中委中与阳陵泉常同时出现敏化。漆学智等[61]研究发现肠癌患者在足三里、上巨虚、下巨虚、曲池、大肠俞及阴陵泉穴出现穴位压敏和面积扩大现象。付勇等[62]发现腰椎间盘突出症患者的腰阳关、大肠俞、至阳、关元俞、委中穴存在热敏化。

二、穴位敏化的多样性

穴位敏化的表现形式多种多样,主要分为两种:一种为功能改变,另一种为形态改变。功能改变包括穴位痛敏化、热敏化、电敏化、光敏化、声敏化或化学敏化等,形态改变主要指穴位形敏化,即穴区处及邻近出现颜色改变、隆起或凹陷等[33,63]。

穴位热敏化是指特定腧穴在温度及热敏感性上存在显著变化。付勇等[64]研究发现三叉神经痛患者高发热敏穴区热敏腧穴出现率为83.3%,下关、四白穴区热敏化出现率较高,其次是夹承浆、风池、鱼腰穴区。徐杰等[65]研究显示枕神经痛患者高发热敏穴区热敏腧穴出现率为78.33%,热敏腧穴在风池、风府、阳陵泉穴区出现率较高,其次是在天柱、大椎穴区。任泓宇等[66]研究指出在脑疲劳状态下的百会穴透热、扩热、传热、压感,命门穴扩热、传热等热敏

灸感均显著高于健康对照组。李春日等[67]研究指出肺结核患者双侧肺经、左侧心包经、右侧心经的温差率及尺泽、内关等穴的红外高温异常频率显著高于正常对照组。郝娜等[68]研究发现慢性乙肝患者双侧中都、蠡沟、三阴交等穴的相对温度(穴位温度/同侧腋下温度)显著高于正常对照组。岑珏等[69]研究显示膀胱过度活动症患者中极穴红外辐射温度显著高于健康者;陆玉瑾等[70]发现患者左侧肾俞穴温度显著高于同侧膀胱俞,而正常组则无此现象。此外,高允海等[71]研究指出慢性胆囊炎患者右侧日月穴温度显著高于左侧,而健康对照组则差异不明显。

穴位痛敏化是指腧穴或部位对疼痛的敏感性增加,用一定的力量压迫会出现疼痛,"阿是穴"属此类[72,31]。穴位痛敏化理论起源于《黄帝内经》时期,成熟于魏晋至隋唐,并运用于宋代至近代。目前,穴位痛敏现象的检测方式主要以压痛和痛阈的检测为主,但设备和方法各不相同[31]。封秀梅等[73]对涉及痛敏化穴探查的文献进行梳理,归纳其常用的探查方法,发现痛敏化穴的探查可分为探感定位和利用相关仪器检测痛阈值两类探查方式,主要包括指压法、Von Frey法、压痛仪法、耳穴探针及耳穴弹簧压力棒法等。李雨谿[31]以穴位痛敏化相关的古今文献为基础,研究穴位痛敏化的现象与规律。研究结果显示,各系统的穴位痛敏化现象和规律是:肝胆系疾病的痛敏化穴位以背俞穴为主,腧穴主要归属于膀胱经、肝经和胆经;心系疾病在心俞穴会出现痛敏化;肾系疾病会出现肾俞穴的痛敏化现象;胃肠系疾病痛敏化腧穴主要归属于胃经和膀胱经。同时,经筋病多在经筋所过之处出现痛敏化,且常伴有筋结等形敏化表现;络病主要表现为络脉循行部位的痛敏化现象;经脉病也在循行局部出现痛敏化。

具体疾病的穴位痛敏化现象和规律是：泄泻痛敏化穴多为大肠俞；便血常在腰阳关出现敏化；哮喘病多与肺俞痛敏化相关；耳鸣痛敏化穴位以冲阳、合谷、太冲、外关为主，痛敏化穴位多分布于胆经；痛经痛敏化频次最高的穴位为三阴交，痛敏化穴位最多的经脉为脾经；腰椎间盘突出症痛敏化穴位频次较高的为腰痛点和耳穴（腰骶椎）；偏头痛痛敏化穴位大多分布于足少阳胆经和手少阳三焦经；坐骨神经痛的痛敏化腧穴多分布于膀胱经。刘芸等[56]利用手持式疼痛阈值测试仪器探查反应点的痛敏反应并测量机械痛阈值，研究发现变应性鼻炎患者共10个痛敏化穴位，分别为孔最、尺泽、合谷、手三里、曲池、足三里、上巨虚、丰隆、下巨虚及肺经非穴反应点，痛阈值总体上存在左侧上肢低、右侧下肢低的状态。罗廖君[74]采用WAGNER压痛仪，以文献规律挖掘结合临床常用于膝骨性关节炎治疗的常用穴作为检测点，对患者进行穴位压痛阈的检测。研究从穴位的动态压痛敏化发生率与相关因素分析发现，鹤顶、血海、犊鼻、足三里穴可作为膝骨性关节炎的压痛敏化强相关穴位。

穴位电敏化是指特定腧穴的导电量、电阻、电位、电流等电学特性发生显著改变[75-77]。20世纪50年代日本学者中谷义雄首次发现经穴的低电阻特性[78]；随后国内外学者相继证实了经穴的低电阻特性[79-81]；并有研究者提出测定人体经穴的导电量是研究经络实质的一种方法[82]。杨晗等[52]基于文献计量学研究穴位电敏现象与规律，研究发现穴位电敏化现象常用的检测指标为电阻、惯性面积、伏安面积、导电量、电位、电流和电容，电敏化穴位涉及经穴、耳穴和特定穴，其中又以特定穴最易发生电敏。穴位电敏化主要表现为电阻抗特性和伏安特性，穴位电敏化现象与脏腑病证存在相对特异

性。杨晓媛等[83]认为穴位的生物电阻抗发生机制与解剖组织学、化合物、细胞体液学、神经学等因素有关，一般穴位呈"低电阻、高电位"特点。电敏化作为穴位敏化的一种，通过穴位电阻、伏安面积、惯性面积等检测量化穴位的电生理特性，病理状态下即会出现生物电阻抗升高、伏安面积及惯性面积减少。徐天成等[84]以《针灸甲乙经》《针灸大成》《经络腧穴学》中的经穴名及其主治建立穴—症网络，并测量患者及健康受试者的原穴电导值作为穴位敏化的物理表征，引入拓扑参数进行校正。研究结果显示，经过特征向量中心度的加权校正，腹泻型肠易激综合征、后循环缺血性眩晕患者的原穴电导值均高于健康受试者（$P<0.05$）。陈连靖等[85]研究显示，原发性痛经患者经期中极穴的增程伏安面积显著高于健康组，经期及经后的减程伏安面积均显著高于本穴旁开1寸的对照点，表明原发性痛经患者中极穴存在电阻增高且该变化具有一定的腧穴特异性。佘延芬等[86]研究指出原发性痛经患者双侧三阴交穴电阻比值的失衡率明显高于正常组，且双侧三阴交穴电阻值及其比值均较正常组存在升高的趋势。安贺军等[87]研究显示，不同证型慢性萎缩性胃炎患者，双侧足三里穴的电阻均值差异显著，其电阻均值由高至低依次为胃络瘀血型、肝脾失调型、胃阴亏虚型、脾胃虚寒型。表明疾病状态下特定腧穴电阻存在左右失衡的病理变化，且与疾病证型有一定联系。毛慧娟等[88,89]研究显示较之健康者，甲状腺功能亢进症患者双侧足三里的增减程伏安面积与伏安曲线电压溢出率均显著降低，而甲状腺功能减退症患者左侧足三里惯性面积显著升高；同时还发现甲状腺功能亢进症患者双侧太渊穴的增程伏安面积及左侧减程伏安面积在同位素治疗后均得到明显恢复，与健康者无显著差别。表明特定腧

穴能够较为灵敏地反映甲状腺功能情况,并呈现出与疾病进程相关的动态变化过程。

穴位化学敏化是指穴位局部的某些化学物质会发生改变,如P物质、肥大细胞、一氧化氮、激素含量、离子浓度等。在穴位敏化过程中常伴随肥大细胞的募集和脱颗粒,释放组胺、5-羟色胺类胰蛋白酶等介质,并诱导敏化穴区局部分泌大量的降钙素基因相关肽、P物质、缓激肽、瞬时受体电位香草酸亚型1等介质发挥致敏作用[2]。石宏[39]研究显示,急性胃黏膜损伤模型大鼠的"脾俞""胃俞"穴局部的肥大细胞参与了与疾病相关的体表穴位敏化过程,出现聚集和脱颗粒现象,且其穴位局部的P物质表达水平增高。此外,敏化穴区局部还会出现微循环改变,主要表现为微循环血流灌注量与血管通透性增加,其增加水平与穴位敏化程度呈正相关[90]。敏化穴位局部有大量肥大细胞募集及生物活性物质的释放,而使穴位敏化具有不同的表现形式,如组胺能够舒张血管、增加毛细血管通透性、渗出血浆,导致穴区出现瘀点、瘀斑、色泽改变等导致腧穴的形态敏化;P物质作为致痛物质能够直接兴奋伤害感受器产生痛觉,导致腧穴的痛敏化等[91,92]。王巧侠[93]研究显示,膝骨性关节炎模型大鼠的敏化穴位"鹤顶""阳陵泉""委中"的穴区肥大细胞发生了典型的募集和脱颗粒变化,其中"鹤顶"和"阳陵泉"穴在不同时间节点穴区肥大细胞有时空变化的特征。穴位敏化中肥大细胞脱颗粒释放的递质有5-羟色胺、组胺,并且这两种物质在敏化的不同时间节点有不同的表达。张锐红[94]研究显示,哮喘模型大鼠敏化穴位有"肺俞""定喘""华盖"穴,其中肥大细胞和P物质参与了腧穴的敏化现象,肥大细胞参与腧穴的敏化主要与其脱颗粒关系密切。并且,敏化点处单位面积内的肥大细胞数量及P物质表达量处于

动态平衡状态,增加量随着疾患的加重表现的并不明显。敏化穴区的代谢产物也会发生相应的变化,如谷氨酸、苯丙氨酸、3-羟基酸含量增加,组氨酸、硬脂酸9-酮棕榈酸含量降低等[95]。

穴位形态敏化是指穴位处发生皮肤色泽或形态改变的现象,如红斑、白斑、瘀点等,或在皮肤局部出现脱屑、丘疹或凹陷、隆起等,或在穴位皮下出现结节状反应物、条索状反应物等,需要用按压、循摄等方法才能触摸到。邱超等[96]诊察发现,神经根型颈椎病多在风池、膏肓、天宗等处出现硬结、条索、压痛或凹陷等阳性反应。季永荣等[20]发现,慢性胃炎在急性发作期,患者的耳甲4区呈点片状白色,边缘充血或红晕,有光泽。白哲伦等[97]研究中动态观察急性心肌梗死患者耳穴,发现86.7%的患者在耳穴区出现片状充血性红晕,73.3%的患者在小肠区也出现片状充血性红晕,56.7%患者的心区、小肠区同时出现片状充血性红晕,其研究结果与中医心与小肠相表里的理论相一致。章进[98]的研究中采用肉眼观察丘疹在耳甲部具体区域,然后标识于耳谱中,并注明耳甲丘疹的大小、数目、形状、色泽、硬度及一般项目,再以B超或CT对照验证的方式,对耳甲丘疹与胆石症内在联系和规律进行探讨。研究结果显示耳甲丘疹者经B超或CT确诊为肝胆系结石的负荷率为91.3%。彭志杰[99]研究指出,感冒初起引发的头痛,西医学各项检查指标均正常,此时运用经络诊察的方法对患者进行查体,往往会发现患者足太阳膀胱经之天柱穴及其附近有不规则样条索、结节物存在,同时也会出现天柱穴、昆仑穴、前臂手太阳小肠经走行部位压痛反应剧烈的敏化现象。

穴位光敏化是指特定腧穴在超微弱发光强度、漫反射光谱及红外辐射光谱特性上存在显

著改变。特定腧穴的双侧发光强度失衡是穴位光敏化的主要表现形式之一,并呈现动态变化[100]。吕越[36]研究指出正常人背部经穴如肺俞、脾俞等双侧发光强度差异并不明显,而哮喘发作期患者的肺俞与风门等穴及慢性胃炎发作期患者的脾俞与胃俞等穴的双侧发光强度则差异显著。杨文英等[101]研究亦显示,哮喘及慢性胃炎发作期患者分别存在肺俞与定喘等穴、梁丘与脾俞等穴双侧发光强度的显著差异,且随疾病的缓解而呈现恢复趋势。同时,特定腧穴的红外光谱能够反映有关疾病及其不同类型与进程,承载了一定的疾病信息。沈雪勇等[102]研究表明冠心病患者的双侧内关穴的红外辐射强度较之正常人在多个波长显著升高或降低,且存在双侧失衡。王晓梅等[103]研究显示溃疡性结肠炎患者的双侧足三里和上巨虚等穴的红外辐射强度存在一定差异,同时双侧穴位红外光谱在平均尖锐程度和能量上的差异显著低于健康人。冯鑫鑫等[104]研究指出,肝郁痰凝证型的乳腺增生患者关元穴的红外辐射强度在多个波长显著高于冲任失调证型患者。黄建华等[105]研究发现乳腺癌术后患者关元穴红外辐射强度在多个波段显著低于乳腺增生病患者。

穴位声敏化是指特定腧穴的音乐声波接收强度存在显著改变。刘芳[106]研究指出功能性消化不良患者下肢脾胃经腧穴对音乐声波接收较对照组减弱,脾经对宫调音乐声波的传导接收具有一定的特异性。李玉华等[107]研究结果显示,不同频率的低频声波对阳陵泉穴的微循环、温度、经皮氧分压有不同影响,特定频率声波可引起阳陵泉穴附近微循环的显著改变,诱发共振。魏育林等[108]研究指出不同经穴的宫音声波接收效值比较差异显著,胃经足三里穴和胆经阳陵泉穴为宫音接收高敏感腧穴,胃经下巨虚、上巨虚和膀胱经昆仑穴为低敏感腧穴。

自20世纪50年代开展腧穴的生物物理特性研究以来,已经明确腧穴具有特定的生物物理特性,这为穴位敏化的可视化、客观化提供了有效的切入点。穴位敏化表现形式多元且携带有多种疾病相关信息,是与疾病状态相关联的动态变化过程[100]。目前,热敏状态研究的疾病主要是腰椎间盘突出症、膝骨性关节炎和面瘫;电敏状态研究的疾病主要是甲状腺功能亢进症;痛敏状态研究的疾病主要是腰背痛或颈肩痛;形态敏化状态研究的疾病主要是肱骨外上髁炎(网球肘)或腰椎间盘突出症。其余敏化现象文献量较少,涉及疾病也较少[109]。

三、穴位敏化的规律性

穴位敏化是其反映疾病"有诸内必形于诸外"的具体体现。《灵枢·海论》云:"夫十二经脉者,内属于府藏,外络于肢节。"穴位敏化现象在临床实践中普遍存在,表现形式纷繁芜杂,但其特征及其与疾病间的关联有一定的规律性。系统、全面地分析穴位敏化的规律性,总结敏化穴位与经脉、脏腑之间的这种规律联系,可以为经络诊断和临床决策提供可靠证据,对提高临床疗效具有重要价值。

(一)部位规律

穴位敏化现象主要表现在与疾病相关的躯体局部。一项基于古代文献回顾的穴位敏化现象和规律研究显示,脏腑病中敏化穴位主要分布于本经经穴、阿是穴和背俞穴;经络病敏化穴位则以病变经络循行部位阿是穴及病变局部穴位为主[4]。孙铭声[59]研究发现,对于颈型颈椎病的患者,颈项部局部的穴位对疼痛的反应更敏感;而循经络的远端穴位则体现出对温度反应更为敏感。李雨嶺[31]基于文献计量学及数据挖掘方法整理分析古今文献的穴位痛敏现象与规律,研究显示,穴位痛敏化现象主要表现在与疾病相关的经脉循行局部,如肝病的痛敏化穴位主要分布于胁肋部。王渊等[54]对180例食管疾病和738例胃、十二指肠溃疡患者采用指压法在躯干四肢部位进行探查,观察压痛点的分布位置及其局部色泽形态变化。研究发现,食管疾病牵涉痛主要分布于胸骨处(88.69%)、上腹中部(84.52%),胃、十二指肠溃疡患者牵涉痛主要位于上腹部(88.65%)。崔翔等[43]对克罗恩病、溃疡性结肠炎、慢性阑尾炎及其他肠道相关疾病共计443例患者纳入研究,观察并记录患者体表的压痛敏感部位及局部皮肤形态学改变。研究发现,肠道疾病患者的体表牵涉痛部位主要位于下腹部(93.9%,416/443)。由此可见,穴位敏化现象主要表现在与疾病相关的躯体局部,体现穴位敏化现象是"体表—脏腑相关"的外在体现。

(二)归经规律

一种疾病的穴位病理反应在一条经脉的数个穴位或多条经脉的多个穴位都可以有相应的敏化现象。王旭等[60]基于文献计量学及数据挖掘方法,整理分析发现腰痹病的穴位敏化频次较高的经穴为足太阳膀胱经的委中、大肠俞、昆仑、关元俞、肾俞,足少阳胆经的阳陵泉、环跳,以及督脉的至阳、腰阳关等。叶静等[110]基于文献计量学及数据挖掘方法,整理分析膝骨性关节炎的穴位敏化现象与规律,结果显示,穴位敏化频次较高的经穴为足阳明胃经的犊鼻、梁丘,足太阴脾经的血海、阴陵泉,以及足少阳胆经的阳陵泉等。肖奇蔚等[57]基于文献计量学及数据挖掘方法,整理分析颈椎病的穴位敏化现象与规律,穴位敏化分布结果显示,穴位敏化频次较高的经穴为督脉的大椎、百会、至阳,

足少阳胆经的风池、阳陵泉、肩井,以及手阳明大肠经的手三里等。罗亚男等[111]以150例颈椎生理曲度异常者为研究对象,按照解剖位置查找研究对象周身压痛点较集中部位,确定压痛点的分布规律和疼痛量化评分。研究发现,颈椎生理曲度改变的患者共有22处压痛敏感点,分别与大肠经、小肠经和三焦经有关。贲卉等[112]以22例胃溃疡患者和21例胃炎患者为研究对象,检测患者相关体表反射区的压痛敏感点及压痛阈值。研究发现,胃溃疡患者的痛敏感点更集中,主要归属于足阳明胃经的不容、梁门、滑肉门段,以及足太阳膀胱经的脾俞、胃俞、胃仓区域。一项基于古今文献的穴位痛敏研究显示,胃肠系疾病的痛敏化腧穴主要归属于胃经和膀胱经,肝胆系疾病的痛敏化腧穴主要归属于膀胱经、肝经和胆经,耳鸣患者痛敏化穴位多分布于胆经,颈肩痛患者的痛敏化腧穴主要分布于胆经、大肠经和小肠经[31]。由此可见,脏腑病与经络病的敏化穴位主要集中于病变经络和脏腑对应的经脉穴位,充分体现了十二经脉"内属于府藏,外络于肢节"的功能特点。

(三)时空动态规律

1. 时间动态规律

机体在病理状态下,腧穴的病理特性会随着疾病不同阶段的转归而表现出不同的特点。病情好转时腧穴敏化反应减轻,病情恶化时腧穴的敏化反应增强。张夏毅等[113]研究发现急性阑尾炎患者的耳郭压痛点一般发生在自觉症状后的24 h以内,随病情加重或有并发症时,压痛点增加;病情减轻时耳郭痛点则减少,甚至消失。刘其昌等[114]通过探究不同发病时期周围性面瘫的腧穴热敏化特征发现,在周围性面瘫不同发病时期热敏化腧穴分布不同:百会穴、翳风穴(急性发作期);牵正穴、下关穴、头维穴

（恢复期）；颊车穴、颧髎穴、神阙穴、足三里（缓解期）。孙铭声[59]以339例颈型颈椎病患者为研究对象，从体表感觉、皮肤及皮下组织形态改变、生物物理学特性三个方面入手，采用"点区结合"的探测方案采集受试者敏化穴位与疾病的相关信息，明确穴位敏化现象（包括敏化表现、部位、数量等）与颈型颈椎病的相关性。"点区结合"的探测方案中，"点"指检测的14个穴位（肩井、肩中俞；完骨、风池、天柱、大椎；大杼、肩外俞、天髎、天宗；手三里、列缺、中渚、后溪）；"区"指肩颈关节局部。研究发现，病程越短，大椎、大杼、风池等穴更易发生热敏化；VAS评分越低，肩井、完骨、风池等穴更易发生热敏化和痛敏化。颈型颈椎病穴位敏化可能与性别、年龄、病程、病情等因素有关。田宁等[115]认为热敏化现象的变化与疾病进程存在量变关系，如热敏点的数目、强弱、治疗时热敏点出现热敏化现象时间的长短，都会随病情的进展发生相应变化。陈日新等[116]通过对腰痹病在内的20余种疾病进行艾灸腧穴观察，腧穴热敏化出现率平均可达70%左右，寒证、湿证、虚证居多，疾病痊愈后，腧穴热敏化出现率下降至10%左右。刘晓佳[117]以246例膝骨性关节炎患者为研究对象，观察其穴位体表温度及疾病进展情况，每1周门诊观察1次，连续4周。研究发现，腰背部穴位（肾俞、腰阳关、鹤顶、命门、大杼）在4次不同时点的温度测量值显著下降。穴位敏化的时间动态规律在动物实验中也有所表现：研究发现，在急性胃黏膜损伤模型上，伊文思蓝渗出反应点的分布与治疗胃肠道疾病的穴位存在一定的相关性，呈现动态分布，随着疾病的自愈而消退[11,118]。Lin等[119]研究发现，内脏初级传入纤维在急性内脏伤害性刺激产生后，可以立即发生敏化现象。如炎症发生之后可以短时间内产生敏化，也可在内脏伤害性刺

激或者损伤后形成长期的敏化现象或状态。

2. 空间动态规律

人体体表的腧穴面积及其功能活动的强弱并非完全处于静止，而是一种动态变化的过程，穴位敏化存在空间动态规律。有研究表明在某些内脏功能状态发生改变时，体表腧穴功能强弱及面积大小也发生相应改变，表现出与常规骨度分寸定穴位置的差异，然而这些敏感点可能就是其邻近穴位功能动态变化后表现出的面积、位置的不同[120,121]。贲卉等[112]研究发现，穴位痛敏现象可能不只是一个点，而是一个相对敏感的功能区域，特别在病理状态下反应更加敏感，功能性更强。漆学智等[3]以30例功能性腹泻的患者为研究对象，临床验证穴位在疾病状态下是否存在痛觉敏化及穴位面积的改变。研究发现，在功能性肠病患者的上巨虚、下巨虚、足三里、阴陵泉的压痛阈值显著下降，穴位旁开1～2寸的同神经节段的非穴位点压痛阈值也较正常对照组显著下降，说明痛敏的范围有增大的现象。王巧侠[93]研究显示，膝骨性关节炎模型大鼠的敏化穴位"鹤顶""阳陵泉"在不同时间节点穴区肥大细胞颗粒释放的递质5-羟色胺和组胺有空间动态变化的特征。罗亚男[122]研究中发现，临床治疗膝骨性关节炎使用频率较高的经穴及周围痛敏点数量较多的经穴皆为委中、曲泉、阴谷、膝关和委阳，并推断膝骨性关节炎的痛敏点可能是由于穴位敏化后体表面积扩大所引起，它们其实就是敏化了的穴位。

综上所述，穴位敏化不仅表现方式丰富，随着疾病状态的不同，还具有时间、空间的分布差异和动态变化规律。但穴位敏化随疾病进程在发生数量、变化速度、敏化程度等方面的特征与不同属性的疾病是否存在特异性关系，有待于进一步探索。

第五节 · 穴位敏化的影响因素

近年来研究者对穴位敏化的研究非常关注,但由于穴位敏化现象的影响因素具有多样性,导致穴位敏化现象表现也有所差别。本节为探究穴位敏化的主要影响因素,将公开发表的穴位敏化文献进行了归纳与分析,发现穴位敏化的主要影响因素为机体状态、患者病情程度和干预措施等。

一、机体状态对穴位敏化的影响

《灵枢·九针十二原》云:"五藏有疾也,应出十二原,而原各有所出,明知其原,睹其应,而知五藏之害矣。"说明了早在《黄帝内经》时期,古人就认识到穴位的状态可以反映机体的状态。根据现代研究,穴位能够反映机体的状态,机体状态同样影响着穴位的敏化,即正常状态穴位表现为静息态,而疾病状态下的穴位表现为激活态[123]。而当机体处于不同状态时,穴位的痛阈、温度、电阻值以及形态等敏化反应也会不同。

在人体身患疾病时,常在疾病相关穴位出现多种病理反应,穴位的痛敏化也会发生改变。有研究发现退行性膝骨性关节炎患者的鹤顶、内膝眼、犊鼻、血海、梁丘、阴陵泉、阳陵泉、膝关、曲泉、足三里、阴谷、委中、委阳、大杼、肾俞、命门、腰阳关、悬钟、丘墟的痛阈值较健康受试者低,差异均具有统计学意义(P<0.001)[124]。颈型颈椎病患者的肩井、肩中俞、完骨、风池、天柱、大椎、大杼、肩外俞、天髎、天宗、手三里、列缺、中渚、后溪的机械痛阈和压痛阈值和健康人进行比较后发现,患者的穴位痛阈值均低于健康人[59]。机体状态不仅对经络病证的穴位敏化存在影响,而且对脏腑病亦有影响。董蕴等[125]发现消化性溃疡患者的耳穴压痛阈值较正常人耳穴痛阈低,具有显著性的差异。而漆学智等[3]发现,功能性肠病患者的足三里、上巨虚、下巨虚、阴陵泉、曲池、大肠俞的压痛阈值与健康人比较有显著下降,曲池和大肠俞处于痛敏感状态。张赛等[126]在研究肠易激综合征时发现,肠易激综合征组的手阳明大肠经、手太阳小肠经、足阳明胃经、足少阳胆经以及足太阴脾经的相关经穴的疼痛阈值明显低于正常人组。

同时,当疾病发生时,机体的状态可以影响到穴位温度的改变。研究发现,颈型颈椎病患者的肩井、肩中俞、完骨、风池、天柱、大椎、大杼、肩外俞、天髎、天宗、手三里、列缺、中渚、后溪等的温度均高于健康人[59],退行性膝骨性关节炎患者膝关节局部的鹤顶、内膝眼、犊鼻、血海、梁丘、阴陵泉、阳陵泉、膝关、曲泉、委阳以及足三里、悬钟、命门、腰阳关的温度明显较健康受试者高[117,124,127]。陈冰俊等[128]发现周围性面瘫患者发病初期相关的穴位温度呈明显升高的状态,而病愈后,这些敏化穴位的温度明显降低,且与健康人的穴位温度相近;申斌[129]对周围性面瘫进行了更深入的研究后发现,健康人的左右两侧面部穴位(巨髎、地仓、迎香、承泣、口禾髎、四白、攒竹等)温度分布基本对称且双侧温度差<1.5℃,而贝尔面瘫患者左右两侧面部穴位体表温度分布呈不对称性,同时双侧温度相差均>1.5℃。在脏腑疾病的穴位敏化研究中,赵荣莱等[130]对慢性胃炎、慢性胃溃疡以及胃癌患者进行了穴位温度检测也发现足阳明胃经承满与梁门的穴位平均温差与健康人的穴位平均温差相比更高。高允海等[71]将慢性胆囊炎的患者与健康人进行比较后发现,患者左右两侧的日月、胆俞及阳陵泉的温度均高于健康人,且差异有统计学意义($P < 0.05$)。张辉等[131]将功能性便秘患者的经穴温度与健康人的经穴温度进行比较后,也发现左侧支沟、上巨虚、下巨虚、曲池穴相对温度低于健康人。李灵灵等[132]发现冠心病血瘀证患者的右侧厥阴俞、心俞、膈俞、肝俞、小肠俞的温度低于健康人,右侧心俞、肝俞温度表现尤为明显。李争等[133]将慢性阻塞性肺疾病患者的肺俞、脾俞、肾俞的体表温度及督脉平均温度与健康对照组进行比较,发现慢性阻塞性肺疾病患者肺俞、脾俞、肾俞及督脉平均温度均显著低于健康对照组。这表明不论是经络疾病还是脏腑疾患,穴位的温度均与健康状态有所不同。

在不同的机体状态时,还会对穴位的形态敏化、电敏化产生影响。付奥杰等[58]发现冠心病患者的心俞、内关、厥阴俞、膻中穴与健康人相比呈现高电阻的特点,同时也易出现左右双侧的电阻失衡现象。疾病状态对于穴位形态学的影响,有文献指出感冒初起所导致的头痛往往会发现足太阳膀胱经的天柱穴以及周围条索、结节的存在;而肾系疾病发生前,常会在其腹部的肓俞穴周围出现结节、条索反应点[134]。

综上所述,穴位的敏化现象可以反映出机体的状态,机体状态也会影响到敏化穴位的温度、痛阈、形态、电阻值等。由此可见,机体状态对穴位敏化有着至关重要的作用。

二、病情程度对穴位敏化的影响

据研究发现,机体在疾病状态下会产生穴位的敏化现象,并随着疾病程度的发生而改变[115],如穴位的痛阈、温度、电阻值、敏化发生率等,常会随病情的进展发生相应变化。

在热敏化现象研究方面,发现退行性膝骨性关节炎的穴位敏化随疾病病情加重,穴位热敏化程度增加,热敏化现象的发生率也有升高趋势,与退行性膝骨性关节炎有关的多数穴位(阳陵泉、犊鼻、血海、内膝眼、梁丘、阴陵泉、阿是穴、足三里、鹤顶等)在疾病各阶段敏化发生率均较高[124]。张伟等[135,136]发现关元穴热敏化出现的概率与病情有高度相关性,随着病情的逐渐好转热敏化现象的出现率逐渐降低。刘旭龙等[137]也发现面部穴位温度分布不对称特征与贝尔面瘫的严重程度正相关。

在退行性膝骨性关节炎病中,随着其病情加重,穴位痛敏化程度增加;同时,穴位痛敏化发生率与疾病严重程度呈正相关,多数与退行性膝骨性关节炎有关的穴位(阳陵泉、犊鼻、血海、内膝眼、梁丘、阴陵泉、阿是穴、足三里、鹤顶等)在疾病各阶段穴位痛阈敏化发生率均较高[124]。罗亚男等[122]对退行性膝骨性关节炎患者进行针刺治疗后发现随着病情好转,高敏化态穴位和(或)点由敏化状态向非敏化状态转变,并且痛阈值接近正常界值。杨丽娟等[138]研究发现,随着病情好转,肠易激综合征患者大肠经、小肠经、脾经、胃经的大多数相关穴位的疼痛阈值逐渐升高,患者穴位疼痛阈值的变化与疾病的病情变化密切相关。

就电阻值而言,陈毕霞等[139]发现随着贝尔面瘫病情的减轻,其相应穴位的电阻值也相应下降。而就体内化学物质而言,张锐红等[94]发现随着哮喘病程的发展,腧穴的敏化会出现"扩散"现象。敏化点单位面积内的组织肥大细胞数量及 P 物质表达量处于动态平衡状态,而增加量随着疾病加重表现得并不明显。杨羚[140]研究发现稳定性心绞痛患者的穴位敏化点数量与体质指数、冠状动脉狭窄程度以及加拿大心绞痛严重度分级之间存在正相关关系。

综上所述,穴位的敏化现象与病情变化程度有关。由此可见,病情程度是影响穴位敏化的重要因素之一。

三、干预措施对穴位敏化的影响

机体在疾病状态下会产生穴位的敏化现象,而不同的干预措施(针刺、电针、热敏灸等)也会对敏化现象的发生、发展产生较大的影响,如穴位的热敏化现象、痛敏化现象、电敏化现象等,也会由于不同的干预措施发生相应变化。

在热敏化现象方面,马惠敏等[141]发现针刺、电热针和激光照射3种方法可以使曲池温度升高。李铁等[142]在使用不同频率捻转手法刺激双侧足三里穴时,发现对胃的体表投影区局部皮肤及足三里局部皮肤温度有明显调节作用。胡银娥等[143]在提插补法针刺右侧合谷穴后发现,左侧合谷、双侧商阳、左侧口禾髎等穴位平均温度均有不同程度升高($P<0.05$)。顾煜等[144]使用温和灸肾俞治疗绝经后骨量减少患者发现,患者的肾俞、大杼穴温度较治疗前增高。赵玲等[145]使用激光灸治疗癌性疲乏患者后发现,真激光灸疗组命门温度较治疗前升高,而假激光灸疗组命门温度较治疗前无统计学差异。

不同的干预措施对痛敏化现象也有着重要的影响。罗亚男等[122]发现经过针刺治疗后,高敏化态穴位和(或)点的针刺点由敏化状态向非敏化状态转变,阈值接近正常界值;非和(或)低敏化态穴位和(或)点的针刺点仍处于非敏化态,痛阈值处于正常界值。杨晓春等[146]

对针刺"膈俞""脊中"穴对大鼠痛阈的影响发现,针刺"膈俞"穴有着提高痛阈的效果,而针刺"脊中"穴有降低痛阈的效果。范月媛等[147]发现炎性大鼠在使用不同干预措施治疗后,穴位注射型电针治疗仪模型组大鼠的机械痛阈较模型组、电针+穴位注射组、电针组和穴位注射组显著升高。

在电敏化现象中,不同的干预措施也扮演着重要的角色。孙立虹等[76]使用隔物灸治疗原发性痛经患者时发现治疗前患者的神阙、关元穴位电阻较正常值明显增高,而使用隔物灸法可明显降低痛经患者神阙、关元穴位电阻。王强玉等[148]也发现原发性痛经患者中极、关元穴电阻值升高较正常人明显,而隔物灸法可明显降低电阻值。痛经患者的肾俞、次髎、公孙的穴位电阻值升高,双侧肾俞、次髎、公孙穴电阻失衡现象也较正常人明显;使用隔物灸法不仅可明显降低电阻值,还可以改善其电阻失衡现象[149]。周杰等[150]观察针刺得气及针刺不得气两种方法对足三里电敏化的影响,发现针刺足三里后其增程伏安面积、减程伏安面积、惯性面积均较针刺前显著减小;而得气后,未接受针刺的右侧足三里惯性面积也显著减小;未得气时,未接受针刺的右侧足三里穴惯性面积反而显著增大。

由此可见,穴位敏化现象和干预措施也息息相关,不同的干预措施是影响穴位敏化的主要因素。穴位敏化往往是病理状态的外在体现,因此不同干预措施对穴位敏化的影响也说明了选择适宜治疗方法对提高临床疗效的重要性。

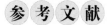

参 考 文 献

[1]　陈日新,康明非,陈明人.岐伯归来——论腧穴"敏化状态说"[J].中国针灸,2011,31(2):134-138.

[2] 朱兵.穴位可塑性:穴位本态的重要特征[J].中国针灸,2015,35(11):1203-1208.

[3] 漆学智,吉长福,石宏,等.功能性肠病患者敏化穴位的分布[J].世界中医药,2013,8(3):259-262.

[4] 张亚,任玉兰,李涓,等.基于古代文献回顾的穴位敏化现象和规律研究[J].辽宁中医杂志,2018,45(8):1584-1587.

[5] Head H. On Disturbances of Sensation with Especial Reference to the Pain of Visceral Disease[J]. Brain, 1893, 16(3): 1-133.

[6] 彭嘉,梁恩炽.夹脊穴和敏化点选择的内在联系[J].按摩与导引,2000,17(3):2-3.

[7] 吴凌云,陈日新.穴位激光照射激发循经感传至病所3例报告[J].江西中医学院学报,2001,13(1):12.

[8] 田宁,陈日新.透热点艾灸治疗痛痹3例报告[J].江西中医药,2004,35(3):54-55.

[9] 陈日新,康明非.腧穴热敏化艾灸新疗法[M].北京:人民卫生出版社,2006:15.

[10] 朱兵.系统针灸学——复兴"体表医学"[M].北京:人民卫生出版社,2015:106-122.

[11] 程斌,石宏,吉长福,等.急性胃黏膜损伤相关体表敏化穴位的动态分布观察[J].针刺研究,2010,35(3):193-197.

[12] Kuner R. Central mechanisms of pathological pain[J]. Nat Med, 2010, 16(10): 1258-1266.

[13] Meng F, Ge H Y, Wang Y H, et al. An afferent fibers are involved in the pathology of central changes in the spinal dorsal horn associated with myofascial trigger spots in rats[J]. Exp Brain Res, 2015, 223(11): 3133-3143.

[14] Luz L L, Fernandes E C, Sivado M, et al. Monosynaptic convergence of somatic and visceral C-fiber afferents on projection and local circuit neurons in lamina I: a substrate for referred pain[J]. Pain, 2015, 156(10): 2042-2051.

[15] 余玲玲,李亮,秦庆广,等.内脏伤害性传入易化穴位对大鼠脊髓广动力型神经元的激活效应[J].针刺研究,2014,39(5):390-395.

[16] 荣培晶,李霞,李亮,等.延髓背柱核在穴位敏化现象中的作用[J].世界中医药,2013,8(3):249-254.

[17] 李亮,荣培晶,罗曼,等.内脏伤害性传入易化体表穴区功能的中枢机制[J].中国针灸,2015,35(11):1187-1191.

[18] Rong P J, Zhao J J, Yu L L, et al. Function of Nucleus Ventralis Posterior Lateral is Thalami in Acupoint Sensitization Phenomena[J]. Evidence-based complementary and alternative medicine, 2015, 2015(6): 1-6.

[19] 朱兵.穴位敏化现象及其生物学意义[J].中国针灸,2019,39(2):115-121.

[20] 季永荣,梁仲惠.胃及十二指肠疾病耳郭望诊与胃镜检查对比观察[J].中国针灸,1995,15(5):41.

[21] 赵荫生,钱连根.耳穴辨癌之探讨[J].河南中医,1985(2):9.

[22] 贾超,姜桂美.庄礼兴教授火针治疗软组织损伤经验介绍[J].新中医,2008,40(8):5.

[23] 陈日新,康明非.腧穴热敏化及其临床意义[J].中医杂志,2006,47(12):905-906.

[24] 王华兰,陈宗金.理筋通经手法配合热敏灸干预椎动脉型颈椎病的临床研究[J].中医药导报,2015,21(6):44-46.

[25] 万晓勇,黄建军.电致孔透皮给药结合热敏灸治疗膝关节骨性关节炎30例临床观察[J].中医药导报,2015,21(2):92-93.

[26] Zhang Y, Zhou M Q, Tang W, et al. System evaluation and Meta-analysis on clinical efficacy of heat-sensitive moxibustion in treatment of cervical spondylotic radiculopathy[J]. World Journal of Acupuncture-Moxibustion, 2016, 26(4): 41-49.

[27] 陈日新,陈明人,黄建华,等.热敏灸治疗椎动脉型颈椎病灸感与灸效关系的临床观察[J].江西中医药,2011,42(1):48-49.

[28] 付勇,章海凤,熊俊,等.热敏灸治疗腰椎间盘突出症临床研究[J].南京中医药大学学报,2014,30(2):120-123.

[29] 聂容荣,黄春华,李芳,等.热敏灸治疗原发性痛经临床观察[J].中国中医药信息杂志,2010,17(8):62-63.

[30] 李雨谿,李涓,任玉兰,等.基于古代文献的穴位痛敏现象与规律研究[J].时珍国医国药,2019,30(9):2294-2297.

[31] 李雨谿.基于古今文献的穴位痛敏现象与规律研究[D].成都:成都中医药大学,2018.

[32] 万敏,周玉梅,周洁,等.穴位敏化现象和规律探究的分析[J].针灸临床杂志,2017,33(3):74-77.

[33] 陈静霞,刘阳阳,赵雪,等.浅论腧穴敏化[J].河北中医,2011,33(7):1039-1041.

[34] 黄碧玉,傅晓晴.已时脾经五输穴皮肤电阻的初步研究[J].福建中医学院学报,1995,5(2):19-21.

[35] 樊祥民.经络电阻抗测量与应用的实验研究[J].物理与工程,2008,18(3):41-42.

[36] 吕越.部分疾病与背部经穴超微弱发光的强度的实验研究[J].陕西中医学院学报,1997,20(3):43-42.

[37] 刘汉平,沈雪勇,邓海平,等.冠心病患者劳宫穴红外辐射光谱研究[J].上海中医药杂志,2004,38(4):52-53.

[38] 应荐,沈雪勇,丁光宏,等.乳腺增生患者期门穴与非穴位对照点红外辐射光谱比较[J].辽宁中医杂志,2008,36(8):1145-1147.

[39] 石宏,程斌,李江慧,等.肥大细胞和P物质参与急性胃黏膜损伤大鼠体表穴位的敏化过程[J].针刺研究,2010,35(5):323-329.

[40] 郭义,李桂华,李桂兰,等.脏腑-经穴相关机制的生化研究进展[J].天津中医药,2009,26(2):169-171.

[41] 邓春雷,殷克敬.实验针灸学[M].北京:人民卫生出版社,1998:290-291.

[42] 余曙光,郭义.实验针灸学[M].上海:上海科学技术出版社,2009:132.

[43] 崔翔,章薇,孙建华,等.肠道疾病相关的牵涉痛规律与穴位敏化的关系[J].中国针灸,2019,39(11):1193-1198.

[44] 陈日新,康明非.腧穴热敏化的临床应用[J].中国针灸,2007,27(3):199-202.

[45] 王瑞,任玉兰,陈芷涵,等.基于文献计量学探讨八会穴敏化特征与临床诊治的相关性[J].中国中医基础医学杂志,2019,25(11):1572-1576,1599.

[46] 赵贤忠.阑尾穴压痛征在急性阑尾炎诊断中的应用[J].天津中医,1994(3):31,35.

[47] 漆学智.功能性肠病与肠癌患者穴位压痛阈敏化的研究[D].北京:中国中医科学院,2013.

[48] 吴秀锦.穴位的病理性反应·针灸研究进展[M].北京:人民卫生出版社,1981:220-224.

[49] 盖国才.穴位压痛辨病诊断法[J].人民军医,1978(6):8.

[50] 孙艳林.冠心病外治疗法[J].中医外治杂志,1999(4):3-5.

[51] 田亚贤.针灸压痛点蠡沟穴治疗痛经[J].国外医学(中医中药分册),1995,17(4):61.

[52] 杨晗,李涓,罗廖君,等.基于文献计量学的穴位电敏现象与规律研究[J].中国针灸,2018,38(6):617-621.

[53] 吴强,章薇,施静,等.妇科相关疾病牵涉痛与穴位敏化的关系[J].中医杂志,2019,60(23):2001-2007.

[54] 王渊,王健,章薇,等.食管、胃十二指肠疾病牵涉痛与穴位敏化的研究[J].上海针灸杂志,2020,39(4):501-507.

[55] 章薇,赵吉平,徐斌,等.睾丸及附睾炎性病变体表牵涉痛与穴位敏化形成的联系[J].针灸临床杂志,2020,36(1):1-4,95.

[56] 刘芸,胡丹阳,高玲,等.变应性鼻炎患者的痛敏穴和热敏穴分布规律研究[J].针刺研究,2019,44(11):826-831.

[57] 肖奇蔚,李涓,叶静,等.颈椎病穴位敏化现象与规律[J].中华中医药杂志,2020,35(1):89-92.

[58] 付奥杰.基于穴位敏化理论探讨冠心病体表压痛点与经络、腧穴相关性的临床观察[D].成都:成都中医药大学,2018.

[59] 孙铭声.颈型颈椎病穴位敏化现象和规律的临床病例对照研究[D].成都:成都中医药大学,2019.

[60] 王旭,李涓,叶静,等.腰痹病穴位敏化现象与规律研究[J].时珍国医国药,2018,29(6):1483-1486.

[61] 漆学智,陈李圳,张晓宁,等.肠癌患者痛敏穴位的分布[J].中国针灸,2017,37(9):963-966.

[62] 付勇,章海凤,张波,等.腰椎间盘突出症患者不同敏化类型施术方法选择临床观察[J].中国针灸,2015,35(12):1253-1257.

[63] 牟秋杰,嵇波,李昱颉,等.浅析穴位敏化与得气的区别和联系[J].针灸临床杂志,2020,36(3):1-5.

[64] 付勇,章海凤,李芳,等.原发性三叉神经痛患者热敏腧穴分布观察[J].中国针灸,2013,33(4):325-327.

[65] 徐杰,章海凤,曾玲,等.枕神经痛患者热敏腧穴分布的临床观察[J].中华中医药杂志,2014,29(9):2803-2805.

[66] 任泓宇,钟正,杨朔,等.脑疲劳状态下腧穴热敏化现象研究[J].中医杂志,2015,56(1):48-51.

[67] 李春日,荀蕾,白增华,等.肺结核患者前臂手三阴经体表红外热成像特征研究[J].辽宁中医药大学学报,2013,15(2):99-101.

[68] 郝娜,白增华,栾桂芳,等.慢乙肝患者小腿部足三阴经穴红外温度比较研究[J].辽宁中医药大学学报,2014,16(4):100-102.

[69] 岑珏,赵影,陈跃来.膀胱过度活动症患者中极穴红外辐射温度特性研究[J].上海针灸杂志,2012,31(6):438-440.

[70] 陆玉瑾,陈跃来.膀胱过度活动症患者膀胱俞穴及下合穴红外辐射温度特异性研究[J].针灸临床杂志,2014,30(6):14-16.

[71] 高允海,王军龙,许斌.慢性胆囊炎患者胆的俞募穴及下合穴红外热成像特征研究[J].中华中医药学刊,2016,34(6):1345-1347.

[72] 刘伟哲.慢性浅表性胃炎体表相关痛敏穴位研究[D].北京:中国中医科学院,2011.

[73] 封秀梅,郑倩华,罗亚男,等.痛敏穴的探查方法概况[J].湖南中医杂志,2019,35(11):173-175.

[74] 罗廖君.膝关节骨性关节炎患者穴位压痛敏化动态规律的临床观察[D].成都:成都中医药大学,2019.

[75] 刘莉莉,赵百孝,颉泽华,等.脑瘤患者开颅手术前后十二经原穴电学特性变化规律的观察[J].针刺研究,2010,35(1):52-55.

[76] 孙立虹,李新华,葛建军,等.隔物灸对原发性痛经患者神阙穴与关元穴电阻值的影响[J].时珍国医国药,2012,23(4):1023-1024.

[77] 傅晓晴,刘凯,杨永升,等.从慢性胃炎的测试谈耳穴的诊断意义[J].中国中西医结合脾胃杂志,1994,2(4):46-47.

[78] 中谷义雄,叶少麟.良导络的原理及临床概要[J].浙江医学院学报,1958(2):191-197.

[79] 张人骥,杨威生.低阻经络研究Ⅱ、健康人常态低阻经络的分布[J].北京大学学报(自然科学版),1978(1):135-142.

[80] 徐瑞民,祝总骧,郝金凯,等.手三阴经皮部经脉线的生物物理学全息测定[J].中国中医基础医学杂志,1998,4(12):43.

[81] 王学民,常晓剑,曹玉珍.基于生物电放大器的经络阻抗研究[J].北京生物医学工程,2007,26(4):365-368.

[82] 李扬帆,荣震,练祖平,等.117例肝癌患者疼痛状态下的郄穴导电量检测[J].中医外治杂志,2012,21(2):12-13.

[83] 杨晓媛,顾一煌.试述穴位生物电阻抗的机制及诊断意义[J].中华中医药杂志,2020,35(6):3038-3040.

[84] 徐天成,杨晓媛,卢梦叶,等.基于图论的原穴电敏化规律研究——针灸机器人智能配穴拓扑参数的临床验证[J].中华中医药杂志,2020,35(3):1534-1537.

[85] 陈连靖,毛慧娟,魏建子,等.原发性痛经女大学生经期中极穴伏安特性观察[J].中华中医药学刊,2014,32(9):2141-2143.

[86] 佘延芬,孙立虹,李新华,等.原发性痛经患者三阴交穴电阻值变化规律的研究[J].北京中医药大学学报,2010,33(7):496-499.

[87] 安贺军,朱宏,张波,等.172例慢性萎缩性胃炎患者足三里穴电阻测试分析[J].针灸临床杂志,2014,30(11):41-43.

[88] 毛慧娟,沈雪勇,魏建子,等.甲状腺机能亢进患者同位素治疗前后太渊穴伏安特性研究[J].上海针灸杂志,2011,30(11):721-723.

[89] 毛慧娟,沈雪勇,魏建子,等.甲状腺机能异常患者足三里穴伏安特性观察[J].中华中医药学刊,2011,29(7):1503-1505.

[90] Ding N, Jiang J, Liu X, et al. Laser Speckle Imaging of Sensitized Acupoints[J]. Evidence-based Complementary and Alternative Medicine, 2018, 2018: 7308767.

[91] 牟秋杰,嵇波,李昱颉,等.穴位敏化与肥大细胞的相关性研究[J].针灸临床杂志,2020,36(2):1-4.

[92] 何伟,吴美玲,景向红,等.穴位的本态:穴位组织细胞化学的动态变化[J].中国针灸,2015,35(11):1181-1186.

[93] 王巧侠.膝骨关节炎模型大鼠穴敏化不同时间节点的肥大细胞机制研究[D].北京:北京中医药大学,2019.

[94] 张锐红.基于肥大细胞和P物质探讨哮喘大鼠穴位敏化的机制[D].福州:福建中医药大学,2019.

[95] 邢贝贝,黄猛,张迪,等.心肌缺血及针刺效应导致穴位敏化的代谢物图谱特征[J].针刺研究,2018,43(7):433-439.

[96] 邱超,赵春香,王甜甜,等.阳性穴位埋线治疗神经根型颈椎病临床疗效研究[J].河北中医药学报,2015,30(3):55-57.

[97] 白哲伦,袁硕.急性心肌梗塞患者耳穴的动态观察[J].中国针灸,1993(5):25-27.

[98] 章进.耳甲丘疹与胆石症关系的临床研究[J].中国针灸,2000(9):39-40.

[99] 彭志杰.面、口部经络循行排列规律性研究及周围性面瘫经络诊察的特点[D].北京:北京中医药大学,2016.

[100] 丁宁,姜婧,王巧侠,等.腧穴敏化的生物物理特性研究进展[J].针灸临床杂志,2017,33(2):69-72.

[101] 杨文英,周文新,孙克兴.疾病状态下腧穴超微弱发光的研究[J].上海针灸杂志,1998(6):3-5.

[102] 沈雪勇,丁光宏,邓海平,等.冠心病患者内关穴红外辐射光谱病理信息分析[J].红外与毫米波学报,2006(6):443-446.

[103] 王晓梅,周爽,吴焕淦,等.溃疡性结肠炎患者特定穴红外物理特性研究[J].中华中医药学刊,2010,28(3):474-476.

[104] 冯鑫鑫,葛林宝,沈雪勇,等.乳腺增生病不同证型关元穴红外辐射光谱探讨[J].辽宁中医杂志,2011,38(9):1714-1716.

[105] 黄建华,夏齐国,冯鑫鑫,等.乳腺增生病与乳腺癌术后患者关元穴体表红外光谱比较[J].中华中医药学刊,2012,30(9):1948-1950.

[106] 刘芳.功能性消化不良患者心身症状及下肢脾胃经穴声电特性研究[D].北京:北京中医药大学,2007.

[107] 李玉华,汤心钰,张波,等.低频声波对30例健康人阳陵泉穴微循环、温度及经皮氧分压的影响研究[J].环球中医药,2014,7(9):673-677.

[108] 魏育林,孔晶,刘国玲,等.健康女大学生下肢脾、胃经腧穴宫音声波接收差异性观察[J].北京中医药,2010,29(4):252-254.

[109] 柏琳.基于文献数据挖掘的穴位敏化现象与规律研究[D].成都:成都中医药大学,2017.

[110] 叶静,杨晗,肖奇蔚,等.膝骨性关节炎的穴位敏化现象与规律探讨[J].中华中医药杂志,2019,34(11):5127-5130.

[111] 罗亚男,陈洋,陈飏,等.颈椎生理曲度改变压痛点分布的临床观察[J].时珍国医国药,2017,28(8):1929-1931.

[112] 贾卉,荣培晶,李亮,等.胃溃疡和胃炎患者皮肤压痛阈及体表敏感点的观察[J].上海针灸杂志,2012,31(2):128-130.

[113] 张夏毅,张天生,王海军,等.穴位病理反应与脏腑经络相关研究概况[J].针刺研究,2007,32(5):355-358.

[114] 刘其昌,黄长军.周围性面瘫不同发病时期腧穴热敏化规律临床研究[J].光明中医,2017,32(18):2634-2636.

[115] 田宁,陈日新.腧穴热敏化的体表-内脏相关规律浅识[J].江西中医药,2009,40(8):59-60.

[116] 陈日新,康明非.灸之要,气至而有效[J].中国针灸,2008,28(1):44-46.

[117] 刘晓佳.基于穴位敏化探讨膝骨性关节炎患者穴位体表温度动态变化规律的临床观察[D].成都:成都中医药大学,2019.

[118] Li Y Q, Zhu B, Rong P J, et al. Effective regularity in modulation on gastric motility induced by different acupoint stimulation [J]. World journal of gastroenterology, 2006, 12(47): 7642-7648.

[119] Lin C, Al-Chaer E D. Long-term sensitization of primary afferents in adult rats exposed to neonatal colon pain[J]. Brain Res. 2003, 971(1): 73-82.

[120] 陈日新,康明非,陈addr人.《内经》腧穴概念在热敏灸中的重要指导作用[J].江西中医学院学报,2010,22(3):36-38.

[121] 喻晓春,朱兵,高俊虹,等.穴位动态过程的科学基础[J].中医杂志,2007,48(11):971-973.

[122] 罗亚男.敏化穴/点针刺治疗膝骨性关节炎的临床随机对照研究[D].成都:成都中医药大学,2019.

[123] 王倩,包永欣.穴位本态探析[J].中医杂志,2018,59(9):728-732.

[124] 周玉梅.膝骨关节炎穴位敏化现象的临床观察研究[D].成都:成都中医药大学,2018.

[125] 董蕴,刘广林,赵淑敏.胃及十二指肠球部溃疡患者耳穴压痛阈的变化[J].中国针灸,1995(S2):191-192.

[126] 张赛,杨丽娟,贾思涵,等.肠易激综合征穴位疼痛阈值检测[J].中国针灸,2016,36(8):835-839.

[127] 万敏.膝骨性关节炎患者穴位敏化现象的临床观察[D].成都:成都中医药大学,2017.

[128] 陈冰俊,屈箫箫,张栋,等.针灸调整面瘫患者面部穴位温度对称性观察[J].中国中医基础医学杂志,2011,17(5):556-557,559.

[129] 申斌,于川,余威,等.贝尔面瘫患者急性期头面部穴位红外热像图研究[J].中国中医药现代远程教育,2018,16(21):134-136.

[130] 赵荣莱,王立.承满、梁门穴位温度失衡对慢性胃病的诊断意义[J].贵州医药,1989,13(3):133-135.

[131] 张辉,谷忠悦,杜天龙,等.功能性便秘患者相关经穴红外热温度的比较研究[J].辽宁中医杂志,2018,45(12):2631-2634.

[132] 李灵灵.红外热成像对冠心病血瘀证相关腧穴温度变化的研究[D].济南:山东中医药大学,2018.

[133] 李争,李风森,徐丹,等.稳定期慢性阻塞性肺病患者不同俞穴体表温度变化及相关因素分析[J].世界科学技术-中医药现代化,2018,20(5):722-727.

[134] 沈陈,李惠菁,李涓,等.基于文献计量学的形敏古今对比研究[J].时珍国医国药,2019,30(7):1757-1759.

[135] 张伟.热敏灸治疗原发性痛经的灸感与灸效相关性研究[D].长沙:湖南中医药大学,2012.

[136] 张伟,李海澜,胡锦玉.热敏灸"关元"穴治疗原发性痛经的灸感与灸效相关性研究[J].时珍国医国药,2014,25(1):246-248.

[137] 刘旭龙.基于红外热像图的Bell面瘫客观评估与选穴方法研究[D].秦皇岛:燕山大学,2013.

[138] 杨丽娟,王晓信,李彬,等.针刺对肠易激综合征患者穴位痛阈的影响[J].上海针灸杂志,2018,37(9):1030-1036.

[139] 陈毕霞.贝尔面瘫患者穴位电学特性的动态观察[D].广州:广州中医药大学,2014.

[140] 杨羚.稳定性心绞痛患者穴位敏化现象与疾病严重程度相关性研究[D].成都:成都中医药大学,2019.

[141] 马惠敏,张栋,宋晓晶,等.针刺、电热针和激光照射方法对穴区温度的影响[J].陕西中医,2010,31(10):1426-1428.

[142] 李铁,刘成禹,严兴科,等.不同频率捻转手法针刺足三里穴对胃体表温度影响的研究[J].针灸临床杂志,2011,27(3):39-41.

[143] 胡银娥,杨华元,李立国.定量化针刺手法对穴位皮肤温度的影响[J].中国针灸,2012,32(5):423-426.

[144] 顾煜,罗吉恒,张娟.温和灸肾俞穴对绝经后骨量减少患者的临床观察及红外热像评价[J].中国初级卫生保健,2019,33(10):79-80.

[145] 赵玲,毛慧娟,魏建子,等.癌性疲劳患者命门温度及与激光灸疗效的相关分析[J].长春中医药大学学报,2020,36(3):495-499.

[146] 杨晓春,杨蕾,蔡宏伟.针刺膈俞穴、脊中穴对大鼠痛阈的影响[J].现代中西医结合杂志,2015,24(5):475-477.

[147] 范月媛,黄国付,高芳,等.穴位注射型电针治疗仪对炎性痛大鼠消炎镇痛作用的研究[J].中国针灸,2016,36(8):845-850.

[148] 王强玉,孙立明,孙立虹,等.隔物灸对原发性痛经患者中极、关元穴位电阻的影响[J].世界最新医学信息文摘,2015,15(9):111-112.

[149] 王强玉,孙立明,孙立虹,等.隔物灸对原发性痛经肾俞次髎公孙穴位电阻的影响[J].四川中医,2016,34(7):184-186.

[150] 周杰,毛慧娟,沈雪勇,等.针刺得气对正常人足三里穴伏安特性的影响[J].上海针灸杂志,2011,30(7):433-435.

第二章
穴位敏化的文献研究

穴位敏化现象的记载历史悠久,早在《黄帝内经》中有"按其处、应在中而痛解""按之,快然"等穴位压敏化现象的记载,以及后来《备急千金要方》中关于"坚痛如筋""宛陷"等穴位形敏化现象的描述,是穴位产生和固化、演变的重要来源之一。到了现代,穴位敏化现象已被针灸临床文献普遍报道,人体在疾病状态下穴位会出现敏化现象,至今发现已有循环、呼吸、消化等系统的100多种器质性和功能性病变被观察到出现了形敏化、痛敏化、热敏化、电敏化等多种形式的穴位敏化现象。本章将对穴位敏化的古代文献和现代文献进行整理和总结。

第一节 · 穴位敏化的古代文献研究

完整的理论覆盖,既决定了针灸在临床上工具、材料和技术的归属,也决定了针灸学在这个以西方医学为主流的现代社会中能否拥有自己完整的专属权。"治不能循理,弃术于市",没有有效的理论支撑,技术也走不长远。在中医界迫切呼唤理论创新的当下,我们清楚地认识到"向前走"的每一步都离不开"向后走"的深入探索。"人之所有者,血与气耳",血气被认为是针灸学第一个理论体系的逻辑起点,与人体的生理和病理变化息息相关,是指导临床诊治的关键。经络"内属于府藏,外络于支节";穴位为"气穴",是"脉气所发"和"神气之所游行出入"的特殊部位,经络和穴位一直以来都被认为是人体内在气血状况外在反映的重要体表部位,是针灸治病过程中诊断和治疗的关键。经穴是否具有特异性是当下针灸学发展道路上最受关注的学术争议,明确穴位敏化现象和规律是还原针道之"理"原貌的关键。本节将以穴位敏化的古代文献研究为切入点,对古代文献的穴位敏化理论进行溯源,对其现象及规律进行探索和总结,为今后穴位敏化理论体系的构建打下坚实的基础。

一、古代文献的穴位敏化理论溯源研究

远古至春秋时期，针灸学理论尚未形成，这一时期是针灸发展经验积累的阶段。现存最早的针灸学文献《帛书·经脉》记载了十一条经脉，但未提及腧穴，在其后成书的《黄帝内经》中较为详细地论述了经络及腧穴，并记载了部分穴位敏化现象。在针灸学漫长的发展过程中，人们逐渐发现在病理状态下腧穴会出现特异性变化即变成敏化态穴位，并且在敏化态穴位处刺灸能有效防治疾病。孙思邈在《备急千金要方·灸例》言："有阿是之法，言人有病痛，即令捏其上，若里当其处，不问孔穴，即得便快成痛处，即云阿是，灸刺皆验，故曰阿是穴也。"阿是穴是古人对于疾病状态下发生敏化反应的特定病理反应点的客观认识，在腧穴形成、完善的过程中扮演着重要角色。不难看出，从腧穴的整个起源、演变到最终形成的过程，始终伴有穴位的敏化现象。

古人对于穴位敏化的认知具有一定局限性，大多只能从穴位局部的组织形态改变和感觉变化判定穴位敏化。在远古时期，当我们的祖先发生病痛时，会下意识地抚摩按压痛处；而当产生痛肿脓疡时，就会用砭石割刺痈疡；这些行为是下意识的为了缓解疼痛的行为，也是基于穴位敏化现象诊治的起源。随着时间的推移，逐步演变发展到"以痛为腧"，正如《灵枢·背腧》记载："欲得而验之，按其处，应在中而痛解，乃其腧也。"从腧穴部位的按压探查，再到阿是穴按之快然或者疼痛的现象，始终伴有穴位的感觉变化。而在穴区出现疼痛、压痛及酸痛等感觉变化的同时，常常伴见有局部组织形态的改变，譬如硬结、条索等。在相关古代文献的记载中，穴位发生敏化时其感觉变化多于其组织形态的改变，而痛敏化是穴位敏化的主要敏化现象，这一结果主要是受远古测量仪器局限的影响，同时也为针灸学理论在历史长河中的不断发展和完善奠定重要的基础。

穴位敏化现象是穴位的产生和固化的重要来源之一，因此穴位敏化现象是穴位的发生和演变的重要过程，明确其现象和特征有助于完善和发展经络腧穴理论。通过对古代文献中穴位敏化现象的梳理，我们总结了穴位敏化的价值，认为其具有判断疾病性质和病邪性质的作用，可以指导临床腧穴定位和治疗的选择，在疾病诊断和疾病治疗中发挥着重要作用。古代文献中穴位敏化现象的作用与价值见图2-1。

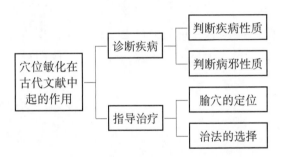

图2-1　古代文献中穴位敏化现象的作用与价值

二、古代文献中的穴位敏化现象与规律

（一）古代文献记载的穴位敏化现象

通过对《黄帝内经》《难经》《针灸甲乙经》《备急千金要方》《针灸资生经》《针灸大成》《针灸逢源》等166种针灸古籍中关于穴位敏化反应的文献进行检索和数据提取，建立穴位敏化古代文献数据库，对历代有关穴位敏化现象进行频次分析，我们发现在古代文献中，穴位敏化主要表现为感觉异常变化和组织形态的改变。其中，感觉异常变化又包括穴位痛敏化、穴位热敏化和其他感觉敏化等。如《灵枢·经脉》记载："是主肾所生病者，口热舌干，咽肿，上气，嗌干及痛，烦心，心痛，黄疸，肠澼，脊股内后廉痛，痿厥嗜卧，足下热而痛。"足少阴肾经循行经过足下，当肾发生病变时，足下可能会出现热敏化和痛敏化的现象。关于其他感觉敏化的记载，如《灵枢·五邪》中就曾出现关于"快然"的穴位感觉敏化记载："邪在肺……取之膺中外腧，背三节五藏之傍。以手疾按之，快然，乃刺之。"组织形态的改变主要表现为经络和（或）穴区皮肤色泽改变，如《素问·皮部论》曰："邪之始入于皮也，溯然起毫毛，开腠理；其入于络也，则络脉盛，色变；其入客于经也，则感虚乃陷下。"穴区皮肤凹陷，如《素问·举痛论》曰："帝曰：扪而可得奈何？岐伯曰：视其主病之脉，坚而血及陷下者，皆可扪而得也。"或在穴位皮下出现硬结、条索状反应物等，如《灵枢·阴阳二十

五人》曰："切循其经络之凝涩，结而不通者，此于身皆为痛痹，甚则不行，故凝涩。凝涩者，致气以温之，血和乃止。其结络者，脉结血不和，决之乃行。"从不同类型的穴位敏化频次来看，穴位的感觉变化明显多于穴位组织形态的改变。其中，穴位的感觉改变又以痛敏化出现频次最多，其他感觉敏化次之，热敏化最少；组织形态改变中以穴区皮肤色泽改变出现频次居首，其次为穴区皮下出现硬结、条索状反应物，穴区局部凹陷最少。总体来看，在多种穴位敏化现象中，痛敏化出现频次最高，占敏化现象的50.3%，其次是穴位的其他感觉变化和皮肤色泽改变出现较多，分别占敏化现象的24.4%和11.8%，也就是说痛敏化是古代文献记载最多的穴位敏化现象[1]。古代文献穴位敏化现象的频次分布见表2-1。

表2-1　古代文献穴位敏化现象频次分布

敏 化 类 型	敏 化 现 象	出 现 频 次
感觉改变	痛敏化	64
	热敏化	6
	其他感觉敏化	31
组织形态改变	穴区皮肤色泽改变	15
	穴区局部凹陷	4
	穴区皮下硬结、条索状反应物	7

注：其他感觉敏化包括（酸13次、应6次、快然6次、寒2次、动2次、麻1次，共计31次）

（二）古代文献记载的穴位敏化规律

1. 穴位敏化现象与疾病的关联

古代文献记载的穴位敏化与疾病密切相关，包括脏腑病和经络病，其中脏腑病的文献记载居多，经络病的文献记载相对较少。

脏腑病中敏化记载最多的为肺系疾病，《灵枢·五邪》提道："邪在肺……取之膺中外腧，

背三节五藏之傍。以手疾按之，快然，乃刺之。"《针灸资生经·喘》卷四记载："凡有喘与哮者，为按肺俞，无不酸疼，皆为缪刺肺俞，令灸而愈，亦有只缪刺不灸而愈。此病有浅深也。舍弟登山，为雨所搏。一夕气闷，几不救，见昆季必泣，有欲别之意。予疑其心悲，为刺百会不效；按其肺俞，云其疼如锥刺，以火针微刺之即愈。因此，与人治哮喘，只谬肺俞，不谬他穴。惟按肺

俞不疼酸者,然后点其他穴云。"脏腑病涉及敏化穴位主要集中于背俞穴、阿是穴、井穴、荥穴及输穴。古代文献中关于背俞穴敏化现象的记载不仅局限于上述提到的肺系疾病,在多个系统疾病中都有着广泛的记载,如《素问·举痛论》中就有关于心系疾病的相关记载:"寒气客于背俞之脉则脉泣,脉泣则血虚,血虚则痛,其俞注于心,故相引而痛。按之则热气至,热气至则痛止矣。"《针灸资生经·肠痛》卷三中也有关于脾胃系统病证的相关记载:"有老妪,大肠中常若里急后重,甚苦之。自言人必无老新妇,此奇疾也。为按其大肠俞疼甚,令归灸之而愈。"阿是穴在穴位敏化现象中也扮演着重要角色,《素问·举痛论》曰:"寒气客于肠胃之间,膜原之下,血不得散,小络急引,故痛。按之则血气散,故按之痛止。"《针灸资生经·咳嗽》第四载:"嗽灸手屈臂中有横文外骨捻头得痛处,十四壮良。"王焘《外台秘要·天行热毒攻手足方五首》卷第三曰:"(病源)热毒气从脏腑中出,攻于手足,则热赤肿疼痛也。人五脏六腑井

荥输,皆出于手足指,故此毒从内而出,攻于手足也。"体现了五输穴穴位敏化现象在脏腑病中的重要意义。

经络病涉及敏化穴位主要分布在阿是穴和病变局部腧穴,如《素问·三部九候论》曰:"其病者在奇邪(大络之邪),奇邪之脉,则缪刺之。留瘦不移,节而刺之。上实下虚,切而从之,索其结络脉,刺出其血,以见通之。"《类经·脉色类·决死生》卷六曰:"凡病邪久留不移者,必于四肢八溪之间有所结聚,故当于节之会处索而刺之。"

从脏腑病敏化穴位频次来看,本经经穴出现频次最高(45.8%),阿是穴次之(33.3%)。脏腑病阿是穴的敏化主要分布在本经循行处。从经络病敏化穴位频次来看,阿是穴所占比例最高(74.1%),病变局部腧穴次之(9.6%)。其中,阿是穴的分布与病变经络循行相吻合。局部敏化腧穴即为病变部位近部诸穴,如膝痛敏化穴位为犊鼻、足三里[1]。古代文献中穴位敏化与疾病关联见表2-2。

表2-2　穴位敏化-疾病关联

疾病(频次)		敏化穴位(频次)	敏化穴位归属经络
脏腑病	肺系疾病(19)	肺俞(5)、太渊(3)、中府(2)、膏肓(1)、少商(2)、鱼际(2)、阿是穴(6)、膻中(1)	手太阴肺经 足太阳膀胱经 手阳明大肠经 任脉
	心系疾病(12)	心俞(2)、少冲(2)、神门(3)、少府(2)、阿是穴(8)	手少阴心经 足太阳膀胱经
	肝系疾病(12)	阿是穴(8)、大敦(2)、章门(1)、行间(2)、太冲(3)	足厥阴肝经
	肾系疾病(8)	涌泉(2)、然谷(2)、太溪(3)、阿是穴(5)	足少阴肾经
	脾系疾病(7)	太白(3)、隐白(2)、阿是穴(4)、大都(2)	足太阴脾经
	肠系疾病(4)	大肠俞(2)、神阙(2)	足太阳膀胱经 任脉
	胃系疾病(4)	厉兑(2)、内庭(2)、陷谷(2)、鱼际(4)、筋缩(1)	足阳明胃经 手太阴肺经 督脉
	膀胱系疾病(2)	气冲(1)、阿是穴(1)	足阳明胃经
	胞宫系疾病(1)	带脉(1)	带脉

疾病（频次）		敏化穴位（频次）	敏化穴位络属经络
经络病	经筋病（16）	阿是穴（23）、足三里（2）、犊鼻（1）、中膂俞（1）、绝骨（1）、合谷（1）、曲池（1）	十二经筋 足阳明胃经 足太阳膀胱经 足少阳胆经 手阳明大肠经
	赤瞎（1）	阿是穴（1）	足太阳膀胱经

2. 穴位敏化现象与疾病虚实的关联

穴位的敏化现象与疾病虚实密切相关，在实证和虚证的不同病情条件下，穴位所发生的敏化反应各不相同。

实证情况下，敏化穴区多出现痛、热、结节或瘀络等。如《素问·缪刺论》曰："凡痹往来行无常处者，在分肉间痛而刺之，以月死生为数。用针者随气盛衰，以为痏数。"《灵枢·经脉》曰："胃足阳明之脉……是主血所生病者，狂疟，温淫汗出，鼽衄，口蜗，唇胗，颈肿，喉痹，大腹水肿，膝膑肿痛，循膺、乳、气街、股、伏兔、骭外廉、足跗上皆痛，中指不用。气盛则身以前皆热，其有余于胃，则消谷善饥，溺色黄。气不足则身以前皆寒栗，胃中寒则胀满。"《灵枢·阴阳二十五人》曰："切循其经络之凝涩，结而不通者，此于身皆为痛痹，甚则不行，故凝涩。凝涩者，致气以温之，血和乃止。其结络者，脉结血不和，决之乃行。"《类经·解结推引》卷二十一曰："结者，邪之所聚，刺去其邪，即解结之谓也。"《续名医类案·头》卷十六曰："娄全善治一老妇人，头病，岁久不已。因视其手足，有血络皆紫黑，遂用三棱针尽刺出其血，如墨汁者数盏。后视其受病之经，刺灸之，而得全愈。即经所谓大痹为恶，及头痛久痹不去身，视其血络，尽出其血是也。"

虚证情况下，敏化穴区多发生凹陷、寒、酸、痒等现象，且按压敏化穴位时多为快然而无痛感。如《素问·骨空论》曰："视背俞陷者灸

之。"《灵枢·经脉》曰"是主津液所生病者，目黄，口干，鼽衄，喉痹，肩前臑痛，大指次指痛不用。气有余，则当脉所过者热肿，虚则寒栗不复。"《针灸资生经·肾虚》曰："有士人年少，觅灸梦遗。为点肾俞酸疼，其令灸而愈。"《灵枢·经脉》中关于足厥阴及任脉别络虚证的记载中都提到了"痒"的表现："足厥阴之别，名曰蠡沟。去内踝五寸，别走少阳；其别者，循胫上睾，结于茎。其病气逆则睾肿卒疝，实则挺长，虚则暴痒。取之所别也。""任脉之别，名曰尾翳。下鸠尾，散于腹。实则腹皮痛，虚则痒搔。取之所别也。"古代文献关于快然的记载有时伴有压痛，但以快然而无痛感更为常见，如《素问·调经论》曰："帝曰：寒湿之伤人奈何？岐伯曰：寒湿之中人也，皮肤不收，肌肉坚紧，荣血泣，卫气去，故曰虚。虚者，聂辟，气不足，按之则气足以温之，故快然而不痛。"

古代文献中疾病虚实的穴位敏化现象频次见图2-2、图2-3。

3. 穴位敏化现象与病邪性质关联

穴位敏化现象可反映病邪性质，其中以穴

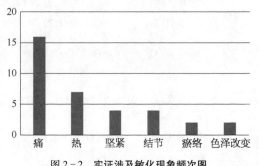

图2-2　实证涉及敏化现象频次图

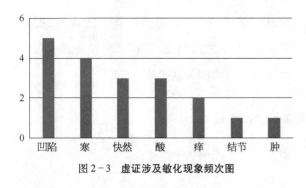

图2-3 虚证涉及敏化现象频次图

区温度变化和皮肤色泽的改变为主要表现。如色青、皮寒多为寒邪，《灵枢·经脉》曰"凡诊络脉，脉色青，则寒且痛；赤则有热"，《灵枢·论疾诊尺》曰"鱼上白肉有青血脉者，胃中有寒"；色赤、皮热多为热邪，《灵枢·经脉》曰"胃中有热，鱼际络赤"，《针灸甲乙经·逆顺病本末方

宜形志大论》卷六曰"胃中热则消谷，令人悬心善饥，脐以上皮热"；色青黑多为血瘀，如《备急千金要方·肾脏方·腰痛》曰"腰痛，宜针决膝腰句画中青赤路脉，出血便瘥"，《续名医类案·头》卷十六曰"娄全善治一老妇人，头病，岁久不已。因视其手足，有血络皆紫黑，遂用三棱针尽刺出其血，如墨汁者数盏。后视其受病之经，刺灸之，而得全愈。即经所谓大痹为恶，及头痛久痹不去身，视其血络，尽出其血是也"；颜色混杂多表明是寒热错杂，如《灵枢·经脉》曰"其有赤、有黑、有青者，寒热气也。其青短者，少气也"。古代文献中穴位敏化现象与病邪性质关联见表2-3。

表2-3 穴位敏化现象与病邪性质关联

病邪性质	具体敏化表现	出现频次
寒	青	5
	痛	3
	黑	2
	寒	1
热	红赤	9
	痛	5
	热	4
	斑疹	1
	肿	1
瘀	黑	2
	青	1
寒热错杂	赤青黑	1

4. 穴位敏化现象与治法的关联

古代医家往往根据不同的穴位敏化现象采取不同的针灸治疗。腧穴出现坚结时多选择针刺，如《类经·解结推引》卷二十一曰"结者，邪之所聚，刺去其邪，即解结之谓也"，《针灸集成·手臂》卷二曰"手臂筋挛酸痛专废食饮不省人事者，医者以左手大拇指坚按筋结作痛处，使不得动移即以针，贯刺其筋结处，锋应于伤筋

则酸痛不可忍处"；腧穴有酸痛或是凹陷时均用灸法，如《素问·骨空论》曰"视背俞陷者灸之""举臂肩上陷者灸之"，《续名医类案·各论类》卷十一中记载"陆氏《续集验方》：治下血不已，量脐心与脊骨平，与脊骨上灸七壮，即止。如再发，即再灸七壮，永除根。目睹数人有效。余常用此灸人肠风，皆除根，神效无比。然亦须按此骨突酸痛方灸之，不痛则不灸也"；腧穴区域出

现瘀络时多选用刺络放血疗法，如《灵枢·经脉》曰"故诸刺络脉者，必刺其结上；甚血者虽无结，急取之以泻其邪而出其血"，《灵枢·周痹》曰"故刺痹者，必先切循其下之六经，视其虚实，及大络之血结而不通"。古代文献中穴位敏化现象与治法关联见表2-4。

表2-4 穴位敏化现象与治法关联

治　法	敏　化　表　现						
	感　觉　变　化			形　态　改　变			
	痛	酸	其他感觉敏化	凹陷	瘀络	坚结	其他形态改变
针刺	24	0	4	0	1	2	0
灸法	23	7	4	3	0	0	0
刺络	0	0	0	0	4	0	1

第二节·穴位敏化的现代文献研究

穴位敏化现象的基本形式主要包括两大类，一类为功能改变，另一类为形态改变。功能改变包括穴位痛敏化、热敏化、电敏化、光敏化等；而形态改变主要为穴区周围出现颜色改变、局部隆起或凹陷等[2]。现代穴位敏化是穴位研究中的热点领域。本节将以穴位敏化的现代文献研究为切入点，整理和总结不同敏化状态下疾病、穴位和检测指标等的特征，不同疾病状态下的敏化现象，全面把握常见敏化穴位的特征，为疾病的预防、诊断、治疗等临床决策提供可靠依据，对提高临床疗效具有重要价值。

一、穴位敏化现代文献
分类研究

（一）穴位形态敏化现象现代文献研究

1. 穴位形态敏化现象的检测

形态敏化现象最基本的检测，可采用中医四诊中的望诊、切诊，可以通过肉眼观察、皮下触觉的方式来探查，包括颜色、阳性反应点的改变、形态、异常点及经络感传。

2. 穴位形态敏化现象的疾病种类

现代文献常通过某一具体疾病为研究对象，得出具有临床诊断价值的穴位形态敏化现象与规律。检索中国知网、万方数据库、维普数据库、CBM数据库及PubMed数据库中从收录之日起至2020年10月关于穴位形态敏化的相关文献，发现形态敏化现象相关的研究共涉及数十种疾病，包括网球肘、腰椎间盘突出症、消化系统肿瘤、腰背痛、急性心肌病变、膝骨性关节炎、中风、矽肺、子宫肌瘤、颈椎病、臀中肌综合征、头痛、枕神经痛等。形态敏化现象涉及的排名前十的疾病见表2-5。

在脏腑病中，消化系统肿瘤患者表现为充血、色斑，冠心病心肌梗死患者表现为充血性红晕、外耳道长毛、冠心沟、片状色斑，矽肺患者表现为点片状色斑且敏化区易被染色。在经络病中，腰椎间盘突出症患者在敏化区易出现色泽、脱屑、丘疹样阳性改变，颈椎病患者则表现为硬结伴压痛、花纹样斑、条索状物[3]。

表 2 - 5　形态敏化现象涉及的主要疾病频次表

疾 病 名 称	穴位形态敏化文献频次	总文献量占比(%)
网球肘	3	15
腰椎间盘突出症	2	10
消化系统肿瘤	2	10
腰背痛	2	10
急性心肌病变	2	10
膝骨性关节炎	1	5
中风	1	5
矽肺	1	5
腰椎间盘突出症	1	5
颈椎病	1	5

3. 穴位形态敏化现象的常见穴位

发生形态敏化现象的常见穴位有足三里、阿是穴、大杼、血海、梁丘、犊鼻、内膝眼、阳陵泉、阴陵泉等。发生形态敏化现象频次排名前十的穴位详见图 2-4。以上腧穴中属于十四经的经穴占90%,其中以下合穴最多。如胃有疾患的患者,常在足三里穴附近探查到一些结节、条索物,中脘穴皮下出现结节等;而患十二指肠溃疡疾病的患者则在梁丘、不容、脾俞和胃仓出现条索状物改变等[4,5]。

4. 穴位形态敏化现象的发生机制

现代关于穴位形态敏化现象发生机制的研究较少。有研究认为,当局部病变后引起微血管血液运行不畅、血流瘀滞、血管破裂,导致皮肤颜色发生改变。血液渗出产生炎症反应,在炎症消退和软组织修复过程中,局部软组织发生粘连,甚至纤维化,从而形成条索、结节,可能是穴位形态敏化现象的部分机制[6]。

(二) 穴位热敏化现象现代文献研究

1. 穴位热敏化现象的检测

穴位热敏化现象研究中最常用的检测指标是个体化的饱和消敏灸量,此指标以患者本人的主观感觉变化为主,虽难以量化,但容易检测。个体化饱和消敏灸量检测热敏穴的具体方法为:对穴位施以悬灸,穴位处若出现透热、扩热、传热、局部不热(或微热)远部热、表面不热(或微热)深部热或其他非热感,则施灸至感觉消失,该穴位为热敏穴[7]。随着红外辐射技术的发展,红外辐射指标也越来越多地被用于热

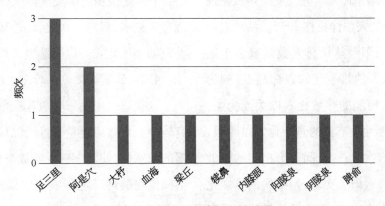

图 2-4　穴位形态敏化文献频次图

敏现象的检测,包括红外辐射轨迹、红外辐射温度。红外辐射温度多采用红外热像仪检测,红外辐射值多采用热能辐射测试仪检测。此外,临床上亦常通过温度等指标来探查热敏穴,采用的仪器为数字测温计、半导体温度计、温度采集仪等。

2. 穴位热敏化现象的疾病种类

检索中国知网、万方数据库、维普数据库、CBM 数据库及 PubMed 数据库中从收录之日起至 2020 年 10 月关于穴位热敏化的相关文献,发现热敏化现象相关的研究共涉及健康人和80 余种疾病。其中健康人的文献量最多,痛经及膝骨性关节炎的文献量次之。以个体化饱和消敏灸量为指标的热敏化研究涉及的疾病范围最广,以骨伤科病(伤筋病)最多,其次为外科疮疡病、肝系病、妇科病、脾系病、耳鼻喉科病、肺系病,涉及的健康人较少。以红外辐射特性为指标的热敏化研究涉及的健康人文献量最多,其次为内科病、脾系病、肺系病、肾系病、肝系病。以温度为指标的热敏化研究涉及的健康人文献量最多,其次为脾系病、内科癌病、肺系病。热敏化现象涉及排名前十的疾病见表 2-6。

表 2-6　热敏化现象涉及的主要疾病频次表

疾 病 名 称	穴位热敏化文献频次	总文献量占比(%)
腰椎间盘突出症	37	6.6
膝骨性关节炎	36	6.5
面瘫	31	5.6
颈椎病	31	5.6
哮喘	27	4.8
腰背痛	22	3.9
痛经	20	3.6
盆腔炎	16	2.9
尿潴留(术后)	13	2.3
骨质疏松症	10	1.8

3. 穴位热敏化现象的常见穴位

发生热敏化现象的常见穴位有关元、足三里、三阴交、阳陵泉、肾俞、百会、大椎、神阙、中极、天枢、阿是穴、至阳、风池等。发生热敏化现象频次排名前十的穴位详见图 2-5。从腧穴归经来看,检测出的阳经热敏化穴数量远多于阴经热敏穴。健康人的热敏化穴以命门、神阙为主,足三里次之;痛经的热敏化穴以关元为主,三阴交次之;膝骨性关节炎的热敏化穴以膝眼、犊鼻为主,阿是穴次之;腰椎间盘突出症的热敏化穴以委中为主,腰阳关次之;颈椎病的热敏化穴以大椎为主,夹脊次之;面瘫的热敏化穴以翳

风为主,下关次之;术后的热敏化穴以关元、中极为主,足三里、三阴交次之;鼻炎的热敏化穴以印堂为主,百会次之。按照检测指标分类来看:个体化饱和消敏灸量涉及的热敏化穴以膀胱经穴最多,督脉穴次之;红外辐射特性与温度涉及的热敏化穴均以膀胱经穴最多,胃经次之。

4. 穴位热敏化现象的发生机制

现代研究中关于热敏化现象发生机制的研究较少。机体可能是通过增强局部温度觉感受器的敏感性,使伤害感受器被炎症介质敏化,激活阈值在酸性环境影响下向低温方向移动,从而出现穴位热敏化现象[8]。

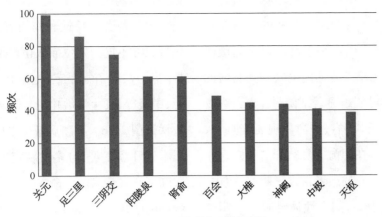

图 2-5 穴位热敏化文献频次图

（三）穴位痛敏化现象现代文献研究

1. 穴位痛敏化现象的检测

穴位痛敏化检测的设备和方式多种多样，运用按压进行敏感性检测的方法包括传统经络诊察法、穴位按压诊断法、穴位压痛分级等，穴位痛敏化的检测指标主要为压痛和痛阈。痛阈和压痛敏感性一样都是具有主观性的指标，相较于压痛敏感性检测，痛阈值的测量更具有准确性，更易于进行数据分析和处理。对于痛敏的判断多采用与对照组比较具有显著性差异作为敏化标准，检测痛阈的常用仪器包括电子 Von Frey 测痛仪、M-tone 压痛测试仪、国产 KTC-4 型痛阈测定仪、Wagner Force Ten-Model FDX 数字测力计、EP601C 痛阈测定仪等。

2. 穴位痛敏化现象的疾病种类

现代研究认为，当人体处于病理状态时，腧穴或局部组织痛阈发生变化。检索中国知网、万方数据库、维普数据库、CBM 数据库及 PubMed 数据库中从收录之日起至 2020 年 10 月关于穴位痛敏化的相关文献，发现痛敏化现象相关的研究共涉及约 40 种疾病，包括腰背痛、颈肩痛、腰椎间盘突出症、头痛、慢性痛、牙痛、膝痛、痛经、癌性疼痛等。痛敏化现象涉及排名前十的疾病见表 2-7。

表 2-7 痛敏化现象涉及的主要疾病频次表

疾 病 名 称	穴位痛敏化文献频次	总文献量占比（%）
腰背痛	9	9.8
膝关节痛	9	9.8
颈肩痛	8	8.7
心肌损伤牵涉痛	6	6.5
腰椎间盘突出症	5	5.4
头痛	5	5.4
牙痛	3	3.3
肠道疾病牵涉痛	3	3.3
癌性疼痛	3	3.3
痛经	2	2.2

在脏腑病中,当阑尾处于病理状态时可发现阑尾穴出现压痛[9],功能性肠病的患者在胃经的腧穴足三里、上巨虚和下巨虚存在痛敏化现象[10],功能性便秘患者的曲池穴和大肠俞的压痛阈值较正常对照组显著下降[11],十二指肠溃疡患者多在梁丘、不容、脾俞出现压痛点[5],肝胆疾病的患者多在胆俞、膈俞、肝俞等穴存在痛敏化现象。妇科病的患者常在三阴交、膻中、地机出现痛敏化现象,如女性痛经时在三阴交和蠡沟穴有压痛反应[12]。呼吸系统疾病患者多在肺俞、中府和孔最穴出现压痛[13],患有心脏疾病的患者常在心俞、膻中穴出现压痛[14]。

经络病中,颈肩痛患者常在阿是穴、风池、天鼎等穴出现压痛,腰椎间盘突出症患者的腰骶椎耳穴、腰痛点、手三里等穴存在痛敏化现象,偏头痛患者角孙、外关、足临泣出现压痛点,坐骨神经痛患者易在肾俞、大肠俞、环跳出现痛敏化现象,耳鸣患者则常在冲阳、合谷、太冲、外关出现压痛。关节炎模型动物与胃肠痛模型动物敏化穴位均以"后三里"最多,但因检测方式各不相同,差异较大。因动物实验文献数较少,穴位痛敏化现象的规律及特征不明显,还有待于后续进一步研究。

3. 穴位痛敏化现象的常见穴位

脏腑和经络与人体生命活动关系密切,脏腑与经络病变对人体生理功能的影响十分广泛。由于两者的特性和作用有异,发病后的敏化现象亦不同。穴位痛敏化现象的常见穴位包括阿是穴、合谷、足三里、委中、内关、环跳、关元、中极等,发生痛敏化现象频次排名前十的穴位详见图2-6。脏腑病敏化穴位多归属于其所属本经和表里经,且多为特定穴,以背俞穴、原穴和下合穴最多。背俞穴是脏腑经气输注于背腰部的腧穴,与脏腑分布的位置大致对应,其与脏腑的特殊联系能直接反映脏腑功能状态。现代研究也发现在解剖形态学上背俞穴位于所属脏腑的神经节段分布范围内或邻近节段,这种联系是背俞穴治疗脏腑及其相关组织疾病的基础[15,16]。临床上多用于治疗脏腑病证,如肺俞治疗咳嗽、气喘、寒热[17,18],心俞、脾俞治疗失眠等[19,20]。与此同时,我们也发现原穴在脏病中的敏化频次较腑病中多:黄建军[21]在探讨原穴与脏腑的相关性研究中也发现原穴与五脏之间有密切相关的特异性。下合穴的敏化多出现在腑病,多与胃肠系疾病相关。经络病的痛敏现象多发生在病变局部的所过经脉上,具有局部循经性。如偏头痛的病变部位在头侧部,且多在足少阳胆经和手少阳三焦经的循行部位出现痛敏现象,说明偏头痛与少阳经的关系密切相关。现代研究也发现,治疗偏头痛多选用少阳经上的腧

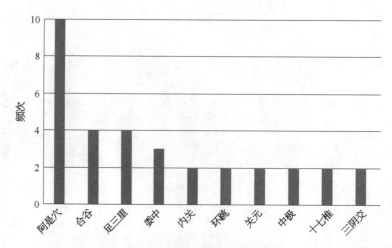

图2-6 穴位痛敏化文献频次图

穴作为首选用穴[22,23]。以上研究结果显示,疾病状态下机体发生痛敏化的穴位与临床选穴基本一致。因此,通过穴位痛敏现象不仅可以判断机体状态、诊断内在脏腑组织的生理病理情况,还可以更好地指导临床针灸选穴和治疗。

4. 穴位痛敏化现象的发生机制

作为最常见和最易于检测的敏化形式,现代对穴位痛敏化机制的研究也日益增多。有研究发现轴突反射是痛敏化现象的发生机制之一,认为脊神经的背根节神经元的外周轴突存在着高位分支,并可行于内脏神经,当感受器向中枢传导神经冲动时,轴突的分支便可向其他有关效应器传入,从而引起效应[24]。其内脏及躯体的感觉传入神经纤维是作为敏化产生的神经解剖基础。内在脏腑的病变通过轴突反射的神经纤维影响到体表,使得体表产生神经源性的炎症反应,因此局部致痛物质含量升高,血管壁扩张,渗出增多,从而出现痛觉的敏化[25]。有学者用"易化学说"解释穴位的痛敏化现象,认为当脏腑病变时于体表某些区域产生的痛觉过敏或感觉过敏属于牵涉痛。如胆囊病变时,患者常于右肩部产生疼痛;又或是心绞痛、心肌缺血发作时,患者常在左肩、左前臂内侧或是左颈项处产生疼痛。此学说认为内脏传入纤维的侧支在脊髓与接受体表痛觉传入的同一后角神经元构成突触联系,从内脏来的冲动可提高该神经元的兴奋性,从而对体表传入冲动产生易化作用,使微弱的体表刺激成为致痛刺激,产生牵涉痛。这种"病在里,痛在表"现象的成因是内脏疾病引起的与内脏疾病相同节段体表部位的牵涉性痛觉过敏或痛觉异常的机制[2]。

(四)穴位电敏化现象现代文献研究

1. 穴位电敏化现象的检测

穴位电敏化是指疾病发生时穴位的皮肤电位、电阻、电势差、导电量值等发生改变(增大、减小、失衡等)的状态,衡量穴位电敏化最常用的检测指标依次是电阻、惯性面积、伏安面积、导电量、电位、电流及电容[26]。目前用于穴位电阻探测的仪器主要有两电极和四电极两种类型。

2. 穴位电敏化现象的疾病种类

检索中国知网、万方数据库、维普数据库、CBM 数据库及 PubMed 数据库中从收录之日起至 2020 年 10 月关于穴位电敏化的相关文献,发现涉及穴位电敏化的疾病约 40 余种,包括甲状腺功能亢进症、痛经、胃病、消化系统肿瘤、脑瘤、颈椎病、腰椎间盘突出症、中风、鼻炎等。电敏化现象涉及排名前十的疾病见表 2-8。各系统疾病的穴位电敏化常发生于其相应的表里经脉;同一系统疾病常涉及多条经脉的穴位电敏化。如肺系病证,常在手太阴肺经腧穴(太渊、列缺等)发生电敏;心系病证,手厥阴心包经大陵、内关等穴易发生电敏化,符合《黄帝内经》中提出的"心包代心受邪"的学术思想。脾胃病证,易在足阳明胃经腧穴(足三里、梁丘等)发生电敏化。将涉及耳穴电敏的疾病分类统计,结果显示目前研究多集中于内科病证,尤以脾胃病证、肝胆病证和气血津液病证居多。此外,各系统疾病常在其相应的耳穴区域出现电敏化现象。

3. 穴位电敏化现象的常见穴位

穴位是人体脏腑经络之气输注于体表的部位,其功能在于输注脏腑经络气血,沟通体表与体内脏腑的联系。当人体发生疾病时,体内气血状态产生改变,穴位出现电敏化现象正是由于气血的改变[27-29]。通过文献计量学分析发现,发生电敏化现象的腧穴包括太渊、合谷、冲阳、大陵、太白等。发生电敏化现象频次排名前十的穴位见图 2-7。电敏化的穴位中特定穴占

表 2-8 电敏化现象涉及的主要疾病频次表

疾 病 名 称	穴位电敏化文献频次	总文献量占比（%）
甲状腺功能亢进症	7	11.5
痛经	5	8.2
胃病	5	8.2
消化系统肿瘤	3	4.9
脑瘤	2	3.3
颈椎病	2	3.3
腰椎间盘突出症	2	3.3
中风	2	3.3
鼻炎	2	3.3

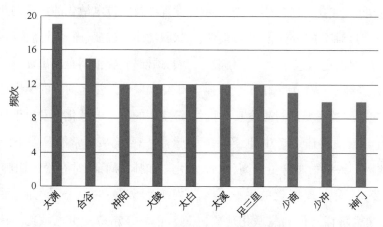

图 2-7 穴位电敏化文献频次图

97.9%,其中五输穴和原穴出现电敏化的频次相对较高。四肢为"本",四肢肘膝以下本部和根部是十二经经气交接流注的重要部位,而五输穴和原穴皆在本部,因此病变易在这些穴位得以显现[30]。

4. 穴位电敏化现象的发生机制

当内脏疾病的冲动通过轴突反射到神经末梢,释放活性物质,由于神经末梢与肥大细胞"突触样"联系,从而激活肥大细胞产生脱颗粒,产生神经源性炎症反应,扩张微血管,增加血管通透性,组织液、致痛物渗出增加,其中肥大细胞和 P 物质在敏化反应中起重要作用[31],随着组织液的渗出,酸性代谢产物增加并大量堆积,H^+、Na^+、K^+、Ca^{2+} 等离子浓度发生变化[32],形成痛觉过敏或其他不适以及导电性增

强,从而发生穴位电敏化现象。

（五）穴位光敏化现象现代文献研究

1. 穴位光敏化现象的检测

光敏化现象指的是在人体发生病变时,穴位或组织的光传输特性、经穴超微弱发光强度、背向散射光强度、红外辐射光谱以及左右辐射强度等也随之发生改变的现象。穴位光敏化常用的指标有两种,分别是红外辐射光谱和温度,多采用红外热像仪检测。

2. 穴位光敏化现象的疾病种类

检索中国知网、万方数据库、维普数据库、CBM 数据库及 PubMed 数据库中从收录之日起至 2020 年 10 月关于穴位光敏化的相关文献,涉及的疾病共 8 种,分别是冠心病、面瘫、注意

缺陷多动障碍、颈椎病、膝骨性关节炎、乳腺增生、结肠炎和痛经。光敏化现象涉及的疾病详见表2-9。如冠心病患者内关、太渊、神门、太冲、劳宫等穴位的红外辐射光谱在某些波段与健康人相比明显降低，并且大陵、内关的左右辐射强度出现明显失衡[33-35]。乳腺增生患者期门穴的红外辐射强度以及很多波段都明显高于健康人[36]。

表2-9 光敏化现象涉及的主要疾病频次表

疾 病 名 称	穴位光敏化文献频次	总文献量占比（%）
冠心病	3	27.2
面瘫	2	18.2
注意缺陷多动障碍	1	9.1
颈椎病	1	9.1
膝骨性关节炎	1	9.1
乳腺增生	1	9.1
结肠炎	1	9.1
痛经	1	9.1

3. 穴位光敏化现象的常见穴位

穴位光敏化现象的研究相对较少。在目前穴位光敏化文献中，出现频次最多的穴位是合谷、大陵、太阳、劳宫、太渊，其次是百会、风池、阳白、攒竹、迎香、颊车、翳风、地仓等。这些腧穴均为十四经经穴，其中以前臂部、面部穴位最多。发生光敏化现象频次排名前十的穴位见图2-8。

尽管现代研究发现在疾病状态下，穴位会发生光敏化现象，但其发生机制有待于进一步研究。

（六）穴位化学敏化现象现代文献研究

1. 穴位化学敏化现象的检测

穴位化学敏化现象是一种相对特殊的敏化现象，指的是病理状态下穴位神经源性炎性反应会伴随局部血管通透性改变，导致穴位局部某些化学物质发生改变，如 P 物质、肥大细胞、pH、分子量、氧分压、离子浓度、组胺等。在化学敏化相关的研究中，常用的检测指标主要有激素含量、离子浓度、一氧化氮、微循环血流量、肥大细胞数等。检测这些物质虽然需要借

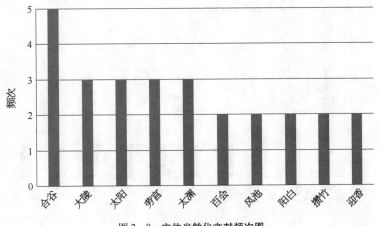

图2-8 穴位光敏化文献频次图

助各种仪器设备和材料,对试验者的专业技能及受试者要求较高,但都具有较强的特异性,能够准确测量出来,将化学敏化的现象和规律量化。

2. 穴位化学敏化现象的疾病种类

检索中国知网、万方数据库、维普数据库、CBM数据库及PubMed数据库中从收录之日起至2020年10月关于穴位化学敏化的相关文献,涉及的疾病共9种,分别是慢性迁徙性肝炎、膝骨性关节炎、急性胃黏膜损伤、内脏伤害、心肌缺血、神经病理痛、哮喘、偏头痛和头痛。化学敏化现象涉及的疾病见表2-10,如研究发现针刺能够增加偏头痛患者血浆5-羟色胺含量[37]。

表2-10　化学敏化现象涉及的主要疾病频次表

疾 病 名 称	穴位化学敏化文献频次	总文献量占比(%)
慢性迁延性肝炎	2	16.7
膝骨性关节炎	2	16.7
急性胃黏膜损伤	2	16.7
内脏伤害	1	8.3
心肌缺血	1	8.3
神经病理痛	1	8.3
哮喘	1	8.3
偏头痛	1	8.3
头痛	1	8.3

3. 穴位化学敏化现象的常见穴位

穴位化学敏化现象的常见穴位包括足三里、内关、脾俞、三阴交、承山、大椎、环跳、肝俞、期门、阳陵泉、蠡沟、太冲、上巨虚、阴市、伏兔等,这些腧穴均为十四经经穴的特定穴。发生化学敏化现象频次排名前十的穴位见

图2-9。

尽管现代文献中已有研究发现在疾病状态下,穴位会发生化学敏化现象,如组胺、5-羟色胺、氢离子浓度、pH、氧分压和细胞外K^+、Na^+、Ca^{2+}浓度等发生改变,但穴位化学敏化现象的发生机制还有待于进一步研究。

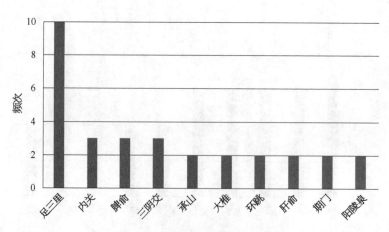

图2-9　穴位化学敏化文献频次图

二、穴位敏化现代文献的 疾病分类研究

（一）脑卒中穴位敏化的现代文献研究

脑卒中又称中风、脑血管意外，是一种急性脑血管疾病，是由于脑部血管突然破裂或阻塞导致血液不能流入大脑而引起脑组织损伤的一组疾病，包括缺血性和出血性卒中。其临床症状主要表现为头痛、呕吐、意识障碍、昏迷、偏瘫等，而其后遗症（脑卒中后痉挛性瘫痪、肢体运动功能障碍、抑郁、便秘、尿潴留等）给患者个人、家庭及社会带来沉重负担[38]。根据流行病学调查研究，脑卒中是我国居民第一位的致死病因[39]，60%~80%的脑卒中存活患者遗留有不同程度的功能障碍，已经成为导致全球死亡和残疾的主要原因[40]。近年来针灸作为治疗脑卒中的有效方法引起了各界的关注和重视，其中石学敏院士的"醒脑开窍针法"尤具代表性[41]，而相应的穴位敏化现象研究也逐步展开，研究发现通过刺激敏化穴能对脑卒中的治疗及其后遗症的恢复起到积极作用。

1. 脑卒中穴位敏化的表现形式

现代脑卒中穴位敏化研究非常关注穴位的热敏化现象，其相关研究占比达95%以上，主要通过热敏灸干预方式出现。有研究者发现，与健康人相比，脑出血患者双侧足三里穴区体表温度不一致，患侧足三里穴区体表温度低于健侧，而在针刺干预后可以升高患侧腧穴局部体表温度[42]。谢洪武等[43]通过热敏灸的方式探查到脑卒中患者的热敏化穴为百会、手三里、足三里、涌泉穴，并发现热敏灸这些穴位能够改善脑卒中患者的肢体运动功能和日常生活活动能力。吴杰等[44]在脑卒中患者的肩髃、天井、三

阳络、外关、阴陵泉、悬钟穴附近发现了热敏感点，通过热敏灸刺激热敏感点可改善脑卒中后痉挛性瘫痪患者的肢体痉挛。程建兰等[45]发现在糖尿病脑卒中患者压疮创面附近寻找热敏化穴，采用热敏灸干预能够促进疮面愈合。部分研究发现脑卒中后尿失禁患者常在气海、关元、三阴交穴出现热敏化现象，并且与温和灸相比较，热敏灸的疗效更为显著[46]。另外一项急性期缺血性脑卒中的研究在百会、手三里、阳陵泉、神阙、足三里、气海、风池、关元穴处探寻热敏化穴，发现与针刺治疗相比，灸热敏化穴治疗急性期缺血性脑卒中起效更快，效果显著，具有临床价值[47]。

脑卒中穴位的其他敏化形式研究相对较少，包括形敏化、痛敏化、电敏化等。类维富[48]利用触诊寻找脑卒中偏瘫患者体表的肌硬节、压痛或酸胀明显点，将其定义为敏化点，发现偏瘫患者的敏化点一般多位于对侧头颊肌，头最长肌止点，患侧第2、第4、第6颈椎横突部，冈下肌，肱二头肌止点，腹直肌第3、第4节，臀中肌起点，腓骨头下方等处。通过敏化点注射疗法能够长久维持疗效，提高下肢肌力。Lin CC等[49]测定脑卒中偏瘫患者治疗前后合谷、曲池、肩髃三个穴位的电导率，发现偏瘫侧的电导率在治疗前有高于非偏瘫侧的趋势，治疗后男女偏瘫侧的电导率均下降，女性偏瘫侧的电导率低于非偏瘫侧。

这些研究结果反证了穴位敏化的临床使用价值，明确脑卒中的穴位敏化规律特征，对指导临床具有重要意义。

2. 脑卒中的穴位敏化规律及特征

脑卒中的临床症状及后遗症较为复杂，很难系统总结其规律或特征，许多敏化现象的研究仅针对脑卒中的某一方面，如研究较多的有脑卒中后肩手综合征、脑卒中后便秘、脑卒中后

尿失禁、脑卒中后瘫痪、脑卒中后压疮等。而在这些细化的分类中,能够发现一些可能的规律。

脑卒中后肩手综合征的热敏化穴范围较窄,以病变局部为主,主要集中在头部(百会穴)、颈部(风池穴)、肩关节局部(肩井、肩前、肩贞、肩髃、肩髎、臑臑)、手臂部(手三里、外关、合谷),以及从肩部至手臂部之间的敏化穴(阿是穴)。例如,张羡和黄娟[50]对于脑卒中后肩手综合征的患者主要是从头部、颈部、肩部等较易发生热敏化现象的区域去寻找热敏化穴位;陈琳和黄珍珠等[51,52]发现脑卒中后肩手综合征的患者常常在百会、风池、手三里穴发生热敏化现象;贾荣艳等[53]选择在肩贞、肩髃、肩髎、外关、合谷、阿是穴处探查热敏化穴位,将出现较强热敏灸感的热敏化穴位作为治疗脑卒中后肩手综合征的首选穴位;杨思奇[54]通过生理和临床经验探查热敏穴,发现脑卒中后肩手综合征患者的患侧肩井、肩前、肩髃、臑臑、曲池、手三里、外关等为热敏化现象高发穴位;金惠明[55]根据肩手综合征症状,发现热敏化穴容易出现在手阳明大肠经上的肩髃穴至合谷穴之间;姜殷及彭宏等[56,57]则是根据陈日新主编的《热敏灸实用读本》在百会、手三里等穴区进行穴位热敏化探查,找出具有热敏化的腧穴。

脑卒中后便秘的热敏化穴许多研究保持高度一致:双侧天枢、大肠俞及上巨虚穴。目前临床上多采用热敏灸的方式干预脑卒中后便秘,如方芳等[58]选取脑卒中后便秘患者的大肠俞、天枢、上巨虚穴施以热敏灸,结果发现对于虚型便秘疗效佳;龚燕等[59]采用热敏灸双侧穴位(天枢、大肠俞、上巨虚)联合针刺治疗卒中后气阴两虚型便秘,发现能提高临床疗效,改善症状,且优于单纯针刺治疗;张吉玉[60]在对脑卒中后便秘患者的基础治疗上增加热敏灸治疗(天枢、大肠俞、上巨虚),结果发现能明显提高

脑卒中后便秘患者的生活质量,改善便秘症状;楚佳梅等[61]经临床观察发现在热敏化穴(天枢、大肠俞、上巨虚)行灸法干预能降低脑卒中患者便秘发生率,降低便秘临床证候评分,有效预防脑卒中后便秘的发生。

脑卒中后尿失禁、尿潴留也十分普遍。多项研究发现尿失禁患者的常见热敏化穴位为关元、气海、三阴交穴,通过热敏灸方式干预,能够降低脑卒中患者尿失禁程度及治疗分级,改善失禁症状,提高患者日常生活能力[46,62,63]。黄雁明等[64]发现脑卒中后尿潴留的常见热敏灸穴位有气海、关元、中极、脾俞、肾俞、膀胱俞等;梁冰莲等[65]发现脑卒中后尿潴留患者的热敏化穴常出现在任脉神阙至曲骨穴连线、膀胱经胃俞至长强穴的连线上,在连线上寻找敏感点标记并进行热敏灸,可有效治疗脑卒中患者尿潴留,缩短患者留置尿管时间,提高患者生活质量。

综上所述,脑卒中的穴位敏化的研究较为分散,可根据不同的症状寻找到不同的敏化穴,且目前研究以热敏化为主。在此类疾病治疗中,大多数研究仍将敏化穴作为一种增效的辅助治疗方式,很少单纯使用敏化穴进行脑卒中的相关治疗。

3. 穴位敏化相关疗法治疗脑卒中的可能机制

与穴位敏化相关的脑卒中机制研究主要集中在以热敏灸治疗脑卒中的动物实验。部分研究认为,热敏灸可降低大鼠大脑皮层细胞色素 C 与 Bax 蛋白的表达、提高 SOD 活性和表达、降低氧自由基含量,可能是热敏灸减少脑缺血再灌注损伤模型大鼠的作用机制[66-68]。张毫等[69]发现热敏灸有减轻大鼠脑组织缺血再灌注损伤的效果,可能与降低 Caspase - 3 的表达、减少脑细胞凋亡有关。龚丽丽等[71]发现艾灸

热敏化穴具有改善大鼠的感觉功能、减轻大鼠脑缺血再灌注损伤的作用，认为减少大脑皮层CD11b的表达、减轻炎症反应可能是其作用机制之一。研究发现艾灸热敏化穴可减小大鼠脑缺血再灌注后脑组织的梗死体积，认为其可能通过抑制炎症因子的表达，从而发挥脑保护作用[70]。

（二）偏头痛穴位敏化的现代文献研究

偏头痛是一种临床常见的反复发作原发性头痛疾病，以一侧头部疼痛反复发作，随活动加重，常伴有恶心、呕吐，对光及声音过敏等特点。据流行病学调查显示，目前中国成人的偏头痛患病率达9.3%[72]，西方国家的患病率大约在12%[73]。由于其在世界范围内的高患病率[74]、高残疾率[75]，偏头痛给患者和社会带来巨大的医疗负担[76]，并严重影响患者的生活质量[77]，已成为一个重要的公共卫生和社会问题，被世界卫生组织列为四种最严重的慢性功能障碍性疾病之一[78]。然而，目前尚无针对偏头痛的特效治疗方法和根治手段，一项针刺预防无先兆性偏头痛的长期疗效的临床研究结果提示，针刺可能能够减少偏头痛的复发频率[79]。近年来运用敏化穴治疗偏头痛的研究逐渐增多，偏头痛的穴位敏化现象涉及痛敏化、热敏化、形敏化和力敏化等。

1. 偏头痛穴位敏化的表现形式

穴位敏化现象的表现形式种类繁多，疾病状态下可单独出现某种敏化现象，也可同时出现多种敏化现象。现代偏头痛穴位敏化的表现形式主要以痛敏化为主，并常伴有形敏化的出现。痛敏化主要表现为穴区的压痛或痛阈值降低，是"以痛为腧""阿是穴"等理论的进一步延伸与发展；形敏化则表现为穴位皮肤局部出现结节状反应物、条索状反应物等形态改变。研

究发现，胸锁乳突肌激痛点压痛的发生率非常高[80]，这些肌源性病变的发生是引起头痛的一个重要因素。临床上亦发现，偏头痛患者往往会于胸锁乳突肌触摸到条索状结节，压痛明显[81]。姚晓和姚龙[82]通过临床观察发现，偏头痛患者发作期，在头痛部位最敏感点均能找到结节、片块或条索状病灶，尤以颞部多见，血管扩张迂曲，病灶伴行血管和神经。有研究者使用圆形探棒寻找痛敏化穴，发现偏头痛患者的角孙、外关、足临泣、丝竹空、阿是穴、风池、太阳、率谷穴的压痛阈值明显降低，通过针刺治疗能明显提高皮肤局部压痛阈值，减轻患者对疼痛的敏感度[83]。曾佑平[84]在临床上发现偏头痛患者的痛敏化穴除局部阿是穴外，可根据中医证型循经探寻，如属于外风型偏头痛在太阳经和少阳经上寻找压痛点，属于肝胆郁热型偏头痛则在少阳经上寻找压痛点。布赫等[81]基于"同气相求"理论，遵循经络辨证，发现偏头痛患者的敏化穴不仅在病灶附近有所表现（患侧胸锁乳突肌条索状结节），而且在手足少阳经远端（沿手足少阳经远端循按，寻找压痛点或结节点）和井穴（关冲、足窍阴穴）亦能寻得痛敏化或形敏化现象。

偏头痛的热敏化现象主要表现为穴区的温度增高，其中以热敏灸诱导热敏化现象出现为治疗偏头痛的主要方式。研究发现偏头痛患者患侧阳陵泉穴区发生热敏化时，其红外辐射强度多数显示高温特征。艾灸偏头痛患者患侧阳陵泉穴区后，发生热敏化的患侧阳陵泉穴区产生明显的沿小腿外侧纵向扩散（足少阳胆经）或横向扩散的红外辐射增强区域[85]。赵秀丽等[86]发现偏头痛患者在风池、翳风、百会、印堂、太阳穴处易发生热敏化现象：灸风池穴时患者出现热感传至头面侧部或热敏度感环绕脑后枕部相连接；灸翳风穴时患者自觉热感渗透

至耳蜗及向后脑部散射;灸百会穴时患者自觉热感扩散至印堂穴,然后扩散至后枕部;灸印堂穴时,患者自觉热感扩散至头顶,同时到两侧攒竹,太阳穴两侧伴有跳动;灸太阳穴时,热感扩散向头顶部散射。杜筱筱等[87]发现偏头痛患者在风池、率谷、百会、阿是穴处较易发生热敏化现象。王珏等[88]参照陈日新主编的《热敏灸实用读本》对偏头痛穴位热敏化高发部位率谷、风池、阳陵泉、日月、足窍阴等穴区进行热敏化腧穴探查,以针刺和热敏灸相结合的方式治疗偏头痛,获效满意。另外,在一项动物实验中也发现了穴位的热敏化和痛敏化现象,该实验通过测量偏头痛模型大鼠的面部和后爪机械抽离阈值、甩尾潜伏期和热板潜伏期来评价机械痛敏化和热痛敏化,结果发现电针"风池"和"阳陵泉"穴能明显改善偏头痛模型大鼠的机械痛敏化和热痛敏化[89]。

热敏化现象也常常与其他敏化现象同时出现,如力敏化。力敏化现象主要表现为患者感觉按压部位出现轻压痛、酸胀、按之快然等感觉。黄婷等[90]进行了一项偏头痛复合敏化腧穴适宜刺激方式的研究,发现在患者颞部、枕部等区域(尤其角孙、率谷及其邻近部位)容易出现力敏化和热敏化现象,当力敏化现象与热敏化现象在同一部位出现时,该处即为复合敏化腧穴。研究显示力敏针刺、热敏灸、力敏针刺联合热敏灸三种治疗方式对偏头痛均有较好疗效,而力敏针刺联合热敏灸是偏头痛复合敏化腧穴最适宜的刺激方式。这一系列研究结果反证了穴位敏化的临床使用价值,明确偏头痛的穴位敏化规律特征对指导临床具有重要意义。

2. 偏头痛的穴位敏化规律及特征

(1)偏头痛常见敏化穴:调查结果显示偏头痛患者痛敏化穴位是悬颅、率谷、正营、颔厌、角孙、丝竹空、耳和髎等,所占比例分别为

8.12%、7.50%、6.46%、6.28%、4.10%、3.40%、3.14%。在针灸治疗偏头痛临床研究中,风池出现率最高[89],此外,基于数据统计分析临床治疗偏头痛使用穴位频次排在前3位的是风池、太阳、率谷[92-94]。这一结果与偏头痛的常见敏化穴基本吻合,以头痛的局部敏化穴位和少阳经穴为主。另外有研究者根据偏头痛常见敏化穴治疗前后压痛阈值变化的P值从小到大进行排序,依次为角孙、外关、足临泣、丝竹空、阿是穴、风池、太阳、率谷。从这些穴位的构成上看,角孙、丝竹空、阿是穴、风池、太阳、率谷为近部选穴,除角孙外,其他近部腧穴P值较大,外关、足临泣为远端选穴,其压痛阈值变化位居前位,提示远部选穴对偏头痛治疗可能贡献更大。这也给"远道刺者,病在上,取之下"提供了现代可视化的依据[83]。

(2)偏头痛敏化穴归经分析:秦卓等[91]调查显示头侧部少阳经穴位痛敏化次数最多,占比63.87%,其中足少阳胆经痛敏化穴占比58.81%,手少阳三焦经痛敏化穴占比11.61%,结果说明偏头痛在侧头部痛敏化穴与少阳经脉的循行是有联系的,且与足少阳胆经的循行关系更为密切。曾佑平[84]发现,肝胆郁热型偏头痛的痛敏化穴多在少阳胆经上;外风型偏头痛的痛敏化穴位多在太阳经和少阳经上。这与实际临床针灸治疗偏头痛选穴归经规律高度一致[92-94]。

3. 偏头痛发生穴位敏化的可能机制

大量研究显示,偏头痛病理生理学改变主要是疼痛阈值降低[95],病理生理机制主要涉及下行痛觉调节通路失调[96]、三叉神经及自主神经系统活性改变[97]、丘脑敏化[98,99]等。其发病与血管活性神经递质的异常释放有关,这些血管活性神经递质是偏头痛病理生理学的关键介质[100,101]。研究发现,电刺激大鼠上矢状窦区

硬脑膜可上调三叉神经节连接蛋白-40的表达,降低大鼠面部的痛觉阈值,增强面部的痛觉敏化[102]。另有研究者发现刺激偏头痛大鼠的"风池"穴能降低三叉神经节 c-Fos 蛋白水平,降低血浆和硬脑膜血管活性神经递质水平[89]。风池穴是偏头痛中最易发生痛敏化的穴位,因此推测偏头痛穴位痛敏化可能与三叉神经节连接蛋白和血管活性神经递质水平的升高有关。

(三) 周围性面瘫穴位敏化的现代文献研究

周围性面瘫又称面神经炎(特发性面神经麻痹)或贝尔麻痹(Bell 麻痹),为面神经管内面神经的非特异性炎症引起的周围性面肌瘫痪,是一种临床常见病、多发病。主要表现为病变侧的表情肌瘫痪,出现口眼歪斜、病侧露睛流泪、额纹消失、鼻唇沟平坦,无法完成抬眉、闭眼、鼓嘴等动作。据流行病学调查显示,本病年发病率约 0.2%,近年来发病呈逐年递增趋势,年龄及性别无明显差异,以单侧为主[103]。周围性面瘫主要影响患者形象,严重破坏患者的日常生活和人际关系,对患者心理有进一步的损害。西医治疗主要是以脱水、消炎、营养神经为主,中医针灸治疗本病具有明显特色与优势[104]。其中热敏灸治疗周围性面瘫的临床研究较多,已有多篇系统评价提示热敏灸治疗周围性面瘫具有一定的优势[105-107],穴位敏化现象也逐渐受到研究者的关注和重视。整合相关研究探讨面瘫的穴位敏化现象与规律,及其产生的可能机制,以期为面瘫的临床诊断和治疗提供科学依据。

1. 周围性面瘫穴位敏化的表现形式

穴位敏化现象的表现形式多种多样,不同疾病所激活的穴位有各自的特点,而疾病状态

下被"激活"的穴位也可能有不同的表现形式,周围性面瘫的穴位敏化表现形式研究最为广泛的是热敏化现象。

研究发现周围性面瘫患者热敏化腧穴的出现率远高于健康人[108],患者面部左右两侧穴位区域的温差大于健康人群,并且病变严重程度与左右两侧的温度差呈正相关[109-113]。研究发现周围性面瘫患者的颧髎、地仓、颊车、鱼腰、阳白 5 个穴位的双侧温差与面瘫的病变程度正相关[114]。周章玲等[115]利用红外热像仪观察发现急性期面瘫患者左右两侧面颊、内眦、眶上、额部等测温区温度差值为 0.1~2.8℃,而正常组上述测温区温差值为 0.01~0.26℃,提示周围性面瘫患者 4 个测温区的辐射热温差值均高于健康人。徐鑫鑫等[116]采用红外热像仪检测 80 例急性期周围性面瘫患者与 75 例正常人部分阳明经穴(口禾髎、迎香、合谷、商阳、承泣、四白、巨髎、地仓、大迎、颊车、下关、天枢、足三里)红外热像图,结果发现急性期周围性面瘫患者阳明经面部经穴(口禾髎、迎香、承泣、四白、巨髎、地仓、大迎、颊车、下关)和远端经穴(合谷)红外热像图存在改变(穴位温差值升高)。徐丽华等[117]通过红外热成像观察了 150 名周围性面瘫患者,其中 60 名表现为患侧低温,56 例表现为健侧和患侧温度无明显差异,34 名表现为患侧温度升高。Zhang D[118]则提出根据红外热图检测到的患者面部健侧和患侧温度差 0.5℃以上的热敏化穴位(地仓、迎香、太阳穴等)作为治疗取穴,收效满意。以上研究均提示周围性面瘫患者的热敏化现象客观存在,面部穴位区域存在健侧和患侧的温差,通常表现为患侧热敏化穴温度升高。

李小林[119]在周围性面瘫患者的手阳明经合谷穴至曲池穴段发现了热敏化穴位,分别是手三里、曲池、合谷。其中,手三里和曲池以透热为

主,合谷主要为酸痛感;手三里较易发生感传现象。杨庆声[108]在研究中发现贝尔面瘫的热敏化表现形式出现率较高的前5种依次为复合感觉(73.47%)、透热(59.29%)、扩热(58.57%)、循经感传(40.00%)、喜热(35.71%)。呼延静等[120]探寻周围性面瘫患者热敏化灸感的特点,操作以患侧为主,大致按从里向外、从上向下的顺序依次行艾炷单点温和悬灸,发现热敏化灸感的形式主要为扩热、传热和深热。张伟等[121]纳入100例周围性面瘫患者,在其体表腧穴施以艾灸,探查出现敏化现象的腧穴共25穴,其中经穴13个、经上非穴7个、非经非穴5个。观察发现周围性面瘫患者热敏现象的出现以患侧局部为主,翳风、风池、下关、颊车、地仓、迎香等出现频率较高;在眼部出现热敏点比口唇部难;头部也有热敏点的出现,如率谷;另外,周围性面瘫患者出现的热敏化形式以透热感为主,其次为扩热与传热,其他的敏化形式出现率较少。

周围性面瘫穴位的其他敏化形式研究相对较少,包括电敏化、声敏化等。穴位电学特性是经穴的一种生物物理特性,在反映人体生理病理变化方面具有特异性及相关性。陈碧霞[122]采用前瞻性队列研究方法,将受试对象分为健康对照组及贝尔面瘫组,使用腧穴电阻探测仪,以手足阳明经穴作为主要穴位探测点,发现患侧穴位电阻抗升高,贝尔面瘫组健侧同名经穴与健康对照组双侧同名经穴的穴位电阻抗值对比无明显差异。许继宗[123]研究发现,低频声波对周围性面瘫患者的足三里的微循环有很好的改善作用,并能使很多患者产生循经感传及发热的效应,故其采用低频声波刺激足三里配合毫针疗法治疗周围性面瘫,结果显示其疗效明显优于单纯毫针疗法。

大量研究发现针对周围性面瘫敏化穴位进

行刺激能够取得较好的临床疗效,其中最具代表的是江西中医药大学附属医院陈日新及团队所创立的热敏灸疗法。目前有研究单纯使用热敏灸治疗周围性面瘫疾病[117,124,125],更多研究是将热敏灸结合其他疗法,如针刺[126]及不同手法的针刺[127]、刺络放血[128]、埋线[129]、穴位注射[130]、红外线疗法[131]、中药方剂[132]、康复锻炼等[133],结果均取得了良好的疗效。此外,还有一些疗效比较研究,如热敏灸与隔姜灸的疗效对比研究,结果显示单纯热敏灸疗效优于隔姜灸疗效[134,135],腹针结合隔姜灸疗效优于传统针刺结合热敏灸等[136]。另外有关于热敏灸、隔姜灸治疗周围性面瘫临床疗效的系统评价指出热敏灸、隔姜灸与其对照组相比,治疗周围性面瘫可能有一定的临床疗效优势[137]。以上一系列疗效研究的结果反映出穴位敏化的临床运用价值,因此明确周围性面瘫的穴位敏化规律特征对指导临床具有十分重要的意义。

2. 周围性面瘫的穴位敏化规律及特征

(1)周围性面瘫的常见敏化穴:李小林[119]通过对比常规针刺、常规针刺加热敏灸手阳明经合谷至曲池段治疗面瘫的临床疗效,发现热敏化频率最高的前3个穴区依次为手三里、曲池、合谷。另有研究总结了贝尔面瘫患者的热敏化腧穴分布规律,发现出现率较高的前5个热敏化穴分别为翳风(76.43%)、下关(60.00%)、颧髎(52.14%)、阳白(47.14%)、合谷(45.71%)[108]。梁丽娥[135]在28例周围性面瘫患者中探查出的热敏化高发穴位分别为患侧太阳、阳白、下关、颧髎、地仓、颊车、翳风。呼延静等[120]发现热敏化穴的出现有个渐进的过程,开始反应只在个别穴位(1~3个,如颧髎、迎香、风池等),灸治2~3日后热敏穴渐渐增多,灸感集中出现在第3~7次,并归纳了常用取穴的灸感分布规律(依据出现的概率高低大致排序腧穴):翳风、风池、印堂、太阳、大迎、夹承浆、迎香、颧髎、颊车、承浆、健侧合谷、足三里、神阙等。此外，叶静等[138]应用文献计量学探讨合谷穴的敏化现象与规律时发现合谷穴敏化现象常见于周围性面瘫、支气管哮喘、变应性鼻炎等疾病。综上可知，周围性面瘫患者常见敏化穴根据不同的理论和侧重点可能会存在一定差异，但大多集中在手足阳明经及面部局部，且面部的热敏化穴主要分布在患侧面神经及三叉神经的起止部位；出现频率最高的敏化穴位是合谷穴，此可为"面口合谷收"理论提供现代化、可视化依据。

（2）周围性面瘫敏化穴归经分析：有研究发现贝尔面瘫的热敏化腧穴最常出现于足阳明经（85.00%）、手少阳经（77.14%）、足少阳经（61.43%）、手太阳经（54.29%）和手阳明经（49.29%）[108]。冯鑫鑫等[116]通过对比周围性面瘫患者与正常人部分阳明经穴红外热像图，发现周围性面瘫患者部分手阳明经经穴（口禾髎、迎香、合谷）和足阳明经经穴（承泣、四白、巨髎、地仓、大迎、颊车、下关）存在明显热敏化现象。热敏化穴的分布与《灵枢·经脉》中手阳明经"出合谷两骨之间……还出挟口……上挟鼻孔"和足阳明经"下循鼻外，上入齿中，还出挟口环唇，下交承浆，却循颐后下廉，出大迎，循颊车，上耳前，过客主人"的循行路线一致。

（3）周围性面瘫敏化穴的时间动态规律：根据疾病的发展特点，周围性面瘫主要分为急性期、稳定期、恢复期、后遗症期或缓解期。有研究指出不同时期周围性面瘫患者患侧与健侧穴位电阻抗值有区别——患侧穴位电阻抗升高[122]。刘其昌和黄长军[139]发现在周围性面瘫不同发病时期，热敏化腧穴分布不同且各有规律可循。他们在80例患者中探查到不同发病时期热敏化腧穴分别为：百会、翳风（急性发作期）；牵正、下关、头维（恢复期）；颊车、颧髎、

神阙、足三里（缓解期）。陈碧霞[122]发现周围性面瘫患者在急性期的4次检测中（1周检测1次），前3周翳风、迎香、合谷、冲阳穴患侧与健侧存在明显区别，第4周仅双侧合谷穴有区别。另外有研究者对正常人面部的迎香、阳白、睛明、地仓、下关、太阳、阳白、攒竹等穴进行导电敏感性比较，发现迎香穴局部导电敏感性适合作为检测的穴位，经过检测发现不同时期神经麻痹患者患侧迎香穴导电值，随着病程的自然进展，其导电值逐渐降低，即急性期>恢复期>后遗症期，提示病程越往后病情越重，即面瘫患者患侧迎香穴导电状态越差[140]。以上研究均说明穴位敏化现象并不是一成不变的，而是根据疾病的发生、发展、转归动态规律变化。

3. 周围性面瘫发生穴位敏化的可能机制

翳风是治疗周围性面瘫的常用穴、高频穴，《针灸大成》曰"主耳鸣耳聋，口眼歪斜，脱颔颊肿，口噤不开，不能言"，认为翳风穴擅治头面五官疾患。西医学认为，贝尔面瘫是因为乳孔内面神经非特异性炎症所导致的疾病，该穴在解剖学位置上正处于面神经干从茎乳孔穿出的体表投影处。有学者认为翳风穴或许能直接反映面神经功能的变化，故随着面神经水肿消退、炎症消失，局部传导阻滞改善，电学生理发生变化，翳风穴的穴位电阻抗下降[122]。合谷穴位于第1、第2掌骨之间，为手阳明大肠经的原穴，《灵枢·经脉》云："大肠手阳明之脉，起于大指次指之端……其支者……上挟鼻孔。"《四总穴歌》云"面口合谷收"，其气与口鼻相连，为治疗面部疾病之要穴[141]。从其解剖学角度出发，研究者发现合谷穴与面口部的感觉传入可能在脊髓颈段背根结、孤束核、网状结构、丘脑及大脑皮层均有交汇[142]。该穴能以一种非直接作用于面神经的方式，影响着受损的面神经的功能，因此推测在周围性面瘫病程过程中，该穴的电

学特性的变化能在一定程度上反映该病的病理变化[122]。

（四）颈椎病穴位敏化的现代文献研究

颈椎病又称颈椎综合征，是由颈椎骨增生、颈项韧带钙化、颈椎间盘萎缩退化等改变，刺激或压迫颈部神经、脊髓、血管而产生的一系列症状和体征的综合征[143]。颈椎病影响人群范围广、发病率高，据统计全国颈椎病患病率在7%～10%。在各型颈椎病中，神经根型颈椎病约占60%，并且颈椎病发病年龄也呈现年轻化的趋势[144,145]。颈椎病逐渐成为威胁我国人口健康的主要疾病之一[146]。

近年来颈椎病的穴位敏化现象已被针灸临床文献普遍报道，包括热敏化、痛敏化、形敏化、力敏化等，现整理现代相关文献研究，探讨颈椎病的穴位敏化现象与规律，及其产生的可能机制，以期为颈椎病的临床诊断和治疗提供帮助。

1. 颈椎病穴位敏化的表现形式

穴位敏化现象的表现形式种类繁多，疾病状态下可单独出现某种敏化现象，也可多种敏化形式并存。穴位敏化是动态变化的过程，不同的敏化现象可能发生在相同的穴位，但同时也有自身的特点。在颈椎病的敏化研究中，以热敏化相关研究最多，热敏化的表现形式主要为产生热敏灸感、温度改变等[147]。孙铭声[148]利用红外热像仪检测颈椎病患者与健康人穴位（肩井、肩中俞、完骨、风池、天柱、大椎、大杼、肩外俞、天髎、天宗、手三里、列缺、中渚、后溪共14穴），发现患者患侧穴位温度测量值均高于健康受试者，其中温度差异最大的是肩井、大椎、肩中俞等穴，并且患者患侧经穴的敏化率均高于健康人敏化率，经穴温度的平均敏化率为47.5%。与健康人相比，大椎、完骨、肩中俞等

穴位敏化率差异较大，敏化率差异>50%。目前临床上多采用热敏灸的方式干预颈椎病，金玉立等[149]通过整理相关文献发现颈椎病作为热敏灸的优势病种，其热敏化腧穴主要分布于颈夹脊、大椎、风池、百会、手三里、至阳及其附近区域。谢丁一等[150]研究发现，神经根型颈椎病患者热敏组穴位（大椎穴、肩井穴、肩髃穴）热觉阈值、热痛阈值和热耐痛阈值均明显高于同一穴位非热敏组。不同的激发温度，热敏灸感出现的灸感强度、潜伏期、效应期时间不同，42℃为临床较佳激发温度。吴欢等[151]使用热敏灸对30例神经根型颈椎病患者治疗，发现热敏化穴出现频率最高为颈百劳，其次为风池、压痛点、大椎、肩井。唐福宇等[145]选取易出现热敏化现象的颈夹脊穴、百会、大椎、至阳、手三里、阳陵泉等穴或皮下有硬结，条索状物等反应部位进行热敏灸治疗60例神经根型颈椎病，发现热敏灸的临床疗效优于传统艾灸治疗，3个月以后随访显示，热敏灸治疗组的疗效仍优于传统艾灸组。谢炎烽等[152]发现颈椎病的热敏化穴位包括颈椎夹脊、百会、大椎、至阳、手三里、阳陵泉和风门、膏肓等穴，以热敏灸治疗神经根型颈椎病比较常规针刺、灸法，发现热敏组有效率高达98.01%，其疗效优于传统悬灸和针刺治疗。蔡国伟等[153]发现热敏灸热敏化大椎穴能有效改善神经根型颈椎病症状，其可能的机制与该法能较好地促进病变部位炎症组织吸收、降低HsCRP及IL-8含量有关。同时也有研究表明，热敏灸灸至灸感消失、局部皮肤出现灼痛感，达到一种消敏状态，对提高临床疗效具有显著效果[154,155]。

痛敏化现象是颈椎病的穴位敏化表现形式中最常见的一种，也最易被测量，临床研究中针对痛敏现象的检测方式方法多种多样，痛敏化现象往往表现为痛阈（压痛阈、机械痛阈）降

低。孙铭声[148]通过研究发现,颈型颈椎病患者患侧的机械痛测量值均低于健康人,差异较大的穴位分别是肩外俞、大杼、天宗等穴。比较患者患侧与健康人机械痛测量值有差异的经穴敏化率后发现,患者患侧敏化率均高于健康人敏化率,敏化率差异较大的穴位是中渚、手三里、天宗;并且颈型颈椎病患者患侧压痛阈值也均明显低于健康人,以后溪、大杼、天髎等穴的压痛阈值差异较大。比较患者患侧与健康人压痛测量值有差异的经穴敏化率,发现颈型颈椎病穴位敏化率均高于健康人敏化率,且患者手三里、后溪、完骨等穴敏化率较大。另外,大量研究结果显示在颈型、神经根型、椎动脉型颈椎病中痛敏穴位分布除了局部阿是穴外,也出现在手三里、肩井穴、中渚、三间、后溪、天髎、大杼、大椎、天宗等经穴上[148,156]。

颈椎病的穴位形敏化、力敏化、光敏化等研究相对较少。形敏化是观察皮肤色泽及形态改变,表现为穴位皮肤局部出现结节状反应物、条索状反应物等形态改变。有研究对 34 例颈椎病患者耳穴颈椎区探查发现呈结节状者占比高达 61.8%,条索状占 38.2%,珠状占 29.4%,点白边红占 26.5%,患者耳穴呈结节状和条索状者,其临床症状较为显著[157];力敏化是按压穴位产生的主观感受,表现为按压穴位出现酸胀、按之快然等现象[158]。邓威[159]通过对颈型颈椎病力敏化腧穴的研究,发现排在前 10 的力敏化穴依次为缺盆、气舍、迎香、小海上 1 寸、大包上 1 寸、廉泉上 0.5 寸、天鼎、翳风、极泉下 1 寸、天宗,并且针对敏化穴的推拿治疗较之传统推拿临床疗效更佳。何水勇等[160]选取患者对压痛敏感的力敏化穴进行推拿治疗,总有效率达 96.3%,临床疗效优于普通推拿治疗。

2. 颈椎病的穴位敏化规律及特征

(1)颈椎病常见敏化穴:柏琳[161]对 32 篇涉及颈椎病的文献整理分析发现常用敏化穴位有 25 个,主要有大椎、夹脊、风池、百会、至阳、手三里、肩井、阳陵泉、风府等。孙铭声[148]整理 132 篇有关颈椎病穴位敏化现象文献(包括热敏化、痛敏化、形敏化、电敏化、化学敏化、压敏化和声敏化),发现研究以热敏化、痛敏化现象居多,常见敏化穴位是阿是穴、大椎穴、颈夹脊等。肖奇蔚等[147]整理颈椎病有关文献,发现涉及的敏化穴有 26 个,其中出现频次最高的穴位依次为阿是穴、颈夹脊、大椎、风池、百会、手三里、至阳、阳陵泉、肩井。颈椎病患者穴位敏化现象(热敏、痛敏)普遍存在,其穴位敏化部位主要集中在上肢部和头颈部[147],针灸临床取穴治疗颈椎病可优先考虑高敏化穴、易敏化穴以及多种敏化形式同时存在的优势穴位。

(2)颈椎病敏化穴的关联分析:有研究分析各敏化穴之间的关联情况,发现颈椎病中大椎和颈夹脊、颈夹脊和风池、大椎和风池、颈夹脊和百会、大椎和百会常同时出现敏化[147]。这对临床治疗颈椎病的针灸配穴或穴对的使用具有一定参考价值。

(3)颈椎病敏化穴归经分析:有研究者根据纳入的文献总结出与颈椎病敏化穴位相关的经脉共有 7 条,根据出现频次依次为督脉、足少阳胆经、手阳明大肠经、足太阳膀胱经、手太阳小肠经、手少阳三焦经、足阳明胃经[147]。颈椎病敏化穴位归经以督脉和足少阳胆经多见,临床治疗上可首选该两经之腧穴。

(4)颈椎病敏化穴特定穴频次分析:肖奇蔚等[147]根据整理的文献分析发现颈椎病敏化穴位中,涉及 7 类特定穴,分别为交会穴、合穴、八会穴、下合穴、背俞穴、八脉交会穴和五输穴,其中以交会穴出现频次最高。有研究显示,大椎穴作为督脉、手足三阳经之交会穴是颈椎病中出现频次最高的敏化特定穴[162]。也有研究发现,使用热敏灸对热敏化后的大椎穴在治疗神经根型颈椎病方面具有较好的临床疗效[153]。

（5）颈椎病敏化穴位的空间、时间动态分布规律：颈椎病穴位敏化现象存在空间和时间位置上的动态变化。孙铭声[148]研究发现,颈型颈椎病患者敏感点各测量指标与最近经穴各测量指标之间都具有较强相关性,敏化穴位在分布上存在范围扩大现象;漆学智等[154,155]研究也发现,穴位在敏化状态的敏化区域可扩大到旁开1~2寸的位置,而非一个点。同时,敏化穴与传统经穴分布存在部分重合,有研究探查颈型颈椎病力敏穴,发现与传统经穴位置重合率为48.59%,认为力敏化穴位置与经穴位置有一定相关性,并且围绕经穴散在分布的力敏化腧穴广泛存在[159],敏化穴位分布可以经穴为中心的呈概率分布[163]。同时研究发现,随着病情好转,敏化腧穴的数量也随之减少[159],这也佐证了穴位敏化现象存在时间和空间位置的动态变化。

3. 颈椎病发生穴位敏化的可能机制

痛敏化是颈椎病中最常见的敏化现象之一。有研究发现敏化点（区）处呈现致痛物质增高现象,5-羟色胺、P物质、降钙素基因相关肽、组胺和缓激肽受体等具有高分布特征,其中5-羟色胺分布于毛囊周围,P物质分布于皮下,缓激肽-1/2受体也分布于毛囊周围,这可能是内脏病变导致体表痛敏的物质基础,也是导致穴位敏化的物质基础[164]。另外有研究也发现,在穴位敏化过程中可以观察到肥大细胞的募集、脱颗粒以及致痛物质如组胺、5-羟色胺等释放,说明肥大细胞与穴位敏化的发生有着密切联系[165]。

（五）腰椎间盘突出症穴位敏化的现代文献研究

腰椎间盘突出症是指腰椎间盘发生退行性病变后,纤维环部分或全部破裂,髓核单独或连同纤维环、软骨终板向外突出（95%以上发生于$L_{4\sim5}$和$L_5\sim S_1$）,刺激或压迫窦椎神经和神经根引起的以腰腿痛为主要症状的一种综合征[166,167]。腰椎间盘突出症是临床常见病、多发病,35岁以上男性发病率约为4.8%,女性约2.5%[168]。近年来,随着针灸治疗得到越来越多腰腿痛患者的认可,腰椎间盘突出症的穴位敏化现象也被广泛报道。归纳整理腰椎间盘突出症穴位敏化相关文献,从热敏化、电敏化、力敏化等方面介绍本病的穴位敏化现象及规律,以便为临床治疗腰椎间盘突出症提供可靠证据。

1. 腰椎间盘突出症穴位敏化的表现形式

热敏化现象是腰椎间盘突出症敏化形式中最为常见的一种,主要表现为施灸后穴位处出现的透热、扩热、传热等热感变化,可通过热断层扫描仪、温度感觉分析仪及患者主观感受检测热感变化[169]。李伟等[170]通过对60例腰椎间盘突出症患者腰阳关、大肠俞、委中三个热敏化穴位的红外辐射强度检测,发现三穴处均呈现高温特征性改变;在10 min艾灸治疗后,三穴传热长径明显高于非热敏化腧穴。谢丁一等[171]研究发现,腰椎间盘突出症患者热敏组三个穴位（腰阳关、腰俞、关元）的热觉阈值、热痛阈值和热耐痛阈值均分别显著高于非热敏组相应穴位。多项临床研究表明,腰椎间盘突出症热敏高发穴区多分布于至阳、关元俞、委中、环跳、阳陵泉和腰骶部三角区（大肠俞-腰俞-对侧大肠俞）等区域[172-175]。李浩等[176]对30例患者腰骶部三角区进行热敏化腧穴探查后发现,患者双侧关元俞和腰奇穴形成的三角区域内存在一个"高敏感带",在骶骨旁开约一横指的部位出现热敏点的概率较高。唐福宇等[175]认为腰背部及下肢为腰椎间盘突出症热敏化穴位高发区,热敏化穴位多归于足太阳膀胱经、督脉和带脉,原理与本病相关的经络循行部位有关。同时,唐福宇等[175]对 60 例腰椎间盘突出症患者进行热敏灸治疗发现,回旋灸最易激发感传,有些患者仅在运用回旋灸时即可出现循经感传,停止回旋灸则感传消失。

电敏化现象,即腧穴的电学特性,是指生理病理的不同功能状态下,相应经穴出现的电阻、电容甚至电感等的特异性[177]。宋佳杉等[178]对 78 例腰椎间盘突出症患者和 36 名健康受试者膀胱经、胆经的特定穴(包括两经的原穴、络穴、郄穴、下合穴及合穴)、非特定穴及非经非穴进行连续动态皮肤电阻探测,发现患者与健康受试者仅有膀胱经委中穴处存在极显著差异,其他穴位均无差异。丁宇等[179]通过经络特性分析系统检测分析 40 例腰椎间盘突出症患者的经络情况,发现膀胱经原穴束骨、肾经原穴太溪的伏安特性曲线具有特异性,与其他正经的原穴相比较异常率较高,且在以膀胱经为主取穴针刺治疗后,其伏安特性曲线有了显著改善。膀胱经、肾经原穴的伏安特性曲线在对腰椎间盘突出患者中表现出和中医学传统理论的高度一致性,并可在一定程度上用于对疗效的观察评价,临床上值得借鉴和推广。

力敏化现象是指在远离病变部位的穴位处,按之有条索、结节状的形态改变或"按之快然"的主观感觉,在力敏化穴位处行针灸、推拿等刺激后,病变处疼痛可减轻[180]。李泰标、吴娟妹等[180,181]通过对腰椎间盘突出症患者的临床治疗发现,力敏化腧穴主要集中于腰背部、下腹部和下肢部,其中腰阳关、肾俞、命门等穴为力敏化现象高发穴位。

大量研究表明,对腰椎间盘突出症敏化穴位进行刺激可取得较好的临床疗效,如付勇等[182]在双侧大肠俞与腰俞构成的三角区域寻找热敏点并行热敏灸治疗,总有效率高达

93.33%,整体疗效、治疗后改良日本骨科协会腰痛评分表评分、6 个月随访期间改良日本骨科协会腰痛评分表评分均显著优于传统灸法治疗及常规西药配合针刺治疗。魏新春等[183]发现热敏化腧穴悬灸治疗腰椎间盘突出症疗效显著,腰腿疼痛麻木、椎旁压痛、放射痛等症状和直腿抬高试验改善明显优于非热敏化腧穴治疗组。另外,一项关于热敏灸治疗腰椎间盘突出症的 Meta 分析提示,热敏灸治疗腰椎间盘突出症的各项临床试验在总有效率、改良日本骨科协会腰痛评分表评分各亚项评分差值、VAS 评分和复发率上都具有较高的同质性,热敏灸治疗腰椎间盘突出症疗效均优于传统的针刺、艾灸、推拿治疗方式或单纯西药治疗[184]。廖希希等[185]在 29 例腰椎间盘突出症患者背部、腹部及下肢寻找力敏化腧穴并以中等力度按揉穴位,以病痛部位疼痛缓解为度,治疗总有效率高达 96.6%,远高于普通针刺对照组。以上研究结果反证了穴位敏化的临床应用价值,因此明确腰椎间盘突出症的穴位敏化规律特征对指导临床具有重要意义。

2. 腰椎间盘突出症的穴位敏化规律及特征

(1)腰椎间盘突出症的常见敏化穴:余安胜等[186]在 30 例腰椎间盘突出症患者疼痛或硬结等阳性反应点周围寻找热敏化点,共出现 92 次热敏化反应阳性现象,其中肾俞 24 次,大肠俞 22 次,关元俞 19 次,命门 17 次,上髎 10 次。王旭等[169]整理 81 篇涉及腰椎间盘突出症穴位敏化的相关文献后,发现了 57 个腰椎间盘突出症敏化穴位,频次总计 329 次,其中最常见的敏化穴位依次为委中、阳陵泉、环跳、大肠俞、昆仑、腰夹脊、阿是穴、关元俞、至阳、肾俞和腰阳关。陈树涛等[187]分析腰椎间盘突出症的穴位敏化规律,认为热敏化高发穴区多分布于至阳、

关元俞、委中、阳陵泉和腰骶部的三角区（大肠俞-腰俞-对侧大肠俞）等区域，其中督脉病变多在至阳、腰骶部三角区探及灸感，足太阳膀胱经病变多在关元俞、委中和腰骶部三角区探及灸感，足少阳胆经病变多在阳陵泉探及灸感。已有研究表明腰椎间盘突出症的穴位敏化现象普遍存在，主要为腰背部腧穴和下肢部腧穴，这些易敏化穴、高敏化穴可作为临床治疗腰椎间盘突出症的优先考虑用穴。

（2）腰椎间盘突出症敏化穴的关联分析：王旭等[169]将腰椎间盘突出症设计的敏化穴位进行关联分析，发现委中与阳陵泉（支持度58.49%）最常相伴出现敏化，其他常同时出现穴位敏化的关联性穴位包括环跳与阳陵泉（支持度45.28%）、委中与环跳（支持度43.40%）、阳陵泉与至阳（支持度35.85%）、昆仑与阳陵泉（支持度35.85%）、阳陵泉与委阳（支持度30.19%）、委中与委阳（支持度30.19%）。这对临床治疗腰椎间盘突出症的针灸处方配穴或穴对的使用具有一定的参考价值。

（3）腰椎间盘突出症敏化穴位归经分析：王旭等[169]对81篇相关文献进行综合分析，发现腰椎间盘突出症穴位敏化涉及经络共10条，总频次329次，常见敏化经络为足太阳膀胱经（49.24%）、足少阳胆经（19.15%）和督脉（13.68%）；陈树涛等[187]结合临床实践、临床试验和中医学经典论述，认为督脉、足太阳膀胱经和足少阳胆经是腰椎间盘突出症热敏化选穴的经络辨证核心。裴兴虹等[188]通过对近20年内针灸治疗腰椎间盘突出症的选穴规律进行总结发现，腰椎间盘突出症最常用的经脉为督脉和足太阳膀胱经。可见，腰椎间盘突出症穴位敏化所属归经与临床选穴归经具有一致性，临床实际应用还需根据腰腿痛发生位置及临床症状辨明归经后施治。

（4）腰椎间盘突出症敏化穴位特定穴频次分析：王旭等[169]根据文献整理发现腰椎间盘突出症敏化穴位中，共涉及7类特定穴，出现频次从高到低依次为五输穴（30.13%）、下合穴（27.15%）、背俞穴（18.21%）、交会穴（12.25%）、八会穴（11.26%）、募穴（0.66%）、络穴（0.33%），具体穴位包括委中、阳陵泉、环跳、大肠俞、昆仑、关元俞、肾俞等。委中穴作为足太阳膀胱经的合穴，也是"四总穴"中擅治腰背疼痛的经验用穴，成为腰椎间盘突出症敏化频次最高的特定穴。

3. 腰椎间盘突出症发生穴位敏化的可能机制

腰椎间盘突出症疼痛机制与椎间盘的解剖生理特点、压应力对神经产生的机械效应、生物化学物质在疼痛中所起的作用、神经根受压水肿产生炎症反应等相关[189]。现代解剖发现，热敏腧穴多数位于神经分布区，如腰骶部的三角区位于腰骶部神经根起始处，关元俞位于 L_5 神经根分布区上，委中位于胫神经上，阳陵泉位于腓总神经上[187]。吕士琦[190]通过对186名腰椎间盘突出症患者的临床试验发现，相比单纯中药汤剂，热敏灸结合中药汤剂治疗能显著降低白介素-6、肿瘤坏死因子-α水平，明显消除患处局部炎症反应，艾热刺激可帮助改善腰椎神经根压迫、水肿情况，有利于机体内源性调控系统的功能恢复正常水平，改善患者寒湿痰聚的不良体质状况。

（六）膝骨性关节炎穴位敏化的现代文献研究

膝骨性关节炎是一种进行性的慢性骨关节疾病，以膝关节面软骨变性、破坏和软骨下骨反应性骨质增生为主要病理特征，其临床症状表现为膝关节疼痛、肿胀、功能障碍等。膝骨性关节炎发病率高[191]，致残性高[192]，社会经济负担重[193-195]，是老龄化中国社会的重要公共卫生问题。近年来膝骨性关节炎的穴位敏化现象已被针灸临床文献普遍报道，包括热敏化、痛敏化、形敏化、力敏化等。现将整合相关研究，探讨膝骨性关节炎的穴位敏化现象与规律，及其产生的可能机制，以期为膝骨性关节炎的临床诊断和治疗提供帮助。

1. 膝骨性关节炎穴位敏化的表现形式

穴位敏化现象的表现形式种类繁多，疾病状态下可单独出现某种敏化现象，也可同时出现多种敏化现象。穴位敏化是动态变化的过程，不同的敏化现象可能发生在相同的穴位，但同时也有自身的特点。

现代膝骨性关节炎穴位敏化研究十分关注穴位的热敏化现象，其相关研究占比达 80%以上，主要表现为穴区温度的升高[158,196]。吴思等[197]利用红外热像技术检查膝骨性关节炎患者及健康人，发现急性膝关节疼痛出现时膝关节局部的红外热像温度较同年龄无症状膝关节温度升高，但患有膝骨性关节炎患者膝关节局部温度较无膝关节疾患的青年人温度低。刘晓佳[198]通过比较膝骨性关节炎患者与健康人各经穴温度差异，发现患者鹤顶、内膝眼、犊鼻、血海、梁丘、阴陵泉、阳陵泉、膝关、曲泉、足三里、委阳、命门、腰阳关、悬钟的穴位温度测量值均高于健康受试者；患者穴位热敏化率均高于健康受试者，且悬钟、梁丘、命门、足三里等穴的敏化率较高。谢丁一等[199]研究发现肿胀型膝骨性关节炎患者热敏组的三个穴位（血海、内膝眼和阴陵泉）除表现为穴区温度升高以外，其热觉阈值、热痛阈值和热耐痛阈值均高于非热敏组同名穴位的相应测量值。段权等[200]使用热敏灸对 120 例膝骨性关节炎患者进行了腧穴热敏化的观察，共完成 57 个穴位的观察，发现在足

三里、阳陵泉、三阴交、犊鼻、膝阳关、血海、阴陵泉、膝关、内膝眼、鹤顶易出现热敏灸感，按热敏灸感的出现频次从高到低排名依次为透热、传热、扩热、局部不热远处热、非热感。罗辑和刘爽[201]发现热敏灸能够有效缓解膝骨性关节炎患者的症状，降低血清中肿瘤坏死因子-α、白介素-1 和白介素-6 水平。张海凤等[202]在膝骨性关节炎兔模型中发现，热敏灸能抑制关节液中白细胞介素-1β、肿瘤坏死因子-α，以及软骨中基质金属蛋白酶-13 表达，减少炎症反应，缓解关节损害。

穴位痛敏化现象是穴位敏化的所有表现形式中最常见、最易发现、最易测量的一种，其是"以痛为腧""阿是穴"等理论的进一步延伸与发展。膝骨性关节炎穴位痛敏化现象主要表现为穴区的痛阈降低。万敏等[203]对 123 例膝骨性关节炎患者的膝关节局部穴位进行研究和观察，发现膝骨性关节炎患者的压痛阈值较健康受试者降低（68.19%膝骨性关节炎患者压痛阈平均值较健康受试者平均值降低），其痛敏化率为 62.63%~68.19%；经穴压痛阈平均值变化最明显的经穴依次是曲泉（19.35%）、血海（18.96%）、委中（16.88%）。罗廖君[204]通过比较患者与健康人压痛阈值存在差异的穴位敏化率，发现膝骨性关节炎患者敏化率均高于健康人敏化率，且患者悬钟、左侧肾俞、内膝眼、阳陵泉、腰阳关等穴位的敏化率较大。

膝骨性关节炎穴位的其他敏化形式研究相对较少，包括形敏化、力敏化等。形敏化是观察皮肤色泽及形态改变，表现为穴位皮肤局部出现结节状反应物、条索状反应物等形态改变；力敏化是按压穴位产生主观感受，表现为按压穴位出现酸胀、按之快然等现象[158,196]。

大量研究发现，针对膝骨性关节炎敏化穴位进行刺激能够取得较好的临床疗效，如康明

非等采用热敏灸治疗膝骨性关节炎,总有效率高达80%以上,临床疗效明显优于普通艾灸组[205],且远期疗效更加稳定[206]。蔡宛儒和范建超[207,208]均发现针刺高敏穴位可以有效改善膝骨性关节炎患者关节疼痛、僵硬及关节功能,提高临床有效率。金新[209]使用电子测痛仪探测13个穴位,包括鹤顶、内膝眼、犊鼻、血海、梁丘、阴陵泉、阳陵泉、膝关、曲泉、足三里、阴谷、委中、委阳以及膝关节九宫格分区压痛最明显的5个敏感穴位,选取其中敏化程度最高的5个穴位进行针刺治疗,结果显示与针刺低敏和(或)非敏穴相比,针刺高敏穴位治疗膝骨性关节炎,疗效更加显著,且疗效更持久。另外,2017年一项关于热敏灸治疗膝骨性关节炎的系统评价与Meta分析提示,热敏灸疗法可有效缓解膝骨性关节炎症状,改善其功能,值得临床应用推广[210]。这一系列疗效研究的结果反证了穴位敏化的临床使用价值,因此明确膝骨性关节炎的穴位敏化规律特征对指导临床具有重要意义。

2. 膝骨性关节炎的穴位敏化规律及特征

(1)膝骨性关节炎常见敏化穴:万敏[203]发现在膝骨性关节炎患者经穴触诊敏感频次排前3位的依次是委中、犊鼻、委阳;机械平均值变化最明显的经穴依次是梁丘(39.04%)、膝关(25.86%)、委阳穴(23.04%)。段权等[200]通过临床观察发现膝骨性关节炎患者出现热敏的穴位按频次排名前10依次为足三里、阳陵泉、三阴交、犊鼻、膝阳关、血海、阴陵泉、膝关、内膝眼、鹤顶。叶静等[158]通过整理有关膝骨性关节炎穴位敏化文献,发现了13个常见的膝骨性关节炎的敏化穴位,根据使用频次依次为阳陵泉、犊鼻、血海、内膝眼、阿是穴、阴陵泉、梁丘、鹤顶、委中、足三里、膝阳关、委阳、膝关。周玉梅[196]在整理54篇涉及膝骨性关节炎穴位痛敏

化、热敏化、形敏化的相关文献后,发现了25个膝骨性关节炎敏化穴位,从高到低前10位依次为阳陵泉、犊鼻、血海、内膝眼、梁丘、阴陵泉、阿是穴、足三里、鹤顶、委中,并基于穴位敏化发生率与敏化程度分析发现鹤顶穴为膝骨性关节炎的敏化优势穴,可作为治疗优先考虑用穴;阳虚寒凝型的膝骨性关节炎患者优先考虑血海、鹤顶穴,可酌情配伍犊鼻、腰阳关、阴谷、肾俞穴。罗廖君[204]从穴位的动态压痛敏化发生率与相关因素分析可知,鹤顶、血海、犊鼻、足三里穴可作为膝骨性关节炎的压痛敏化强相关穴位。王丹[211]将膝骨性关节炎患者根据中医常见体质类型分为气虚质、阳虚质、痰湿质、血瘀质4类,不同体质患者其敏化率和敏化穴均有所差异,但肾俞、犊鼻、鹤顶为不同体质膝骨性关节炎患者的优势穴。综上可知,膝骨性关节炎患者的穴位敏化现象(痛敏、热敏)普遍存在,且位置相对固定,集中在膝关节局部,可重复性强,针灸临床取穴治疗膝骨性关节炎可优先考虑易敏化穴、高敏化穴、多种敏化形式同时存在的优势穴位。

(2)膝骨性关节炎敏化穴的关联分析:有研究者将膝骨性关节炎涉及的敏化穴位(除阿是穴外)进行关联分析,挖掘膝骨性关节炎穴位敏化关联规律。发现在膝骨性关节炎的疾病状态下阳陵泉及血海、内膝眼及犊鼻、梁丘及血海、阳陵泉及梁丘常同时出现穴位敏化[158]。这对临床治疗膝骨性关节炎疾病的配穴或"穴对"的使用具有一定参考价值。

(3)膝骨性关节炎敏化穴归经分析:杨庆声等[212]研究发现,膝骨性关节炎患者的热敏化穴位主要分布在足阳明胃经、足太阴脾经、足少阴肾经和膝关节局部。另外有研究显示,膝骨性关节炎敏化穴位主要分布于八条正经及任、督二脉,但敏化穴位主要集中在足阳明胃经、足

太阴脾经、足少阳胆经上，分别占比 31.87%、24.18% 和 15.93%[196]。有研究者根据纳入的文献总结出与敏化穴位相关的经脉共有 5 条，常出现敏化穴位的经脉依次是足阳明胃经、足太阴脾经、足少阳胆经、足太阳膀胱经、足厥阴肝经[158]。刘晴等[213]通过对近 20 年内针灸治疗膝骨性关节炎的选穴规律进行总结发现，膝骨性关节炎最常选用的经脉为足阳明胃经、足太阴脾经。可见，膝骨性关节炎穴位敏化所属归经与临床选穴归经高度一致，首选足阳明胃经及足太阴脾经。

（4）膝骨性关节炎敏化穴位特定穴频次分析：叶静等[158]根据文献整理发现膝骨性关节炎患者敏化穴位中，涉及 4 类特定穴（合穴、八会穴、郄穴、下合穴），特定穴共 6 个（阳陵泉、阴陵泉、足三里、委中、梁丘、委阳），其中频次最高的特定穴为合穴。另外有研究显示，膝骨性关节炎敏化穴位中，多数为特定穴，其中合穴、下合穴、八会穴频次最高[196]。阳陵泉作为足少阳胆经的合穴，为八会穴之筋会，亦是胆腑的下合穴，成为膝骨性关节炎敏化频次最高的特定穴。

（5）膝骨性关节炎敏化穴位的时间变化规律及空间动态分布规律：有研究者通过比较不同时点的穴位压痛敏化率，发现多数敏化穴位的 4 次压痛敏化率之间均有随着测量次数增加呈现出敏化率增加的趋势，且时间变量与血海、鹤顶、犊鼻、内膝眼、梁丘等穴位压痛敏化率变化存在关联性，时间越长，越容易发生敏化，因此认为患者穴位压痛敏化与不同时间节点的变化存在关联性，敏化程度随时间节点的推移表现出上升趋势[204]。刘晓佳[198]发现膝骨性关节炎患者经穴热敏化现象与疾病状态存在关联性，穴位热敏化现象存在时间变化规律，随时间变化各穴位温度总体变化趋于稳定，患者腰背部穴位（肾俞、腰阳关、命门、右侧大杼）较局部

穴位温度变化显著。罗亚男[214]则发现针刺治疗膝骨性关节炎出现频率最高的 5 个腧穴，与周围痛敏点数量最多的前 5 个经穴完全相同，推断这些痛敏点可能是由于穴位敏化后面积的扩大所引起，它们其实就是敏化了的穴位；针刺治疗后，高敏化态穴位和（或）点的针刺点由敏化状态向非敏化状态转变，痛阈值接近正常界值，说明穴位病理情况下的"激活"状态可能被转换到生理情况的"沉寂"状态。以上均提示敏化穴位随时间、空间动态变化，且其变化遵循一定规律。

3. 膝骨性关节炎发生穴位敏化的可能机制

疼痛是膝骨性关节炎患者就诊的最常见原因[215]，越来越多的证据表明疼痛敏感性在与膝骨性关节炎相关的疼痛中起着重要作用[216]。目前研究认为膝关节疼痛机制复杂，膝关节局部因素以及神经传导和调控通路的改变共同参与了膝骨性关节炎患者膝关节疼痛的产生，而这种疼痛的产生与穴位敏化的发生可能存在一定的联系。有研究者推测穴位敏化可能是中枢敏化的一种表现形式，且穴位敏化引起的变化是多层次的，病情越重，则敏化程度越高、敏化层次越深[196]。Jesus Pujol 等[217]使用功能磁共振成像研究了膝骨性关节炎患者的疼痛敏感性，根据疼痛的局部扩散（扩散敏化）和对重复刺激的疼痛反应增加（时间累加）定义了疼痛敏化，结果证实继发于膝骨性关节炎的疼痛敏锐度很高，膝关节局部（敏化部位）上的疼痛压力刺激在涉及疼痛通常的区域外，还在超出这些区域的敏化患者中引起更大的激活，扩展到了听觉，视觉和腹侧感觉运动皮层。王巧侠等[218]在膝骨性关节炎模型大鼠相关穴位敏化的肥大细胞机制研究中发现造模成功后的第 7 日"鹤顶"穴发生了穴位敏化，敏化过程中伴随

了肥大细胞的募集和脱颗粒,其认为穴位敏化具有特异性,每个穴位致敏的条件不同,肥大细胞脱颗粒所释放的类胰蛋白酶、5-羟色胺、组胺可能是穴位敏化发生的细胞分子机制。刘潇潇[219]在膝骨性关节炎模型小鼠穴位敏化的光声成像研究中提出对于腧穴微循环敏化而言,其一般情况表现为疾病状态下,特定腧穴的皮肤局部微循环流量及血管通透性发生明显变化,而穴位敏化的内涵则可能是微循环所对应的功能状态出现一定变化。

(七) 慢性阻塞性肺疾病穴位敏化的现代文献研究

慢性阻塞性肺疾病是一组具有气流阻塞特征的慢性支气管炎或肺气肿的常见慢性病,气流受限不完全可逆、呈进行性发展,与肺部对香烟、烟雾等有害气体或有害颗粒的异常炎症反应有关[220],患者通常以慢性、反复咳嗽,咯痰,呼吸困难,喘息和胸闷为主要临床表现,后期可引起全身各器官的损害并发展成肺心病和呼吸衰竭。根据其表现症状及病程长短,可分为急性发作期和缓解期。中医称为"肺胀",是多种慢性肺系疾病反复发作,致肺气胀满,气机无法升降出入的病证。随着工业化的不断发展,慢性阻塞性肺疾病正在成为现代社会的高发病。2017 年全球疾病负担指出,全球慢阻肺患者数约 3 亿人,从 2007 ~ 2017 年增长了 24.9%[221]。据相关研究报道,2017 年慢阻肺死亡人数约为 3 000 万,在非传染性疾病中排第七位[222]。2018 年中国国家呼吸临床研究中心完成的大规模人群研究"中国成人肺部健康研究"指出,中国慢阻肺患病率为 8.6%,40 岁以上人群患病率 13.7%,共计约有慢阻肺患者 9 990 万[223]。慢性阻塞性肺疾病由于其患病人数多,病死率高,社会经济负担重,已成为一个重要的

公共卫生问题。对其积极采用综合性治疗措施可以延缓病变进展,但目前尚无法阻断和逆转其病程。近年来慢性阻塞性肺疾病的穴位敏化现象已被针灸临床文献普遍报道,包括热敏化、痛敏化、形敏化等,现将整合相关研究,探讨慢性阻塞性肺疾病的穴位敏化现象与规律,及其产生的可能机制,以期为其临床诊断和治疗提供帮助。

1. 慢性阻塞性肺疾病穴位敏化的表现形式

穴位敏化现象的表现形式种类繁多,疾病状态下可单独出现某种敏化现象,也可同时出现多种敏化现象。穴位敏化是动态变化的过程,与机体状态、疾病进程等因素息息相关,不同疾病可能具有不同的敏化特点。

现代慢性阻塞性肺疾病穴位敏化研究主要集中在穴位的热敏化现象,主要表现为相关腧穴热敏灸感现象的出现、穴区温度的改变以及施灸后出现阳性反应。程爱萍等[224]发现在不少慢性阻塞性肺疾病患者的风门、肺俞、至阳、命门、肾俞、脾俞等经穴或压痛点、皮下硬节等反应物部位附近易出现热敏灸感现象,且基于这种热敏灸感进行灸疗可以取得良好的疗效。李争[225]通过采用 DT-9875 红外热像仪对受试者肺俞、脾俞、肾俞、督脉及背部平均温度进行测定后发现,与健康正常组比较,慢性阻塞性肺疾病患者组肺俞、脾俞、肾俞、督脉及背部平均温度均显著降低,吸烟组肺俞穴温度显著低于不吸烟组。熊伟[226]采用 PeriCam PSI 血流灌注成像仪和红外热像仪监测 80 例慢性阻塞性肺疾病患者肺俞穴及其旁开 1 cm 对照点的血流灌注量和体表温度,发现慢性阻塞性肺疾病患者肺俞穴血流灌注量和体表温度显著高于对照点,左肺俞血流灌注量显著高于右肺俞。文幸等[227]发现慢性阻塞性肺疾病肺脾肾气虚

组和气虚痰瘀阻络组均为肺俞穴阳性反应率最高,其阳性反应具体表现为施灸后局部红晕直径>2 cm。肺脾肾气虚组阳性率依次为肺俞、脾俞、肾俞、心俞、肝俞,气虚痰瘀阻络依次为肺俞、脾俞、肝俞、心俞、肾俞,体现了同一疾病不同证型会出现不完全相同的穴位敏化表现。

目前已有多个研究显示,在西医常规治疗的基础上,基于腧穴热敏化现象施行的热敏灸其疗效优于传统灸法及单纯西医治疗。另外,慢性阻塞性肺疾病患者相关腧穴与旁开非穴的温度之间具有显著差异,基于此可以协助临床更好的选穴定位,提高疗效。除此之外,现有研究提示穴位热敏化现象在慢性阻塞性肺疾病的诊断中也具有重要价值。具体表现为慢性阻塞性肺疾病患者相关腧穴的温度与健康受试者之间具有显著差异;不同证型的慢性阻塞性肺疾病患者其相关腧穴的阳性反应率不同。进一步明确其现象和规律,对慢性阻塞性肺疾病的临床诊治有着深远意义。

根据临床经验,有学者在对慢性阻塞性肺疾病患者进行"热敏点"的探察时,除了选择一些临床治疗常用腧穴外,还对背部压痛点、皮下硬节等反应物部位进行了探察。但目前由于相关证据的缺乏,我们只能推测慢性阻塞性肺疾病患者背部热敏化现象与痛敏化现象、形敏化现象可同时出现,但其具体表现形式、规律,以及各敏化现象之间的联系还有待于进一步研究。

2. 慢性阻塞性肺疾病的穴位敏化规律及特征

(1)慢性阻塞性肺疾病常见敏化穴:通过整理有关慢性阻塞性肺疾病穴位敏化的文献,我们发现了15个常见的热敏化穴位,根据频次依次为肺俞、肾俞、脾俞、风门、至阳、大椎、命门、厥阴俞、心俞、膈俞、天突、督俞、定喘、膏肓、

肝俞。慢性阻塞性肺疾病患者的穴位热敏化现象普遍存在,且位置相对固定,主要集中在背部,可重复性强,针灸临床取穴治疗慢性阻塞性肺疾病可优先考虑易敏化穴、高敏化穴等优势穴位。

(2)慢性阻塞性肺疾病敏化穴归经分析:通过整理有关慢性阻塞性肺疾病穴位敏化的文献,我们发现慢性阻塞性肺疾病患者的热敏化穴位主要分布在足太阳膀胱经、督脉和任脉上,分别占比77.05%,18.03%和3.28%。可见,慢性阻塞性肺疾病穴位敏化所属归经与临床选穴归经高度一致,首选足太阳膀胱经和督脉。

(3)慢性阻塞性肺疾病敏化穴位特定穴频次分析:通过整理有关慢性阻塞性肺疾病穴位敏化的文献,我们发现慢性阻塞性肺疾病患者的热敏化穴位中,涉及3类特定穴(背俞穴、交会穴、八会穴),其敏化频次分别占总穴位敏化频次的57.38%、8.20%、4.92%;特定穴共9个(肺俞、肾俞、脾俞、厥阴俞、心俞、肝俞、大椎、天突、膈俞)。肺俞作为肺的背俞穴,反映着脏腑功能的变化,成为慢性阻塞性肺疾病敏化频次最高的特定穴。

3. 慢性阻塞性肺疾病发生穴位敏化的可能机制

穴位热敏化是目前慢性阻塞性肺疾病患者被最常探测到的敏化现象。人体是一个天然的生物红外辐射源,人体任何部位的病变均会导致其红外辐射的改变,如此就能借助红外技术得到人体的、相对动态的且连续的外红信息[228]。红外热图可反映人体体表整体的温度分布状况,而疾病在发生器质性病变之前就已经发生组织代谢和血流的改变[229],在体表温度分布上会产生异常。对于慢性阻塞性肺疾病患者而言,长期的慢性缺氧则会导致患者交感神经兴奋性增强[230],而汗腺的分泌受交感神经支

配,交感神经兴奋,从而使汗腺分泌增多,带走更多的热量,导致相关穴位体表温度的明显降低。

(八)支气管哮喘穴位敏化的现代文献研究

支气管哮喘简称哮喘,是以气道慢性炎症为主要病理表现,以反复发作性的喘息、气急、胸闷或咳嗽为主症的一种异质性疾病。其病情反复迁徙,长期影响患者日常活动并对肺功能造成损伤,严重时导致患者死亡。相关流行病学显示,全球范围内哮喘发病率逐年增加,病死率约占全球总病死率的 1/250,其中我国的病死率更是高达 36.7/10 万,位居全球第一[231]。目前,哮喘首选的长期治疗方案为吸入糖皮质激素(inhaled corticosteroid, ICS)[232],但是长期使用糖皮质激素具有抑制生长发育、降低机体免疫力、引起骨质疏松和库欣综合征等不良反应。因此,寻求特异性的哮喘优化方案具有重要意义。近年来,大量的临床研究证明腧穴敏化疗法能明显提高哮喘临床疗效,改善患者生存质量,具有良好的临床应用价值。本文将整合相关研究,探讨支气管哮喘的穴位敏化现象与规律,及其产生的可能机制,以期为支气管哮喘的临床诊断和治疗提供帮助。

1. 支气管哮喘穴位敏化的表现形式

穴位敏化现象形式多样,支气管哮喘穴位敏化研究多集中于热敏化现象。通过检索1998 年至今的支气管哮喘穴位敏化相关文章共 40 余篇,其中 80% 以上为热敏化研究,具体表现为相关穴区温度升高。付钰等[233]对 60 例支气管哮喘患者及 60 例健康受试者运用红外热成像仪进行观测,结果发现支气管哮喘患者的肘部、缺盆、肺经的络穴列缺、大肠经的络穴偏历两侧温度失衡,而健康人则左右对称,说明

哮喘患者穴位热敏化率高于健康受试者。杜昌华等[234]用红外热成像仪对 50 例哮喘患儿和50 例健康儿童的甲状腺穴、大椎穴和指端的温度进行比较。发现热哮患儿的甲状腺、大椎二穴的温度明显比健康儿童升高,而寒哮患儿的指端温度明显比健康儿童低。朱琦[235]将哮喘患者区分为寒证及热证,同样运用红外热成像检测经络腧穴温度后发现寒证患者经穴温度大多较正常人偏低而热证患者经穴温度则明显升高。陈日新等[236]对 49 例支气管哮喘患者的肺俞穴热敏态分别选用红外法与灸感法进行检测对比,探讨腧穴热敏态由红外热成像客观显示的可行性。结果表明支气管哮喘患者肺俞穴区域的热敏态在一定的程度上可以被红外热成像客观显示,为临床上选用肺俞穴治疗哮喘提供了有效的依据。

腧穴痛敏化是指脏腑或相关部位发生病变时,相应腧穴部位痛阈降低,对痛觉的敏感性增强。我们所说的"阿是穴"或称"压痛点",即是腧穴痛敏化的一种最常见的表现形式。支气管哮喘的穴位痛敏现象主要表现为穴区痛阈值的降低。杨有为等[237]对 30 例支气管哮喘患者进行痛阈敏化的临床研究,结果发现痛敏观察组中 30 例观察患者,除 1 例受试者阴性外,其余29 例受试者均探查到痛敏点的分布,痛敏点共计出现 171 频次,其中腧穴型痛敏点出现 168频次,非腧穴型敏化点出现 3 频次。表明支气管哮喘患者痛敏点普遍存在且其分布以腧穴型敏化点为主。

腧穴电敏化主要表现为脏腑发生病变时,穴位皮肤电位或导电量发生增高、降低或左右失衡等变化。根据腧穴特性变化或失衡,即可判定相关脏腑的病变。周君慧等[238]对 750 例哮喘患儿肺俞穴在治疗阶段及 1 年随访期的电阻值进行对比研究,结果发现治疗后穴位电阻

失衡率较治疗前明显下降。邢江淮等[239]用穴位电阻测量仪探测哮喘患者左右两侧十二经井穴皮肤电阻值，并与正常人相比，结果发现哮喘患者左右两侧少商、商阳、关冲穴等电阻失衡率较健康受试者显著增高，同时也说明支气管哮喘常涉及肺经、大肠经、三焦经、心经、心包经、脾胃经和肾经等的平衡状态。

腧穴光敏化是利用红外扫描技术和红外分光技术，探测人体红外辐射并将其转变为红外热图和光谱。周愉等[240]通过对比哮喘患者和健康受试者太渊穴红外辐射光谱，发现哮喘患者与健康受试者太渊穴及其非穴对照点的红外辐射光谱形态基本相似；在某些波长哮喘患者与健康受试者太渊穴及其非穴对照点的红外辐射强度比较有显著差异，说明太渊穴某些波长的红外辐射强度变化承载着特异性病理信息。杨文英等[241]分别对哮喘患者、健康人的腧穴超微弱发光现象进行了研究，结果发现健康对照组两侧肺俞、定喘、太渊、外关各穴发光强度无明显差异，而哮喘发作期患者的肺俞、定喘、太渊等腧穴左右两侧发光值呈明显失衡状态。

腧穴形敏化是观察皮肤色泽及形态改变，表现为穴位皮肤局部出现结节状反应物、条索状反应物等形态改变。谭程[242]运用传统的切诊方法，对96例支气管哮喘患者肘膝关节以下的十二经脉及背俞穴进行循经切按，发现异常经脉以肺经为首，其次为大肠经与脾经，背俞穴的异常反应主要出现在肺俞。

大量研究发现针对支气管哮喘敏化穴位进行刺激能够取得较好的临床疗效，如陈新宇等[243]将2000～2015年发表在中国知网、维普网、万方、CBM上有关热敏灸治疗哮喘的文章进行Meta分析，得到结论：热敏灸治疗支气管哮喘较常规治疗手段更有效。吴元建[244]、杞锦政[245]、梁超[246]、廖源[247]等研究发现，热敏灸

疗法和舒利迭疗法均能改善哮喘患者的肺功能，但从远期改善情况来看，热敏灸疗法要明显优于舒利迭疗法。

2. 支气管哮喘的穴位敏化规律及特征

（1）支气管常见敏化穴：通过统计1998年至今的40余篇文章，发现支气管哮喘患者出现敏化的部位按照频次分别为背部肺俞穴至膈俞穴之间的敏化点，以及大椎、太渊、中府、列缺、曲池、合谷、风门、孔最、尺泽、偏历、定喘等。

（2）支气管哮喘敏化穴的关联分析：采用Apriori算法，进行支气管哮喘穴位敏化关联分析，发现肺俞穴与定喘穴常相伴出现敏化。

（3）支气管哮喘敏化穴归经分析：整理文献可发现支气管哮喘敏化穴位所在经脉按频次依次为足太阳膀胱经、督脉、手太阴肺经、手阳明大肠经。杨有为等[237]发现支气管哮喘痛敏点所在经脉，频次由高到低依次是足太阳膀胱经、手太阴肺经、督脉；热敏点所在经脉，频次由高到低依次是足太阳膀胱经、督脉、手太阴肺经。痛敏化点与热敏化点均主要分布在足太阳膀胱经，但在手太阴肺经，痛敏点的出现频次明显高于热敏点，且分布位置更为广泛。

（4）支气管哮喘敏化穴位特定穴频次分析：根据文献整理发现，支气管哮喘患者敏化穴位主要涉及7类特定穴（俞穴、交会穴、原穴、络穴、合穴、郄穴、募穴），其中俞穴出现频次最高；特定穴共16个，肺俞穴为支气管哮喘出现频次最高的特定穴。

3. 支气管哮喘发生穴位敏化的可能机制

张伟等[248]认为支气管哮喘的发作可能与神经生长因子介导的神经源性炎症有非常密切的相关性；艾灸可通过抑制神经生长因子介导的相关级联反应来降低神经源性炎症，从而降低哮喘的炎症反应，而热敏灸的疗效显著优于普通悬灸。陈小勇等[249]认为腧穴热敏化艾灸

可通过改善细胞免疫、体液免疫功能和调节Toll样受体表达发挥治疗支气管哮喘的作用，提高治疗效果，具有临床推广价值。

（九）冠心病穴位敏化的现代文献研究

冠状动脉粥样硬化性心脏病简称冠心病，表现为心绞痛、胸闷、出汗、四肢厥冷等。是由于冠状动脉粥样硬化导致血管管腔堵塞或变窄或血管痉挛，造成心肌缺血、缺氧，甚至坏死而引起的心脏病。冠心病患病率高[250]，病死率高[251]，给患者家庭及社会带来了沉重的负担[252]。有研究报道，在中国，心绞痛的发病率约为9.6%[253]，并且随着人口的老龄化，其发生率和病死率在不断增长[254]。2016年美国心脏病学会/美国心脏协会（ACC/AHA）发布的数据显示，仅在2011～2012年，心绞痛等心血管疾病给社会带来的经济负担高达2 073亿美元[252]。冠心病作为全球老龄化社会的重要公共卫生问题[255]，近年来关于其的穴位敏化现象被针灸临床文献普遍报道，包括热敏化、痛敏化、光敏化、电敏化、形敏化等，现将整合相关研究，探讨冠心病的穴位敏化现象与规律，及其产生的可能机制，以期为冠心病的临床诊断和治疗提供帮助。

1. 冠心病穴位敏化的表现形式

穴位敏化现象的表现形式种类繁多，疾病状态下可单独出现某种敏化现象，也可同时出现多种敏化现象。穴位敏化是动态变化的过程，不同的敏化现象可能发生在相同的穴位，但同时也有自身的特点。

现代冠心病穴位敏化研究十分关注穴位的热敏化现象，其相关研究占比达35%以上，主要表现为相关腧穴热敏灸感现象的出现和穴区温度的改变。刘中勇等[256]在试验过程中对观察组的48名冠心病患者进行热敏点的探查时发现心俞、厥阴俞、膻中、内关、三阴交为本病的热敏穴，认为运用热敏灸治疗冠心病心绞痛具有较好疗效，可改善患者症状及各项指标，安全可靠，值得推广。目前，运用热敏灸治疗冠心病的研究已有不少，其所报道的热敏点探测范围大多集中在手少阴心经、手厥阴心包经，以及任脉上的膻中、神阙，背部督脉上的至阳和足太阳膀胱经上的心俞、厥阴俞。另外，还有部分研究报道的探测范围还包括了足少阴肾经、下肢阳经穴位、任脉上的气海，以及上述提到的所有范围附近的痛点、压痛点、皮下硬结、条索状物处等反应物部位，我们推测在临床上穴位热敏化现象常与痛敏化及形敏化现象并见。这些研究基于以上范围探测到的热敏点进行热敏灸治疗，均取得了良好的疗效。除此之外，冠心病患者的穴位热敏化现象还表现为相关腧穴穴区温度的改变，这些腧穴大多集中在胸前区，有也少量关于前臂腧穴以及耳穴的报道。狄灵等[257]采用医用红外热像仪对100例冠心病患者和100例健康受试者的虚里区体表温度进行检测，观察其热态分布情况后发现病例组大多有虚里区低温改变，且提示温度越低，心肌缺血程度越严重，对冠心病的诊断产生了一定的启示。张欣悦[258]曾尝试用这种穴位热敏化现象来评价冠心病患者的治疗效果，将70例寒凝心脉型胸痹的受试者随机分为艾灸组和药物组，分别在干预前后进行胸痹中医症状量表评分，并对心前区及神门、少海、内关、曲泽穴进行红外热图拍摄，发现艾灸组治疗前后，心前区及四个穴位温度变化均有统计学意义（$P<0.05$）；药物组治疗前后心前区温度变化有统计学意义（$P<0.05$），四个穴位温度均无明显差异（$P>0.05$）；艾灸组总有效率优于药物组，提示红外热成像技术对于寒凝心脉型胸痹疗效评价具有一定参考价值。

穴位痛敏化现象是穴位敏化的所有表现形式中最常见、最易发现、最易测量的一种，其是"以痛为输""阿是穴"等理论的进一步延伸与发展。冠心病穴位痛敏化现象主要表现为穴区痛阈的降低和相关区域及附近痛点的出现以及随病情发展痛点数量的变化。通过对相关文献进行整理，我们发现穴位痛敏化现象在冠心病患者中广泛存在，常与热敏化、形敏化及其他异常感觉的出现伴见。杨羚[259]采用横断面研究设计，以147例稳定性心绞痛患者为研究对象，按照手三阴经、督脉、任脉等经络循行路线，用指压的方法探查冠心病患者颈部、胸腹、后背、双手臂等区域，观察出现以酸、麻、痛、胀感为主的穴位敏化点的部位、数量，进行分析后发现，在147例稳定性心绞痛患者中指压探测出穴位敏化现象的有100例，占68.03%；多数患者出现1~3个敏化点；穴位敏化点多分布在胸腹部，以手厥阴心包经分布最多，内关、天泉、极泉、膻中、郄门等穴位上或附近出现穴位敏化点较多；冠状动脉狭窄程度与胸腹部、背部、腋窝、前臂出现穴位敏化现象相关；阳虚寒凝证、气滞血瘀证患者穴位敏化现象出现的次数显著高于其他证型。冠心病患者痛敏化现象的出现并非都是在经穴，但在经穴处出现的概率比较高。压痛感觉的性质各异，如胀痛、钝痛、酸痛、隐痛等。体表压痛点的大小及形状也各不相同，其直径跨度从2 cm到10 cm，体现了腧穴在病理反应下的动态变化，也彰显出临床揣穴的重要价值。

人体是一个红外源，发射着1~30 μm的连续红外光谱。在人体的红外辐射光谱中，除了由于体温引起的热致辐射外，还存在着与生命活动相关的部分，因此可以通过穴位的红外辐射光谱获取到更多的生命信息，冠心病患者穴位光敏化现象的研究对于了解病情具有重要意义。上海中医药大学沈雪勇团队[34,35,260,261]通过将冠心病患者与健康人穴位红外辐射光谱进行对比的一系列研究发现，患者与正常人的红外辐射光谱在太白、冲阳、内关、劳宫、神门、太渊、大陵许多波段上存在显著差异，而在太溪穴处无明显差异。

冠心病患者的穴位电敏化现象常与痛敏化、热敏化及形敏化现象同时出现，表现为电阻值升高、左右两侧电阻失衡、导电量降低等。穴位敏化现象在冠心病患者中广泛存在，但其通常只发生在与疾病密切相关的穴位上，并随病程发展出现相应的变化。付奥杰[262]通过将冠心病患者与健康人对比后发现，冠心病患者体表压痛点在手厥阴心包经分布最多，厥阴俞、内关、天池穴出现压痛点的次数最多，且这些压痛点呈现高电阻的电学特性，经治疗后患者压痛点的电阻和疼痛评分有所下降，治疗前和治疗后的差异具有统计学意义；治疗前，冠心病患者的心俞、内关、厥阴俞、膻中穴与健康人相比呈现高电阻的特点，经常规治疗后这些腧穴的电阻有所下降；对比健康人腧穴左右双侧的电阻，冠心病患者的心俞、内关、厥阴俞出现左右双侧电阻失衡现象，经治疗后冠心病患者心俞、内关、厥阴俞的电阻左右失衡的现象逐渐被纠正；与健康人相比，冠心病患者的膈俞、足三里未出现高电阻和左右电阻失衡的现象。

除此之外，冠心病患者穴位敏化的研究还有少量涉及其他的敏化形式，如穴位微循环值的变化。姜丽华和姜劲峰[263]通过观察和检测冠心病患者背部反应点的形态、位置及微循环改变发现，冠心病患者在后背会出现反应点，反应点的分布并不完全与经穴重合；反应点以及有反应的经穴皮肤微循环血流值升高；反应点较无反应现象的心俞更具有特异性。冠心病患者穴位敏化现象的表现形式多种多样，不管是什么样的表现形式,对临床诊治均有着重要的价值。因此,明确冠心病的穴位敏化规律特征对指导临床具有重要意义。

2. 冠心病的穴位敏化规律及特征

冠心病患者出现敏化的部位主要集中在左侧心前区、背、肩及上肢区域,敏化经脉以手厥阴心包经和手少阴心经为主,易发生敏化的腧穴有内关、膻中、心俞、厥阴俞、神门、大陵、郄门等。其中内关穴最具有经穴-脏腑相关的特异性,痛敏化、形敏化、电敏化、热敏化、光敏化这五种敏化形式都曾在内关穴区域被检测到。膻中、心俞和厥阴俞穴处也曾被检测到不止一种敏化形式。

3. 冠心病发生穴位敏化的可能机制

目前认为,内脏疾病引起体表出现皮肤痛觉过敏或牵涉性疼痛的机制主要是会聚-投射学说和会聚-易化学说。会聚-投射学说在1946年由 Ruch 提出,他认为体表和内脏伤害性信息传入在脊髓及脊髓以上水平会聚是引起牵涉痛的主要原因,由于大脑皮层不能精确分辨疼痛信息传入的部位,但习惯识别体表信息,因此常将内脏痛误判为体表痛[264]。不过,有学者进一步在出现过心绞痛病史的患者中观察到:将化学性刺激物注射到患者胸部肌肉中,可以引起患者出现心绞痛时的牵涉痛症状,而这些症状很难凭主观意识区分其诱因[265]。在动物实验中,研究者们采用神经示踪技术,观察了心脏与针灸临床治疗心脏病的常用腧穴"内关"穴之间的神经解剖结构联系。结果显示,在大鼠左侧 C8～T2[266]、C5～C7[267] 或 C6～T3[268] 神经节中均可观察到双标阳性神经元,提示分布于心脏和"内关"穴及周围组织的神经纤维有一部分来自同一个感觉神经元。同时,既往研究表明来自躯体与内脏的 C 类感觉传入纤维止于脊髓背角浅层[269],并与脊髓背角的第 I 或 V 层的

神经元(二级神经元)发生会聚现象[270,271]。Luz 等[272] 在动物实验中观察到来自内脏大神经与肋间神经中的 C 类感觉传入纤维,在脊髓背角 I 板层与投射神经元形成单突触联系,这为牵涉痛的发生提供了神经解剖学依据。正常情况下,体表的传入冲动不激活脊髓背角的第二级神经元,但当来自内脏的伤害性刺激冲动持续存在时,则可对体表传入产生易化作用,进而导致牵涉痛的发生。随着研究的深入和针灸临床的应用推广,越来越多因疾病引起的体表反应点(区)被发现,如激痛点、热敏点、压痛点、全息反射区等,可以表现为痛觉过敏[273-275]、局部血流改变(色泽变化)[276,277]、皮肤及皮下组织结构的增生(皮下结节或条索)[278] 等症状。这些病理表现与局部的神经源性炎性反应相关[279]。在动物实验中,内脏疾病引起体表敏化的现象同样被证实[280]。20 世纪末,Wesselmann 等[280] 通过静脉注射依文思蓝(Evans blue, EB)实现了内脏疾病引起体表敏化点的可视化。由于敏化点(区)血管通透性增加,EB 可以与血浆蛋白结合渗出到皮肤表面而着色,明确显示敏化部位和敏化程度。进一步实验表明只有当 C-多型伤害感受器被激活时,才能观察到 EB 随血浆外渗引起的皮肤着色[281-283],表明 EB 渗出与敏化点局部皮肤 C-多型伤害感受器激活有关。同时,有学者对上述讨论的体表反应点(区)的位置与腧穴定位进行比较,结果显示:热敏化点与穴位的重合率为 48.76%,而激痛点及压痛点与穴位的重合率也高至 71%～92% 不等[284-286]。因此,疾病引起的体表反应点(区)与经典的腧穴定位存在着高度重合性。此外,当各种刺激激活皮肤、肌肉及内脏的感觉神经元时,可以通过节段性的躯体-交感反射调节交感神经元兴奋性,而这种脊髓水平的调节主要以同侧功能调节为

主[287]。在实验中也观察到，急性心肌缺血引起的敏化穴位也主要分布在左侧，并与心经穴位以及心源性牵涉痛部位较为相近。Galletti等[288-291]观察到阻断交感链可以去除内脏疾病引起的体表牵涉性疼痛及痛觉过敏现象，并影响皮肤阻抗及划痕症，提示交感神经与病理条件下体表的敏化有密切联系[292]。

（十）溃疡性结肠炎穴位敏化的现代文献研究

溃疡性结肠炎是一种以慢性炎症和溃疡形成为主要病理特点的消化道疾病，特点表现为直肠与结肠中的连续黏膜溃疡，起始于直肠，不同程度地扩展，最长可以蔓延到盲肠[293]，是一种由免疫反应介导的慢性易复发的炎症肠病[294]，其早期症状主要为血性腹泻，其他症状有腹痛、便血、体重减轻、里急后重、呕吐等[295]。肠镜下可见：假性息肉，血管网模糊，粗糙颗粒感，质脆易出血，充血水肿，糜烂溃疡[296]。溃疡性结肠炎的并发症包括巨结肠症、关节或肝脏的炎症，以及结肠癌。溃疡性结肠炎具有病程漫长、反复发作[297]、致死率低等特点[298]。此病通常发生于15~30岁的人群，或60岁以上的人群，男性和女性受影响的比例相同[299]。溃疡性结肠炎在北美和欧洲国家更常见，大约影响100万美国人[300]。近年来对于溃疡性结肠炎的穴位敏化相关研究认识逐渐加深，溃疡性结肠炎穴位敏化形式多样，其中以热敏化、痛敏化、压敏化、光敏化为主。现借鉴现阶段溃疡性结肠炎相关基础研究及临床治疗实例，总结相关规律特征以期为溃疡性结肠炎的诊治和更加深远的研究发展提供新思路。

1. 溃疡性结肠炎穴位敏化的表现形式

现代研究中广泛关注溃疡性结肠炎的热敏化现象。有研究者认为热敏化点是以疾病对应的腧穴为中心在一定范围内动态变化[301]，基于艾灸的透热特性和能有效激发感传，陈日新等[302]发现胃肠相关疾病等二十多种疾病患者的热敏点的出现率平均约70%，当疾病痊愈后，下降至10%。针对溃疡性结肠炎，范洪力等[303]发现针对溃疡性结肠炎患者，其天枢、气海、上巨虚三组腧穴热敏化状态更易激发，并行热敏灸治疗，短时内可有效控制溃疡性结肠炎临床症状。郭翔等[304]对溃疡性结肠炎患者实施热敏化实验发现天枢、大肠俞、上下巨虚为其热敏化穴，并采用热敏灸治疗后发现患者因病明显降低的CD+和CD4+/CD8+明显升高，接近正常水平，可有效提高患病机体的免疫力。常玉洁[305]发现大肠俞、脾俞、上下巨虚、天枢为40例溃疡性结肠炎患者的热敏化腧穴，并采取中药直肠滴注配合热敏化腧穴的热敏灸治疗，其效果明显优于普通中药直肠灌注治疗。李小军[306]对40例溃疡性结肠炎患者采取热敏化激发试验，发现大肠俞、脾俞、上下巨虚、天枢为其热敏化腧穴，并在中药直肠滴注后进行热敏灸治疗，其疗效明显，具有重要的临床治疗价值。俎桂英[307]发现子午流注中药保留灌肠配合在大肠俞、脾俞、上下巨虚、天枢等热敏化腧穴上实施热敏灸法能够有效地缓解溃疡性结肠炎患者临床症状及大肠黏膜病变，改善细胞因子水平。范洪力等[308]发现溃疡性结肠炎患者天枢、足三里、上巨虚等为其热敏激发穴位，并进行热敏灸治疗，发现热敏灸比温和灸对于临床症状改善及疾病康复方面效力更明显。

对于溃疡性结肠炎的痛敏化及光敏化现象现也已有部分认识。漆学智等[309]发现溃疡性结肠炎患者牵涉痛部位主要位于脐中靠右下部和左侧膝关节内侧上下约2 cm处，在右侧膝关节及双侧下肢外侧部也可探查到敏化点，敏化点的痛阈值均显著降低。王晓梅等[310]采用体表红外光谱仪检测发现溃疡性结肠炎患者左右两侧合谷、上巨虚、足三里的辐射强度均有显著差异的波段多于健康人,平均尖锐程度、平均能量小于健康受试对象。姚怡等[311]用红外光谱分析仪检测发现溃疡性结肠炎患者右侧上巨虚与合谷均在近红外处辐射强度低于正常人。

2. 溃疡性结肠炎的穴位敏化规律及特征

(1)溃疡性结肠炎常见敏化穴位:张渊博[312]通过诊察溃疡性结肠炎患者阳性腧穴聚类分析和压痛阈值比较结果得出足三里、上巨虚、大横、腹结、天枢、三阴交与溃疡性结肠炎密切相关。姚怡等[311]用红外光谱分析仪检测发现溃疡性结肠炎患者右侧上巨虚与合谷均在近红外处辐射强度低于正常人,为其光敏化穴位;范洪力等[303]发现针对溃疡性结肠炎患者,其天枢、气海、上巨虚三组腧穴容易出现腧穴热敏化状态的激发。郭翔[304]对溃疡性结肠炎患者行穴位热敏化激发试验后发现天枢、大肠俞、上下巨虚为其热敏化穴位,进行热敏灸治疗有效提高了患病机体的免疫力。常玉洁[305]发现针对溃疡性结肠炎患者,大肠俞、脾俞、上下巨虚、天枢等穴的热敏化激发明显。综上所述,溃疡性结肠炎患者局部穴位及足三里、上巨虚、三阴交易出现痛敏化现象,上巨虚、合谷易出现光敏化现象,天枢、足三里、上巨虚、大肠俞等易出现热敏化现象,敏化现象的认识及总结,为溃疡性结肠炎患者的临床治疗提供依据及思路。

(2)溃疡性结肠炎的敏化穴归经分析:张渊博[312]通过阳性腧穴聚类分析和压痛阈值比较其所属经脉分析得溃疡性结肠炎患者痛敏化腧穴多分布在足太阴脾经、足太阳大肠经、手太阴肺经、足厥阴肝经、足少阴肾经等经脉。常玉洁[305]在溃疡性结肠炎患者腰部、腹部、下肢大腿部多个穴位进行热敏激发试验,发现患者的热敏腧穴多分布在任脉、足阳明胃经、足太阳膀

胱经。林蓉[313]运用网络技术分析现代针灸治疗溃疡性结肠炎选穴规律发现,对于溃疡性结肠炎的治疗多选用任脉、足阳明胃经、足太阳膀胱经腧穴。刘羣等[314]总结相关文献得出对于溃疡性结肠炎的治疗常循经取穴,多取与脾胃相关的经络和穴位;多取任脉、足阳明胃经、足太阳膀胱经、足太阴脾经等经脉穴位。由此可知,溃疡性结肠炎敏化穴位所属经脉和临床治疗所选经络基本一致,多为任脉、足阳明胃经、足太阳膀胱经、足太阴脾经。

3. 溃疡性结肠炎发生穴位敏化的可能机制

关于穴位敏化的机制,近年来有研究表明,肥大细胞与穴位敏化及其功能密切相关,其可能是穴位敏化的细胞学基础。由于肥大细胞与神经末梢之间存在特殊的"突触样"联系,内脏病变时通过中枢机制或(和)外周机制引起穴区肥大细胞激活并释放5-羟色胺、肿瘤坏死因子、前列腺素、缓激肽、神经生长因子等炎性介质,作用于穴位局部的神经、血管等组织导致穴位敏化[165]。痛敏化作为常见的敏化现象,目前多认为其与牵涉痛机制类似[2]。漆学智等[309]发现溃疡性结肠炎患者也存在牵涉痛,其部位主要位于脐中靠右下部和左侧膝关节内侧上下约2 cm处,在右侧膝关节及双侧下肢外侧部也可探查到痛敏化点。关于溃疡性结肠炎的热敏现象的产生机制,万敏等[8]认为可能与热敏化是通过增强局部温度觉感受器的敏感性,而后其伤害感受器被炎症介质敏化,从而使激活阈值在酸性环境影响下向低温方向移动而产生的。而溃疡性结肠炎患者的光敏化现象,吴焕淦等[311]认为患者右侧上巨虚与合谷在近红外处辐射强度低于正常人可能与肠道黏膜充血、水肿、糜烂等一系列病变而导致肠上皮细胞能量代谢降低有关,而在中红外区辐射强度大于

正常人或与肠上皮细胞凋亡增加有关。

（十一）原发性痛经穴位敏化的现代文献研究

原发性痛经是指生殖器官不存在器质性疾病的痛经，多发生于已经建立排卵周期的青春期女性。其表现特点为经期之前或之后数小时出现的耻骨弓上的痉挛性疼痛，痛经在经量最多的时候最明显，可持续2~3日。疼痛的特点可表现为绞痛，位于下腹正中，也可表现为钝痛，可放射到两侧下腹部、腰部，以及大腿部。痛经的伴随症状包括腹泻、恶心，以及呕吐、疲劳、头晕、头痛，偶尔可见晕厥及发热。出现这些症状的原因与前列腺素的释放有关。报道称，有1/3~1/2的女性正在经受着中度或重度的痛经，常导致患者不能参加学习、工作及其他日常活动[315]。近年来原发性痛经的穴位敏化现象已被针灸临床文献普遍报道，包括热敏化、痛敏化、电敏化等，现将整合相关研究，探讨原发性痛经的穴位敏化现象与规律，及其产生的可能机制，以期为原发性痛经的临床诊断和治疗提供帮助。

1. 原发性痛经穴位敏化的表现形式

现代原发性痛经穴位敏化研究十分关注穴位的热敏化、痛敏化、电敏化现象。张文征等[316]应用红外热成像技术观察分析60例原发性痛经人群的红外热图表达，研究发现原发性痛经患者上肢、下肢、盆腔、神阙及任脉的红外热图热值明显低于正常人群，且越接近肢体末端，差异越明显。吴桂雯等[317]研究中纳入30例寒湿凝滞证原发性痛经患者，应用红外热像仪观察三阴交、关元穴体表温度，结果显示寒湿凝滞证原发性痛经患者的三阴交、关元体表红外热像温度较健康受试者降低。罗丽[318]发现寒凝证类痛经模型大鼠左右"三阴交"穴区温

度失衡。田亚贤[12]研究显示蠡沟和三阴交穴在女性痛经时有压痛反应。吴强等[319]针对原发性痛经等妇科疾病引发的相应神经支配皮节区域牵涉痛进行探讨，研究发现妇科相关疾病的靶器官（子宫、卵巢）发生病变时，其相应节段神经支配的体表区域出现规律性的敏化反应，与穴位重叠或临近。陈连靖等[320]研究显示，原发性痛经患者经期中极穴的增程伏安面积显著高于健康组，经期及经后的减程伏安面积均显著高于本穴旁开1寸的对照点，表明原发性痛经患者中极穴存在电阻增高且该变化具有一定的腧穴特异性。佘延芬等[321]研究指出原发性痛经患者双侧三阴交穴电阻比值的失衡率明显高于正常组，且双侧三阴交穴电阻值及其比值均较正常组存在升高的趋势。孙立虹等[322]对60例原发性痛经患者进行研究和观察，发现原发性痛经患者神阙、关元穴位电阻较健康受试者明显增高。

大量研究发现，针对原发性痛经的热敏化穴位进行刺激能够取得较好的临床疗效，如宋云娥等[323]采用艾灸热敏穴关元穴治疗原发性痛经，结果显示有效率达90.38%，并且可以有效治疗原发性痛经患者经期小腹坠胀、腰酸、泄泻症状。姜梅[324]在原发性痛经患者腰骶部八髎穴区域内的热敏点进行艾条灸，结果显示与非敏穴相比，艾条灸热敏点止痛起效时间更短、疼痛缓解更加显著。张伟等[325]采用热敏灸关元穴治疗原发性痛经，并以普通悬灸作为对照，得出热敏灸的近期及远期疗效均优于普通悬灸。马红梅等[326]将寒凝血瘀型原发性痛经患者随机分为两组，治疗组35例用热敏灸法，对照组35例口服布洛芬，总有效率治疗组为97.1%，对照组为85.7%，两组比较差异有统计学意义，说明热敏灸法治疗寒凝血瘀型痛经有较好的疗效。这一系列疗效研究的结

果反证了穴位敏化的临床使用价值,因此明确原发性痛经的穴位敏化规律特征对指导临床具有重要意义。

2. 原发性痛经的穴位敏化规律及特征

张波等[327]通过灸感法探查原发性痛经患者的热敏化腧穴,研究发现原发性痛经患者热敏化腧穴出现率为80%,热敏化腧穴在关元、子宫穴区出现率较高,其次是在次髎、三阴交穴区,并且热敏化腧穴的出现与原发性痛经疾病状态具有高度相关性。李雨谿[328]以穴位痛敏化相关的古今文献为基础,研究穴位痛敏化的现象与规律,发现原发性痛经的痛敏化频次最高的穴位为三阴交,敏化穴位最多的经脉为脾经。吴桂雯等[317]研究发现寒湿凝滞证原发性痛经患者的关元穴在针刺三阴交后,体表红外热像温度显著升高。范玺胜[329]运用激光散斑血流成像系统观察原发性痛经患者经穴体表皮肤微循环特性,探测的穴位为与胞宫相关足三阴经脉的原穴(足太阴脾经太白、足厥阴肝经太冲、足少阴肾经太溪)、郄穴(足太阴脾经地机穴、足太阴脾经郄穴中都穴、足少阴肾经郄穴水泉穴)、交会穴(足太阴脾经三阴交穴)及非特定穴(足太阴脾经血海穴)、非相关经脉经穴(足少阳胆经悬钟穴)、非经非穴(足少阳胆经与足阳明胃经之间,与悬钟穴处于同一水平线)。研究结果显示,从穴位体表血流灌注量差情况来看,月经来潮前原发性痛经患者特异性的穴位反应点是悬钟穴。因样本量小,研究中未明确月经来潮期及月经结束后的敏化穴位。罗丽等[318]研究发现,原发性痛经模型大鼠的"三阴交"穴区温度失衡状态及疼痛在针刺后缓解。

3. 原发性痛经发生穴位敏化的可能机制

在月经初期,由于孕激素撤退引起的子宫收缩痛与排卵周期有关。前列腺素可以使子宫收缩,造成子宫缺血,从而使痛经加重[315]。研究发现,悬钟穴是原发性痛经的常见敏化穴位之一,该穴由 $L_4 \sim S_1$ 的脊髓神经节段支配,子宫内脏运动神经和内脏感觉神经支配 $T_{11} \sim L_2$ 和 S_{2-4} 节段,与子宫属相邻神经节段。以上神经解剖说明悬钟和胞宫的脊髓节段属于相邻近的脊髓节段,这可能是悬钟穴位发生敏化的可能机制[329]。

(十二) 变应性鼻炎穴位敏化的现代文献研究

变应性鼻炎亦称过敏性鼻炎,是一种常见的鼻腔黏膜的变态反应性疾病。近年来发病率呈上升趋势,与自然环境恶化、城市空气污染、过敏原增加等因素密切相关[330]。变应性鼻炎是全球范围的常见病,虽不威胁生命,但具有反复发作、迁延难愈的特点,严重影响患者的生活质量和工作效率[331]。目前文献报道已有部分中等质量证据支持针灸能够有效改善变应性鼻炎的症状和体征[332],而腧穴热敏化灸法近年来临床运用广泛[333],尤其在治疗变应性鼻炎方面疗效较好,变应性鼻炎的穴位敏化现象也逐渐受到研究者关注,目前研究涉及热敏化、痛敏化、电敏化等。现将整合相关研究,探讨变应性鼻炎的穴位敏化现象与规律,以期为变应性鼻炎的临床诊断和治疗提供帮助。

1. 变应性鼻炎穴位敏化的表现形式

现代变应性鼻炎穴位敏化研究较为关注穴位的热敏化现象,主要表现为反应点的热敏化以传热、透热等热感现象为主,部分表现为局部痒麻胀等特殊的非热感觉。有研究发现变应性鼻炎患者6种热敏灸感形式以传热为主,其次为扩热、透热、其他非热感觉(以痒感为主)、表面不热深部热、局部不热远部热[334]。另有研究发现,变应性鼻炎患者不同穴位的灸感也是不一致的,如曲池、手三里、合谷、三间、足三里均有传热感,手三里以传热感为主,其次为扩热感和痒感;曲池以传热感为主,其次为透热、扩热、痒感;三间有传热、扩热或凉感;合谷以传热和透热感为主;足三里灸感表现为透热感或传热感[335]。刘芸等[336]发现与健康组相比,变应性鼻炎组孔最、手三里、上巨虚、丰隆、下巨虚5个反应点出现热敏反应的时间显著缩短,且孔最、手三里高频出现循经麻的非热感现象。林晶[335]探查常年性变应性鼻炎患者手足阳明经肘膝关节以下"热敏点",结果显示热敏化出现率为92.59%,热敏点与穴位发生重合的部位分别为曲池、手三里、合谷、三间、足三里。黄楚峰[337]以73名变应性鼻炎患者作为研究对象,应用红外热成像仪测量患者20个腧穴的左右侧温度并进行比较,发现手太阴肺经的孔最、太渊,手阳明大肠经的温溜、合谷、偏历,足太阴脾经的公孙、阴陵泉、太白8个穴位的左右侧穴温存在差异。

变应性鼻炎患者的穴位痛敏化现象常与热敏化现象同时出现。研究发现变应性鼻炎患者痛敏化穴与热敏化穴位分布规律基本一致,而与健康人相比,除下巨虚、尺泽外,变应性鼻炎患者上、下肢痛敏穴痛阈值有不同程度的下降,且总体上存在左侧上肢低、右侧下肢低的状态[336]。另外一个研究对52例变应性鼻炎患者进行20个腧穴(尺泽、孔最、列缺、太渊、曲池、温溜、偏历、合谷、阴陵泉、地机、公孙、太白、阴谷、水泉、大钟、太溪、肺俞、脾俞、肾俞、大肠俞)的传统经络腧穴诊察,此20个穴位均出现压痛反应,即手太阴肺经、手阳明大肠经、足太阴脾经、足少阴肾经出现较高的压痛反应,提示该4经均与肾阳虚型中重度变应性鼻炎有一定的相关性[337]。

变应性鼻炎的其他穴位敏化形式研究相对较少,电敏化则是其中的一种,通过观察穴位皮肤局部是否出现有电阻或电位特性的改变而判断该穴位是否发生电敏化现象。有研究通过变应性鼻炎患者的各中医证型组与正常对照组穴位电阻值的比较,以及各组受试者穴位电阻值与时间的相关性分析,初步提示不同中医证型变应性鼻炎患者的穴位电学特性与正常人群存在差异,当变应性鼻炎患者的病理状态发生变化时,其相同穴位的电学特性亦可发生相应改变。如初诊时,各中医证型组双侧迎香穴电阻值明显高于正常对照组,2周后右侧迎香穴电阻值仍明显高于正常对照组。随着症状减轻,肺虚感寒组双侧迎香及双侧列缺穴电阻值逐渐下降;肺脾气虚组双侧迎香及双侧列缺穴电阻值逐渐下降,而右侧肺俞及双侧脾俞穴电阻值逐渐上升;脾气虚弱组双侧迎香及右侧足三里穴电阻值逐渐下降,而双侧脾俞穴电阻值逐渐上升;肾阳亏虚组左侧迎香及右侧列缺穴电阻值逐渐下降。由上可知,各中医证型变应性鼻炎患者症状较重时,双侧迎香穴电阻值均明显高于正常人群;随着症状减轻,双侧迎香穴电阻值逐渐减低,说明迎香穴电学特性能反映变应性鼻炎患者的病理状态[141]。

目前临床上多采用热敏灸的方式干预变应性鼻炎,大量研究证实刺激变应性鼻炎敏化穴位能够取得较好的临床疗效。采用热敏灸上印堂、肺俞及关元穴治疗变应性鼻炎,近期及远期疗效满意[338],热敏灸迎香、风池治疗风寒表虚型变应性鼻炎效果更好[339]。有研究者在变应性鼻炎患者的头面部、腹部及腰背部热敏化高发区寻找热敏化穴,发现在迎香、大椎、肺俞、上印堂、风池、神阙、肾俞区域容易出现热敏化现象,并采用热敏灸方式干预,结果与西药相比,疗效显著且更持久,复发率较低[340,341]。吕敏[342]发现与常规西药相比,热敏灸肺俞、肾俞、印堂穴治疗变应性鼻炎也得到了一致的结果。

大量研究结果显示热敏灸疗法可以提高变应性鼻炎患者的生活质量以及能够减轻其发作时的临床症状，且其短期疗效优于普通艾灸[335,343,344]。此外，还有许多热敏灸联合其他治疗方式治疗变应性鼻炎的研究，结果显示均有良效[345-348]。2019年一项关于热敏灸治疗变应性鼻炎的系统评价及Meta分析提示，热敏灸组对于变应性鼻炎患者的鼻部症状、体征的改善优于西药组、针刺组、普通艾灸组[349]。这一系列疗效研究的结果反证了穴位敏化的临床使用价值，因此明确变应性鼻炎的穴位敏化规律特征对指导临床具有重要意义。

2. 变应性鼻炎的穴位敏化规律及特征

（1）变应性鼻炎常见敏化穴：研究发现变应性鼻炎患者的热敏化点与手足阳明经上的穴位高度重合，其中手三里穴出现率最高，占总人数的85.18%，曲池穴热敏化出现率为59.25%，合谷穴热敏化出现率为44.44%，三间穴热敏化出现率为55.55%，足三里穴热敏化出现率为11.11%[335]。董文华[347]认为，肺脾气虚型变应性鼻炎患者的热敏穴高发区为印堂、肺俞、脾俞。林煜芬等[334]发现，变应性鼻炎患者出现热敏化频率最高的10个腧穴依次为迎香、印堂、鼻通、上印堂、肺俞、神阙、上星、风池、蝶腭、大椎。徐璐[344]收集了肺脾气虚、鼻窍感寒型变应性鼻炎患者资料，发现频次较高的热敏穴位有迎香、印堂、上星、大椎、肺俞、脾俞、肾俞、百会、神阙、足三里、合谷、三阴交、涌泉。冯桂芳等[350]使用五官超短波联合热敏灸治疗变应性鼻炎，发现热敏穴有迎香、上印堂、通天、风池、神阙、肺俞等穴。李芳等[351]观察热敏灸治疗变应性鼻炎的临床疗效，所发现的敏化穴位为上印堂、通天、迎香、肺俞、神阙等穴。杨淑荣等[340,341]在头面部、腹部及腰背部热敏化高发区寻找热敏点实施灸疗，发现多数热敏化穴出

现在迎香、大椎、肺俞、上印堂、风池、神阙、肾俞区域。据研究统计，各类特定穴压痛出现率由高至低依次为郄穴78%、原穴68%、合穴65%、络穴59%、背俞穴53%。经统计，郄穴与原穴、合穴、络穴、背俞穴，原穴、合穴与背俞穴的压痛出现率差异有显著统计学意义；原穴与络穴的压痛出现率差异有统计学意义；其余特定穴间比较差异无统计学意义。依据郄穴的压痛出现率最高，初步提示郄穴相对其他特定穴更能反映变应性鼻炎病理状态的特性[337]。综上可知，变应性鼻炎患者的穴位敏化现象普遍存在，特别是热敏化现象，敏化区域在病变局部重合度较高（迎香、上印堂、印堂），另外背俞穴中的肺俞、脾俞，任脉的神阙以及手足阳明经上的部分腧穴也是高频出现的易敏化穴，针灸临床取穴治疗变应性鼻炎可优先考虑这些易敏化穴、高敏化穴、多种敏化形式同时存在的优势穴位。

（2）变应性鼻炎敏化穴归经分析：研究发现变应性鼻炎患者四肢肘膝关节以下手足阳明经、手太阴经上的热敏化穴与痛敏化穴区重叠率高，且有一定规律可循；而患者阳明经、手太阴经上下肢末端存在左右失衡现象[336]。徐璐[344]发现变应性鼻炎患者的热敏化穴位多出现在阳气充足的阳经及督脉上；另有研究显示变应性鼻炎患者的热敏化腧穴所归经脉主要分布在督脉、手阳明大肠经、足太阳膀胱经[334]。综上所述，变应性鼻炎穴位敏化所属归经大多在督脉及阳经上。

3. 敏化穴治疗变应性鼻炎的可能机制

迎香穴为变应性鼻炎的高频敏化穴，其属手阳明大肠经，位于鼻窍两侧之鼻唇沟中，与鼻窍密切相关，《针灸甲乙经》言"鼻鼽不利，窒洞气塞……迎香主之"，故迎香穴具有感应传导鼻部病变的作用，当鼻部症状发生变化时，其电学

特性可能发生相应变化。中谷义雄[352]认为穴位电阻低下是由于交感神经兴奋引起局部汗腺、皮脂腺开口增大。而石崧等[353]通过动物实验证明,副交感神经功能亢进是引起和维持鼻过度反应的主要原因。由此推测,变应性鼻炎患者发病时副交感神经占优势,故局部穴位电阻值升高,当症状缓解时交感神经与副交感神经功能活动趋于平衡状态,故局部穴位电阻值亦趋向于正常人群。另外,当患者因鼻痒或鼻涕而揉擦鼻子时,必定刺激到该处皮肤,使局部角质层增厚,角质层增厚亦可导致穴位电阻抗增强[354]。另外,有研究以十二原穴为探测点比较了变应性鼻炎患者与正常人的穴位良导络值,结果患者的肺经、肾经、胆经及胃经数值明显降低,而大肠经数值与正常人无明显差异[355]。这与变应性鼻炎的中医病机(本虚标实,以肺、脾、肾三脏气虚、阳虚为主)高度吻合。

(十三) 类风湿关节炎穴位敏化的现代文献研究

类风湿关节炎是一种以侵蚀性、对称性多关节炎为主要临床表现的慢性、全身性自身免疫性疾病,其病因与确切发病机制尚不明确[356]。类风湿关节炎多发作在小关节,在人体呈对称分布。早期临床表现为关节红肿、疼痛、活动范围受限,晚期可导致关节活动障碍,甚至完全失去活动能力。若病情控制不佳,类风湿关节炎还可能导致关节外表现,侵害内脏、血管、神经系统等[357,358]。类风湿关节炎全球发病率为 0.2%~1.0%,并且呈逐年上升的趋势,是人类丧失劳动力和致残的主要原因之一[359,360]。近年来类风湿关节炎的穴位敏化现象较少被报道,最常见的为痛敏化、形敏化、热敏化。将类风湿关节炎的穴位敏化现象进行整

合,探讨产生穴位敏化的可能机制,可为类风湿关节炎的临床诊断和治疗提供帮助。

1. 类风湿关节炎穴位敏化的表现形式

现代文献中,类风湿关节炎穴相关的穴位敏化研究相对较少,主要表现为关节局部的疼痛、肿胀、温度降低等,其中最关注的为穴位的热敏化现象[361,362]。刘昆等[361]采用红外热像仪检查类风湿关节炎患者双手热像图,计算甲皱左 4 指、右 3 指,近端间关节左 3 指、右 4 指,掌指关节左、右 2 指,掌部及腕关节平均温度,发现类风湿关节炎患者甲皱、近端指间关节温度较健康人明显降低,而掌指关节、全掌和腕温度与健康人无显著差异。黄安等[362]使用点燃的壮医药艾在类风湿关节炎患者的肿痛关节局部及双手背部进行探穴,探出所有病变局部的热敏点后,进行壮医针刺,发现壮医热敏探穴针刺疗法治疗类风湿关节炎能迅速而明显的缩短患者晨僵时间、提高双手握力,减少关节疼痛数目和肿胀数目,缓解疾病活动度,提高患者生活质量等。罗辑[363]发现热敏灸能够有效缓解类风湿关节炎患者的临床症状,降低类风湿关节炎患者的类风湿因子、C 反应蛋白、血沉水平。陈昌利等[364]用蜂针联合皮肤针刺激类风湿关节炎患者肿痛僵硬关节的外侧、病变局部明显的压痛点,或病变部附近的阿是穴,同时结合辨证选穴,结果总有效率 87%。谭立明[365]运用火针选择类风湿关节炎患者病变部位的阿是穴、经穴,同时配合辨证选穴,结果总有效率为91.11%。这些研究发现针对类风湿关节炎敏化穴位进行刺激能够取得较好的临床疗效,因此明确类风湿关节炎的穴位敏化规律特征对指导临床具有重要意义。

2. 类风湿关节炎的穴位敏化规律及特征

历代医家多认为类风湿关节炎是由于风寒湿三气杂至,损伤血络筋脉,使水湿浸淫筋骨关

节,而出现小关节局部红热、肿胀、疼痛等症状。现代文献研究亦发现类风湿关节炎的穴位敏化现象(痛敏化、形敏化、热敏化)普遍存在,且位置相对固定,集中在小关节局部,可重复性强。针灸临床取穴治疗类风湿关节炎可优先考虑肿痛僵硬关节的外侧、病变局部明显的压痛点,或病变部附近的阿是穴。

3. 类风湿关节炎发生穴位敏化的可能机制

西医学对类风湿关节炎病因病机的认识尚未完全明了,认为可能与遗传、环境、激素、感染等因素有关,在这些因素的共同影响下机体免疫失衡[366-370]。在细胞免疫和体液免疫的共同参与下,多种免疫细胞和炎性细胞活化,释放大量的促炎细胞因子和各种趋化因子,导致关节滑膜细胞演化和炎性细胞浸润,关节滑膜增生,滑膜中成纤维细胞的过度增生及凋亡受限。急性期可见滑膜过度肿胀、关节液大量渗出、炎性细胞浸润;后期在炎性细胞因子的刺激下,微血管增生,血管翳形成,伴随增生肥大的滑膜组织的反复作用,导致关节软骨和关节骨质不可逆的损伤和破坏,甚至出现关节畸形强直、半脱位等永久性的功能障碍[371,372]。这种由炎症引起的关节肿胀、畸形,属于形态敏化的范畴,可能是类风湿关节炎患者形敏化、痛敏化的发生机制之一。此外,免疫复合物可以沉积在小关节、肌肉、皮肤引起脉管炎,使动脉发生不同程度的狭窄、阻塞,进一步造成小关节微循环障碍,可能是类风湿关节炎患者发生热敏化的原因。有神经影像学研究发现类风湿关节炎患者腹内侧前额叶和双侧岛叶自发脑活动异常,双侧豆状核、下丘脑灰质体积改变,提示类风湿关节炎可能存在中枢疼痛调制改变,从而造成了类风湿关节炎的慢性疼痛状态[373],这可能是类风湿关节炎穴位敏化发生的中枢机制。

三、穴位敏化现代文献的穴位分类研究

早在《灵枢·背腧》中就提到"则欲得而验之,按其处,应在中而痛解,乃其腧也",说明腧穴的功能"状态"较解剖"部位"更为重要,这也为"穴位敏化"理论奠定了文献基础。基于古代学者对于腧穴功能状态的认识,现代学者认为腧穴具有静息和敏化两种状态,即腧穴在生理状态时,表现为静息态;而在病理状态下,则表现为敏化态,并且穴位的作用和范围也会发生改变[374,375]。虽然穴位敏化现象具有普遍性,但不同腧穴的敏化又具有各自的特殊性。"十二经"一词最早见于《灵枢·海论》,即"夫十二经脉者,内属于府藏,外络于肢节"。这说明十二正经是经络系统的主体,具有沟通机体内外上下的作用,可以将气血运行至全身,让人体能源源不断地获得精微物质,从而维持各脏腑组织器官的功能活动。而十二正经的气血流注是从手太阴肺经始,足厥阴肝经终,再由足厥阴肝经复传手太阴肺经,以此而流注不已。同时,由于十二经脉的敏化现象记载较多,故本节将前人关于十二经脉的主要敏化穴位进行总结与归纳,系统研究各个主要穴位的敏化现象类型、检验方法、疾病类别以及主要结果,以期总结各个敏化穴位的特点,为深入研究穴位敏化提供文献依据。

(一)手太阴肺经:列缺、孔最

现代文献报道的手太阴肺经腧穴的敏化研究主要涉及列缺、孔最等腧穴。

1. 列缺

根据现代文献数据挖掘发现,列缺穴的敏化具有热敏化、电敏化、痛敏化、声敏化4种敏化形式,其中热敏化为主要的敏化类型。热敏化多借助红外热成像仪方式以及温和灸探寻热敏穴位进行检测;电敏化现象则对穴位电阻抗检测;痛敏化采用痛阈进行检测;声敏化应用经颅多普勒超声技术进行检测。列缺穴的热敏化表现为穴位温度与正常人相比有统计学差异,主观感受以传热、透热及局部感觉为主;电敏现象中列缺穴敏化后的电阻值会升高,治疗后电阻值则降低;痛敏化现象中敏化列缺穴痛阈降低;在声敏化现象中列缺组针刺后血流峰速度均有显著变化。

列缺穴的敏化研究以肺系疾病为主要研究载体,按西医病名进行分类其敏化现象常见于变应性鼻炎、哮喘、肺结核等。刘鑫等[376]采用经颅多普勒超声技术观测针刺列缺前后脑动脉血流速的变化,结果表明,列缺组无论是高流速或低流速,针刺后血流峰速度均有显著变化。王佩光等[141]研究发现变应性鼻炎患者列缺穴电阻值高于正常值,干预后随着症状逐渐减轻,患者列缺电阻值逐渐下降。朱琦等[377]将哮喘患者与正常人相比发现寒证列缺穴的平均温度值较健康人低,而热证组的列缺穴平均温度值较健康人高。刘芸等[336]将变应性鼻炎患者与健康人比较后发现,变应性鼻炎患者列缺穴痛阈值下降。周向东等[378]将肺结核患者与健康人组进行比较发现疾病组双侧列缺穴温度与正常人组无统计学差异。

2. 孔最

根据现代文献数据挖掘发现,孔最穴的敏化具有热敏化、痛敏化两种敏化形式,其中热敏化为主要的敏化类型。热敏化多借助红外热成像仪方式以及温和灸探寻热敏穴位进行检测;痛敏化采用痛阈进行检测。孔最穴的热敏化表现为穴位温度与正常人相比有统计学差异,主观感受以传热、透热及局部感觉为主;电敏化现象中孔最敏化后的电阻值会升高,治疗后电阻值则降低;痛敏化现象中敏化孔最穴痛阈降低。

孔最穴的敏化研究以肺系疾病为主要研究载体,按西医病名进行分类其敏化现象常见于变应性鼻炎、哮喘。朱琦等[377]将哮喘患者与正常人相比发现寒证患者孔最穴的平均温度值较健康人低;而热证组的孔最穴平均温度值较健康人高。刘芸等[336]将变应性鼻炎患者与健康人比较后发现,变应性鼻炎患者孔最穴痛阈值下降。

(二)手阳明大肠经:合谷、手三里、曲池

现代文献报道的手阳明大肠经腧穴的敏化研究主要涉及合谷、手三里、曲池等腧穴。

1. 合谷

根据现代文献数据挖掘发现,合谷穴的敏化涉及热敏化、电敏化、痛敏化、光敏化、压敏化5种表现形式,其中以热敏化为主要敏化类型。热敏化多借助红外热像仪对穴位温度进行检测;电敏化多选用腧穴电阻测定仪对穴位电阻进行检测;压敏化采用对循经按压对穴位呈现压痛、酸胀等感觉及阳性反应点的频次进行分析;痛敏化采用痛阈进行检测,检测方法包括疼痛测量仪、Von Frey电子测痛仪、辐射热甩尾测痛仪、钾离子导入法、热水甩尾测痛法等;光敏化检测主要选用红外光谱分析仪对红外辐射相关指标进行检测。合谷的热敏化现象主要表现为穴温降低;电敏化现象中合谷敏化后的电阻值会升高、穴位经络值及导电量均降低;压敏化和痛敏化现象中敏化合谷痛阈降低;在光敏化现象中合谷穴敏化状态的红外光谱所显示的平均尖锐程度及平均能量降低[138]。

合谷穴发生敏化的疾病类型以肢体经络和肝胆、肺、脾胃相关病证较为多见,具体包括面

瘫、支气管哮喘、变应性鼻炎等疾病。康莲英等[379]发现绝大部分面瘫患者的合谷穴均较正常温度低,针刺后合谷穴温度会升高;宋晓晶等[380]也在针刺合谷后发现,口区升温较明显,与全面部、印堂、健眼区均温比较差异有统计学意义;陈冰俊等[113]发现患有周围性面瘫的人在发病初期合谷穴温度呈明显升高的状态,而病愈后合谷穴的温度明显降低,且与健康人的穴位温度相近;而陈毕霞等[122]也发现贝尔面瘫患者合谷穴电阻抗值高于正常值。在支气管哮喘病中,刘亚亚等[381]应用红外热像仪对支气管哮喘患者进行检测发现原穴合谷、合穴曲池的温度值较健康人降低;而朱琦等[235]也发现寒证哮喘患者合谷穴的体表温度多低于健康人。林晶等[335]发现变应性鼻炎患者合谷热敏化出现率为44.44%,且艾灸感主要表现为以传热和透热感为主。

2. 手三里

根据现代文献数据挖掘发现,手三里穴的敏化具有痛敏化、热敏化两种敏化形式,其中痛敏化为主要的敏化类型。痛敏化采用痛阈进行检测,检测方法包括动物缩肢时刻度、Von Frey检测机械痛阈,压痛测试仪检测压痛阈等;热敏化多借助温和灸探寻热敏穴位,红外热成像仪方式进行检测。手三里穴的痛敏化现象中发现进行干预前后痛阈改变明显,且主要呈上升趋势;热敏化现象主要表现为有传热、透热及局部感觉等,患者较健康者的手三里穴温度更高。

手三里穴的敏化研究以经络病证为主要研究载体,按西医病名进行分类其敏化现象常见于肱骨外上髁炎、颈椎病、变应性鼻炎等。周杰等[382]发现虚证患者手三里与曲池穴的电针感觉阈较正常人高21%,痛阈比正常人高19%;而虚证患者的手三里和曲池穴的感觉阈和痛阈分别高于实证患者30%和70%。伍坚宁[383]发现

肱骨外上髁炎通过治疗后,肱骨外上髁桡肱关节间隙处的疼痛阈值及耐受阈值和手三里两处的疼痛耐受阈值差异均有统计学意义。陈丽雪等[384]发现通过干预后,治疗前后的手三里穴的痛阈值具有统计学差异。孙雅宁等[385]的研究也证实治疗前后,神经根型颈椎病患者的手三里穴平均温度值呈升高状态,且治疗后神经根型颈椎病患者所选经穴的平均温度值较健康人无明显差异。同时,孙铭声等[148]的研究发现颈型颈椎病患者的手三里、曲池、列缺、中渚、大椎等穴的最高温度均高于健康人,机械及压痛阈均低于健康人。而刘芸等[336]发现变应性鼻炎在手三里穴的热敏化形式以传热、透热及局部感觉为主,且与健康人比较手三里穴痛阈值有下降。

3. 曲池

根据现代文献数据挖掘发现,曲池穴的敏化具有热敏化、痛敏化、化学敏、形敏化、光敏化5种敏化形式,其中热敏化和化学敏化为主要敏化表现类型。热敏化多使用红外热像仪进行检测,结局指标以热敏检测热敏反应、温度变化为主;化学敏化则多使用酶联免疫法、放射免疫法等方法对体内化学物质(肿瘤坏死因子-α、白细胞介素-1β、白细胞介素-6、髓过氧化物酶等)的含量进行检测;而痛敏化多用Von Frey和压痛仪来测量痛阈值的变化;形敏化则对阳性反应点进行检测。曲池穴的热敏化现象主要表现为有透热、扩热、传热、局部不热而远部热、表面不热深部热等现象的出现,但整体曲池穴的温度较健康人呈下降的趋势;在化学敏化现象中曲池穴在疾病状态下P物质、5-羟色胺、白细胞介素-6等化学物质含量相对健康人增多或减少;光敏化现象中敏化后的曲池穴局部温度升高,毛细血管血流加速;形敏化现象中阳性反应点采用刮痧法易出现痧样。

曲池穴的敏化研究大多以脏腑、经络、气血津液病证为研究载体，按西医病名进行分类其敏化现象常见于过敏性鼻炎、哮喘、功能性肠病、颈椎病、脑卒中、痛风性关节炎等。脏腑和经络病证出现热敏反应的比较多，脏腑病中热敏灸多表现为传热，一部分还伴随非热感，温度较健康人低；脏腑病中的心系病证和肝胆病证则多为化学敏化，表现为各种化学物质含量的增多或减少[386]。

（三）足阳明胃经：足三里、上巨虚、下巨虚

现代文献对足阳明胃经的足三里、上巨虚、下巨虚等腧穴作为主要敏化研究经穴。

1. 足三里

根据现代文献数据挖掘发现，足三里穴的敏化包含热敏化、电敏化、痛敏化、声敏化、压敏化、光敏化、化学敏化7种敏化形式，其中热敏化为主要的敏化类型。热敏化多借助温和灸探寻热敏穴位，也有使用红外热成像仪方式进行检测；电敏化多选用皮肤导电量测试仪、穴位伏安特性检测仪以及腧穴探测仪，将电阻值、电导值以及伏安惯性面积设置为结局指标；痛敏化采用痛阈进行检测，检测方法包括 Von Frey 检测机械痛阈，压痛测试仪检测压痛阈；声敏化主要采用聚焦超声波照射和宫调音乐声波接收系统进行检测；压敏化采用循经按压使穴位呈现压痛、酸胀等感觉及阳性反应点的频次进行分析；光敏化检测主要选用红外光谱分析仪对红外辐射相关指标进行检测；化学敏化主要检测指标包括 P 物质、5 - 羟色胺、内啡肽、强啡肽含量等。足三里穴的热敏化现象主要表现为有透热、扩热、传热等现象的出现；电敏化现象中敏化后的足三里穴电阻值大小与人体气血呈正相关；痛敏化现象中压痛阈值主要在 1. 305 ~

5. 442 kg，而机械痛阈值主要 116. 59 ~ 126. 35 g；在声敏化现象中足三里穴敏化状态时对声波接受减少；在光敏化现象中足三里穴敏化状态的红外光谱所显示的红外辐射值与健康人有统计学差异；在化学敏化现象中足三里穴敏化状态与 P 物质、内啡肽、强啡肽的含量有关，而钾离子浓度呈升高状态。

足三里穴的敏化研究以气血津液、肢体经络、脾胃疾病为研究载体，但以气血津液疾病居多。气血津液病中以热敏为主，主要表现为透热、扩热、传热、酸胀压重痛麻冷等非热感觉，而发生电敏化现象的患者对能量传输的"畅通性"较低，发生痛敏化现象的足三里穴痛阈值增大。肢体经络病中，足三里穴也易发生敏化现象，但仍以热敏化现象记载较多，主要表现为透热、扩热、传热、酸胀压重痛麻冷等非热感觉以及局部不热而远部热、表面不热深部热等现象；而针刺发生痛敏化现象的足三里穴具有镇痛更耐受、提高痛阈等作用。在脾胃疾病中，也以热敏化的透热、扩热、传热感为主要表现形式；发生电敏化反应的足三里穴电阻值大小与机体虚实状态有关，实证时穴位电阻高，虚证则穴位电阻较低；而通过分析痛敏化现象发现穴位痛阈值降低，穴位的范围增大等[387]。

2. 上巨虚

根据现代文献数据挖掘发现，上巨虚穴的敏化具有痛敏化、热敏化、光敏化3种敏化形式，其中痛敏化为主要的敏化类型。痛敏化采用痛阈进行检测；热敏化多借助红外热成像仪方式以及温和灸探寻热敏化穴位进行检测；光敏化现象则使用红外光谱分析仪检测。上巨虚穴的痛敏化现象中敏化上巨虚穴痛阈低于健康人，干预后痛阈呈上升趋势；上巨虚穴处于热敏化状态时的温度与正常人相比有统计学差异，主观感受以传热、透热及局部感觉为主；光敏化

现象中患者上巨虚穴的辐射强度均有显著差异的波段多于健康人。

上巨虚穴的敏化研究以消化系统疾病为主要研究载体，按西医病名进行分类其敏化现象常见于肠易激综合征、溃疡性结肠炎、功能性肠病等。吴焕淦等[310,311,388]发现溃疡型结肠炎患者左右两侧上巨虚穴的辐射强度有显著差异的波段多于健康人，其中右侧上巨虚共有 16 个波长的红外辐射强度与正常人有显著差异，左侧有 17 个波长的红外辐射强度与正常人有显著差异。刘伟哲等[389]将慢性浅表性胃炎患者的上巨虚与旁开对照点痛阈值进行统计分析后发现有显著性差异，且与健康受试者上巨虚穴痛阈值变化百分比也有显著差异，敏化状态的上巨虚处的痛阈值比旁开处明显降低，其变化百分比高于正常人。张赛等[390]发现肠易激综合征组上巨虚穴疼痛阈值明显低于正常组。同时，刘尽美等[391]发现肠易激综合征受试者上巨虚穴温度显著高于健康受试者，而温和灸治疗后，患者上巨虚穴温度与治疗前相比显著降低。漆学智等[154,155]将肠病及肠癌的患者与健康人组进行比较发现患者的上巨虚穴的压痛阈值显著低于健康受试者组，且敏化范围扩大，在旁开 1~2 寸处，仍会出现显著痛敏化现象。杨丽娟等[392]将肠易激综合征的患者的手太阳小肠经、手阳明大肠经对应的下合穴治疗前后阈值比较，有统计学差异，并且痛阈呈上升趋势。张辉等[393]将功能性便秘的患者与健康人组进行比较发现患者组左侧上巨虚穴相对温度低于健康人。刘芸等[336]将变应性鼻炎患者与健康人比较后发现，30 例变应性鼻炎患者中发现热敏化穴 10 处，其中一个为上巨虚，且出现热敏化现象时间比健康人显著缩短。上巨虚穴痛阈值相较正常值呈下降趋势。李丽芬等[394]将功能性腹泻的患者进行电针足三里时发现上巨虚红外

温度下降，而电针后上巨虚仍呈下降趋势。

3. 下巨虚

根据现代文献数据挖掘发现，下巨虚穴的敏化具有痛敏化、热敏化、电敏化 3 种敏化形式，其中痛敏化为主要的敏化类型。痛敏化采用痛阈进行检测，检测方法以 Von Frey 检测为主；热敏化多借助温和灸探寻热敏穴位，红外热成像仪方式进行检测；电敏化多选用皮肤电阻贝士德经络监测系统，将电势值设置为结局指标。下巨虚穴痛敏化现象中痛阈低于健康人，干预后痛阈呈上升趋势；下巨虚穴处于热敏化状态时的温度与正常人相比有统计学差异，主观感受以传热、透热及局部感觉为主；电敏化现象表现在干预后下巨虚-内庭穴间的电势差主要呈下降趋势。

下巨虚穴的敏化研究以消化系统疾病为主要研究载体，常见于肠易激综合征、功能性肠病、胃炎等。刘伟哲等[395]发现慢性浅表性胃炎患者的下巨虚与旁开的对照点痛阈值有显著性差异，且与健康受试者下巨虚穴痛阈值变化百分比也有显著差异，下巨虚穴的痛阈值比旁开处明显降低，其变化百分比高于正常人。张朝鑫等[396]发现两名原发性高血压患者的下巨虚-内庭穴间电势差分别从 49.30 mV 和 34.76 mV 下降到 26.23 mV 和 22.41 mV。张赛等[390]发现肠易激综合征组下巨虚穴疼痛阈值明显低于正常组。同时，刘尽美等[391]发现肠易激综合征受试者下巨虚穴温度显著高于健康受试者，而温和灸治疗后，患者下巨虚穴温度与治疗前相比显著降低。漆学智等[154,155]将肠病及肠癌的患者与健康人组进行比较发现患者的下巨虚穴的压痛阈值显著低于健康受试者组，且敏化范围扩大，在旁开 1~2 寸处，仍会出现显著痛敏化现象。杨丽娟等[392]将肠易激综合征的患者的下巨虚穴治疗前后阈值比较有统计学差异，

并且痛阈呈上升趋势。张辉等[393]将功能性便秘的患者与健康人组进行比较发现患者组左侧下巨虚穴相对温度低于健康人。刘芸等[336]将变应性鼻炎患者与健康人比较后发现,30例变应性鼻炎患者中发现热敏化穴10处,其中一个为下巨虚,且出现热敏化现象时间比健康人显著缩短。下巨虚痛阈值相较正常值呈下降趋势。

(四)足太阴脾经: 三阴交、阴陵泉

现代文献对足太阴脾经的三阴交、阴陵泉等腧穴作为主要敏化研究经穴。

1. 三阴交

根据现代文献数据挖掘发现,三阴交穴的敏化具有热敏化、痛敏化、电敏化、压敏化、声敏化、形敏化6种表现形式,其中以热敏化为主要敏化类型。热敏化多借助温和灸探寻热敏化穴位,也有使用红外热成像仪进行检测;痛敏化采用痛阈进行检测;电敏化多选用皮肤导电量测试仪、穴位伏安特性检测仪以及腧穴探测仪,将电阻值、电导值以及伏安惯性面积设置为结局指标;压敏化检测主要选用穴位诊查进行筛查;声敏化主要声波接收传感器对宫调音乐声波强度进行检测;形敏化则通过穴位的外观进行形态学检测。热敏化现象主要表现为透热、扩热、传热、局部不(微)热远部热、表面不(微)热、深部热、其他非热等非热感觉的出现,且三阴交穴热敏化状态时左右两侧的温度失衡,较健康值低;痛敏化现象中三阴交穴主要表现为痛阈降低,干预后痛阈升高;电敏现象中三阴交穴敏化后的电阻值、穴位伏安特性会异常;压敏化则为在穴位诊查时三阴交穴敏感度增高;形敏化则出现局部的皮肤凹陷。

三阴交穴发生敏化的疾病类型以妇科疾病较为多见,有痛经、盆腔炎、分娩等。痛经患者

常有热敏化现象和电敏化现象出现。就热敏化现象而言,张波、何怡瀚、甘小利等均发现采用灸法探查热敏化点发现三阴交穴的热敏化现象有如下感觉: 透热、扩热、传热、局部不(微)热远部热、表面不(微)热、深部热、其他非热感觉等;张波等[327]发现三阴交穴热敏化出现率31.67%,而治疗后出现率降低;何怡瀚等[397]发现腧穴敏化频率最多的是足太阴脾经腧穴的三阴交;甘小利[398]发现在其实验组,有10例即33.3%的纳入病例报道了三阴交穴出现了热敏化现象;杜潇怡等[399]发现痛经患者月经来潮第1日痛经发作时有特异性反应的穴位是三阴交穴;杨佳敏等[400]发现针刺三阴交穴可调节三阴交穴区的体表温度失衡变化;而吴桂雯等[401]发现寒凝型帕金森病患者三阴交穴体表温度显著低于健康人,且针刺三阴交可以显著升高寒凝型帕金森病患者经穴体表温度;赵珉一等[402]的研究也表明针刺三阴交穴能引发循足太阴脾经中2个以上远端穴位的升温现象。苗艳换等[403]发现痛经组痛经期的痛敏化现象即三阴交穴压痛阈值显著低于非经期。而余延芬及刘玉祁等[321,404]均报道了电敏化现象,同时发现了痛经组的双侧三阴交穴的电阻失衡率明显高于正常组;张璐[405]发现非经期的痛经患者右三阴交穴增程伏安面积、惯性面积及左三阴交穴惯性面积均显著小于设定的对照点。不仅痛经会出现穴位敏化现象,而且盆腔炎也会出现痛敏化现象与热敏化现象,章海凤等[406]发现三阴交穴热敏化现象为透热、扩热、传热、局部不(微)热远部热、表面不(微)热、深部热等感觉,并且三阴交穴热敏化出现率28.3%,而在治疗后出现率降低;而杨燕妮等[407]也发现热敏化现象的感传可直接到达腹部,还有扩散、深透、循一定路线传导等形式。吴江昀等[408]发现盆腔炎的患者的三阴交穴的压痛阈值均显著高于健

康组。而就分娩而言,冯媛媛及沈岩金等[409,410]发现分娩大鼠的"三阴交"穴痛阈值在进行电针治疗后显著增高。

2. 阴陵泉

根据现代文献数据挖掘发现,阴陵泉穴的敏化具有痛敏化、热敏化、电敏化、声敏化、形敏化5种敏化形式,其中痛敏化为主要的敏化类型。痛敏化采用痛阈进行检测,检测方法包括Von Frey检测痛阈、压痛测试仪检测痛阈等;热敏化多借助红外热成像仪方式进行检测;电敏化多采用腧穴电阻测定仪及皮肤导电量测试;声敏化则使用声波接收传感器;形敏化则观察穴位的阳性反应点。阴陵泉穴的痛敏化现象中发现,干预前后痛阈改变明显;热敏化现象主要表现为穴位皮肤温度的异常,且干预后改善明显;电敏化则发现电阻抗病理表现时为高抗,电阻对称值平衡偏离,干预后阻抗呈下降趋势;声敏化现象表现为干预后阴陵泉穴的宫调音乐声波强度较治疗前均有升高趋势。

阴陵泉穴的敏化研究以经络病证、脾胃病证为主要研究载体,按西医病名进行分类其敏化现象常见于膝骨性关节炎、功能性肠病、胃痛等。有研究表明以退行性膝骨性关节炎为载体也发现阴陵泉穴的机械痛阈患者敏化率为98.14%,健康人敏化率为11.26%;患者的压痛敏化率为97.93%,健康人的压痛敏化率为20.48%。热敏化现象中,患者的阴陵泉穴敏化率为58.19%,健康人的敏化率为15.32%[196];老年人群的压痛阈值均高于中年人群[411]。还有研究发现发现膝骨性关节炎患者的阴陵泉穴区温度与WOMAC功能评分及总体评分有统计学相关[412]。谢丁一等[199]发现膝骨性关节炎患者中的热敏化组阴陵泉穴的热觉阈值、热痛阈值和热耐痛阈值均高于非热敏化组同名穴位的相应测量值。在动物实验中也发现"阴陵泉"是膝骨性关节炎大鼠模型的痛觉高敏化概率出现最高的腧穴[413]。祁葆义等[414]发现胃脘痛患者阴陵泉、公孙、商丘、地机等穴的电阻对称值平衡失常。刘芳等[415]发现功能性消化不良患者脾经的阴陵泉穴的宫调音乐声波强度值高于健康软组织;而皮肤导电量方面,功能性消化不良患者的三阴交穴导电量远高于健康值。任晓静[416]发现治疗后功能性消化不良患者阴陵泉穴接收到的宫调音乐声波强度较治疗前均有升高趋势,且患者阴陵泉穴的皮肤导电量较治疗前均有明显的下降。漆学智等[11,154,155]发现功能性肠病便秘和腹泻患者在疾病状态下,阴陵泉穴及其旁开1寸的压痛阈值与健康人组同一部位比较显著下降;肠癌患者在疾病状态下,阴陵泉穴及其旁开1寸和其同神经节段非穴位点的压痛阈值与对照组同一部位比较显著下降,且处于痛敏感状态。吴桂雯等[417]研究发现,与健康对照组比较,痛经患者中的寒凝证组阴陵泉穴区较健康时温度低,而经过干预后阴陵泉升温快。吴江昀等[408]发现,盆腔炎患者的阴陵泉、三阴交、蠡沟等3穴的压痛阈值均显著高于健康组。杨薇等[418]发现非酒精性脂肪性肝病患者治疗后经络及主要穴位如阴陵泉、大横、丰隆等穴位的均温显著高于治疗前。孟旭等[419]发现子宫腺肌病继发性痛经的患者的足太阴脾经的压痛点集中在阴陵泉等区域,而阴陵泉压痛阈值在经期时低于非经期。

(五)手少阴心经: 神门、阴郄

现代文献报道的手少阴心经腧穴的敏化研究主要涉及原穴神门、郄穴阴郄等腧穴。

1. 神门

根据现代文献数据挖掘发现,神门穴的敏化具有电敏化、光敏化、热敏化、痛敏化4种表现形式,其中以电敏化为主要敏化类型。电敏化现象中神门敏化后的电阻值会异常，经络能量值处于高能量状态；光敏化检测主要选用红外光谱分析仪对红外辐射相关指标进行检测；热敏化多借助红外热像仪对穴位温度进行检测；痛敏化采用痛阈进行检测。神门穴的电敏化现象主要是中医经络检测仪能量值、伏安特性检测值的异常；热敏化现象主要表现为穴温降低；痛敏化现象中敏化神门穴痛阈降低；在光敏化现象中神门敏化状态的红外光谱所显示的红外辐射强度异常。

神门穴发生敏化的疾病类型以心系疾病较为多见，有冠心病、失眠、高血压等疾病。邓海平等[420]发现冠心病患者的神门穴红外辐射强度个体差异较大，但光谱形态相似，且在多个波长上的红外辐射强度与正常人的相比有显著差异；而刘汉平等[34]也发现在 10.1 μm 最强辐射峰及能量最为集中的 8~12 μm 光谱范围内两侧神门穴红外辐射强度相比，冠心病患者的辐射强度出现了显著性差异。陈冰俊等[421]发现机体相对血虚时神门穴位扫描电阻增高，而气虚时神门穴位扫描电阻降低。在甲状腺功能亢进症患者中，毛慧娟等[422]也发现患者的左神门穴的增程伏安面积明显小于对照点。张木娇等[423]也发现乳腺增生患者左右两侧神门穴电阻测量值均具有显著差异。同时，有研究发现心肌缺血在造模 20 日后的模型组神门穴机械痛阈显著低于健康组[424]。赵俊喜等[425]发现高血压患者以神门穴为代表的手少阴心经明显处于高能量的太过、实证状态；龚建强等[426]也发现脂肪肝患者神门穴明显处于高能量状态。而唐宜春等[427]发现纳入的失眠患者中有 17 病例出现神门穴温度下降，23 例出现神门穴皮温上升现象，且与健康人比较有显著差异。

2. 阴郄

根据现代文献数据挖掘发现，阴郄穴的敏化具有热敏化形式。以红外热成像技术为检测手段，唐宜春等[427]发现纳入的失眠患者中有17病例出现阴郄穴温度下降，23 例出现阴郄穴皮温上升现象，且与健康人比较有显著差异。

（六）手太阳小肠经：后溪、天宗

在相关文献中，手太阳小肠经腧穴涉及的敏化研究以后溪、天宗等腧穴为主。

1. 后溪

根据现代文献数据挖掘发现，后溪穴的敏化具有热敏化和痛敏化两种表现形式。其中热敏化多选用红外热像仪对患部进行温度检测，痛敏化多采用测痛仪进行痛阈检测，检测方法包括非制冷焦平面红外热像仪、M-tone 数字压痛测试仪、鼠尾测痛仪、痛阈测痛仪 EP601C。后溪穴的热敏化现象主要是穴温升高；痛敏化现象主要是后溪痛阈降低。

后溪穴发生敏化的疾病类型以肢体经络相关病症多见，有急性腰扭伤、炎性痛、慢性颈痛等疾病。在急性腰扭伤疾病中，吴耀持等[428]发现电针后溪穴后，其升温效应要明显高于药物组。樊远志等[429]应用红外热像仪对急性腰扭伤进行检测发现针灸后溪穴前比针灸后溪穴温度提高后，其平均温度差有统计学意义。在炎性痛疾病中，何玲玲等[430]发现针刺外关、外关加合谷以及外关加合谷、后溪均可提高炎性痛大鼠痛阈。在慢性颈痛疾病中，卢鑫等[431]采用痛阈测痛仪对后溪等穴进行检测发现，在治疗结束后，其痛阈值较治疗前明显降低。

2. 天宗

根据现代文献数据挖掘发现，天宗穴的敏化具有热敏化、痛敏化两种表现形式，其中以痛敏化为主要敏化类型。痛敏化多借助测痛仪对穴位痛阈进行检测，检测方法包括 Von Frey 电子测痛仪、Wanger 压痛仪和 R85-2 型测痛仪。

热敏化多选用红外热像仪对穴位温度进行检测。天宗穴的痛敏化现象主要是其痛阈值低于健康人，且男性痛阈值高于女性痛阈值，干预后痛阈值升高；热敏化现象主要表现为穴温降低。

天宗穴发生敏化的疾病类型以肢体经络相关病症较为多见，有颈型颈椎病、肩周炎等疾病。孙铭声等[148]发现在颈型颈椎病患者中，天宗穴的机械痛阈、压痛阈低于健康人，但天宗穴的最高温度高于健康人。马兴莎等[432]发现天宗穴在不同性别之间的机械痛阈值、压痛阈值有明显统计学差异；同时，男性机械痛阈值高于女性机械痛阈值。杨顺益等[433]发现温针灸天宗穴使肩周炎患者痛阈值提高。王军燕等[434]采用红外热像仪对天宗穴进行检测，天宗穴为异常低温区，其温度值与健康志愿者同部位相比具有显著性差异。

（七）足太阳膀胱经：肺俞、心俞、肝俞、脾俞、胃俞、肾俞、委中

在相关文献中，足太阳膀胱经腧穴涉及的敏化研究以肺俞、心俞、肝俞、脾俞、胃俞、肾俞、委中等腧穴为主。

1. 肺俞

根据现代文献数据挖掘发现，肺俞穴的敏化具有热敏化、电敏化、痛敏化 3 种表现形式，其中以热敏化和电敏化为主要敏化类型，热敏化多借助红外热像仪对穴位温度进行检测。电敏化对穴位电阻进行检测，检测方法主要选用腧穴电阻测定仪和数字万用电表，痛敏化采用痛阈进行检测，检测方法主要采用 VonFrey 电子测痛仪等。肺俞穴的电敏化现象主要是肺俞穴电阻降低；热敏化现象主要表现为在支气管疾病中，肺俞穴为高温特征；在失眠疾病中，肺俞穴温降低；痛敏化现象中左右肺俞穴痛阈值有显著差异。

肺俞穴发生敏化的疾病类型以肺、心相关病症较为多见，有慢性阻塞性肺疾病、支气管哮喘、失眠等疾病。李争等[225]发现慢性阻塞性肺疾病的肺俞穴平均温度显著降低，同时，吸烟组肺俞穴的温度低于不吸烟组的肺俞。在支气管疾病中，马淑骅等[435]发现肺俞穴是支气管哮喘患者热敏的高发区域，同时指出肺俞穴与其对照点有极其显著的差异。邱妍川等[436]发现肺俞穴电阻最低，其针刺电阻和皮肤电阻与其他位置的电阻有明显显著差异。陈日新等[437]指出采用红外像仪检测支气管哮喘患者，其肺俞穴多高温特征，呈现热敏化状态。在失眠相关疾病中，黄薰莹等[438]发现在左右背俞穴痛阈值检测中，其肺俞穴有统计学差异。唐宜春等[427]采用红外热像仪检测发现，肺俞穴出现明显温度下降，与对照组比较有明显统计学差异。金丽燕等[439]发现右侧肺俞穴温度高于左侧肺俞，具有统计学意义。刘险峰等[440]应用红外热像自动检测系统发现肺俞穴热态差值与正常人比较有显著差异。汪家柔等[441]发现左右肺俞穴在注射 LPS 后电流下降，有显著差异。刘建平、杨彬等[442-444]应用电阻测定仪发现肺俞组与非穴组比较有极显著的差异。予氨茶碱药物治疗后，肺俞穴皮肤电阻较低。许金森等[445]采用红外热像仪检测出肺俞穴出现不同程度的皮温升高，而且左右不对称。

2. 心俞

根据现代文献数据挖掘发现，心俞穴的敏化具有热敏化、电敏化、痛敏化 3 种表现形式，其中以热敏化为主要敏化类型，热敏化多借助红外热像仪对穴位温度进行检测。电敏化多对穴位电阻进行检测，检测方法包括电阻探测仪、经穴伏安特性检测仪。痛敏化采用数字疼痛量表对压痛点进行检测。心俞穴的热敏化现象主要是心俞温度下降，干预后穴温升高；电敏化现

象主要表现为高电阻特点,呈现失衡现象;痛敏化现象中左右心俞穴痛阈值有明显统计学差异。

心俞穴发生敏化的疾病类型以心血管相关病症较为多见,有冠心病、多发性大动脉炎、失眠等疾病。付奥杰等[259]应用电阻探测仪发现冠心病患者的心俞穴呈高电阻特点,其左右双侧电阻出现失衡现象。程宇等[446]应用红外热像仪发现多发性大动脉炎针刺心俞穴后患肢平均温度、最高温度及最低温度较治疗前均有升高,同时高于中药组和西药组。在失眠病中,黄薰莹等[438]发现左右侧心俞在痛阈值比较上都有显著统计学差异。唐宜春等[427]采用红外热像仪检测发现失眠患者心俞出现明显温度下降。郑娟娟等[447]发现机械振动按摩背部心俞后,心俞温度升高明显。赵毅等[448]发现推拿掌振心俞后,心俞温度明显升高,与操作前温度比较有显著差异性。张一和等[449]应用智能型经穴伏安特性检测仪发现心肌炎患者在心俞有"惯性失衡度"严重偏负的经穴-脏腑相关特性,心俞具有"两穴失衡度"偏负且高失衡即方向与大小同时失衡的经穴-脏腑相关特性。

3. 肝俞

根据现代文献数据挖掘发现,肝俞穴的敏化具有热敏化、电敏化两种表现形式。其中热敏化多借助红外热像仪对穴位温度进行检测,电敏对穴位电流进行检测。肝俞穴的热敏化现象主要是穴温降低;电敏化现象主要表现为电流下降。

肝俞穴发生敏化的疾病类型以心、胃等相关病症较为多见,有胃溃疡、失眠等疾病。汪家柔等[441]发现注射 LPS 后左右肝俞的电流均下降,有明显差异。唐宜春等[427]应用红外热像仪对肝俞进行检测发现失眠患者肝俞温度明显下降,与对照组有显著差异。

4. 脾俞

根据现代文献数据挖掘发现,脾俞穴的敏化具有热敏化、痛敏化两种表现形式,其中以热敏化为主要敏化类型,热敏化多借助红外热像仪对穴位温度进行检测。痛敏化多借助 Von - Frey 电子测痛仪对痛阈进行检测。脾俞穴的热敏化现象主要是穴温降低,干预后穴温升高;痛敏化现象主要表现为敏化脾俞穴痛阈值降低。

脾俞穴发生敏化的疾病类型以心肺、脾胃等相关病症较为多见,有慢性阻塞性肺疾病、慢性浅表性胃炎、失眠等疾病。李争等[225]借助红外热像仪检测发现慢性阻塞性肺疾病患者与健康人比较,其脾俞穴的平均温度显著降低。唐宜春等[427]发现失眠患者与健康人比较,其脾俞穴的温度明显下降,有统计学意义。张莉等[450]发现脾俞穴拔罐后,其皮肤温度升高并持续一段时间。刘伟哲等[389]利用 VonFrey 测痛仪检测发现慢性浅表性胃炎患者脾俞穴的痛阈值比健康人脾俞穴痛阈值明显降低,有统计学意义。

5. 胃俞

根据现代文献数据挖掘发现,胃俞穴的敏化具有热敏化、电敏化、痛敏化 3 种表现形式,其中以痛敏化为主要敏化类型,检测方法包括痛阈测量仪、VonFrey 电子测痛仪。热敏化多借助红外热像仪对穴位温度进行检测。电敏化多对穴位电阻进行检测,检测方法包括智能型穴位伏安特性检测仪和经络电测量仪。胃俞的电敏化现象主要是电阻、伏安特性检测值的异常;热敏化现象主要表现为穴温降低;痛敏化现象中敏化胃俞穴痛阈低。

胃俞穴发生敏化的疾病类型以脾胃相关病症较为多见,有胃溃疡、胃窦炎、慢性胃炎等疾病。在胃溃疡病中,贲卉等[451]采用 VonFrey 检测仪检测胃溃疡患者胃俞,其处于痛敏感状态,压痛阈值与对照组比较有显著统计学差异。魏振义等[452]分别采用DTC-1型探穴测温仪、经络电测量仪和痛阈测量仪对胃俞的温度、阻抗、痛阈进行检测，发现慢性胃炎和胃溃疡患者的胃俞表现为低温度、低阻抗、低痛阈值的特点。张海蒙等[453]发现胃窦炎患者胃俞的伏安曲线具有线性和惯性两大特征，其惯性面积明显小于对照点。刘伟哲等[389]发现慢性浅表性胃炎患者的胃俞与健康人比较，其痛阈值有显著统计学差异。

6. 肾俞

根据现代文献数据挖掘发现，肾俞穴的敏化具有热敏化、电敏化、痛敏化3种表现形式，其中以痛敏化为主要敏化类型，检测方法包括热痛测定仪、电子皮肤测疼痛仪、Von Frey电子测痛仪、辐射热测痛仪、光热甩尾测痛法、热板法测痛等。热敏化多借助红外热像仪对穴位温度进行检测。电敏化多选用腧穴电阻测定仪对穴位电阻进行检测。肾俞穴的热敏化现象主要表现为在热敏化状态下左右两侧的肾俞温度失衡，且较于健康穴温度低，干预后穴温升高；痛敏化现象中敏化肾俞穴主要表现为肾俞穴是痛敏化发生率较高的腧穴之一，干预后痛阈升高；电敏化则出现电阻升高且失衡现象。

肾俞穴发生敏化的疾病类型以肢体经络、五脏相关病症较为多见，有坐骨神经痛、神经病理性痛、膝骨性关节炎、腰椎间盘突出症、关节炎、失眠、多发性大动脉炎、原发性痛经、慢性疲劳、慢性阻塞性肺疾病、绝经、肾绞痛、多囊卵巢综合征等疾病。在膝骨性关节炎病中，刘晓佳等[198]借助红外热像仪发现肾俞穴4次温度测量值之间有统计学差异。吴强等[413]借助红外热像仪和VonFrey电子测痛仪发现左右肾俞是痛觉低敏化发生率最高的腧穴之一，左肾俞是温度高敏化发生率最高的腧穴之一，但右肾俞是温度低敏化发生率最高的腧穴之一。周玉梅

等[196]发现肾俞是机械痛敏化程度高的腧穴之一。闫丽萍等[454]发现电针肾俞穴后，神经病理性痛患者的机械痛阈和热痛阈值均降低。周友龙等[455]发现腰椎间盘突出症患者的机械痛阈值在贴敷肾俞与贴敷局部表面比较有明显升高。程宇等[446]发现针刺肾俞穴后多发性动脉炎患者患肢平均温度、最高温度及最低温度较治疗前均有升高。唐宜春等[427]发现失眠患者的肾俞穴出现明显的温度下降现象，与对照组有明显统计学差异。王强玉等[456]发现原发性痛经患者肾俞穴电阻值升高，且双侧肾俞穴电阻失衡现象较正常女性明显。成词松、裴钰等[457,458]发现电针慢性疲劳模型大鼠"肾俞"穴能延长大鼠热痛时间，提高痛阈。李争等[225]发现慢性阻塞性肺疾病患者的肾俞穴平均温度显著降低。在肾绞痛病中，肖扬等[459]发现电针肾绞痛大鼠"肾俞"穴的痛阈值低于正常组，有统计学差异。韩知渊等[460]发现电针"肾俞"穴能提高肾绞痛大鼠痛阈值。王小莉等[461]发现多囊卵巢综合征患者的肾俞穴左右两侧红外温度的比较有统计学差异。顾煜等[462]发现温和灸绝经后骨量减少患者的肾俞穴后，双侧肾俞温度升高。汪幗斌等[463]发现穴位注射"肾俞"穴后，佐剂性关节炎大鼠的痛阈值明显升高，与模型组比较有统计学差异。郑明岳等[464]发现电针"肾俞"穴治疗坐骨神经痛模型大鼠，可明显改善大鼠机械缩足痛阈。兰州医学院解剖组织学教研组发现电针"肾俞"穴能提高趾蹼痛阈值[465]。青岛医学院生理教研组发现电针"肾俞"穴能明显提高痛阈[466]。熊鹏等[467]发现电针和埋线双侧"肾俞"穴能缓解吗啡耐受小鼠的痛阈值下降趋势。

7. 委中

根据现代文献数据挖掘发现，委中穴的敏化具有热敏化、电敏化、痛敏化、声敏化4种表

现形式,其中以痛敏化为主要敏化类型,检测方法包括 Wagner 压痛仪、Von Frey 电子测痛仪、爪触测痛仪、热痛测定仪、机械痛阈测试仪等。热敏化多借助红外热像仪和红外测温仪对穴位温度进行检测,电敏化多选用电极皮肤阻抗测定仪和经络穴位动态特性(电阻)体表检测系统对穴位电阻进行检测。委中穴的热敏化现象主要表现为干预前委中穴温与干预后穴温有统计学差异;痛敏化现象中敏化委中穴主要表现为委中穴痛阈值变化明显,干预后痛阈升高;电敏化则出现左右电阻值有显著差异,存在失衡现象;声敏化现象主要表现为低频声波对委中穴的氧分压和微循环有影响。

委中穴发生敏化的疾病类型以肢体经络相关病症较为多见,有膝骨性关节炎、腰椎间盘突出症、神经病理性痛等疾病。在膝骨性关节炎疾病中,罗亚男等[214]发现委中为敏化频率较高的穴位之一。万敏等[203]发现委中压痛阈平均值变化最明显,委中发生了热敏化和痛敏化。在腰椎间盘突出症疾病中,吴晓林等[468]发现委中对腰椎间盘突出症电阻改变的反应敏感性较强,同时委中的失衡度具有统计学意义。安光辉等[469]发现左委中红外平均温度较干预前的红外温度有显著性差异。金希真等[470]发现少阴人、少阳人委中的温度高于足三里。宋佳杉等[178]发现委中的左右两侧同名穴位电阻差值有显著性差异。王普艳等[471]发现不同音色的低频声波对委中经皮氧分压的影响差别显著。解放军第306医院中医科[472]借助激光多普勒血流仪检测发现不同频率的低频声波对委中微循环的影响有非常显著的差异。森川和宥等[473]发现委中压痛阈值呈上升趋势,皮肤电阻电流呈下降趋势。龙贤齐等[474]发现针刺委中后,机械痛阈变化百分率提高。赵丽云等[475]发现针刺"委中"后的机械痛阈值与腰椎间盘突

出症大鼠模型组比较有明显统计学差异。闫丽萍等[454,476]发现电针"委中"分别降低神经病理性痛大鼠的机械痛阈和热痛阈。冯克辉等[477]发现电针"委中"后,神经病理性痛大鼠的机械痛阈值升高。

(八)足少阴肾经:太溪、阴谷

在相关文献中,足少阴肾经腧穴涉及的敏化研究以太溪、阴谷等腧穴为主。

1. 太溪

根据现代文献数据挖掘发现,太溪穴的敏化涉及热敏化、电敏化两种表现形式,其中以电敏为主要敏化类型,检测方法包括四电极交流测定仪、腧穴电阻探测仪、穴位伏安特性检测系统。热敏化多借助红外热像仪和经络穴位动态皮肤温度检测器对穴位温度进行检测。太溪穴的热敏化现象主要表现为穴温降低,左右穴温不一致;电敏化则出现电阻值在不同时间点有统计学差异。

太溪穴发生敏化的疾病类型以肾相关病症较为多见,有原发性痛经等疾病。在原发性痛经疾病中,She Yanfen 等[478]借助经络穴位动态皮肤温度检测器发现原发性痛经患者月经初期,太溪穴皮肤温度较健康组明显升高,健康人月经第1日太溪穴的皮肤温度较第3日太溪皮肤温度明显降低。张俊荼等[479]发现正常组太溪皮肤温度在月经来潮前与月经来潮第1日比较温度明显下降,存在显著性差异。王强玉等[480]借助腧穴电阻探测仪发现痛经组与正常组双侧太溪穴电阻值及电阻失衡率比较有统计学差异。周娅妮等[481]发现太溪穴皮肤温度均值低于阳虚体质组及肾阳虚证体质组。徐媛媛等[482]发现在月经期、卵泡期、排卵期、黄体期,左侧太溪的电阻值均大于右侧太溪的电阻值。金丽燕等[439]发现右侧太溪皮肤温度高于左侧

太溪皮肤温度。Antonio 等[483]发现针刺太溪后,太溪皮肤温约降低 1.1℃,有统计学意义。杨宁等[484]发现夏至至秋分和秋分至冬至相邻两个时间点比较可见太溪位电导值有统计学差异。

2. 阴谷

根据现代文献数据挖掘发现,阴谷穴的敏化具有热敏化、电敏化、痛敏化 3 种表现形式,其中以热敏化为主要敏化类型,热敏化多借助红外热像仪对穴位温度进行检测。电敏化多选用腧穴电阻测定仪对穴位电阻进行检测。痛敏化采用电子 Von Frey 检测仪、Wagner 压痛仪对痛阈进行检测。阴谷穴的热敏化现象主要表现为穴温变化大;电敏化则出现电阻值左右两侧有统计学差异;痛敏化现象出现次数较多。

阴谷穴发生敏化的疾病类型以肢体经络、心相关病症较为多见,有膝骨性关节炎和原发性高血压等疾病。在膝骨性关节炎疾病中,周玉梅等[196]发现阴谷是阳虚寒凝型穴位温度敏化发生率较高的穴位之一。万敏等[203]发现阴谷是膝骨性关节炎患者经穴最高温、最低温平均值变化最明显的经穴之一。罗亚男等[214]发现阴谷是膝骨性关节炎出现频率较高及周围痛敏点数量较多的经穴之一。张朝鑫等[396]发现原发性高血压患者阴谷穴不同侧电阻值存在差异。金希真等[470]发现男性右体少阴人、少阳人针刺阴谷前穴温高于针刺阴谷后($P<0.05$),女性左体少阴人和右体少阳人针刺阴谷前高于针刺阴谷后。

(九) 手厥阴心包经: 内关、郄门

在相关文献中,手厥阴心包经腧穴涉及的敏化研究以内关、郄门等腧穴为主。

1. 内关

根据现代文献数据挖掘发现,内关穴的敏化具有热敏化、电敏化、痛敏化、光敏化 4 种表现形式,其中以痛敏化为主要敏化类型,检测方法包括热辐射测痛仪、电子测痛仪、钾离子投入发测痛等。热敏化多借助红外热像仪对穴位温度进行检测。电敏化对穴位电阻进行检测,检测方法包括电阻探测仪、数字电位差计、智能型穴位伏安特性检测系统、高频皮肤电阻测量仪等。光敏化检测主要选用红外光谱检测仪对红外辐射相关指标进行检测。内关穴的痛敏化现象主要为痛阈值升高;热敏化现象中穴温降低;电敏化现象中内关穴呈现高电阻特点,出现失衡现象,电势差、伏安面积及惯性面积出现异常;光敏化现象中内关穴在不同光谱中有统计学差异。

内关穴发生敏化的疾病类型以心肝相关病症较为多见,有心肌缺血、冠心病、原发性高血压、甲状腺功能亢进症、心动过缓、骨癌、头痛等疾病。在冠心病中,付奥杰等[259]发现内关是冠心病患者出现压痛点次数最多的穴位之一,呈高电阻的特性;与健康组比较,内关的电阻出现失衡现象。丁轶文等[485]发现正常人内关穴在 1.5~10 μm 的范围内大体上呈上升的趋势。杨羚等[256]发现稳定性心绞痛患者在内关穴出现敏化点。沈雪勇等[486]发现与正常组比较,650 nm 半导体激光内关组心率有统计学差异。张朝鑫等[396]发现左侧内关-劳宫穴间电势差在不同个体中差异最大。魏建子等[487]发现甲状腺功能亢进症患者、健康人左右两侧内关穴增程、减程伏安面积、惯性面积显著小于对照点,甲状腺功能亢进症患者的内关穴呈失衡现象。李永方等[488]发现头痛患者针刺内关后即刻及针后 15 min 的痛阈与针前比较具有显著差异。王灿等[489]发现针刺内关后皮肤温度明显升高,与针刺前比较有显著差异。在心肌缺血疾病中,王丹等[490]发现模型组"内关"穴区与空白

组比较皮肤温度下降;电针组"内关"穴区与模型组比较皮肤温度显著升高。张平等[491]发现低频或高频电针内关后,大鼠"心包经"经脉线上穴区温度下降。丁娜等[492]发现针刺内关后即刻的皮肤电阻值显著升高。邢贝贝等[424]发现心肌缺血刺激14日和20日后模型组"内关"穴处机械痛阈均显著低于对照组。戴健等[493]发现心肌缺血大鼠与空白组比较,双侧"内关"穴温均明显降低。乔丽娜等[494,495]发现"合谷"-"内关"组大鼠热痛阈较模型组和"足三里"-"阳陵泉"穴组显著延长,电针"合谷"-"内关"后与本组术后比较其躲避潜伏期显著延长。杨永升等[496]发现"合谷"-"内关"穴组大鼠的热痛阈值与模型组相比显著升高。Eduardo José Nepomuceno Montenegro等[497]发现针刺治疗内关后增加了痛阈的潜伏期。于文龙等[498]发现内关在19:00的信号是测量时间内比较强的,在上午10:00,内关与劳宫穴的光谱信号差异是一天中最大的。汪丽娜等[499]发现血行阻断状态下内关穴增程及减程伏安面积均显著大于正常状态。王少军等[500]发现内关-合谷穴组热辐射躲避潜伏期不同程度地延长,与术后相比差异有统计学意义。王丹等[501]发现电针"合谷"-"内关"穴组与模型组相比较其痛阈明显升高。王淑友等[502]发现内关穴温度、电阻值高于非穴区,各穴区与穴旁对照区的温度、电阻均值比较均有显著性差异。姚伟等[503]发现正常人与冠心病患者左侧内关穴归一化红外辐射强度在1.5~3.7 μm波段有明显差异性。张绯洁等[504]发现轻、重推拿"内关"穴能提高家兔的痛阈值,以即刻效应最明显。李永方等[488]发现头痛患者针刺后的痛阈值与针刺前比较有显著差异。刘金兰等[505]发现家兔"内关"穴电阻值明显低于非穴区,有统计学差异。哈尔滨医科大学生理教研组[506]发现针刺"内关"穴后能

提高皮肤痛阈值。靳聪妮等[507]发现激光照射内关穴能使健康人心包经前臂段皮温及皮下1 cm处深部组织温度升高。

2. 郄门

根据现代文献数据挖掘发现,郄门穴的敏化具有热敏化表现形式。以组织温度测试仪为检测手段,靳聪妮等[507]发现郄门穴皮下1 cm处深部组织温度多数高于两侧旁开非经对照部位,经脉线下深部组织温度分布的这种循经特点在统计学上具有显著意义。

(十)手少阳三焦经:中渚

现代文献报道的手少阳三焦经腧穴的敏化研究主要涉及中渚。

根据现代文献数据挖掘发现,中渚穴的敏化具有电敏化、痛敏化两种表现形式,其中电敏化多借助数字电位差计对穴位电势进行检测。痛敏化采用电子 Von Frey 检测仪、Wagner 压痛仪对痛阈进行检测。中渚穴的电敏化现象以电势差为主要表现形式。

中渚穴发生敏化的疾病类型以肢体经络、心相关病症较为多见,有颈型颈椎病和原发性高血压等疾病。孙铭声等[148]发现在颈型颈椎病中中渚易出现酸感。张朝鑫等[396]发现原发性高血压患者手少阳三焦经的左侧电势差绝对值最大的为天井-中渚穴,右侧电势差绝对值最大的为四渎穴-中渚穴。

(十一)足少阳胆经:风池、阳陵泉

现代文献报道的足少阳胆经腧穴的敏化研究主要涉及风池、阳陵泉等腧穴。

1. 风池

根据现代文献数据挖掘发现,风池穴的敏化具有热敏化、压敏化、痛敏化3种敏化形式,其中热敏化为主要的敏化类型。热敏化多借助

温和灸探寻热敏化穴位以及红外热成像仪进行检测;压敏化检测主要选用穴位诊查进行筛查;痛敏化采用痛阈进行检测。风池穴的热敏化形式以传热、透热及局部感觉为主,且易出现敏化;压敏化现象中风池敏化率高;痛敏化现象中敏化风池痛阈低于健康人。

风池穴的敏化研究以经筋疾病和五官疾病为主要研究载体,按西医病名进行分类其敏化现象常见于面瘫、颈椎病、头痛、耳鸣等。

杨斌[508]发现风池是贝尔面瘫患者的热敏化穴位;魏巍[509]也发现在面瘫患者中,风池作为热敏点出现频率较高,且热敏感以麻胀感常见。罗平等[510]发现颈肌紧张性头痛从一侧后颈部或整个后颈部向枕部及颞部放射,颈肌触之多有紧张感,且风池穴多有压痛。司晓华[511]发现头部痛点多沿足少阳胆经、足太阳膀胱经分布,其中风池穴疼痛频次较高。付勇等[512]发现三叉神经痛患者热敏化感为传热、透热、非热感(麻、胀)等,风池区是其中的高发热敏化穴区热敏腧穴之一。徐杰等[513]发现枕神经痛患者的高发热敏化穴区热敏腧穴在风池区出现率较高。冀美琦[514]发现在耳鸣患者中,风池是主要压敏特异穴位之一。田珊珊等[515]发现耳鸣患者风池的压痛阈值明显低于健康组。林煜芬等[334]发现风池是变应性鼻炎热敏化频率较高的腧穴之一,其热敏灸感形式以传热为主,其次为扩热、透热、其他非热感觉(以痒感为主)、表面不(微)热深部热、局部不(微)热远部热。孙铭声[148]发现颈型颈椎病病程越短,大椎、大杼、风池等穴更易发生敏化;VAS评分越低,肩井、完骨、风池等穴更易发生敏化;数码产品使用时间越长,完骨、风池、大椎等穴更易发生敏化;颈型颈椎病患者风池的温度均高于健康人,机械痛阈和压痛阈值均低于健康人。吴欢和张雪松等[151,516]均发现风池是颈椎病的热敏穴之一,

且出现频率较高。

2. 阳陵泉

根据现代文献数据挖掘发现,阳陵泉穴的敏化具有热敏化、痛敏化、电敏化、压敏化、形敏化5种敏化形式,其中热敏化为主要的敏化类型。热敏化多借助温和灸探寻热敏穴位,也有使用红外热成像仪及红外热像图等方式进行检测;痛敏化采用痛阈进行检测;电敏化多选用经络功能活动的电导和电位检测;压敏化检测主要选用穴位诊查进行筛查;形敏化则通过穴位的外观进行形态学检测。热敏化现象主要表现为透热、扩热、传热、局部不(微)热远部热、表面不(微)热、深部热、其他非热等非热感觉的出现,以及热敏化状态下阳陵泉的穴位温度高于健康值;痛敏化现象中阳陵泉敏化后主要表现为患者痛阈低于健康人;电敏化现象中阳陵泉敏化后的电导和电位动力学各指标发生了显著增加;压敏化则为在穴位诊查时阳陵泉抗压力敏感度增高;形敏化则出现局部的络脉怒张。

阳陵泉穴的敏化研究以胆腑疾病和经络病症为主要研究载体,按西医病名进行分类其敏化现象以膝骨性关节炎、胆囊疾病为主。在胆囊疾病方面,杨文修等[517]发现急性胆囊炎炎症期间阳陵泉和胆囊穴的电导和电位动力学各指标发生了显著增加的变化,随着炎症的解除,各指标向正常值转化。靳蕊[518]发现胆囊疾病阳陵泉病例组与正常组下合穴阈值有显著统计学差异。高允海等[519]也发现胆囊切除术的术前与术后阳陵泉穴的温度均高于健康组。在膝骨性关节炎方面,柴芳芳[520]发现热敏灸组主要为传热、透热、非热感(麻、胀)等,阳陵泉为热敏化腧穴高频出现部位和热敏感最强部位之一;夏七新[521]发现阳陵泉为热敏化腧穴高频出现部位之一;张德安[522]发现阳陵泉有明显阳性体征,主要体征有络脉怒张和压痛,且有热敏化表

现,多表现为透热和扩热;周玉梅[196]发现阳陵泉的温度较健康人高,痛阈较健康人低;刘晓佳[198]发现阳陵泉穴位热敏化率均高于健康受试者;王丹[211]发现阳陵泉为气虚质和阳虚质患者的高痛敏化率腧穴之一。在其他疾病方面,冀美琦[514]发现在耳鸣患者中,阳陵泉是主要压敏特异穴位之一;屠文展[523]发现电针干预大鼠根性痛,"阳陵泉"穴痛阈随电针时间增长而增加;徐杰等[513]发现枕神经痛患者的高发热敏穴区热敏腧穴在阳陵泉穴区出现率较高;王星[524]发现高血压患者右侧阳陵泉穴皮肤红外温度高于健康人组。

(十二)足厥阴肝经: 太冲、曲泉

现代文献报道的足厥阴肝经腧穴的敏化研究主要涉及太冲、曲泉等腧穴。

1. 太冲

根据现代文献数据挖掘发现,太冲穴的敏化具有电敏化、热敏化、痛敏化、压敏化、光敏化5种表现形式,其中电敏化报道最多。电敏化多选用皮穴位伏安特性检测仪以及经络检测仪,将电阻值、电导值、伏安惯性面积、能量值设置为结局指标;热敏化多借助温和灸探寻热敏穴位,也有使用红外热成像仪进行检测;痛敏化采用痛阈进行检测;压敏化检测主要选用穴位诊查进行筛查;光敏化则通过红外辐射光谱检测。电敏化现象中太冲穴敏化后的电阻值、穴位伏安特性异常和经络能量值左右失衡;热敏化现象主要表现为透热、扩热、传热、局部不(微)热远部热、表面不(微)热、深部热、其他非热等非热感觉的出现,以及热敏化状态下左右两侧太冲穴温度失衡,且较于健康穴温低;痛敏化现象中太冲穴主要表现为干预后痛阈升高;压敏化则为在穴位诊查时太冲敏感度增高;光敏化则出现显著性差异波长点。

太冲穴发生敏化的疾病类型以虚证较为多见,有气虚、阳虚、低血压等。刘汉平[525]发现冠心病患者太冲穴与正常人比较出现一些显著性差异波长点。周钰[421]发现气虚患者的太冲穴扫描电阻明显低于正常人,而正常人穴位扫描电阻曲线的振荡现象在气虚患者上不复存在。王霆[526]发现正常人太冲穴位惯性面积小于甲状腺功能亢进症患者,但增、减程伏安面积大于甲状腺功能亢进症患者,其中减程伏安面积差异性最明显。李恒[527]发现乳腺增生患者同侧肝经太冲穴红外温度差值左右比较存在显著差异,且均表现为左侧温度差大于右侧。张锦祥[528]使用经络知热感度测量法对阳虚患者进行测量,发现热感度不均衡指数最大的穴点之一为太冲。毛慧娟[422]发现甲状腺功能减退症患者所测12个(100%)穴位检测点的增程伏安面积均大于健康人的,其中右太冲1个(8.33%)检测点达统计学显著水平;甲状腺功能减退症患者12个(100%)穴位检测点的惯性面积均大于健康者,且右太冲仍达统计学显著水平。谢晶军等[529]在太冲穴使用经皮电刺激后发现能提高大鼠痛阈。冀美琦[514]发现在耳鸣患者中,太冲是主要压敏化特异穴位之一。车锦礼和李佳靓等[530,531]发现太冲在中风后偏瘫和腰椎间盘突出症时会出现左右穴位电阻失衡的现象。

2. 曲泉

根据现代文献数据挖掘发现,曲泉穴的敏化具有热敏化、痛敏化两种表现形式,其中热敏化多借助红外热像仪对穴位温度进行检测。痛敏化采用电子检测仪、压痛仪对痛阈进行检测。敏化状态下,曲泉易出现热敏化及痛敏化现象,且干预后曲泉温度会升高。

曲泉穴发生敏化的疾病类型以肢体经络、膀胱相关病症较为多见,有膝骨性关节炎和慢

性前列腺炎等疾病。在膝骨性关节炎疾病中，罗亚男等[214]发现曲泉是膝骨性关节炎患者出现痛敏点的经穴之一。周玉梅等[196]发现曲泉是阳虚寒凝型穴位温度敏化发生率较高的腧穴之一。万敏[203]发现膝骨性关节炎患者经穴压痛阈平均值变化最明显的是曲泉。黄建华等[532]发现慢性前列腺患者左右曲泉温度值较正常人相应腧穴显著升高，两组比较差异具有统计学意义。金希真等[470]发现太阴人右侧曲泉针刺后温度显著升高。

参 考 文 献

[1] 张亚,任玉兰,李涓,等.基于古代文献回顾的穴位敏化现象和规律研究[J].辽宁中医杂志,2018,45(8):1584-1587.

[2] 陈静霞,刘阳阳,赵雪,等.浅论腧穴敏化[J].河北中医,2011,33(7):1039-1041.

[3] 沈陈,李惠菁,李涓,等.基于文献计量学的形敏古今对比研究[J].时珍国医国药,2019,30(7):1757-1759.

[4] 盖国才.穴位压痛辨病诊断法[M].北京:科学技术文献出版社,1978:20-21.

[5] 吴秀锦.穴位的病理性反应[M].北京:人民卫生出版社,1981:220-224.

[6] 陈少宗,朱兵.穴位敏化规律及相关机制的系统科学解析[J].山东中医药大学学报,2019,43(5):425-429.

[7] 陈日新,康明非.腧穴热敏化及其临床意义[J].中医杂志,2006,47(12):905-906.

[8] 万敏,周玉梅,周洁,等.穴位敏化现象和规律探究的分析[J].针灸临床杂志,2017,33(3):74-77.

[9] 赵贤忠.阑尾穴压痛征在急性阑尾炎诊断中的应用[J].天津中医药,1994,11(3):31.

[10] 漆学智,吉长福,石宏,等.功能性肠病患者敏化穴位的分布[J].世界中医药,2013,8(3):259-262.

[11] 漆学智.功能性肠病与肠癌患者穴位压痛阈敏化的研究[D].北京:中国中医科学院-中国中医研究院,2013.

[12] 田亚贤.针灸压痛点蠡沟穴治疗痛经[J].国外医学(中医中药分册),1995,17(4):61.

[13] 盖国才.穴位压痛辨病诊断法[J].人民军医,1978(6):8.

[14] 孙艳林.冠心病外治疗法[J].中医外治杂志,1999(4):30.

[15] 吴新贵,何源浩.背俞穴的主治作用及其机制[J].中国临床康复,2006,10(43):170.

[16] 张树剑.阿是取穴法源流论[J].中国针灸,2013,33(2):165-167.

[17] 李巍,谭洛,苗林艳,等.电针肺俞穴对支气管哮喘患者(急性发作期)临床症状与肺功能的影响[J].针灸临床杂志,2010,26(1):4-8.

[18] 肖祖伟.针灸肺俞穴治疗风寒咳嗽40例[J].中国针灸,2003,23(11):667.

[19] 陈勤,陈晓军,周志英,等.艾灸背俞穴对心脾两虚失眠患者的影响[J].浙江中医药大学学报,2013,37(8):1023-1025.

[20] 高希言,陈岩,陈新旺,等.针刺背俞穴治疗失眠的临床研究[J].中医学报,2011,26(10):1264-1266.

[21] 黄建军,程凯.原穴与脏腑相关性探析[J].中国针灸,2001,21(6):347-349.

[22] 陈勤,吴曦,卢圣峰,等.十四经腧穴在偏头痛治疗中的运用特点及相关因素分析[J].辽宁中医杂志,2009,36(9):1477-1480.

[23] 闫明,张贝贝,任璐璐,等.针刺治疗偏头痛选穴的临床研究概述[J].河南中医,2015,35(5):1149-1151.

[24] 李淑芬,刘莎,吴建中,等.大鼠脊神经节细胞周围突的分支及其向躯体与内脏的分支投射[J].神经解剖学杂志,1989,5(1):79-82.

[25] 姜劲峰,余芝,徐斌,等.腧穴敏化内涵探析[J].中医杂志,2012,53(20):1714-1716.

[26] 魏建子,沈雪勇,王霆.穴位电阻的含义与测量[J].生物医学工程学杂志,2006,23(3):509-511.

[27] 张海蒙,魏建子,周钰,等.健康女性月经前后太白、冲阳穴伏安特性观察[J].上海中医药杂志,2005,39(5):52-54.

[28] 魏建子,张爱梅,沈雪勇,等.月经前后手三阴经原穴伏安特性[J].中西医结合学报,2006,4(3):260-264.

[29] 沈雪勇,丁光宏,魏建子,等.月经前后穴位伏安特性观察[J].中医药学刊,2006,24(9):1589-1591.

[30] 杨晗,李涓,罗廖君,等.基于文献计量学的穴位电敏现象与规律研究[J].中国针灸,2018,38(6):617-621.

[31] 石宏,程斌,李江慧,等.肥大细胞和P物质参与急性胃黏膜损伤大鼠体表穴位的敏化过程[J].针刺研究,2010,35(5):323-329.

[32] 郭义,李桂华,李桂兰,等.脏腑-经穴相关机制的生化研究进展[J].天津中医药,2009,26(2):169-171.

[33] 刘汉平,沈雪勇,邓海平,等.冠心病患者劳宫穴红外辐射光谱研究[J].上海中医药杂志,2004,38(4):52-53.

[34] 刘汉平,沈雪勇,邓海平,等.冠心病患者手三阴经原穴微弱红外辐射光谱研究[J].辽宁中医杂志,2006,33(5)：519-520.

[35] 章毓清,丁光宏,沈雪勇,等.正常人和冠心病人穴位红外辐射光谱的差异性[J].中国针灸,2004,24(12)：34-37.

[36] 应荐,沈雪勇,丁光宏,等.乳腺增生患者期门穴与非穴位对照点红外辐射光谱比较[J].辽宁中医杂志,2008,36(8)：1145-1147.

[37] 艾民,常亚娟,张洋,等.针刺双侧"太阳"、"风池"穴治疗偏头痛的疗效及对血浆5-HT含量的影响[J].中医药信息,2011,28(5)：98-99.

[38] Feigin V L, Forouzanfar M H, Krishnamurthi R, et al. Global burden of diseases, injuries, and risk factors study 2010 (GBD 2010) and the GBD stroke experts group. global and regional burden of stroke during 1990-2010: findings from the global burden of disease study 2010[J]. Lancet, 2014, 383: 245-254.

[39] 2015年"世界卒中日"宣传主题及提纲[J].疾病监测,2015,30(10)：879,885.

[40] Campbell BCV, Khatri P. Stroke[J]. Lancet, 2020, 39(6): 129-142.

[41] 许军峰,卞金玲,吕建明,等.国医大师石学敏院士对中医学的贡献——创建中医脑科学[J].上海针灸杂志,2016,1(1)：4-7.

[42] 李璐,东贵荣,周艳丽.针刺足三里对健康志愿者和脑出血患者穴区体表红外温度的影响[J].山东中医药大学学报,2017,41(4)：345-348.

[43] 谢洪武,陈日新,付勇,等.热敏灸治疗脑卒中30例临床观察[J].中医杂志,2013,54(12)：1021-1024.

[44] 吴杰,李佩芳,王涛,等.通督调神针法配合热敏灸治疗脑卒中后痉挛性瘫痪40例[J].安徽中医药大学学报,2020,39(4)：52-56.

[45] 程建兰,丁丽,袁红梅,等.腧穴热敏化艾灸干预糖尿病脑卒中患者压疮的效果观察[J].中国医学创新,2019,16(30)：92-95.

[46] 刘婉,包烨华,楚佳梅.热敏灸气海、关元、三阴交治疗脑卒中后尿失禁的疗效观察[J].浙江中医药大学学报,2018,42(12)：1052-1055.

[47] 黄鸣柳,刘皓月.急性期缺血性脑卒中应用热敏灸治疗的效果[J].上海医药,2017,38(22)：23-24,27.

[48] 类维富."敏化点注射疗法"治疗脑血管意外性偏瘫的探讨[J].河北中医.1997,19(2)：6-8.

[49] Lin C C, Chiang Y S, Lung C C. Effect of infrared-C radiation on skin temperature, electrodermal conductance and pain in hemiparetic stroke patients. International Journal of Radiation Biology[J]. 2014, 91(1): 42-53.

[50] 张羡,黄娟.热敏悬灸配合早期康复护理对脑卒中后肩手综合征患者上肢功能恢复的影响[J].四川中医,2020,38(1)：208-210.

[51] 陈琳,徐雀莺,詹述琴.热敏灸联合渐进式康复训练治疗脑卒中肩手综合征患者的随机对照研究[J].齐齐哈尔医学院学报,2016,37(10)：1369-1371.

[52] 黄珍珠,万姹嫣,万绮文.热敏灸配合康复护理对脑卒中后肩手综合征患者恢复的影响[J].医疗装备,2017,30(19)：197-198.

[53] 贾荣艳,李珺,高丽英,等.热敏灸与冰硝散联合康复训练治疗脑卒中后肩手综合征Ⅰ期临床观察[J].中国中医药现代远程教育,2019,17(12)：78-80.

[54] 杨思奇.热敏灸配合康复训练治疗脑卒中后肩手综合征46例[J].吉林中医药,2011,31(9)：887-888.

[55] 金惠明.脑卒中后病人肩手综合征热敏灸配合康复护理效果观察[J].护理学报,2013,20(2)：64-66.

[56] 姜殷.热敏灸治疗中风后肩手综合征30例临床观察[J].云南中医中药杂志,2017,38(4)：66-67.

[57] 彭宏,张娟,王应军.热敏灸结合PNF技术治疗脑梗死肩手综合征患者的临床疗效及血液流变学影响研究[J].湖南中医药大学学报,2020,40(1)：92-95.

[58] 方芳,龚燕.热敏灸配合针刺在脑卒中后虚型便秘的临床应用及疗效观察[J].中华中医药学刊,2014,32(10)：2323-2326.

[59] 龚燕,楚佳梅,陈立群.热敏灸联合针刺治疗脑卒中气阴两虚型便秘30例临床观察[J].中医杂志,2014,55(10)：862-864.

[60] 张吉玉.热敏灸治疗脑卒中后便秘临床分析[J].中外医学研究,2018,16(5)：31-33.

[61] 楚佳梅,包烨华,李丽萍,等.热敏灸预防脑卒中后便秘临床观察[J].中华中医药学刊,2013,31(1)：217-219.

[62] 丁璇.热敏灸治疗脑卒中后尿失禁的临床研究[D].杭州：浙江中医药大学,2015.

[63] 包烨华,楚佳梅,李丽萍,等.热敏灸治疗脑卒中后尿失禁的临床研究[J].上海针灸杂志,2016,35(7)：786-788.

[64] 黄雁明.招陆萍,何洁茹.间歇导尿配合热敏灸对脑梗死后患者尿潴留恢复的疗效观察[J].按摩与康复医学,2018,91(5):52-54.

[65] 梁冰莲,梁爱红,冯小燕.热敏灸治疗脑卒中患者尿潴留的效果观察[J].现代临床护理,2011,10(10):30-31.

[66] 肖爱娇,康明非,陈日新,等.热敏灸减少脑缺血再灌注损伤模型大鼠大脑皮质细胞色素 C 与 Bax 蛋白的表达[J].时珍国医国药,2014(1):240-243.

[67] 肖爱娇.热敏灸对脑缺血再灌注损伤大鼠 SOD、MDA 的影响[J].天津医药,2014,42(1):51-53.

[68] 肖爱娇,康明非,陈日新,等.热敏灸对脑缺血再灌注损伤模型大鼠甩尾潜伏期的影响[J].时珍国医国药,2013,24(1):228-230.

[69] 张毫,熊浩仲,龚丽丽,等.热敏灸对脑缺血再灌注损伤模型大鼠大脑皮质细胞凋亡的影响[J].时珍国医国药,2015,26(9):2279-2282.

[70] 张毫.热敏灸减轻大鼠脑缺血再灌注损伤的抗炎机制研究[D].南昌:江西中医药大学,2015.

[71] 龚丽丽,张毫,谢斌,等.热敏灸对脑缺血再灌注损伤大鼠大脑皮质 CD11b 表达的影响[J].天津医药,2016,44(11):1351-1355.

[72] Liu R, Yu S, He M, et al. Health-care utilization for primary headache disorders in China: a population based door-to-door survey [J]. J Headache Pain, 2013, 14(1): 47.

[73] Hagen K, Zwart J A, Vatten L, et al. Prevalence of migraine and non-migrainous headache — head-HUNT, a large population-based study[J]. Cephalalgia, 2000, 20(10): 900-906.

[74] Steiner T J, Stovner L J, Birbeck G L. Migraine: the seventh disabler[J]. J Headache Pain, 2013, 14(1): 1.

[75] Leonardi M, Steiner T J, Scher A T, et al. The global burden of migraine: measuring disability in headache disorders with WHO's Classification of Functioning, Disability and Health (ICF)[J]. J Headache Pain, 2005, 6(6): 429-440.

[76] Stovner L J, Hagen K. Prevalence, burden, and cost of headache disorders[J]. Curr Opin Neurol, 2006, 19(3): 281-285.

[77] Guitera V, Munoz P, Castillo J, et al. Quality of life in chronic daily headache: a study in a general population[J]. Neurology, 2002, 58(7): 1062-1065.

[78] Schwedt T J. Chronic migraine[J]. BMJ, 2014, 348: g1416.

[79] Zhao L, Chen J, Li Y, et al. The Long-term Effect of Acupuncture for Migraine Prophylaxis: A Randomized Clinical Trial[J]. JAMA Intern Med, 2017, 177(4): 508-515.

[80] 黄宇琦,徐海涛,高彦平,等.胸锁乳突肌扳机点与老化的相关性研究[J].中国康复医学杂志,2005,20(2):100-102.

[81] 布赫,王紫玄,贾敏,等.基于"同气相求"理论的激痛点疗法治疗顽固性偏头痛 15 例[J].中国针灸,2020,40(3):318,336.

[82] 姚晓,姚龙.针刀痛点骨膜下松解术治疗偏头痛的临床观察[J].中国妇幼健康研究,2016,27(S1):252-253.

[83] 徐欣,王军.针刺腧穴痛觉敏感点治疗偏头痛的临床观察[J].中华中医药杂志,2018,33(12):5735-5738.

[84] 曾佑平.循经刺血痛点治疗偏头痛 50 例[J].中国针灸,1994(S1):196-197.

[85] 徐杰,付勇,章海凤,等.灸感法与红外法检测偏头痛患者阳陵泉穴热敏态的对比研究[J].江西中医学院学报,2012,24(2):24-25.

[86] 赵秀丽,袁海光.推拿结合热敏灸治疗偏头痛 60 例[J].陕西中医药大学学报,2016,39(6):102-104.

[87] 杜筱筱,冯卫星,张金培.热敏灸联合麻芎舒痛方对偏头痛患者 TCD 及 C 反应蛋白的影响[J].现代中西医结合杂志,2020,29(9):998-1000,1017.

[88] 王珏,曹征,陆萍.热敏灸结合针刺治疗偏头痛寒凝血瘀挟风证的随机对照研究[J].实用中西医结合临床,2019,19(10):43-46.

[89] Xu X, Liu L, Zhao L, et al. Effect of Electroacupuncture on Hyperalgesia and Vasoactive Neurotransmitters in a Rat Model of Conscious Recurrent Migraine[J]. Evid Based Complement Alternat Med, 2019, 2019: 9512875.

[90] 黄婷,张雪松,康明非.偏头痛复合敏化腧穴适宜刺激方式的研究[J].江西中医药,2020,51(1):56-59.

[91] 秦卓,程凯,孟欢,等.偏头痛患者侧头部痛点分布与少阳经的相关性研究[J].中国中医基础医学杂志,2015,21(8):994-995,1013.

[92] 王黎明,陈少宗.针刺治疗偏头痛取穴现状分析[J].山东中医药大学学报,2011,35(3):213-214.

[93] 曲宁,黄海鹏,张景洲,等.基于数据挖掘技术分析针刺治疗偏头痛的经穴规律[J].中国中医急症,2019,28(3):391-393,409.

[94] 罗济璇,卢阳佳,黄泳,等.针灸治疗偏头痛取穴规律探究[J].现代中西医结合杂志,2012,21(16):1711-1714,1792.

［95］ Dahlem M A, Kurths J, Ferrari M D, et al. Understanding migraine using dynamic network biomarkers［J］. Cephalalgia, 2015, 35(7): 627-630.

［96］ Schulte L H, Sprenger C, May A. Physiological brainstem mechanisms of trigeminal nociception: An fMRI study at 3T［J］. Neuroimage, 2016, 124(Pt A): 518-525.

［97］ Cernuda-Morollon E, Larrosa D, Ramon C, et al. Interictal increase of CGRP levels in peripheral blood as a biomarker for chronic migraine［J］. Neurology, 2013, 81(14): 1191-1196.

［98］ Burstein R, Jakubowski M, Garcia-Nicas E, et al. Thalamic sensitization transforms localized pain into widespread allodynia［J］. Ann Neurol, 2010, 68(1): 81-91.

［99］ 徐晓白,刘璐,赵洛鹏,等.偏头痛病理生理机制与5-HT7受体相关性研究进展［J］.中国疼痛医学杂志,2018,24(4): 274-280.

［100］ Bellamy J L, Cady R K, Durham P L. Salivary levels of CGRP and VIP in rhinosinusitis and migraine patients［J］, Headache, 2006, 46(1): 24-33.

［101］ Juhasz G, Zsombok T, Jakab B, et al. Sumatriptan causes parallel decrease in plasma calcitonin gene-related peptide(CGRP) concentration and migraine headache during nitroglycerin induced migraine attack［J］. Cephalalgia, 2005, 25(3): 179-183.

［102］ 周志奎,薛刘军,叶青,等.电刺激硬脑膜对三叉神经节连接蛋白40表达和痛阈的影响［J］.中国疼痛医学杂志,2011,17 (9): 558-562.

［103］ Zimmermann J, Jesse S, Kassubek J, et al. Differential diagnosis of peripheral facial nerve palsy: a retrospective clinical, MRI and CSF-based study［J］. J Neurol, 2019, 266(10): 2488-2494.

［104］ 章海凤,宣逸尘,黄建华,等.热敏灸治疗周围性面瘫(急性期)不同灸量的临床疗效观察［J］.中华中医药杂志,2019,34 (12): 5990-5992.

［105］ 梁海婷,章海凤,付勇,等.热敏灸治疗周围性面瘫临床疗效的系统评价［J］.中华中医药杂志,2016,31(2): 648-652.

［106］ 陈新宇,吴治谚,张世鹰,等.热敏灸治疗面瘫临床疗效的系统评价［J］.针灸临床杂志,2016,32(10): 61-66.

［107］ 梁丽嫦,莫秋红,廖建琼,等.热敏灸治疗周围性面瘫随机/半随机对照试验的Meta分析［J］.中医药导报,2016,22(4): 110-114.

［108］ 杨庆声.腧穴热敏化艾灸治疗贝尔面瘫的效应规律研究［D］.广州:广州中医药大学,2012.

［109］ 吴振英,刘旭龙,洪文学,等.面瘫健患侧穴位温度不对称性与面瘫严重程度相关性研究［J］.中国针灸,2010,30(11): 953-956.

［110］ Liu X L, Feng J H, Luan J M, et al. Intra-and Interrater Reliability of Infrared Image Analysis of Facial Acupoints in Individuals with Facial Paralysis［J］. Evid Based Complement Alternat Med, 2020, 2020: 9079037.

［111］ 刘旭龙,洪文学,张涛,等.基于红外热像LBP的面瘫客观评估方法［J］.生物医学工程学杂志,2013(1): 34-38.

［112］ Liu X L, Fu B R, Xu L W, et al. Automatic Assessment of Facial Nerve Function Based on Infrared Thermal Imaging［J］. Guang Pu Xue Yu Guang Pu Fen Xi, 2016, 36(5): 1445-1450.

［113］ 陈冰俊,屈箫箫,张栋,等.针灸调整面瘫患者面部穴位温度对称性观察［J］.中国中医基础医学杂志,2011,17(5): 556- 557,559.

［114］ 刘旭龙,洪文学,张涛,等.轻中度单侧Bell面瘫红外热辐射强度异常分析［J］.光谱学与光谱分析,2011,31(5): 1266-1269.

［115］ 周章玲,姜岳波,李高波,等.面神经炎急性期患者头面部的远红外热像特征分析［J］.中西医结合学报,2011,9(11): 1211-1225.

［116］ 冯鑫鑫,陈雷,张奕,等.急性期特发性面神经麻痹患者阳明经经穴红外热像图研究［J］.上海针灸杂志,2019,38(2): 127-130.

［117］ 徐丽华,白艳甫,黎秋好.红外热成像检查指导热敏灸治疗周围性面瘫疗效观察［J］.上海针灸杂志,2013,32(3): 183-184.

［118］ Zhang Dong, A method of selecting acupoints for acupuncture treatment of peripheral facial paralysis by thermography［J］. Am J Chin Med, 2007, 35(6): 967-975.

［119］ 李小林.腧穴热敏化灸为主治疗面瘫的临床研究［D］.广州:广州中医药大学,2012.

［120］ 呼延静,冯卫星,鲁刚,等.热敏灸治疗周围性面瘫灸感特点和取穴规律探析［J］.陕西中医药大学学报,2018,41(5): 47- 49,61.

［121］ 张伟,付勇,陈明人.热敏灸治疗周围性面神经麻痹临床观察［J］.江西中医学院学报,2011,23(5): 35-37.

[122] 陈毕霞.贝尔面瘫患者穴位电学特性的动态观察[D].广州:广州中医药大学,2014.

[123] 许继宗,李玉华,李月明,等.低频声波刺激足三里穴配合毫针疗法治疗面瘫疗效观察[J].现代中西医结合杂志,2012,21(33):3689-3690.

[124] 张波,迟振海,宗重阳,等.热敏灸与针刺治疗顽固性周围性面瘫的临床疗效对比观察[J].江西中医药,2011,42(1):41-43.

[125] 张波,应文强,谭艳丽,等.热敏脐灸治疗周围性面瘫的临床疗效观察[J].世界中医药,2019,14(8):1946-1949.

[126] 徐玉琴,程建华.针刺配合热敏灸治疗面神经麻痹的临床疗效分析[J].临床医药文献电子杂志,2019,6(13):63.

[127] 侯廷惠,郑倩华,封秀梅,等.热敏灸结合不同针刺手法治疗周围性面瘫临床研究述评[C].新时代 新思维 新跨越 新发展—2019中国针灸学会年会暨40周年回顾论文集.中国针灸学会,2019:1136-1139.

[128] 覃斯妤,焦琳,迟振海,等.热敏灸联合刺络放血治疗气虚血瘀型顽固性面瘫的临床疗效观察[J].世界中医药,2019,14(8):1942-1945.

[129] 赵兰凤,马洪举,曾婧纯,等.热敏灸结合埋线治疗顽固性面瘫临床研究[J].辽宁中医药大学学报,2019,21(8):85-88.

[130] 郭成莲,刘惠,冯卫星.面部穴位注射结合热敏灸治疗顽固性面瘫36例[J].现代中医药,2019,39(1):36-38.

[131] 欧阳桂兰,朱海兵,赖燕蔚,等.热敏灸与红外线治疗特发性面神经麻痹的差异性研究[J].赣南医学院学报,2018,38(9):903-906.

[132] 杨志伟,付淑兰,刘娟.加味牵正散与热敏灸联合应用在周围性面瘫患者中的效果[J].中国中医药现代远程教育,2018,16(21):97-99.

[133] 邱艳婷.热敏灸及面肌手法功能康复锻炼对周围性面瘫的疗效观察[J].光明中医,2016,31(7):984-985.

[134] 赵庆云.热敏灸与隔姜灸治疗难治性周围性面瘫的效果研究[J].中国实用医药,2020,15(4):137-138.

[135] 梁丽嫦.热敏灸与隔姜灸治疗难治性周围性面瘫的疗效对比观察[D].广州:南方医科大学,2015.

[136] 陈炽祥.热敏灸与隔姜灸治疗难治性周围性面瘫的效果比较[J].中国当代医药,2019,26(18):143-145.

[137] 章海凤,宣逸尘,黄辉,等.热敏灸、隔姜灸治疗周围性面瘫临床疗效的系统评价[J].江西中医药,2017,48(1):51-56.

[138] 叶静,张亚,王旭,等.基于文献计量学探讨合谷穴的敏化现象与规律[J].中国针灸,2019,39(4):453-456.

[139] 刘其昌,黄长军.周围性面瘫不同发病时期腧穴热敏化规律临床研究[J].光明中医,2017,32(18):2634-2636.

[140] Jr K R, Christiansen J A. Thermographic imaging of myofascial trigger points: a follow-up study[J]. Archives of Physical Medicine & Rehabilitation, 1992, 73(9): 819-823.

[141] 王佩光.变应性鼻炎患者穴位电学特性动态研究[D].广州:广州中医药大学,2013.

[142] 王军.基于腧穴电测量的头针体针对特发性面神经麻痹针刺效应的比较研究[D].哈尔滨:黑龙江中医药大学,2009.

[143] 王浩然,贾红玲,张永臣.颈椎病针刺机制研究进展[J].山东中医药大学学报,2015,39(6):576-578.

[144] 谢兴文,王春晓,李宁.颈椎病发病特征与影响因素的流行病学调查[J].中国中医骨伤科杂志,2012,20(7):46-47.

[145] 唐福宇,黄承军,徐敏.热敏灸法治疗神经根型颈椎病疗效观察[J].中国中医骨伤科杂志,2010,18(1):53-54.

[146] 李雷.《颈椎病诊治与康复指南》解读[J].中国实用乡村医生杂志,2007,14(12):45-47.

[147] 肖奇蔚,李涓,叶静等.颈椎病穴位敏化现象与规律[J].中华中医药杂志,2020,35(1):89-92.

[148] 孙铭声.颈型颈椎病穴位敏化现象和规律的临床病例对照研究[D].成都:成都中医药大学,2019.

[149] 金玉立,温永明,刘福水等.热敏灸优势病种及其热敏腧穴分布规律的文献研究[J].上海针灸杂志,2019,38(12):1429-1433.

[150] 谢丁一,谢秀俊,陈日新,等.神经根型颈椎病患者热敏态腧穴温度觉特征研究[J].安徽中医药大学学报,2017,36(1):35-39.

[151] 吴欢,王丽莉,窦丹波,等.热敏灸联合针刺治疗寒瘀型神经根型颈椎病30例[J].上海中医药杂志,2020,54(S1):95-97.

[152] 谢炎烽,阮永队,宁晓军,等.热敏灸治疗神经根型颈椎病疗效对照研究[J].中国针灸,2010,30(5):379-382.

[153] 蔡国伟,李静,陈玉婷,等.热敏灸热敏化大椎穴治疗神经根型颈椎病临床观察[J].上海针灸杂志,2015,34(6):559-561.

[154] 周小平,林华,付勇,等.热敏灸不同灸量治疗椎动脉型颈椎病:随机对照研究[J].中国针灸,2014,34(5):461-464.

[155] 钟叙春,龚小刚,赖卫国.穴位热敏灸外治法干预颈椎病40例[J].中国中医药现代远程教育,2019,17(9):92-94.

[156] 籍颖.神经根型颈椎病与椎动脉型颈椎病压痛点分析[D].北京:北京中医药大学,2013.

[157] 宋一同,刘士佩.耳穴"颈椎区"形态变化与颈椎病(附34例颈椎病人与21例正常人对比观察)[J].安徽中医学院学报,1985(1):42.

[158] 叶静,杨晗,肖奇蔚,等.膝骨性关节炎的穴位敏化现象与规律探讨[J].中华中医药杂志,2019,34(11):5127-5130.

[159] 邓威.颈型颈椎病患者力敏腧穴分布规律及临床疗效研究[D].南昌:江西中医药大学,2019.

[160] 何水勇,付勇,师宁宁.力敏化腧穴推拿治疗颈椎病(项痹)的临床研究[J].实用中西医结合临床,2014,14(8):1-2.

[161] 柏琳.基于文献数据挖掘的穴位敏化现象与规律研究[D].成都:成都中医药大学,2017.

[162] 张海华,许能贵,黄润泽,等.热敏灸治疗颈型颈椎病的临床观察[J].辽宁中医杂志,2016,43(12):2631-2634.

[163] 刘金香,张波,陈日新.背肌筋膜疼痛综合征患者热敏腧穴出现规律的研究[J].江西中医药,2011,42(1):37-38.

[164] 朱兵.穴位可塑性:穴位本态的重要特征[J].中国针灸,2015,35(11):1203-1208.

[165] 牟秋杰,嵇波,李昱颉,等.穴位敏化与肥大细胞的相关性研究[J].针灸临床杂志,2020,36(2):1-4.

[166] 中华医学会疼痛分会脊柱源性疼痛组.腰椎间盘突出诊疗中国疼痛专家共识[J].中国疼痛医学杂志,2020,26(1):2-6.

[167] Deyo R A, Mirza S K. Herniated Lumbar Intervertebral Disk[J]. N Engl J Med, 2016, 374(18): 1763-1772.

[168] Vialle L R, Vialle E N, Suárez Henao J E, et al. Lumbar disc herniation[J]. Rev Bras Ortop, 2015, 45(1): 17-22.

[169] 王旭,李涓,叶静,等.腰痹病穴位敏化现象与规律研究[J].时珍国医国药,2018,29(6):1483-1486.

[170] 李伟,安鑫,陈日新.腰椎间盘突出症腧穴热敏化红外客观显示研究[J].江西中医学院学报,2010,22(4):24-26.

[171] 谢丁一,李原浩,陈日新,等.腰椎间盘突出症患者热敏腧穴温度觉特征研究[J].中华中医药杂志,2017,32(9):4211-4214.

[172] 张国福,杨阳,李华南.热敏灸疗配合中药内服治疗风寒湿型腰椎间盘突出症[J].中国实验方剂学杂志,2012,18(7):264-266.

[173] 易静,迟振海,曾利元,等.热敏灸治疗腰椎间盘突出症不同灸量方案的疗效观察[J].江西中医药,2011,42(1):69-70.

[174] 黄河,章海凤,付勇,等.热敏灸治疗腰椎间盘突出症不同灸位的临床疗效观察[J].时珍国医国药,2014,25(11):2689-2691.

[175] 唐福宇,黄承军,陈日新,等.热敏灸治疗腰椎间盘突出症疗效观察[J].中国针灸,2009,29(5):382-384.

[176] 李浩,肖宇,周俊灵.运用热敏灸治疗腰椎间盘突出症30例疗效观察[J].四川中医,2012,30(1):112-114.

[177] 戚沁园,王频,陈长青.人体经穴电学特征研究现状与进展[J].中国中医急症,2012,21(4):603-604,609.

[178] 宋佳杉,吴晓林,佘延芬,等.膀胱经、胆经特定穴皮肤电阻对腰椎间盘突出症患者的反应研究[J].针灸临床杂志,2018,34(11):30-34.

[179] 丁宇,石现,杨卓,等.腰椎间盘突出症患者原穴的伏安特性曲线特征[J].中国康复理论与实践,2007(5):484-485.

[180] 吴娟妹,何立东,付勇,等.力敏腧穴针刺治疗腰椎间盘突出症的临床科研设计思路探讨[J].中华中医药学刊,2016,34(4):894-896.

[181] 李泰标,谢洪武,刘福水.力敏整脊手法对腰椎间盘突出症患者临床疗效及生活质量影响研究[J].辽宁中医药大学学报,2017,19(1):22-25.

[182] 付勇,章海凤,熊俊,等.热敏灸治疗腰椎间盘突出症临床研究[J].南京中医药大学学报,2014,30(2):120-123.

[183] 魏新春,吴建贤.热敏灸疗法治疗腰椎间盘突出症的临床规律研究[J].颈腰痛杂志,2015,36(4):304-307.

[184] 黄超原,卢洋,孙术宁,等.热敏灸治疗腰椎间盘突出症疗效与安全性的Meta分析[J].针刺研究,2016,41(3):255-264.

[185] 廖希希,陈日新,张波.力敏腧穴推拿结合针刺治疗腰椎间盘突出症29例[J].江西中医药,2015,46(12):55-56.

[186] 余安胜,具本承,王茜,等.腰部热敏点艾灸治疗腰椎间盘突出症疼痛症60例临床观察[J].上海中医药杂志,2017,51(S1):102-104,114.

[187] 陈树涛,付勇,章海凤,等.腰椎间盘突出症(腰痛病)热敏选穴规律浅析[J].江西中医药,2016,47(6):62-64.

[188] 裴兴虹,秦义,李翌嫱,等.艾灸治疗腰椎间盘突出症常用腧穴的可视化分析[J].世界科学技术-中医药现代化,2018,20(10):1860-1866.

[189] 尹晓萍,张德元,伍智红,等.腰椎间盘突出症的疼痛机制与非手术治疗[J].临床军医杂志,2003(3):94-97.

[190] 吕士琦.热敏灸疗为主对腰椎间盘突出症疗效及免疫系统改善的影响[J].针灸临床杂志,2018,34(4):26-29.

[191] Neogi T. The epidemiology and impact of pain in osteoarthritis[J]. Osteoarthr Cartil, 2013, 21(9): 1145-1153.

[192] Helmick C G, Felson D T, Lawrence R C, et al. Estimates of the prevalence of arthritis and other rheumatic conditions in the United States. Part I[J]. Arthritis Rheum, 2008, 58(1): 15-25.

[193] Peat G, Mc Carney R, Croft P. Knee pain and osteoarthritis in older adults: A review of community burden and current use of primary health care[J]. Annals of the Rheumatic Diseases, 2001, 60(2): 91-97.

[194] Guccione A A, Felson D T, Anderson J J, et al. The effects of specific medical conditions on the functional limitations of elders in the Framingham study[J]. Am J Public Health, 1994, 84(3): 351-358.

[195] Leigh J P, Seavey W, Leistikow B. Estimating the costs of job related arthritis[J]. J Rheumatol, 2001, 28(7): 1647-1654.

[196] 周玉梅.膝骨关节炎穴位敏化现象的临床观察研究[D].成都:成都中医药大学,2018.

[197] 吴思,邓书童,张红安.膝骨性关节炎红外热像表现及膝关节痛点分布规律分析[J].中国中医骨伤科杂志,2017,25(1)：30－33.

[198] 刘晓佳.基于穴位敏化探讨膝骨性关节炎患者穴位体表温度动态变化规律的临床观察[D].成都：成都中医药大学,2019.

[199] 谢丁一,江月霞,陈日新,等.膝骨关节炎患者热敏腧穴温度觉特征的研究[J].针灸推拿医学(英文版),2016,14(2)：110－114.

[200] 段权,袁锋,梁美爱,等.热敏灸治疗膝关节骨性关节炎120例腧穴热敏化规律临床观察[J].新中医,2014,46(7)：171－173.

[201] 罗辑,刘爽.热敏灸对膝骨性关节炎患者疼痛及TNF－α、IL－1表达的影响[J].针灸临床杂志,2020,36(6)：55－58.

[202] 章海凤,陈树涛,冒姣娜,等.热敏灸对膝骨性关节炎兔模型IL－1β、TNF－α、MMP－13的影响[J].中华中医药杂志,2018,33(9)：3913－3917.

[203] 万敏.膝骨性关节炎患者穴位敏化现象的临床观察[D].成都：成都中医药大学,2017.

[204] 罗廖君.膝关节骨性关节炎患者穴位压痛敏化动态规律的临床观察[D].成都：成都中医药大学,2019.

[205] 康明非,陈日新,付勇.热敏点灸治疗膝关节骨性关节炎的临床疗效研究[J].江西中医药大学学报,2006,18(2)：27－28.

[206] 陈日新,张波,蔡加.温和灸治疗膝关节骨性关节炎(肿胀型)不同灸感的临床疗效比较研究[J].世界中医药,2013,8(8)：856－858.

[207] 蔡宛儒.针刺不同敏化态穴位治疗膝骨关节炎的临床研究[J].世界最新医学信息文摘,2019,19(66)：173.

[208] 范建超.针刺痛敏化穴治疗膝骨关节炎的临床研究[D].武汉：湖北中医药大学,2019.

[209] 金新,蔡宛儒.针刺不同敏化状态穴位治疗膝骨关节炎疗效观察[J].湖北中医杂志,2019,14(10)：56－57.

[210] 陶思源,郑敬环,梁繁荣,等.热敏灸治疗膝关节骨性关节炎的系统评价与meta分析[J].现代预防医学,2017,44(21)：4027－4032.

[211] 王丹.膝骨关节炎患者穴位敏化现象与常见中医体质的相关性研究[D].成都：成都中医药大学,2019.

[212] 杨庆声,卢颖,林睿爽,等.局部选穴与辨证选穴原则指导热敏灸治疗膝关节骨性关节炎的疗效研究[J].针灸临床杂志,2015,31(8)：38－40.

[213] 刘晴,刘维,吴沅皞.针灸治疗膝关节骨性关节炎选穴规律现代文献研究[J].山东中医杂志,2015,34(11)：824－826.

[214] 罗亚男.敏化穴/点针刺治疗膝骨性关节炎的临床随机对照研究[D].成都：成都中医药大学,2019.

[215] Mäntyselkä P, Kumpusalo E, Ahonen R, et al. Pain as a reason to visit the doctor：A study in Finnish primary health care[J]. Pain, 2001, 89：175－180.

[216] Fingleton C, Smart K, Moloney N. Pain sensitization in people with knee osteoarthritis: a systematic review and meta-analysis[J]. Osteoarthritis Cartilage, 2015, 23(7)：1043－1056.

[217] Pujol J, Martínez-Vilavella G, Llorente-Onaindia J, et al. Brain imaging of pain sensitization in patients with knee osteoarthritis[J]. Pain, 2017, 158(9)：1831－1838.

[218] 王巧侠,丁宁,姜婧,等.膝骨关节炎模型大鼠相关穴位敏化的肥大细胞机制研究[J].针灸临床杂志,2018,34(10)：51－55.

[219] 刘潇潇.膝骨关节炎模型小鼠穴位敏化的光声成像研究[D].北京：北京中医药大学,2019.

[220] 中华医学会呼吸病学分会慢性阻塞性肺疾病学组.慢性阻塞性肺疾病诊治指南(2007年修订版)[J].中华结核和呼吸杂志,2007,30(1)：8－17.

[221] Collaborators GBDCRD. Global, regional, and national deaths, prevalence, disability-adjusted life years, and years lived with disability for chronic obstructive pulmonary disease and asthma, 1990－2015：a systematic analysis for the Global Burden of Disease Study 2015[J]. Lancet Respir Med, 2017, 5(9)：691－706.

[222] Collaborators GBDCoD. Global, regional, and national age-sexspecific mortality for 282 causes of death in 195 countries and territories, 1980－2017：a systematic analysis for the Global Burden of Disease Study 2017[J]. Lancet, 2018, 392(10159)：1736－1788.

[223] Wang C, Xu J, Yang L, et al. Prevalence and risk factors of chronic obstructive pulmonary disease in China (the China Pulmonary Health CPH study)：a national cross-sectional study[J]. Lancet, 2018, 391(10131)：1706－1717.

[224] 程爱萍,舒长兴."热敏点"灸治疗慢性阻塞性肺疾病的临床研究[J].中华中医药学刊,2011,29(6)：1355－1357.

[225] 李争.COPD患者皮温、出汗率、血清抗菌肽含量及与脏腑虚损的相关性研究[D].乌鲁木齐：新疆医科大学,2018.

[226] 熊伟.慢阻肺患者肺俞穴血流灌注量与体表温度的初步研究[J].光明中医,2020,35(13)：1949－1951.

[227] 文幸,符文彬,王谦,等.COPD稳定期患者中医辨证分型与背俞穴阳性反应点的相关性[J].中国老年学杂志,2013,33

（7）：1557-1558.

［228］ Li H, Ying J, Shen X, et al. Infrared Radiation Temperature Comparison on Body Surface of Points Between Healthy People and Patients with Hyperplasia of Mammary Glands[J]. Journal of Acupuncture and Tuina Science, 2008, 6(4): 215-218.

［229］ 吕少文,李红,庞奕晖.人体红外热图像分析技术的应用原理和意义[J].中国体视学与图像分析,2002(3):150-152.

［230］ Bir L S, Ozkurt S, Daloğlu G, et al. Impaired sympathetic skin response in chronic obstructive pulmonary disease[J]. Tohoku J Exp Med, 2005, 207(4): 243-248.

［231］ Bateman E D, Hurd S S, Barnes P J, et al. Global strategy for asthma management and prevention: GINA executive summary [J]. European Respiratory Journal, 2008, 34(1): 143-178.

［232］ 中华医学会呼吸病学分会哮喘分组.支气管哮喘防治指南[J].中华结核和呼吸杂志,2008,31(3):177-185.

［233］ Fu Y, Ni J X, Federico M, et al. Infrared Thermal Imaging-Based Research on the Intermediate Structures of the Lung and Large Intestine Exterior-Interior Relationship in Asthma Patients [J]. Chinese Journal of Integrative Medicine, 2016, 22(11): 855-860.

［234］ 杜昌华,王伏峰.红外热像技术在儿童哮喘分型中的应用[J].中国中西医结合杂志.1998(12):755.

［235］ 朱琦.基于红外热成像技术的寒热证哮喘患者相关经穴皮肤温度变化的研究[D].北京:北京中医药大学,2013.

［236］ 陈日新,陈明人,李巧林.灸感法与红外法检测支气管哮喘(慢性持续期)患者肺俞穴热敏态的对比研究[J].江西中医药.2011,42(1):12-14.

［237］ 杨有为.支气管哮喘患者穴位压痛阈敏化的临床观察[D].济南:山东中医药大学,2018.

［238］ 周君慧.中药定向透药疗法防治小儿哮喘的临床研究[D].上海:上海中医药大学,2014.

［239］ 邢江淮,原存信,顾新建,等.哮喘病及不同期型经穴失衡水平的观察.针灸学报,1992(5):22-23.

［240］ 周愉,沈雪勇,丁光宏,等.支气管哮喘患者太渊穴红外辐射光谱病理信息探测[J].上海中医药大学学报,2007(6):37-41.

［241］ 杨文英,周文新,孙克兴.疾病状态下输穴超微弱发光的研究.上海针灸杂志[J].1998,17(6):2-3.

［242］ 谭程,高丹,张昶,等.基于支气管哮喘患者经络腧穴切诊的肺与大肠相关性研究[J].中国针灸,2014,34(2):145-148.

［243］ 陈新宇,舒华,吴治谚,等.热敏灸治疗支气管哮喘临床疗效的系统评价[J].针灸临床杂志,2016,32(5):51-55.

［244］ 吴元建.腧穴热敏化艾灸治疗支气管哮喘的临床研究[D].南京:南京中医药大学,2010.

［245］ 杞锦政.热敏灸治疗哮喘的对照研究及艾灸量感关系探讨[D].广州:广州中医药大学,2011.

［246］ 梁超,张唐法,杨坤.腧穴热敏灸与西药治疗慢性持续期支气管哮喘疗效对照观察[J].中国针灸,2010,30(11):886-890.

［247］ 廖源.腧穴热敏化悬灸治疗哮喘慢性持续期的临床疗效观察[D].广州:广州中医药大学,2010.

［248］ 张伟,熊俊.热敏灸大椎穴对哮喘大鼠神经源性炎症的影响[J].时珍国医国药,2015,26(3):749-751.

［249］ 陈小勇,邓晓玲,曹阳虎,等.腧穴热敏化艾灸新疗法辅助沙美特罗替卡松粉吸入剂治疗慢性持续期支气管哮喘疗效观察[J].现代中西医结合杂志,2018,27(3):302-305.

［250］ WHO, "World Health Organization", World Health Statistics Annual, 2010, http://www. who. int/whosis/whostat/2010/en/index. html.

［251］ Wong N D. Epidemiological studies of CHD and the evolution of preventive cardiology[J]. Nature Reviews Cardiology, 2014, 11(5): 276-289.

［252］ Mozaffarian D, Benjamin EJ, Go AS, et al. Heart Disease and Stroke Statistics — 2016 Update: A Report from the American Heart Association[J]. Circulation, 2016, 133(4): e143-152.

［253］ Greaves K, Chen Y, Appadurai V, et al. The prevalence of doctor-diagnosed angina in 4314 older adults in China and comparison with the Rose angina questionnaire: the 4 province study[J]. Int J Cardiol, 2014, 177(2): 627-628.

［254］ 樊蓉,任天舒,赵庆春,等.西药常规治疗联用通心络胶囊治疗冠心病心绞痛疗效的荟萃分析[J].药学实践杂志,2015,33(1):83-87.

［255］ 杨辉军,杨彬,刘梦瑶,等.冠心病易感基因 WDR35 通过 NF-κB 通路调控内皮细胞的黏附[J].中国分子心脏病学杂志,2020,20(2):3315-3321.

［256］ 刘中勇,陈洪涛,伍建光,等.热敏灸治疗冠心病稳定性心绞痛的疗效分析[J].中国中医药现代远程教育,2015,13(17):13-15.

［257］ 狄灵,李睿萍,杨成志,等.红外热像图观察100例冠心病患者虚里热态变化及其临床意义探讨[J].中医临床研究,2014,6(8):22-24.

[258] 张欣悦.艾灸干预寒凝心脉型胸痹"一区四穴"红外温度特征研究[D].成都:成都中医药大学,2018.

[259] 杨羚.稳定性心绞痛患者穴位敏化现象与疾病严重程度相关性研究[D].成都:成都中医药大学,2019.

[260] 周愉,沈雪勇,丁光宏,等.寸口脉太渊穴红外辐射光谱病理信息探测[J].上海针灸杂志,2006,25(10):37-40.

[261] 赵玲,沈雪勇,丁光宏,等.正常人与冠心病患者太溪穴红外辐射光谱研究[J].中国中医基础医学杂志,2006,12(6):461-462.

[262] 付奥杰.基于穴位敏化理论探讨冠心病体表压痛点与经络、腧穴相关性的临床观察[D].成都:成都中医药大学,2018.

[263] 姜丽华,姜劲峰.冠心病患者背部反应点的微循环检测[J].针灸临床杂志,2018,34(12):5-9.

[264] Gil DW, Wang J, Gu C, et al. Role of sympathetic nervous system in rat model of chronic visceral pain [J]. Neurogastroenterology & Motility the Official Journal of the European Gastrointestinal Motility Society, 2016, 28(3): 423.

[265] Galletti R, Procacci P. The role of the sympathetic system in the control of somatic pain and of some associated phenomena[J]. Acta neuroveg, 1966, 28: 495-500.

[266] Alles A, Dom RM. Peripheral sensory nerve fibers that dichotomize to supply the brachium and the pericardium in the rat: a possible morphological explanation for referred cardiac pain? [J]. Brain Res, 1985, 342(2): 382-385.

[267] Kim DH, Ryu Y, Hahm DH, et al. Acupuncture points can be identified as cutaneous neurogenic inflammatory spots[J]. Sci Rep, 2017, 7(1): 15214.

[268] JFINIG W. The sympathetic nervous system in pain: Physiology and pathophysiology[J]. (M Stanton-Hicks ted), Pain and the Sympathetic Nervous System, Kluwer, Boston, MA, 1990: 17-89.

[269] Sato J, Perl ER. Adrenergic excitation of cutaneous pain receptors induced by peripheral nerve injury[J]. Science, 1991, 251(5001): 1608-1610.

[270] Sato A, Sato Y, Suzuki A, et al. Neural mechanisms of the reflex inhibition and excitation of gastric motility elicited by acupuncture-like stimulation in anesthetized rats[J]. Neurosci Res, 1993, 18(1): 53-62.

[271] Levine J D, Taiwo Y O, Collins S D, et al. Noradrenaline hyperalgesia is mediated through interaction with sympathetic postganglionic neurone terminals rather than activation of primary afferent nociceptors [J]. Nature, 1986, 323(6084): 158-160.

[272] Green P G, Basbaum A I, Hwlms C, et al. Purinergic regulation of bradykinin-induced plasma extravasation and adjuvant-induced arthritis in the rat[J]. Proc Natl Acad Sci USA, 1991, 88(10): 4162-4165.

[273] 王诗惠,龙杞,刘清国.穴位诊断法的研究概况与展望[J].上海针灸杂志,2014,33(1):91-93.

[274] Dorsher P T. Can classical acupuncture points and trigger points be compared in the treatment of pain disorders? Birch's analysis revisited[J]. J Altern Complement Med, 2008, 14(4): 353-359.

[275] Birch S. Trigger point-acupuncture point correlations revisited[J]. J Altern Complement Med, 2003, 9(1): 91-103.

[276] Beissner F, Henke C, Unschuld PU. Forgotten features of head zones and their relation to diagnostically relevant acupuncture points[J]. Evid Based Complement Alternat Med, 2011, 2011: 240653.

[277] 程斌.与内脏病变相关穴位的组织细胞特性研究[D].济南:山东中医药大学,2010.

[278] 程斌,石宏,吉长福,等.与急性胃黏膜损伤相关体表敏化穴位的动态分布观察[J].针刺研究,2010,35(3):193-197.

[279] Green P G, Luo J, Heller P, et al. Modulation of bradykinin-induced plasma extravasation in the rat knee joint by sympathetic cotransmitters[J]. Neuroscience, 1993, 52(2): 451.

[280] 陈日新,康明非.腧穴热敏化的临床应用[J].中国针灸,2007,27(3):199-202.

[281] Roberts W J. A hypothesis on the physiological basis for causalgia and related pains[J]. Pain, 1986, 24(3): 297.

[282] Chabal C, Jacobson L, Russell L C, et al. Pain response to perineuromal injection of normal saline, epinephrine, and lidocaine in humans[J]. Pain, 1992, 49(1): 9-12.

[283] Choi B, Rowbotham M C. Effect of adrenergic receptor activation on post-herpetic neuralgia pain and sensory disturbances[J]. Pain, 1997, 69(1-2): 55-63.

[284] Casati R, Lombardi F, Malliani A. Afferent sympathetic unmyelinated fibres with left ventricular endings in cats[J]. J Physiol, 1979, 292(1): 135-148.

[285] Lombardi F, Della B P, Casati R, et al. Effects of intracoronary administration of bradykinin on the impulse activity of afferent sympathetic unmyelinated fibers with left ventricular endings in the cat[J]. Circ Res, 1981, 48(1): 69-75.

[286] Kim S H, Chung J M. Sympathectomy alleviates mechanical allodynia in an experimental animal model for neuropathy in the rat [J]. Neurosci Lett, 1991, 134(1): 131-134.

[287] Sorel M, Zrek N, Locko B, et al. A reappraisal of the mechanisms of action of ketamine to treat complex regional pain syndrome in the light of cortical excitability changes[J]. Clin Neurophysiol, 2018, 129(5): 990-1000.

[288] Gibbs G F, Drummond P D, Finch P M, et al. Unravelling the pathophysiology of complex regional pain syndrome: focus on sympathetically maintained pain[J]. Clin Exp Pharmacol Physiol, 2008, 35(7): 717-724.

[289] Xie J, Yoon Y W, Yom S S, et al. Norepinephrine Rekindles Mechanical Allodynia in Sympathectomized Neuropathic Rat[J]. Analgesia, 1995, 1(2): 107-113.

[290] Mclachlan E M, J Nig W, Devor M, et al. Peripheral nerve injury triggers noradrenergic sprouting within dorsal root ganglia[J]. Nature, 1993, 363(6429): 543-546.

[291] Lee B H, Yoon Y W, Chung K, et al. Comparison of sympathetic sprouting in sensory ganglia in three animal models of neuropathic pain[J]. Exp Brain Res, 1998, 120(4): 432-438.

[292] 崔翔.心肌缺血导致的相关穴位敏化现象与交感-感觉偶联关系的研究[D].武汉:湖北中医药大学,2018.

[293] Kappelman M D, Rifas-Shiman S L, Kleinman K, et al. The prevalence and geographic distribution of Crohn's disease and ulcerative colitis in the United States[J]. Clin Gastroenterol Hepatol, 2007, 5(12): 1424-1429.

[294] 丁栋,李佳妮,齐冉,等.溃疡性结肠炎的研究进展[J].药学研究,2017,36(7):404-408.

[295] 徐仟仟,齐丽,张所敏,等.溃疡性结肠炎的临床表现及护理措施[J].世界最新医学信息文摘(连续型电子期刊),2014,14(26):359,361.

[296] 马贵阳.溃疡性结肠炎54例临床表现及内镜分析[J].临床合理用药杂志,2016,9(32):169-170.

[297] 赵梅花.溃疡性结肠炎的流行病学特点、病因病机及药物治疗进展[J].世界临床医学,2016,10(22):116,118.

[298] 何琼,李建栋.炎症性肠病流行病学研究进展[J].实用医学杂志,2019,35(18):2962-2966.

[299] Ford A C, Moayyedi P, Hanauer S B. Ulcerative colitis[J]. BMJ, 2013; 346: f432.

[300] Alatab S, Sepanlou S G, Ikuta K, et al. The global, regional, and national burden of inflammatory bowel disease in 195 countries and territories, 1990-2017: a systematic analysis for the Global Burden of Disease Study 2017[J]. Lancet Gastroenterol Hepatol, 2020, 5(1): 17-30.

[301] Xie D, Liu Z, Hou X, et al. Heat sensitisation in suspended moxibustion: features and clinical relevance[J]. Acupunct Med, 2013, 31(4): 422-424.

[302] 陈日新,康明非.一种新类型的疾病反应点-热敏点及其临床意义[J].江西中医学院学报,2006,18(2):29-30.

[303] 范洪力,柯斌霞,卢淑洪,等.溃疡性结肠炎热敏灸温灸感观察研究[J].光明中医,2016,31(11):1604-1607.

[304] 郭翔,郭菲.悬灸热敏化腧穴疗法治疗溃疡性结肠炎[J].中国民间疗法,2010,18(2):12.

[305] 常玉洁.中药灌肠联合热敏灸法治疗溃疡性结肠炎40例[J].四川中医,2016,34(10):122-123.

[306] 李小军.中药直肠滴注配合热敏灸治疗溃疡性结肠炎[J].实用临床医学,2013,14(9):41-42.

[307] 俎桂英,常玉洁,董雪莲,等.子午流注中药保留灌肠配合热敏灸法治疗溃疡性结肠炎临床观察[J].四川中医,2017,35(3):77-79.

[308] 范洪力,柯斌霞,卢淑洪,等.热敏灸特定穴治疗溃疡性结肠炎30例[J].江西中医药,2013,44(7):46-49.

[309] 崔翔,章薇,孙建华,等.肠道疾病相关的牵涉痛规律与穴位敏化的关系[J].中国针灸,2019,39(11):1193-1198.

[310] 王晓梅,周爽,吴焕淦,等.溃疡性结肠炎患者特定穴红外物理特性研究[J].中华中医药学刊,2010,28(3):474-476.

[311] 吴焕淦,姚怡,沈雪勇,等.溃疡性结肠炎患者大肠经原穴与下合穴红外光谱的比较研究[J].中国针灸,2008,28(1):49-55.

[312] 张渊博.溃疡性结肠炎经络表现规律的探索研究[D].北京:北京中医药大学,2018.

[313] 林蓉.基于复杂网络技术的针灸治疗溃疡性结肠炎的选穴研究[D].成都:成都中医药大学,2016.

[314] 刘羣,张苏闽,李梅.灸法治疗溃疡性结肠炎临床研究概况及选穴规律探讨[J].现代中西医结合杂志,2014,23(18):2050-2052.

[315] Burnett M, Lemyre M. No. 345 - primary dysmenorrhea consensus guideline[J]. J Obstet Gynaecol Can, 2017, 39(7): 585-595.

[316] 张文征,马秀丽,闫卫红,等.原发性痛经患者红外热图特征[J].现代中医临床,2016,23(4):21-23,61.

[317] 吴桂雯,张鹏,李静,等.针刺三阴交对痛经患者关元和三阴交穴体表红外温度的影响[J].上海针灸杂志,2016,35(6):631-635.

[318] 罗丽,朱世鹏,杨佳敏,等.针刺不同穴位对寒凝证类痛经大鼠左右三阴交穴区温度变化的影响[J].中华中医药杂志,2015,30(3):824-827.

[319] 吴强,章薇,施静,等.妇科相关疾病牵涉痛与穴位敏化的关系[J].中医杂志,2019,60(23):2001-2007.

[320] 陈连靖,毛慧娟,魏建子,等.原发性痛经女大学生经期中极穴伏安特性观察[J].中华中医药学刊,2014,32(9):2141-2143.

[321] 余延芬,孙立虹,李新华,等.原发性痛经患者三阴交穴电阻值变化规律的研究[J].北京中医药大学学报,2010,33(7):496-499.

[322] 孙立虹,李新华,葛建军,等.隔物灸对原发性痛经患者神阙穴与关元穴电阻值的影响[J].时珍国医国药,2012,23(4):1023-1024.

[323] 宋云娥,薛晓倩,谢洪武,等.艾灸原发性痛经热敏高发穴关元穴改善其经期常见伴随症状的临床初步研究[J].时珍国医国药,2012,23(5):1228-1230.

[324] 姜梅."热敏点"灸治疗原发性痛经60例[J].江西中医药,2009,40(10):63-64.

[325] 张伟.艾灸关元穴治疗原发性痛经的灸时灸感与灸效相关性研究[J].时珍国医国药,2014,25(5):1148-1150.

[326] 马红梅,侯新聚,万国强.热敏灸法治疗原发性痛经寒凝血瘀型疗效观察[J].实用中医药杂志,2016,32(3):257.

[327] 张波,陈日新,陈明人,等.原发性痛经患者热敏腧穴分布的临床观察[J].江西中医药,2011,42(1):26-27.

[328] 李雨谿.基于古今文献的穴位痛敏现象与规律研究[D].成都:成都中医药大学,2018.

[329] 范玺胜.足三阴经经穴体表微循环反应原发性痛经的研究[D].石家庄:河北中医学院,2019.

[330] 宁媛.热敏灸治疗急性变应性鼻炎的护理[J].护理研究,2013,27(3):265-266.

[331] Bellanti J A, Settipane R A. The burden of allergic rhinitis on patients' quality of life[J]. Allergy Asthma Proc, 2012, 33 Suppl 1: S112.

[332] 周俊,李涓,叶静,等.应用 AMSTAR 及 GRADE 系统对针灸治疗变应性鼻炎的系统评价再评价[J].中国中西医结合杂志,2020,40(7):846-853.

[333] 陈日新,康明非.腧穴热敏化艾灸新疗法[M].北京:人民卫生出版社,2006:163.

[334] 林煜芬,卢健敏,苏燕娜,等.热敏灸治疗变应性鼻炎的临床疗效及其腧穴热敏化规律研究[J].针刺研究,2017,42(6):527-532.

[335] 林晶.常年性变应性鼻炎患者阳明经"热敏点"的分布及针灸效应研究[D].福州:福建中医药大学,2015.

[336] 刘芸,胡丹阳,高玲,等.变应性鼻炎患者的痛敏穴和热敏穴分布规律研究[J].针刺研究,2019,44(11):826-831.

[337] 黄楚峰.基于红外热成像检测及传统腧穴诊察技术的变应性鼻炎经穴反应观察[D].北京:北京中医药大学,2019.

[338] 王世友,张健,杜若,等.热敏灸治疗常年变应性鼻炎临床观察[J].上海针灸杂志,2020,39(6):734-738.

[339] 蔡加,曾繁华.热敏灸迎香、风池治疗变应性鼻炎的临床研究[J].赣南医学院学报,2014,34(6):942-943.

[340] 杨淑荣,陈欢."热敏点"灸治疗常年性变应性鼻炎60例[J].世界中医药,2008,3(4):233-234.

[341] 杨淑荣,陈欢,谢强."热敏点"灸治疗常年性变应性鼻炎疗效观察[J].中国针灸,2008,28(2):114-116.

[342] 吕敏,范新华,谢强.热敏灸与药物治疗变应性鼻炎疗效对比观察[J].上海针灸杂志,2013,32(12):1020-1021.

[343] 于丹,涂瑞芳,谢洪武,等.热敏灸改善变应性鼻炎患者症状及生活质量的研究[J].江西中医药,2013,44(7):53-55.

[344] 徐璐.热敏灸对变应性鼻炎患者症状及生活质量的影响[D].广州:广州中医药大学,2016.

[345] 朱青元,熊俊.腧穴热敏灸联合鼻三针对变态反应性鼻炎患者的影响分析[J].医学食疗与健康,2020,18(1):40,42.

[346] 周杰,李惠君.热敏灸配合穴位贴敷对变应性鼻炎的疗效分析[J].中国医药指南,2019,17(24):88-189.

[347] 董文华.热敏灸联合桂枝汤治疗变应性鼻炎的疗效观察[D].广州:广州中医药大学,2019.

[348] 曹淑华,麦映红,潘润仪.热敏灸配合针刺治疗变应性鼻炎疗效观察[J].实用中医药杂志,2017,33(6):718.

[349] 董文华,李小丽,李俊雄,等.热敏灸治疗变应性鼻炎有效性的系统评价及 Meta 分析[J].热带医学杂志,2019,19(4):422-425.

[350] 冯桂芳,麦国钊,李洁毅.五官超短波联合热敏灸治疗变应性鼻炎的疗效观察[J].按摩与康复医学,2015,6(19):31-32.

[351] 李芳,李建明.热敏灸治疗变应性鼻炎32例[J].江西中医药,2013,44(5):51-52.

[352] 萧友山.从皮肤通电抵抗所看到的经络形态(介绍中谷博士的"良导络"研究)[J].中医杂志,1985(2):121-127.

[353] 石崧,周水淼.感觉神经肽在变应性鼻炎发病机制中的作用[J].中国耳鼻咽喉头颈外科,2006,13(3):177-180.

[354] 祝总骧,徐瑞民,谢军国,等.经络在表皮层和角质层的低阻抗特性及其形态学实质的研究[J].中国医学学报,1998,3(5):353-355.

[355] 陈高彰,毕国伟,卢政男.过敏性鼻炎病人与正常人的穴位良导络值比较研究[J].成都中医药大学学报.2010,33(2):33-34.

[356] 陆再英,钟南山.内科学[M].7版.北京:人民卫生出版社,2008:848-855.

[357] Wolfe F. The natural history of rheumatoid arthritis[J]. Journal of Rheumatol Suppl, 1996, 44: 13-22.

[358] Firestein G S. Evolving concepts of rheumatoid arthritis[J]. Nature, 2003, 423(6937): 356-361.

[359] Eriksson J K, Neovius M, Ernestam S, et al. Incidence of rheumatoid arthritis in Sweden: a nationwide population-based assessment of incidence, its determinants, and treatment penetration[J]. Arthritis Care Res (Hoboken), 2013, 65(6): 870-878.

[360] Otsa K, Tammaru M, Vorobjov S, et al. The prevalence of rheumatoid arthritis in Estonia: an estimate based on rheumatology patients' database[J]. Rheumatol Int, 2013, 33(4): 955-958.

[361] 刘昆,殷桂芹,陈淑云,等.40例类风湿性关节炎双手红外热象图分析[J].激光与红外,1994(3):62-63.

[362] 黄安,庞宇舟,汤倩倩,等.壮医热敏探穴针刺辅助治疗类风湿关节炎临床疗效分析[J].中国针灸,2018,38(3):245-250.

[363] 罗辑.热敏灸对比 TDP 改善类风湿性关节炎的临床症状的疗效观察[J].世界最新医学信息文摘,2019,19(30):245,247.

[364] 陈昌利,陈潮,程林兵.蜂针疗法结合皮肤针治疗类风湿性关节炎[J].中国蜂业,2011,62(5):30-31.

[365] 谭立明.火针治疗类风湿关节炎45例[J].中医药导报,2010,16(4):68-69.

[366] Zhu F, Li H, Liu Y, et al. miR-155 antagomir protect against DSS-induced colitis in mice through regulating Th17/Treg cell balance by Jarid2/Wnt/beta-catenin[J]. Biomed Pharmacother, 2020, 126: 109909.

[367] Lee G R. The balance of Th17 versus Treg cells in autoimmunity[J]. Int J Mol Sci, 2018, 19(3): 730.

[368] 杨传则,王冬.免疫细胞参与类风湿关节炎发病的研究进展[J].国际老年医学杂志,2020,41(1):62-64.

[369] 银小双,帅世全,党万太,等.类风湿关节炎主要自身抗体的研究进展[J].西部医学,2019,31(11):1801-1804.

[370] 王海松.RA病因与治疗研究进展[J].辽宁中医学院学报,2006,8(1):39-41.

[371] Scott D L, Wolfe F, Huizinga T W. Rheumatoid arthritis[J]. Lancet, 2010, 376(9746): 1094-1108.

[372] 鲁璐.基于网络药理学探讨秦艽地黄通痹汤治疗类风湿关节炎的临床疗效及机制研究[D].南京中医药大学,2020.

[373] 冉淑华.类风湿关节炎脑功能及结构磁共振研究[D].重庆:第三军医大学,2015.

[374] 陈日新,谢丁一.再论"腧穴敏化状态说"[J].安徽中医药大学学报,2016,35(3):50-53.

[375] 陈日新,康明非,陈明人.岐伯归来——论腧穴"敏化状态说"[J].中国针灸,2011,31(2):134-138.

[376] 刘鑫,刘俊,匡顺华,等.针刺列缺穴对脑血管影响的研究[J].中国针灸,1998,18(10):599-600.

[377] 朱琦,付钰,倪金霞,等.基于红外热成像技术的支气管哮喘患者肺经与大肠经相关腧穴体表温度研究[J].中医杂志,2013,54(22):1926-1928.

[378] 周向东,刘宏,谷忠悦.肺结核患者肺经体表经脉与经穴红外温度显著性变化比较研究[J].辽宁中医药大学学报,2018,20(7):158-161.

[379] 康莲英.面瘫治疗中针刺合谷穴的红外热像观察[J].中外医疗,2010,29(21):149.

[380] 宋晓晶,张栋.针刺合谷与光明穴在面部的红外热像显示研究[J].中国针灸,2010,30(1):51-54.

[381] 刘亚亚.红外热成像对支气管哮喘相关经穴温度变化的研究[D].北京:北京中医药大学,2012.

[382] 周杰,芳靳瑞.不同体质群体电针感觉阈和痛阈的调查分析[J].中国针灸,2004,24(4):31-33.

[383] 伍坚宁.本体感觉反射手法治疗肱骨外上髁炎的临床疗效研究[D].广州:广州中医药大学,2011.

[384] 陈丽雪.气压弹道式冲击波治疗肱骨外上髁炎的临床研究[D].广州:广州中医药大学,2015.

[385] 孙雅宁.体外冲击波治疗项痹病(神经根型颈椎病)患者相关经穴的红外热成像特征性研究[D].大连:大连医科大学,2018.

[386] 晏明熙,李涓,梁繁荣.曲池穴敏化现象的文献计量学研究[J].时珍国医国药,2019,30(2):480-484.

[387] 罗廖君,李涓,陈姣,等.近十年足三里穴位敏化研究的文献计量学分析[J].中医杂志,2018,59(15):1332-1336.

[388] 姚怡,吴焕淦,沈雪勇,等.溃疡性结肠炎患者大肠经原穴与下合穴红外光谱的比较研究[C].全国针法灸法临床与科研学术研讨会暨脊柱病研究新进展论文汇编.中国针灸学会,2005:80-86.

[389] 刘伟哲.慢性浅表性胃炎体表相关痛敏穴位研究[D].北京:中国中医科学院,2011.

[390] 张赛,杨丽娟,贾思涵,等.肠易激综合征穴位疼痛阈值检测[J].中国针灸,2016,36(8):835-839.

[391] 刘尽美.温和灸对腹泻型肠易激综合征患者穴区温度影响的研究[D].上海:上海中医药大学,2016.

[392] 杨丽娟,王晓信,李彬,等.针刺对肠易激综合征患者穴位痛阈的影响[J].上海针灸杂志,2018,37(9):1030-1036.

[393] 张辉,谷忠悦,杜天龙,等.功能性便秘患者相关经穴红外热温度的比较研究[J].辽宁中医杂志,2018,45(12):

2631 - 2634.

[394] 李丽芬,许金森,郑淑霞.电针足三里对功能性腹泻患者红外热像图影响的实验观察[J].云南中医中药杂志,2019,40(5)：73 - 75.

[395] 刘伟哲.慢性浅表性胃炎体表相关痛敏穴对位研究[D].北京：中国中医科学院,2011.

[396] 张朝鑫.原发性高血压患者相关穴位电学特性的研究[D].福州：福州大学,2014.

[397] 何怡瀚,秦新东,李国铭,等.宫寒型痛经热敏化腧穴分布规律初探[J].时珍国医国药,2013,24(7)：1708 - 1709.

[398] 甘小利.热敏灸配合中药治疗寒凝血瘀型子宫腺肌症患者的临床疗效研究[J].广州中医药大学学报,2020,37(7)：1310 - 1315.

[399] 杜潇怡.基于原发性痛经同脊髓节段不同经脉经穴热学特性的循证研究[D].石家庄：河北医科大学,2018.

[400] 杨佳敏,沈小雨,罗丽,等.针刺不同穴位对寒凝证类痛经大鼠体表区域温度的影响[J].医学研究生学报,2014,27(9)：900 - 904.

[401] 吴桂雯,张鹏,李静,等.针刺三阴交得气对寒湿凝滞证原发性痛经患者经穴体表温度影响的临床研究方案[J].针灸临床杂志,2016,32(2)：1 - 5.

[402] 赵珉一.针刺得气对经穴体表温度的影响[D].北京：北京中医药大学,2017.

[403] 苗艳换,赵吉平,云洁,等.痛经患者三阴交穴压痛反应研究[J].针刺研究,2014,39(5)：401 - 405.

[404] 刘玉祁,佘延芬,齐丛会,等.经穴电阻反应特异性与证型相关[J].中医药学报,2012,40(5)：63 - 66.

[405] 张璐.痛经患者穴位伏安特性与穴区血流量研究[D].上海：上海中医药大学,2015.

[406] 章海凤,陈日新,付勇.慢性盆腔炎患者热敏腧穴分布规律[J].河南中医,2011,31(2)：177 - 178.

[407] 杨燕妮,杨贤海,陈小玲,等.经期热敏灸治护慢性盆腔炎寒凝胞宫证临床观察[J].中医药临床杂志,2012,24(10)：954 - 955.

[408] 吴江昀,孙旖旎,周清辰,等.盆腔炎性疾病小腿内侧段穴位痛阈情况分析(英文)[J].World Journal of Acupuncture-Moxibustion, 2018, 28(3)：204 - 208, 234.

[409] 冯媛媛.电针对分娩大鼠儿茶酚胺的影响及其镇痛机制研究[D].南宁：广西中医药大学,2015.

[410] 沈岩金,蒋秋燕,王美丽,等.电针不同穴位对分娩大鼠痛阈及血清神经递质表达水平的影响[J].时珍国医国药,2016,27(9)：2287 - 2289.

[411] 朱朝玺,陈志余,周玉梅,等.从膝骨性关节炎相关穴位压痛阈规律探讨从脾肾论治策略[J].世界科学技术-中医药现代化,2020,22(5)：1662 - 1667.

[412] 胡鸿扬,徐勤�光,王学宗,等.膝骨关节炎患者主观寒热感受、膝周局部皮温与临床症状的相关研究[C].中国中医药研究促进会骨伤科分会2016年学术年会论文汇编.中国中医药研究促进会,2016：474 - 480.

[413] 吴强.电针敏化穴位对KOA模型大鼠的效应及对关节局部炎症因子的调节作用研究[D].成都：成都中医药大学,2019.

[414] 祁葆义.不同病证经穴皮肤电阻的观察与分析[C].世界中西医结合大会论文摘要集.中国中西医结合学会,1997：342 - 343.

[415] 刘芳.功能性消化不良患者心身症状及下肢脾胃经穴声电特性研究[D].北京：北京中医药大学,2007.

[416] 任晓静.音乐声波按摩对功能性消化不良患者身心特性和下肢经穴特性的影响[D].北京：北京中医药大学,2007.

[417] 吴桂雯.针刺三阴交得气对寒凝证原发性痛经患者经穴红外温度影响的研究[D].北京：北京中医药大学,2016.

[418] 杨薇,周晓玲,刘静,等.基于医用红外热成像技术评价穴位埋线对湿浊内停型非酒精性脂肪性肝病临床疗效观察[J].辽宁中医药大学学报,2019,21(5)：118 - 122.

[419] 孟旭,王冠群,张旭东,等.子宫腺肌病继发性痛经足三阴经经络阳性反应诊察研究[J].中国中医药信息杂志,2020,27(3)：14 - 18.

[420] 邓海平,沈雪勇,丁光宏,等.冠心病患者神门穴红外辐射光谱检测[J].上海针灸杂志,2004,23(11)：31 - 34.

[421] 周钰.人体气血变化与穴位伏安特性[D].上海：上海中医药大学,2005.

[422] 毛慧娟.甲状腺机能异常患者穴位伏安特性研究[D].上海：上海中医药大学,2010.

[423] 张木娇.肝郁气滞型乳腺增生病人十二经原穴电阻分析[D].广州：广州中医药大学,2015.

[424] 邢贝贝,黄猛,陈国辉,等.穴位敏化现象的实验动物观察[J].针刺研究,2017,42(4)：327 - 331.

[425] 赵俊喜,龚建强,文林林,等.高血压患者经络良导络值的分析研究[J].西部中医药,2017,30(4)：66 - 70.

[426] 龚建强,刘稼,韩琦,等.脂肪肝患者经络良导络值分析研究[J].中国民族民间医药杂志,2018,27(3)：15 - 18.

[427] 唐宜春,郝晓东,杨翠霞,等.失眠患者相关经脉腧穴的红外热像观察[J].红外,2019,40(10)：42 - 48.

[428] 吴耀持,张峻峰,李石胜,等.电针治疗急性腰扭伤的临床疗效与红外热像研究[J].上海针灸杂志,2010,29(11)：

716 - 718.

[429] 樊远志,吴耀持.针灸推拿治疗急性腰扭伤的临床疗效与红外热像研究[J].中医学报,2013,28(11):1752 - 1754.

[430] 何玲玲,林栋,游世晶,等.针刺单穴与腧穴配伍对炎性痛大鼠痛阈及血清炎性因子的影响[J].福建中医药,2019,50(5):39 - 41.

[431] 卢鑫.节段远近穴位伤害与非伤害刺激治疗慢性颈痛的临床研究[D].广州:广州中医药大学,2012.

[432] 马兴莎.健康人颈部穴位疼痛阈值的量化评定及与人格特质相关性研究[D].成都:成都中医药大学,2019.

[433] 杨顺益,林秀芬,梁增芳,等.温针治疗肩周炎疗效观察[J].中国针灸,2000(2):19 - 20.

[434] 王军燕.肩痹病临床分型的特征红外热谱与针灸临床疗效评价[D].兰州:甘肃中医学院,2014.

[435] 马淑骅,陈日新.支气管哮喘(缓解期)患者背部热敏腧穴分布的临床研究[J].江西中医药,2011,42(1):30 - 32.

[436] 邱妍川.穴位注射治疗支气管哮喘机理研究[D].重庆:重庆医科大学,2007.

[437] 陈日新,陈明人,李巧林.灸感法与红外法检测支气管哮喘(慢性持续期)患者肺俞热敏态的对比研究[J].江西中医药,2011,42(1):12 - 14.

[438] 黄薰莹.原发性失眠与背部穴位痛阈反应的相关性临床研究[D].北京:北京中医药大学,2017.

[439] 金丽燕.基于朝医四象理论的腧穴温度及 PNCS 相关性的研究[D].延吉:延边大学,2018.

[440] 刘险峰,袁云娥,陈虹.应用 ATA 红外热像自动检测系统研究肺与大肠相表里初探[J].中华中医药杂志,2009,24(S1):50 - 52.

[441] 汪家柔.艾灸肺俞、肝俞对穴位电流及相关脏器钙离子分布的影响研究[D].北京:北京中医药大学,2009.

[442] 刘建平,朱家壁,陈盛君,等.穴位经皮给药评价指标——药物传输系数研究[J].中国针灸,2006,26(7):507 - 509.

[443] 刘建平,徐斌,杨彬.穴位对氨茶碱经皮吸收的影响[J].中国针灸,2003,23(6):44 - 46.

[444] 杨彬,刘建平,徐斌,等.常用平喘穴对氨茶碱经皮吸收的影响[J].北京中医药大学学报,2003,26(1):86 - 88.

[445] 许金森,胡翔龙,杨广印.肺部疾病患者体表循经红外辐射轨迹的观察[J].福建中医学院学报,2005,15(6):18 - 20,65.

[446] 程宇,石学敏.针刺对多发性大动脉炎肢体温度影响的红外热像观察[J].中国针灸,2003,23(9):8 - 10.

[447] 郑娟娟,赵毅,沈雪勇,等.机械振动按摩器对正常人局部皮肤温度影响的红外热像观察[J].时珍国医国药,2009,20(4):942 - 943.

[448] 赵毅,孙鹏,郑娟娟,等.推拿掌振法对局部皮肤温度场红外热像的影响[J].辽宁中医杂志,2007,34(11):1624 - 1626.

[449] 张一和,沈雪勇,郁伟林,等.心包经穴位的伏安特性——大陵、内关、心俞三穴的实验研究[J].甘肃中医学院学报,1996,(3):38 - 42.

[450] 张莉.脾俞拔罐后皮肤温度的变化规律的观察[C].2011 中国针灸学会年会论文集(摘要).中国针灸学会,2011:1966 - 1970.

[451] 贲卉,荣培晶,李艳华,等.胃溃疡患者皮肤压痛阈及辨别阈的观察[J].上海针灸杂志,2011,30(1):62 - 63.

[452] 魏振义.慢性胃炎和胃溃疡病人胃俞中脘穴的温度阻抗痛阈的变化[J].针灸学报,1989(1):10 - 13.

[453] 张海蒙,沈雪勇,王彩虹.公孙、足三里等穴伏安特性的研究[J].上海针灸杂志,1999,18(1):3 - 5.

[454] 闫丽萍,吴辛甜,李守栋,等.电针对神经病理性痛大鼠脊髓 NO/cGMP 信号转导通路的影响[J].中华麻醉学杂志,2010,30(6):718 - 721.

[455] 周友龙,付杰娜,黄赢章,等.穴位贴敷治疗腰椎间盘突出模型大鼠的实验研究[J].世界中西医结合杂志,2008,3(8):448 - 450.

[456] 王强玉,孙立明,孙立虹.隔物灸对原发性痛经肾俞次髎公孙穴位电阻的影响[J].四川中医,2016,34(7):184 - 186.

[457] 成词松,诸毅晖,袁权,等.电针改善慢性疲劳大鼠疲劳状态及痛阈的下丘脑 CRH 机制研究[J].成都中医药大学学报,2012,35(3):9 - 12,18.

[458] 裴钰.电针调整慢性疲劳大鼠痛阈的下丘脑 CRH 机制研究[D].成都:成都中医药大学,2012.

[459] 肖扬,王锋锋,熊杰,等.电针腧穴对肾绞痛大鼠镇痛作用及其机制研究[J].中国全科医学,2016,19(18):2206 - 2210.

[460] 韩知渊."三才刺"法对大鼠肾绞痛镇痛作用影响的实验研究[D].沈阳:辽宁中医药大学,2012.

[461] 王小莉.多囊卵巢综合征患者经穴红外热成像特征研究[D].沈阳:辽宁中医药大学,2016.

[462] 顾煜,罗吉恒,张娟.温和灸肾俞对绝经后骨量减少患者的临床观察及红外热像评价[J].中国初级卫生保健,2019,33(10):79 - 80.

[463] 汪帼斌,易玮,佘世锋.穴位注射不同药物对佐剂性关节炎大鼠的镇痛作用[J].安徽中医学院学报,2002,21(1):34 - 36.

[464] 郑明岳,王春晓,吴耀持.电针对坐骨神经痛大鼠模型 nNOS 影响[J].辽宁中医药大学学报,2020,22(5):147 - 150.

[465] 兰州医学院解剖组织学教研组.家兔电针镇痛模型的穴位特异性问题[J].针刺研究,1977(Z1):16-17.

[466] 青岛医学院生理教研组.针刺镇痛过程中下丘脑视上核的协同作用[J].青岛医学院学报,1978(Z1):1-4.

[467] 熊鹏.电针、埋线对吗啡耐受小鼠自发性昼夜节律的影响及其机制的对照研究[D].成都:成都中医药大学,2015.

[468] 吴晓林.腰椎间盘突出症患者经穴的电学特性研究[D].北京:北京中医药大学,2017.

[469] 安光辉,陆萍,林琪.智能按摩椅对人体体表温度影响的研究[J].中国医疗器械信息,2019,25(22):69-71.

[470] 金希真.四象体质间的SEP——特定穴温度特征[D].延吉:延边大学,2019.

[471] 王普艳,汤心钰,张波,等.不同音色低频声波对健康人委中微循环及经皮氧分压的影响[J].中国中医药信息杂志,2014,21(10):12-14.

[472] 许继宗,李玉华,李月明,等.23例健康人委中对体感音乐低频声波选择性吸收相关研究[J].辽宁中医药大学学报,2013,15(1):179-180.

[473] 森川和宥.四总穴的功用——委中的针刺效果[J].天津中医,2002,19(6):56-57.

[474] 龙贤齐,王旭,任秀君.远近配穴电针对自体髓核移植大鼠脊髓p38丝裂原活化蛋白激酶及环磷酸腺苷表达的影响[J].针刺研究,2016,41(3):202-209.

[475] 赵丽云,姜会梨,任秀君,等.针刺对腰椎间盘突出症大鼠模型痛行为和脊神经根组织形态学的影响[J].北京中医药大学学报,2014,37(8):551-555,578.

[476] 闫丽萍,吴辛甜,殷忠勇,等.电针对神经病理性痛大鼠脊髓神经元型一氧化氮合酶蛋白及其mRNA表达的影响[J].针刺研究,2012,37(5):345-350.

[477] 冯克辉.电针对神经病理性疼痛大鼠模型C纤维诱发电位长时程增强(LTP)的抑制作用[D].南京:南京中医药大学,2010.

[478] She Y F, Ma L X, Zhu J, et al. Comparative study on skin temperature response to menstruation at acupuncture points in healthy volunteers and primary dysmenorrhea patients[J]. J Tradit Chin Med, 2017, 37(2):220-228.

[479] 张俊茶.经穴体表温度反应月经来潮及原发性痛经的特异性研究[D].石家庄:河北医科大学,2016.

[480] 王强玉,孙立明,孙立虹,等.原发性痛经患者足三阴经原穴电阻变化规律的研究[J].世界最新医学信息文摘,2015,15(2):128-129.

[481] 周娅妮,陈淋,周晓玲,等.肾阳虚质与红外热像数学量化的相关性分析[J].河北中医,2020,42(4):551-554.

[482] 徐媛媛,潘丽佳,贾春生,等.足三阴经经穴体表电阻反映胞宫生理变化的规律研究[J].针刺研究,2020,45(2):157-163.

[483] Antonio J P, Affonso Luíz F. Thermic effects of acupuncture on Taixi (KI3) evaluated by means of infrared telethermography[J]. World Journal of Acupuncture-Moxibustion, 2013, 23(2):38-40.

[484] 杨宁.人体十二经脉井原穴电测量的四季变化特点相关性研究[D].广州:广州中医药大学,2013.

[485] 丁轶文,丁光宏,沈雪勇,等.正常与冠心病人体表穴位红外辐射光谱特征研究[J].生物医学工程学杂志,2006,23(2):309-312.

[486] 沈雪勇,丁光宏,高建平,等.红外激光针灸对垂体后叶素致家兔心动过缓的影响[J].中西医结合学报,2006,4(6):644-648.

[487] 魏建子,沈雪勇,毛慧娟,等.甲状腺机能亢进症患者内关伏安特性研究[J].上海中医药大学学报,2008,22(6):23-25.

[488] 李永方,王亚丽,吴兴辰,等.择时选穴针刺对头痛患者痛阈的影响[J].上海针灸杂志,1996,15(6):10.

[489] 王灿,韩颖,张雨帆,等.针刺前后腧穴皮肤温度变化与气机升降的关系研究[J].亚太传统医药,2020,16(6):131-133.

[490] 王丹,嵇波,赵国桢,等.电针内关对急性心肌缺血大鼠心包经穴皮肤温度、血流灌注量及NE的影响[J].江苏中医药,2019,51(4):74-78.

[491] 张平,赵国桢,刘亚利,等.电针对心肌缺血损伤大鼠相关经穴皮肤温度变化影响的后效应研究[J].北京中医药大学学报,2016,39(4):344-349.

[492] 丁娜,孙志芳,嵇波,等.不同频率电针对心肌缺血大鼠经穴皮肤电阻值的影响[J].中华中医药杂志,2014,29(8):2623-2625.

[493] 戴健,嵇波,路雅雯,等.大鼠不同心肌状态对相关经穴和非相关经穴皮肤温度的影响[J].长春中医药大学学报,2017,33(2):208-211.

[494] 乔丽娜,谭连红,杨娇娇,等.电针不同穴位对颈部切口痛大鼠颈段背根节内卫星胶质细胞活动的影响[J].针刺研究,2017,42(4):283-289.

[495] 乔丽娜,杨永升,王俊英,等.电针"扶突"等穴对颈部切口痛大鼠颈段脊髓5-羟色胺1A、5-羟色胺2A受体mRNA表达

的影响[J].针刺研究,2011,36(6):391-396.

[496] 杨永升,乔丽娜,王俊英,等.电针对甲状腺区切口痛大鼠颈段脊髓胶质细胞活性的影响[J].中国针灸,2016,36(7):727-733.

[497] Montenegro E J, Guimarães de Alencar G, Rocha de Siqueira G, et al. Effect of low frequency transcutaneous electrical nerve stimulation of TE5 (waiguan) and PC6 (neiguan) acupoints on cold-induced pain[J]. J Phys Ther Sci. 2016,28(1):76-81.

[498] 于文龙,汪震,陈鹏典,等.内关红外光谱时间特性研究[J].中华中医药杂志,2013,28(2):383-386.

[499] 汪丽娜,魏建子,毛慧娟,等.阻断血行对穴位伏安特性的影响[J].中国针灸,2012,32(12):1095-1097.

[500] 王少军,谭连红,刘俊岭.电针刺激不同穴位对颈部切口痛大鼠镇痛效应及对颈髓神经营养因子及其受体mRNA表达的影响[J].针刺研究,2012,37(5):351-356.

[501] 林丹,阚宇,乔丽娜,等.电针"扶突"等穴对颈部切口痛大鼠痛行为及脊髓mGluR 5/cAMP/CREB信号通路活动的影响[J].针刺研究,2012,37(3):191-196.

[502] 王淑友,张栋,朱元根,等.穴位温度与电阻相关关系的研究[J].辽宁中医杂志,2007(1):5-6.

[503] 姚伟,丁光宏,张迪,等.人体穴位红外辐射光谱特征[J].中国科学(G辑:物理学 力学 天文学),2007,(S1):118-123.

[504] 张绯洁.推拿"内关"穴对家兔痛阈的影响[J].上海中医药杂志,1993(2):47-49.

[505] 刘金兰,张振莉.家兔"内关"穴区皮肤电阻测定及其影响因素的观察[J].中国针灸,1989(2):36-38.

[506] 哈尔滨医科大学生理教研组.针刺"合谷""内关"对皮肤痛阈的影响[J].黑龙江医药,1973(2):8-11.

[507] 靳聪妮.心包经前臂经脉线下深部组织温度的检测及其在激光照射内关时的变化[D].福州:福建中医学院,2004.

[508] 杨斌.腧穴热敏灸治疗Bell's面瘫的临床效应规律研究[D].广州:广州中医药大学,2010.

[509] 魏巍.热敏点灸结合针刺治疗周围性面瘫的临床研究[D].广州:广州中医药大学,2011.

[510] 罗平,张淑忆.刃针配合穴位放血治疗颈肌紧张性头痛132例[J].中国民间疗法,2011,19(8):32-33.

[511] 司晓华.颈源性头痛局灶点齐刺临床研究[D].北京:中国中医科学院,2012.

[512] 付勇,章海凤,李芳,等.原发性三叉神经痛患者热敏腧穴分布观察[J].中国针灸,2013,33(4):325-327.

[513] 徐杰,章海凤,曾玲,等.枕神经痛患者热敏腧穴分布的临床观察[J].中华中医药杂志,2014,29(9):2803-2805.

[514] 冀美琦.耳鸣患者压敏穴分布规律及压痛阈研究[D].北京:北京中医药大学,2016.

[515] 田珊珊,刘岱,解秸萍,等.耳鸣患者少阳经耳周五穴压痛反应及其痛阈研究[J].现代中西医结合杂志,2018,27(6):594-596,600.

[516] 张雪松.颈型颈椎病患者对热敏灸治疗仪与艾条施灸的热敏灸感比较观察[J].亚太传统医药,2019,15(2):122-123.

[517] 杨文修,许文胜,孙化瑜,等.急性胆囊炎患者相关经穴电学特性研究[J].生物医学工程与临床,1997(1):26-29.

[518] 靳蕊.胆囊疾病相关穴位数字化测量的研究[D].石家庄:河北联合大学,2014.

[519] 高允海,王军龙,许斌.胆囊切除术患者胆的俞穴、募穴及下合穴的红外热成像特征研究[J].中华中医药杂志,2016,31(5):2017-2020.

[520] 柴芳芳.膝关节骨性关节炎腧穴热敏化艾灸的效应规律研究[D].广州:广州中医药大学,2012.

[521] 夏七新,谢丁一,熊俊.膝关节骨性关节炎患者热敏腧穴分布研究[C].首届世界中医药大会夏季峰会暨"一带一路"中医药发展国际研讨会论文集.世界中医药学会联合会,2015:197-198.

[522] 张德安.早期膝关节骨性关节炎患者穴位阳性体征与热敏化研究[D].咸阳:陕西中医药大学,2016.

[523] 屠文展.电针远近配穴治疗大鼠根性痛神经化学机制[D].温州:温州医科大学;温州医学院,2007.

[524] 王星.基于红外热成像技术探讨胆经五输穴及原穴皮肤温度与血压及高血压的关系[D].南京:南京中医药大学,2020.

[525] 刘汉平.人体穴位自发微弱和非热致红外辐射光谱研究[D].上海:上海中医药大学,2004.

[526] 王霆.人体穴位伏安特性与能量代谢关系研究[D].上海:上海中医药大学,2008.

[527] 李恒.乳腺增生病患者穴位红外物理特性研究[D].上海:上海中医药大学,2008.

[528] 张锦祥.经络知热感度测量法在阳虚质辨识及疗效评估中的运用探讨[D].广州:广州中医药大学,2010.

[529] 谢晶军,方剑乔.不同经穴TEAS对低血压大鼠痛阈及血压调节效应的实验研究[J].中华中医药学刊,2014,32(3):495-497.

[530] 李佳靓.瘀血型腰椎间盘突出症与经络相关性研究[D].沈阳:辽宁中医药大学,2019.

[531] 车锦礼.气虚血瘀型中风中经络病症与经络相关性研究[D].沈阳:辽宁中医药大学,2019.

[532] 黄建华,冯鑫鑫,陈雷,等.基于慢性前列腺炎不同经穴红外热像图的改变探讨腧穴特异性[J].中华中医药学刊,2019,37(3):522-524.

第三章
穴位敏化的临床研究

第一节 · 穴位敏化的临床研究概述

一、穴位敏化临床研究的
目的与意义

中医针灸理论认为，经脉"内属于府藏，外络于肢节"（《灵枢·海论》）；穴位为"气穴"，是"脉气所发"和"神气之所游行出入也"的特殊部位。古代文献研究表明，穴位敏化现象的记载历史悠久，是穴位起源和固化的重要来源之一。如《灵枢·背腧》中有"按其处，应在中而痛解"，《灵枢·五邪》曰"以手疾按之，快然，乃刺之"等穴位压敏的描述；《灵枢·骨空论》载"切之坚痛如筋者灸之"，《备急千金要方·灸例》中有"宛陷"等穴位形敏现象的记载。穴位敏化也是现代针灸临床的常见现象，其表现形式多样，主要包括了前面章节提到的形敏化、热敏化、痛敏化、电敏化、光敏化及化学敏化等。

因此，穴位是经络在体表"神气之所游行出入"的部位，当脏腑或部位发生病理变化时，通过经络相连和对应的某些穴位则出现相应的生理化特征改变，表现出穴位体表感受野扩大以及痛敏化、热敏化等敏化现象；此时，穴位接收刺激、调节机体的功能也由生理状态下的"静息"转变为病理状态下的"激活"，实现其功能"合—开"的转变，即穴位的敏化过程。穴位敏化研究是在中医基础理论指导下进行的穴位本态研究，基于针灸学理论对穴位本态进行的全方位、多层次、多维度的研究，除了具有传统腧穴的一般特性外，还具有其自身的特性，包括多样性、普遍性和规律性。

穴位敏化现象从古至今在临床诊治疾病中得到了广泛应用。发生敏化反应的腧穴，其分布往往与患病脏腑或局部有一定的对应关系，因此它能够提示疾病发生的性质、部位甚至疾病的转归或预后，因而对疾病的诊断有协助作用。临床上可根据敏化腧穴所在部位及其脏腑络属关系确定病位，结合四诊及西医学检查进行综合全面分析，从而对疾病做出诊断。例如，膝骨性关节炎、腰椎间盘突出症、颈椎病、原发性痛经等患者会在与患病脏腑或部位有一定对应关系的体表穴位发生透热、扩热、传热等热敏灸感,这种灸感不仅与疾病状态高度相关,而且具有"小刺激大反应"的效应,可显著提升针灸治疗的临床疗效。选取敏化的穴位进行针灸刺激治疗,其近期疗效与远期疗效均优于非敏化的穴位。

因此,借鉴临床流行病学研究方法开展穴位敏化现象的临床研究,挖掘穴位敏化特征,把握穴位敏化规律,再回归临床,指导针灸选穴处方及刺灸治疗,是有效发挥穴位主治功能、提升针灸疗效的重要路径。明晰穴位敏化现象及其特征,有助于完善对穴位起源及演化的认识,对完善和发展经络腧穴理论具有重要的学术价值。

二、穴位敏化临床研究的常用方法

1. 穴位敏化临床研究的常用试验设计方法

(1)流行病学调查研究:横断面研究(cross-sectional study)、病例对照研究(case-control study)与前瞻性队列研究(cohort studies)是临床流行病学调查中的经典方法,这些流行病学调查研究的方法已在多个学科领域应用并取得了重大成果。其中,横断面研究属于观察性研究,是描述性流行病学中应用最广泛的方法,主要用于描述现象的特点和规律,其可在一个特定的时间内,对特定人群中有关因素与疾病或者健康状况的关系进行调查,从而描述这一时间段内的疾病分布以及观察某些因素与疾病之间的关系,为进一步研究提供线索[1]。国内目前横断面研究在中医药领域主要应用于中医病候学方面的人群特征研究,如在慢性支气管炎、胆汁反流性胃炎、糖尿病肾病、代谢综合征、轻度认知功能障碍、多发性硬化、

缺血性脑卒中等不同疾病状态下的中医证候发生率及其分布规律的观察分析中。横断面研究也常常被用来建立临床现象之间的因果联系假设,如一项基于横断面调查假肥大型进行性肌营养不良患者的基因型与表型分布之间的相关性研究。横断面研究中对因和果的数据收集发生在同一个时点,可应用于研究疾病当下穴位敏化现象的临床表现、发生率等问题。

病例对照研究是比较患病者与未患该病的对照暴露于某些可能的危险因素或具有某些特征的百分比或计量水平,了解其与疾病的相关关系[2]。相对于随机对照试验与队列研究,病例对照研究设计具有简便易行的特点,同时又比横断面调查、个案报告提供的证据级别稍高,正逐步成为广大临床医生易于接受和广泛应用的临床研究设计方案。现国内外医学期刊报道最多的是在肿瘤的病因学研究中使用该法。此外,病例对照研究还可用于研究药物应用于临床后疗效和不良反应的情况,也用于疾病预后的研究。由于病例对照研究可以同时对多个暴露因素进行调查,故适合于复杂病因和复杂干预的研究。中医药的临床治疗特点符合复杂干预的特征,目前病例对照研究在中医药的研究中有两个方面应用。其一,研究中医药整体作为一个暴露因素与疾病结局的关系;其二,探讨中医药各个组成要素(如证候、体质等)分别作为独立暴露因素与疾病结局之间的关系[3]。目前该法在针灸领域中极少应用,在穴位敏化研究中尚未开展。一般认为,结合疾病状态下穴位敏化现象的存在及敏化表现形式的多样性,可应用该研究设计探讨穴位敏化现象以及其与疾病的相关性,揭示穴位敏化现象的内在规律。但值得注意的是,病例对照研究虽可判断暴露与疾病之间是否存在有统计学上的联系,但不易做出有因果联系的结论。

队列研究是一种观察性研究方法，是纵向研究的主要方法之一，该设计常用于疾病动态变化规律的观察和验证，侧重于研究特定时间序列中事物的特征变化和规律。研究者是作为观察者来跟踪随访研究人群在一段时间内疾病的自然发生、发展、转归等情况，以比较不同暴露因素（exposure）对上述观察结局的影响。疗效评价类队列研究可用来评价中医药防治措施与其他干预措施或不治疗相比的疗效，这一点与随机对照试验非常相近。国内目前队列研究在中医药领域主要应用于肿瘤疾病、呼吸系统疾病及传染病的研究，如在对疾病的发病因素、发病率、中医药预防及控制复发等方面的观察分析中。在针灸领域，我国学者曾使用队列设计，以期证实"冬病夏治"穴位敷贴对慢性反复发作性肺系疾病的预防效果。与病例对照研究设计比较，前瞻性队列研究结果较易得出是暴露因素与研究结果是否有因果联系的结论，因此对于穴位敏化现象及临床规律的研究需要结合前瞻性队列研究以得到更加客观、全面的数据。穴位敏化状态受疾病病程、病情等多种因素的影响而产生变化，因此，以时间为主线，在疾病自然进程中按时间顺序获取穴位敏化的变化情况，可使穴位敏化动态变化规律及其与疾病发生发展关系研究推断的可信度增强。

横断面研究是描述流行病学中应用最为广泛的方法，主要用于描述现象在同一时点的特点和规律；病例对照研究是由结果探索原因的研究方法，是分析流行病学最基本、最重要的研究类型之一；队列研究即纵向研究，则侧重于研究特定时间序列中事物的特征变化和规律。因此，将横断面研究、病例对照研究和队列研究设计引入穴位敏化现象与规律的研究中，取横断面研究"由点及面"研究穴位敏化现象的发生率及表现特征；采用病例对照研究以健康人群为对照，提取和挖掘穴位敏化现象的发生规律与疾病的相关性；结合队列研究于纵向探讨疾病自然进程中穴位敏化现象演变的时空特征及其疾病特异性，从横向和纵向两个层面研究穴位敏化现象和规律，有望成为穴位敏化临床流行病学研究的示范。

（2）临床疗效评价研究：随机对照试验（randomized controlled trial，RCT）是采用随机分配的方法，将合格的研究对象分别分配到试验组和对照组，然后接受相应的试验措施，在一致的条件下或环境中，同步地进行研究和观测试验效应，并用客观的效应指标对试验结果进行科学的测量和评价。随着理论和方法的日趋成熟，RCT被公认为评价干预措施疗效的金标准或标准方案而广泛应用于临床研究中，为疾病治疗、预防和康复提供了大量真实、可靠的证据[4]。特别是在评价干预措施的有效性等方面表现得尤为突出。通过采用多中心RCT设计[5]，比较107例筋膜疼痛综合征患者接受热敏穴热敏灸和循经取穴针刺、拔罐加TDP照射综合治疗的疗效，发现前者的愈显率86%远高于对照组的24%（$P<0.001$），并认为热敏灸热敏化穴位更容易出现透热、扩热甚至循经传热，能够激发与运行人体经气。以上研究结论得到以腰椎间盘突出症、膝骨性关节炎、面瘫等经络病和支气管哮喘、痛经等脏腑疾病为载体的现代临床研究的证实。以敏化穴位作为首选的穴位施治，不同的反应点分别有其各自适宜的刺激方式。临床上许多方法已经被公认且广为应用，如压痛点常用针刺治疗，在热觉迟钝区常用灸疗，在皮下结节常用穴位注射，在痛觉迟钝区常用梅花针叩刺，丘疹样反应点常采用挑刺法，局部小静脉曲张或瘀血运用三棱针点刺或散刺等。进一步的研究发现，对敏化穴位进行适宜的针灸治疗，获得的即时和远期疗效均优于一

般的循经辨证取穴。如对 105 例腰筋膜疼痛综合征患者随机进行"扳机点"（指在临床触诊时可触及的骨骼肌纤维中紧张性、局限性条索状物，或易激惹的、敏感性压痛点）浮针疗法、循经取穴针刺和封闭疗法，结果发现对敏化穴位的浮针疗法能够更好地减轻肌筋膜疼痛，缓解症状，具有短期速效和长期续效的双重作用。但由于现有穴位敏化临床研究的设计存在一定缺陷、样本量偏小、实施质量不高，尚需进一步以经典脏腑病和经络病为研究载体，开展设计严谨和科学的大样本、高质量临床试验，科学评价结合穴位敏化现象进行针灸干预的临床疗效，以及穴位的敏化程度与针灸干预方法和干预的量效关系，对指导临床针灸选穴处方及提高临床疗效有重要意义。

2. 穴位敏化流行病学调查研究的常用检测方法

由于穴位敏化现象表现形式多样，以往在穴位探测方面，主要采用肉眼观察、按压、循摄、或标尺等工具测量的方法从形态学的角度观察敏化穴区的形态或色泽改变，是否有瘀点、白斑，局部皮肤是否出现凹陷或隆起、丘疹、脱屑，穴位皮下是否出现硬结、条索状反应物。随着科学技术的发展，穴位敏化研究中的生物物理特性检测也引入了大量的新型检测仪器。

（1）温度检测：穴位温度的检测，主要包括穴位体表皮肤温度检测及皮下一定深度的温度检测。但由于皮下温度的测定多为有创性，因此目前研究多检测穴位的体表温度。研究发现[6,7]，当人体患病时，腧穴热敏现象的出现率明显高于健康人，并且与疾病相关的敏化穴位温度明显高于非穴位；通过对比疾病状态下穴位与周围温度的分布，发现敏化穴位与周围温度存在明显差异，并能通过温度分析其功能状态，反映疾病的严重程度[8,9]。

体表温度检测较常采用的是红外热像检测仪。近年来，红外热成像技术作为一种无创检测体表温度的方式，在中医研究领域中应用广泛[10]，且在经络穴位中的应用得到广大学者认可。热成像技术是将物体发出的不可见的红外能量通过光学探测器转变为可见的热像图片。热像图上面的不同颜色代表被测物体表现出的不同温度，从而能够快速直观地判断高低温点和温度分布。经过断层、测量、比较、分析，寻找机体的异常热源，根据人体细胞热辐射的对应规律，对人体健康状况进行综合评估，从中找出潜在的必然联系，为早期发现疾病，系统治疗提供依据。但由于不同厂家及型号的红外热成像仪要求的环境温度不同，不同环境温度下人体散发的红外辐射也有所差异，因此不同设备探测出的热敏穴数据可能会有所不同。因此，不同研究中由不同设备检测的红外辐射指标结果可能难以相互比较，且通过红外辐射指标及温度进行热敏穴检测时，由于周围环境（如温度、湿度、流动的空气等）对人体皮肤温度影响很大，其结果皆有一定的不稳定性。

（2）疼痛阈值检测：穴位出现的疼痛反应可作为诊断及治疗疾病最常用的方法之一。临床上常使用疼痛阈值作为疼痛评估的工具，根据疼痛刺激的性质可将其分为压痛阈、机械痛阈、热痛阈等。目前使用最多的检测方法为压痛阈和机械痛阈，具有安全、无创及可控的优点。

压痛阈值（PPT）是被检测者体表在接触外在施加的压力刺激时，由起初能感受到的压力觉转变成痛觉的最小压力值，是机体对疼痛敏感程度的表示，疼痛阈值越低则表示越为敏感。PPT 是临床实践中被广泛用作量化局部疼痛的半客观方法，运用压痛阈作为检测目标可以在一定程度上更为客观细致地表明各穴位的压痛敏感程度。在测试时被检测者的主观感受以酸痛、胀痛为主，主要刺激到皮层及深部肌肉、骨关节等部位。

机械性疼痛是指机体或组织器官在外力的作用下产生机械变形，当变形的程度超过机械性伤害感受器的阈值时，感受器被激活而产生的疼痛，多见于腰背痛以及探针一类的戳痛。机械性疼痛的测试探头为尖锐的针状，测试时被检测者的主观感受以刺痛为主，主要被用于肤觉、浅层组织疼痛感觉的测量，疼痛表现形式为锐痛。以前的研究发现该装置可以检测痛觉过敏和感觉神经功能的变化。点状刺激引起的机械性疼痛与 Aδ 纤维有关，但前期研究也提到电子测痛仪的测试丝直径不均容易产生测量偏倚。疼痛感觉异常通常表现为痛阈值的升高或者降低，而痛阈作为检测疼痛的重要指标，是用于分辨疼痛的感觉性层次水平，同时也是检测皮肤浅表痛觉神经末梢敏感度的一种方法。从敏化程度反映出机体在病理状态下展示了穴位从"沉寂"态进入"敏化"态的一个动态变化过程，这种普遍存在的敏化激活状态是穴位对疾病反应的表现，也是临床医生根据疾病反应的敏化特性选穴施治和提高临床疗效的关键所在。

（3）感觉神经定量检测：经络、腧穴与周围神经的关系密切，自动进行神经选择的感觉神经定量检测仪（Neurometer® CPT/C）能够客观地全面分析和量化有髓鞘和无髓鞘感觉神经纤维的传导功能[11]。Neurometer® CPT/C 是通过测定皮肤和黏膜的电流感觉阈值（CPT）来确定所测试的神经的传导阈值（sNCT）。这是一种快速和无痛的测试方法，可以客观地全面分析有髓大纤维 Aβ、有髓小纤维 Aδ、无髓纤维 C 的传导功能。该检测仪还应用了依从性监测技术（Compliance-Guard™），可观察受试者测试反应的一致性，确保测试的高度可重复性和可靠。当疾病发生时，相关经穴的功能性变化（感觉过敏或减退）往往会先于器质性病变和其他临床症状，如能在疾病的潜伏期及时检测和确认这些变化，对于相关疾病的普查、预防和早期治疗是非常有利的。采用视觉模拟量表进行分级测定后，再采用感觉神经定量检测仪进行定量感觉测试可以量化穴位敏化的强度与程度。

（4）电学特性检测：21 世纪以来，许多学者在对人体的穴位电阻进行研究后发现，人体的皮肤电阻表现出非线性特性，在一定程度上反映了人体作为高等生物所具有的生理与行为的复杂性，进而采用伏安特性曲线来描述人体的穴位电阻。沈雪勇等[12]在研究中发现穴位的伏安面积在反映机体病变方面并不灵敏，穴位伏安曲线的惯性面积能特异地反映人体脏腑的生理病理变化，是穴位电敏化的一个主要表现特征。还有研究者多采用电阻作为检测指标，其次为惯性面积、伏安面积、导电量、电位、电流和电容。人体穴位存在电阻抗特性和伏安特性，电位的高低可以反映穴位的皮肤电阻。随人体气血阴阳消长，穴位皮肤电阻抗和电流量也会发生相应变化。皮肤电阻抗小，电流量就高。穴位在非激活状态时，皮肤阻抗变大，电流量就较低。同时，也有学者通过测量导电量来描述电流变化，故电流和导电量在一定程度上均可以反映电阻。电阻抗包括电阻、电容和电感，因此电位、电流、导电量、电阻和电容其实质都是在反映穴位的电阻抗。但由于电敏现象在检测过程中易受多种因素影响（如检测指标、仪器、温度、湿度等），目前暂无统一标准，导致穴位电敏无法量化。因此，穴位电敏研究仍需继续深入，其测定有待于进一步标准化。

前人对穴位敏化的现象、特点及其与疾病

的相关性做了大量的动物实验和临床试验探索,均取得了一系列的成果,为穴位敏化的进一步探索提供了依据。但穴位敏化现象的临床调查研究呈现样本量较小,研究对象代表性范围有限,研究内容多以基于小样本临床观察得到的疗效分析为主,研究载体较为单一的特点,很大程度上限制了穴位敏化的研究,不足以挖掘穴位敏化的普遍现象和整体规律。

3. 穴位敏化临床疗效评价研究的常用干预方法

中医学是中华民族的瑰宝,为我国科学文化发展和人民健康事业做出了卓越贡献,针灸学作为中医学体系中最具特色和优势的学科,历史悠久、理论系统、手段独特、疗效确切、运用广泛、发展迅速。其中,针法和灸法都是针对腧穴较常采用的干预措施。

(1) 针法:古称"砭刺",是指在中医学理论的指导下使用不同的针灸,通过一定的手法或方式刺激机体的一定部位(穴位),以激发经络气血、调节脏腑功能从而防治疾病的方法。针刺疗法具有适应证广、疗效显著、操作方便、经济安全等优点,深受广大群众和患者欢迎。得气是针刺入人体腧穴一定深度后,施以一定的行针手法,使针刺部位获得经气感应。当针刺得气时,患者自觉针刺部位有酸、麻、胀、重等反应,有时出现热、凉、痒、痛、抽搐、蚁行等反应,有时出现沿着一定的方向和部位传导、扩散等现象。得气与否以及得气的迟速是能否获得针刺疗效的关键,而影响得气的重要因素之一是腧穴的选择。人体体表的某些痛敏化穴位的表现形式是具有酸、麻、胀、重等特异性反应,具有"按之快然""按而痛止"的表现,运用针刺的方法可起到"刺之而痛止"的临床疗效。因此,选用敏化穴位也更容易引出得气反应,实现小刺激大反应的临床疗效优势。而针法并不仅仅

局限于我国传统的针刺疗法,干针疗法是近年来在西方国家兴起的一种侵入性干预措施,主要是用一根固体细针直接插入肌筋膜扳机点,其主要源于西医学研究中发现的痛敏点,从生物医学的角度代表的是体表痛阈值降低的点[13]。Stedman 等将扳机点定义"触觉或压力会引起痛苦的身体上特定点",即骨骼肌内可触及的紧绷肌带所含的局部高度敏感的压痛点,按压扳机点可引起周围或远隔部位的牵涉痛,此处亦可触及小结节,它的产生常常与内脏痛及肌筋膜疼痛有关[14]。

(2) 灸法:古称"灸焫",是指采用艾绒等材料为主烧灼、熏熨人体体表的一定部位(穴位)以防治疾病的方法。热敏灸即源于临床灸疗热敏现象的发现。陈日新等[15]在灸疗临床中发现,对同一种病症、同一组腧穴,艾灸疗效存在差异。疗效好的患者的灸感非常特殊,这种特殊灸感与常见的局部热感、皮肤表面热感完全不同,大致分为六大类。① 透热:灸热从经穴皮肤表面直接向深部组织穿透,甚至直达胸腹腔脏器。② 扩热:灸热以施灸点为中心向周围扩散。③ 传热:灸热从施灸点开始沿某一方向传导。④ 局部不(微)热远部热:施灸部位不(或微)热,而远离施灸部位的病所处甚热。⑤ 表面不(微)热深部热:施灸部位的皮肤不(或微)热,而皮肤下深部组织甚至胸腹腔脏器甚热。⑥ 非热觉:施灸(悬灸)部位或远离施灸部位产生酸、胀、压、重、痛、麻、冷等非热感觉。以上现象的发生有一个共同的特征,即被施灸部位对艾热非常敏感,产生一个"小刺激大反应",这种现象被称为灸疗热敏化现象。

前期的相关研究认为热敏灸疗法主要包括探敏定位、消敏定量两项技术。① 探敏定位技术:该技术在腧穴探感定位技术的基础上,应用上述腧穴热敏规律,解决了长期以来悬灸过

程中穴位如何个体化准确定位的关键技术难题，创立了"探感定位，辨敏施灸"的热敏灸"探敏选穴施灸"新技术。"探敏定位"是以传统辨证选穴为基础的经穴部位作为热敏穴位的高发区域，采用艾热在该穴区探查，当悬灸至某一部位出现一种或一种以上的"透热、扩热、传热"等"热至病所"的热敏现象时，该部位就是热敏穴位的准确位置。②"消敏定量"技术：灸时-灸感发生、发展呈现 3 个时相变化，即经气激发潜伏期、经气传导期、经气消退期。常规临床艾灸规定每穴治疗时间为 10~15 min，正处在经气激发的潜伏期，灸疗疗效尚未充分发挥；从艾灸开始至经气传导期结束，平均为 40~50 min，这主要是经气传导与气至病所期，是灸疗疗效的

充分发挥期，达到这个施灸时间，艾灸疗效明显提高；此后是经气消退期，经气传导消退后继续施灸，疗效也无增加。因此，可"以热敏灸感消失为度"作为充足灸疗时间的标准，突破了灸疗临床长期以来每穴 10~15 min 固定灸时的固有观念，为临床充分发挥灸疗疗效提供了灸疗时间的量学标准，实现了灸疗时间标准化与个体化的有机统一。有学者对之前的热敏灸临床研究进行统计[16]，检索到文献 200 余篇，提示热敏灸对 60 多种肌肉骨骼系统与结缔组织疾病、神经系统疾病、消化系统疾病、呼吸系统疾病、精神与行为障碍等疾病的治疗效果或与临床金标准药物疗效相当甚至更优，或明显优于常规的中医针灸治疗。

第二节 · 穴位敏化的临床流行病学研究

一、颈型颈椎病穴位敏化现象和规律的临床研究

颈型颈椎病以颈部疼痛、不适为主要临床表现，是针灸临床的常见病和多发病，也是针灸治疗的优势病种，且其在体表具有明确的敏化点，是研究经络病穴位敏化现象规律的良好载体。据国外报道，颈痛的终生患病率为 48.5%[17]。在我国的某些职业中有 64.52% 的人群患有颈椎病[18]。颈部疼痛是导致美国持续性疼痛的第三大常见慢性疾病，全球残疾的第四大原因，造成了沉重的经济、社会和医疗负担。现代临床研究发现，颈椎病热敏化穴位多位于颈部膀胱经穴和督脉经穴附近[19]；且在大椎、哑门、风府、肩井之间存在一个"高热敏区"；风门和肺俞之间也较容易激发出热敏灸感。然而，目前的观察性研究中研究样本量较

少仅能反映小部分群体，敏化检测方式较为单一，研究结果不足以客观、深入、全面反映颈椎病的穴位敏化状态，也不足以挖掘穴位敏化的普遍现象和整体规律。

在国家自然科学基金重大项目"穴位敏化现象和规律的临床研究"的资助下，采用病例对照研究设计的临床流行病学研究方法，在全国多个调查现场（四川、陕西、山西、贵州、湖南等地）以颈型颈椎病患者及健康人为研究对象，从体表感觉（机械痛阈、压痛阈）、皮肤及皮下组织形态改变、生物物理特性（温度）等三方面入手，采集根据课题前期预试验及文献研究结果筛选出的在针灸治疗颈型颈椎病使用频率较高及预试验中敏化现象出现频率较高的 14 个穴位及 5 个与颈型颈椎病密切相关区域的信息，以科学、客观地研究颈型颈椎病的穴位敏化现象（敏化种类、部位、数量等），挖掘疾病敏化现象的相关规律。

（一）临床方案设计

1. 研究对象

（1）受试者来源：采用病例对照研究的临床流行病学研究方法，以颈型颈椎病患者及健康受试者为研究对象。在全国多个调查现场（四川、陕西、山西、贵州、湖南等地）进行调查。

各调查现场严格按照诊断标准、纳入标准和排除标准筛选病例，确定受试者入组后，按照从体表感觉、皮肤及皮下组织形态改变、生物物理特性三个方面检测入手，直到完成总观察例数后，结束试验。

（2）受试者选择

1）颈型颈椎病患者的选择

诊断标准：根据 2010 年中国康复医学会（Chinese Association Of Rehabilitation Medicine）颁布的颈椎病诊治与康复指南（2010 版）及国家中医药管理局颁布的《中医病证诊断疗效标准》（2012 版）中关于颈型颈椎病的诊断标准。

纳入标准：符合中国康复医学会颁布的颈椎病诊治与康复指南（2010 版）及国家中医药管理局颁布的《中医病证诊断疗效标准》（2012 版）中关于颈型颈椎病的诊断标准；18 ≤ 年龄 ≤ 60 岁，男女均可；依从性好，愿意配合研究，患者签署知情同意书。

排除标准：18 岁以下及 60 岁以上；合并其他类型颈椎病患者及肩关节周围炎、风湿性肌纤维组织炎等因颈椎椎间盘退变所致的颈、肩部疼痛；合并严重的其他器质性病变包括恶性肿瘤、结核、骨折、骨髓炎等；合并有心脑血管、肝、肾和造血系统等严重原发性疾病；测试区域局部皮肤受损或皮肤病患者；有精神障碍及智能障碍不能配合问卷调查者。

2）健康受试者的选择

纳入标准：18 ≤ 年龄 ≤ 60 岁，男女均可；无颈椎疼痛及颈椎活动受限等病史；血液、尿液、粪便常规和肝肾功能、颈椎 X 线等检查无异常；无焦虑、抑郁等情绪障碍病史，且抑郁自评量表（Self-Rating Depression Scale，SDS）及焦虑自评量表（Self-Rating Anxiety Scale，SDS）标准分少于50 分；依从性好，愿意配合研究，签署知情同意书。

排除标准：18 岁以下及 60 岁以上；孕妇、哺乳期妇女；正在参加其他临床研究者。

2. 研究方法

（1）样本量计算：前期文献报道患者穴位敏化发生率为 20% ~ 70%，健康受试者的穴位敏化发生率未见报道。本研究按穴位敏化发生率为 50%（取穴位敏化发生率平均值四舍五入），健康人在感受刺激阈值/特征值发生波动的比率为 20%，本研究的观测比值比（Odds Ratio，OR）为 4，α 取 0.05，1-β 取 0.99，与健康人对比的分配比例按 1:1 预算，按病例对照研究的样本估算方法并校正分配比例影响，颈型颈椎病最小的样本量应为 224 例，健康人群对照为 224 例。

（2）颈型颈椎病穴位敏化的检测范围

经穴检测：根据课题前期预试验及文献研究结果，筛选出针灸治疗颈型颈椎病使用频率较高及预试验中敏化现象出现频率较高的 14 个穴位：肩井、肩中俞；完骨、风池、天柱、大椎；大杼、肩外俞、天髎、天宗；手三里、列缺、中渚、后溪；健康人检测的穴位与患者相同。

敏化区域检测：① 1 区、2 区。乳突与锁骨胸骨端连线、锁骨胸骨端与腋前纹头连线、腋前纹头与肩峰端连线、C_7 棘突下与肩峰和乳突连线构成检测区域。② 3 区。两乳突连线、两乳突与 C_7 棘突下连线构成检测区域。③ 4 区、5 区。C_7 棘突下与肩峰连线、肩峰与腋后纹头连线及两腋后纹头连线构成检测区域。

（3）颈型颈椎病穴位敏化的敏感点检测记

录方法：受试者俯伏坐位，测试者先标记受试者须检测的经穴，再用手指以适当力度（<2 000 gf）按压每个检测区域，对出现疼痛、酸胀、快然等；结节、条索等敏化现象的点进行标记。

（4）检测内容

1）基本信息采集：通过现场访谈问卷，采集受试者姓名、性别、疾病诊断、病程、采取的治疗措施等基本信息。

2）穴位敏化信息

形态学检测：皮肤色泽及形态变化：采用肉眼观察结合高清照相获取图片，在医学图像分析系统分析色泽和形态变化的数量、范围和发生率的变化。

皮下形态变化：观察皮下结节、条索等阳性反应物大小。

体表感觉检测：机械痛阈：采用 Electric

Von Frey 测痛仪（type 2390，IITC Life Science，Woodland Hills，CA，USA）检测；压痛阈值：采用 Wagner 压痛仪（Force One™ FDIX，Wagner Instruments，Greenwich，CT，USA）检测。

生物物理学特性检测：体表温度：采用 FOTRIC 226 型全平台热像仪（FOTRIC 226，IRS Systems Inc.，Allen，TX，USA）检测。

（二）主要研究结果

1. 颈型颈椎病穴位敏化的温度分析

（1）颈型颈椎病患者与健康人各经穴温度的差异比较：颈型颈椎病患者与健康人经穴最高温度经两独立样本 t 检验后发现，所有穴位患者温度测量值均高于健康人，差异均有统计学意义。温度差异较大的是肩井、大椎、肩中俞等穴（表 3-1）。

表 3-1　颈型颈椎病患者与健康人经穴温度的差异比较

穴 位	患者（$\bar{x} \pm s$）	健康人（$\bar{x} \pm s$）	P
肩井	34.69±1.37	33.36±1.00	<0.001
大椎	34.67±1.55	33.04±0.87	<0.001
肩中俞	34.85±1.50	33.25±1.04	<0.001
后溪	34.08±1.39	32.54±1.27	<0.001
列缺	33.95±1.23	32.55±1.36	<0.001
中渚	33.81±1.57	32.52±1.30	<0.001
肩外俞	34.55±1.41	33.42±1.02	<0.001
大杼	34.54±1.49	33.50±1.12	<0.001
完骨	34.86±0.86	33.86±0.73	<0.001
天宗	33.73±1.34	32.76±1.00	<0.001
风池	32.86±1.87	32.04±1.5	<0.001
手三里	33.02±1.19	32.34±0.92	<0.001
天髎	33.99±1.09	33.57±0.98	<0.001
天柱	34.04±1.98	33.68±0.53	0.007

（2）ROC 曲线分析：颈型颈椎病患者与健康人所有经穴最高温度测量值经绘制 ROC 曲线后，选择能区分患者与健康人且灵敏度和特异度相对最佳的截断值，大椎、完骨、肩中俞等

穴位截断值界定效果较好，曲线下面积>0.8，Youden 指数>0.5。颈型颈椎病患者与健康人温度测量值的差异平均超过 4%（图 3-1）。

（3）颈型颈椎病患者与健康人经穴温度敏

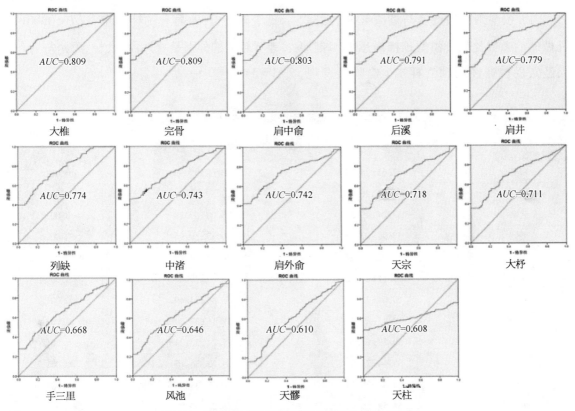

图 3-1　颈型颈椎病患者与健康人经穴温度 ROC 曲线图

化率比较：将截断值作为敏化的界值计算患者
与健康人最高温度测量值有差异的经穴敏化率
后发现患者敏化率均高于健康人敏化率，差异

有统计学意义。患者与健康人大椎、完骨、肩中
俞等穴位的敏化率差异较大，敏化率差异>50%
（表 3-2）。

表 3-2　颈型颈椎病患者与健康人经穴温度敏化率的比较

穴　位	患者敏化率	健康人敏化率	P
大椎	58.20%	0.00%	<0.001
完骨	52.90%	0.00%	<0.001
肩中俞	52.80%	0.00%	<0.001
后溪	48.30%	0.00%	<0.001
天柱	48.00%	0.00%	<0.001
肩井	67.40%	20.60%	<0.001
中渚	45.50%	0.00%	<0.001
肩外俞	42.10%	0.00%	<0.001
列缺	39.60%	0.00%	<0.001
天宗	36.10%	0.00%	<0.001
大杼	35.50%	0.00%	<0.001
手三里	49.30%	21.40%	<0.001
风池	43.20%	17.00%	<0.001
天髎	51.00%	33.00%	<0.001

2. 颈型颈椎病穴位敏化的机械痛分析

（1）颈型颈椎病患者与健康人间各经穴机械痛的差异比较：颈型颈椎病患者与健康人经穴机械痛经两独立样本 t 检验后发现，所有穴位颈型颈椎病患者的机械痛测量值均低于健康人，差异有统计学意义（$P<0.001$），差异较大的分别是肩外俞、大杼、天宗等穴（表 3-3）。

表 3-3　颈型颈椎病患者与健康人经穴机械痛的差异比较

穴 位	患者（$\bar{x} \pm s$）	健康人（$\bar{x} \pm s$）	P
肩外俞	52.67±25.09	80.68±37.99	<0.001
大杼	52.74±26.28	79.59±37.37	<0.001
天宗	51.24±25.52	78.00±37.18	<0.001
天髎	53.90±27.45	80.55±39.46	<0.001
后溪	52.92±25.57	78.87±34.49	<0.001
大椎	55.37±26.23	80.89±39.00	<0.001
手三里	50.04±25.89	75.45±34.40	<0.001
肩中俞	53.85±27.37	79.15±37.29	<0.001
列缺	50.29±24.34	75.24±33.24	<0.001
天柱	55.14±25.82	79.32±36.15	<0.001
中渚	52.83±26.12	76.62±34.56	<0.001
风池	54.59±26.18	78.08±34.82	<0.001
肩井	52.83±27.07	76.03±37.23	<0.001
完骨	47.68±22.49	67.24±29.15	<0.001

（2）ROC 曲线分析：颈型颈椎病患者与健康人所有经穴机械痛测量值经绘制 ROC 曲线后，选择能区分颈型颈椎病患者与健康人且灵敏度和特异度相对最佳的截断值，手三里、列缺、后溪等穴位区分度较好，曲线下面积>0.7，Youden 指数>0.36。颈型颈椎病患者与健康人机械痛测量值平均差异>30%（图 3-2）。

（3）颈型颈椎病患者与健康人经穴机械痛敏化率比较：将截断值作为敏化的界值计算颈型颈椎病患者与健康人机械痛测量值有差异的经穴敏化率后发现患者敏化率均高于健康人敏化率，差异有统计学意义。所有穴位敏化率差异均>30%，颈型颈椎病患者与健康人敏化率差异较大的穴位是中渚、手三里、天宗（表 3-4）。

表 3-4　颈型颈椎病患者与健康人经穴机械痛敏化率的比较

穴 位	患者敏化率	健康人敏化率	P
中渚	58.10%	19.40%	<0.001
手三里	67.00%	28.60%	<0.001
天宗	53.70%	16.70%	<0.001
列缺	54.60%	18.10%	<0.001
大杼	61.10%	24.70%	<0.001
后溪	70.50%	34.40%	<0.001
肩外俞	78.80%	43.20%	<0.001

穴　位	患者敏化率	健康人敏化率	P
完骨	52.50%	17.20%	<0.001
风池	66.10%	31.30%	<0.001
天髎	59.90%	25.60%	<0.001
肩中俞	52.80%	19.80%	<0.001
肩井	44.50%	12.30%	<0.001
天柱	51.60%	19.80%	<0.001
大椎	64.60%	33.90%	<0.001

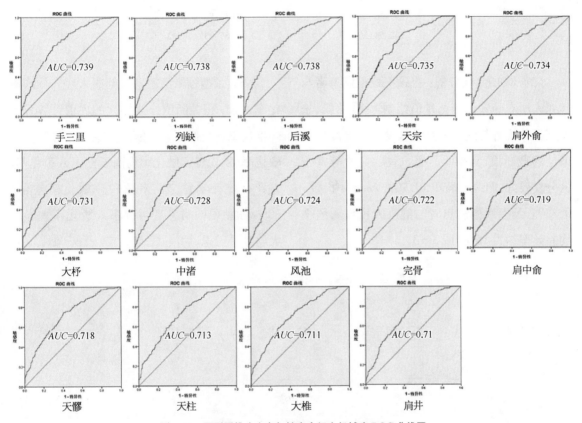

图 3-2　颈型颈椎病患者与健康人经穴机械痛 ROC 曲线图

3. 颈型颈椎病穴位敏化的压痛分析

（1）颈型颈椎病患者与健康人各经穴压痛值的差异比较：颈型颈椎病患者与健康人经穴压痛测量值经两独立样本 t 检验后发现，颈型颈椎病患者压痛测量值在所有穴位都低于健康人，差异均有统计学意义。压痛阈值差异较大的穴位是后溪、大杼、天髎等穴（表 3-5）。

表 3-5　颈型颈椎病患者与健康人各经穴压痛的差异比较

穴　位	患者（$\bar{x} \pm s$）	健康人（$\bar{x} \pm s$）	P
后溪	1 614.56±671.39	2 305.88±923.44	<0.001
大杼	2 006.44±890.58	2 695.95±985.08	<0.001
天髎	1 875.69±817.51	2 560.87±958.94	<0.001

穴　位	患者 ($\bar{x} \pm s$)	健康人 ($\bar{x} \pm s$)	P
肩外俞	1 950.81±843.78	2 633.03±965.87	<0.001
大椎	2 019.01±872.31	2 677.53±1017.05	<0.001
天宗	1 741.46±734.44	2 381.35±928.27	<0.001
肩中俞	1 821.42±803.73	2 455.10±939.26	<0.001
中渚	1 478.76±599.69	2 110.19±874.25	<0.001
列缺	1 500.74±588.36	2 115.27±887.38	<0.001
手三里	1 172.54±519.82	1 763.23±734.59	<0.001
肩井	1 609.11±676.51	2 176.92±823.99	<0.001
风池	1 435.72±566.49	1 970.98±646.25	<0.001
天柱	1 492.46±635.66	2 010.58±661.33	<0.001
完骨	1 253.58±522.37	1 755.23±628.82	<0.001

（2）ROC 曲线分析：将颈型颈椎病患者与健康人所有经穴压痛测量值绘制 ROC 曲线，选择能区分患者与健康人且灵敏度和特异度相对最佳的截断值，其中手三里、后溪、完骨等穴位区分度较好，曲线下面积>0.700，Youden 指数>0.350。颈型颈椎病患者与健康人压痛阈值平均差异率约为 15%（图 3-3）。

（3）颈型颈椎病患者与健康人经穴压痛敏化率比较：将截断值作为敏化的界值计算颈型颈椎病患者与健康人压痛测量值有差异的经穴敏化率，发现患者敏化率均高于健康人敏化率，差异有统计学意义。多数穴位敏化率差异>30%，颈型颈椎病患者与健康人敏化率差异较大的是手三里、后溪、完骨等穴（表 3-6）。

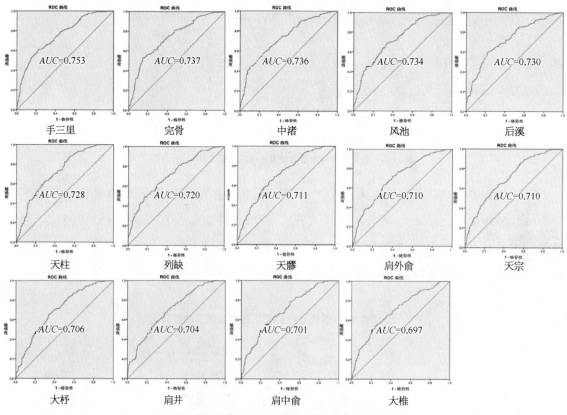

图 3-3　颈型颈椎病患者与健康人经穴压痛 ROC 曲线图

表 3-6　颈型颈椎病患者与健康人经穴压痛敏化率的比较

穴　位	敏化率	健康人敏化率	P
手三里	78.17%	39.65%	<0.001
后溪	78.40%	40.71%	<0.001
完骨	84.07%	46.90%	<0.001
风池	67.46%	32.60%	<0.001
中渚	76.40%	42.04%	<0.001
天柱	71.89%	38.94%	<0.001
列缺	79.65%	47.11%	<0.001
肩外俞	69.03%	37.00%	<0.001
天髎	67.26%	35.24%	<0.001
大杼	65.78%	34.36%	<0.001
大椎	76.11%	45.81%	<0.001
肩中俞	75.44%	45.37%	<0.001
天宗	69.62%	39.73%	<0.001
肩井	57.40%	28.19%	<0.001

（三）颈型颈椎病穴位敏化研究的结论

颈型颈椎病穴位敏化的发生具有多样性，敏化表现具有规律性，即敏化穴位存在温度升高、压痛阈和机械痛阈的降低。

1. 温度升高

本研究通过对颈型颈椎病患者与健康人经穴温度经两独立样本 t 检验后发现，所有穴位患者温度测量值均高于健康人，差异均有统计学意义；经穴温度的平均敏化率为 47.85%。颈型颈椎病患者健侧与健康人经穴温度经两独立样本 t 检验后发现，健侧所有穴位的温度测量值也均高于健康人，差异有统计学意义。

当人体处于疾病状态时，穴位温度会随着敏化的发生而产生改变。前期研究发现[20] 当人体患病时，腧穴热敏化现象的发生率明显高于健康受试者，并且与疾病相关的敏化穴位温度明显高于非穴位。Ovechkin A 等[21] 通过对比疾病状态下穴位与周围温度的分布，发现敏化穴位与周围温度存在明显差异，并能通过温度，分析其功能状态，反映疾病的严重程度。并且通过热像检测仪证实当心脏、肺脏、胃等内脏患病时，其相应穴位温度会有明显异常，说明与疾病相关的腧穴敏化后可以通过温度从一定程度上反映脏腑的生理病理信息。从生理学角度来讲，穴位皮肤表面温度改变可能与自主神经和代谢变化相关。

2. 痛阈降低

本研究通过对颈型颈椎病患者与健康人经穴机械痛、压痛的两独立样本 t 检验，发现所有穴位颈型颈椎病患者的机械痛和压痛测量值均低于健康人，差异有统计学意义（$P<0.001$）；经穴机械痛的平均敏化率为 59.70%，经穴压痛的平均敏化率最高，达 72.62%。对于颈型颈椎病患者健侧与健康人经穴机械痛、压痛的两独立样本 t 检验，同样发现健侧机械痛和压痛的测量值在所有穴位均低健康人，差异均有统计学意义。

穴位在敏化状态会出现痛敏感现象。前期研究发现[22] 在疼痛类的疾病中，穴位表现出对压痛敏感。并且在机体患病时敏化穴位与疾病无关穴位痛阈值具有明显的差异，敏化穴位与非穴位也具有明显的差异，而健康人的相同穴位与非穴位比较则没有明显差异[23]。针对原发性痛经的研究[24]也发现患者经期敏化穴位压痛发生率显著比非经期高，并且敏化穴位经期痛阈比健康人相同穴位低。在存在某些疾病的情况下，相应的穴位可发生痛觉过敏和皮肤过敏。因此我们可以推断，只有当机体处于病理状态时，与疾病相关穴位会发生敏化。穴位会因敏化而出现压痛阈值降低的现象。否则与正常组织相同，在痛敏感度方面没有变化。

穴位痛敏化产生的机制有多种。形态结构研究报道，神经系统和血管可能与穴位有密切关系。穴位存在丰富的微血管，穴位也有高密度的神经末梢，包括 A 和 C 传入纤维。研究发现，穴位敏化发生处还具有特殊的微理化环境。敏化穴位发生痛阈降低的机制可能与敏化穴位处致痛物质升高有关，在敏化穴位处发现 5 - 羟色胺、组胺、P 物质、降钙素基因相关肽（CGRP）、TR - PV - 1 和缓激肽（BK）受体等具有高分布特征[25]。这些炎性物质如 P 物质和 CGRP 等，引起血管扩张和血浆渗出；P 物质进一步刺激肥大细胞聚集和脱颗粒，释放致痛物质如组胺和 5 - 羟色胺等，导致局部皮肤痛觉过敏反应。这可能是穴位敏化的"外周敏化"机制。外周敏化定义为伤害性刺激的反应增加和对非伤害性刺激的异常反应。

（四）颈型颈椎病穴位敏化研究的意义

通过对颈型颈椎病穴位敏化现象进行研究，发现颈型颈椎病患者中温度敏化发生率最高的穴位有肩井、大椎、完骨、肩中俞、天髎、手三里、后溪；机械痛敏化发生率最高的穴位有肩外俞、后溪、手三里、风池、大椎、大杼、天髎；压

痛敏化发生率最高的穴位有列缺、后溪、手三里、中渚、大椎、肩中俞、天柱。通过对三种敏化发生率均较高的穴位制作韦恩图，发现后溪、大椎、手三里为三种敏化发生率均较高的穴位，是针对颈型颈椎病最容易发生敏化的穴位，可能为颈型颈椎病治疗的优势穴（图 3 - 4）。

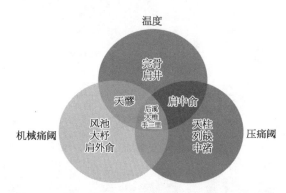

图 3 - 4 颈型颈椎病三种敏化发生率均最高的穴位韦恩图

后溪、手三里两个远端穴位与颈椎病关系密切，是治疗颈椎病、缓解颈部疼痛的常用穴位。后溪，是手太阳小肠经的输穴，"输主体重节痛"。《针灸甲乙经》曰："颈项强，身寒头不可以顾，后溪主之。"选取后溪穴可缓解颈项部的疼痛及活动不利的症状。手三里，属手阳明大肠经穴，手阳明经筋"绕肩胛，夹脊"。所以，手阳明大肠经穴可镇痛抗炎、解除肌肉痉挛而用于治疗颈椎病。大椎穴为手足三阳经与督脉交会处，《针灸甲乙经》曰"三阳督脉之会"。因此，大椎穴既可以发挥穴位的近治作用，又可以通过相交会的手足三阳经通调颈部经络气血作用。

现代研究对上述三穴治疗颈椎病的临床研究多有论述，朱文海[26]探讨了以后溪穴为主穴治疗颈椎病的有效性，发现针刺后溪组的总有效率高于常规治疗（$P<0.05$），且针刺后溪穴的复发率有显著优越性。衣哲等[27]采用手三里穴为主治疗颈椎病，获得显著疗效，认为手三里穴可有效改善患者颈肩肌肉僵硬、疼痛的症状。

而对于大椎穴治疗颈椎病的热敏化灸的临床研究就更时常见诸报道。蔡国伟等[28]采用热敏灸热敏化大椎穴发现其与对照组相比获得最优疗效（$P<0.05$），且血清超敏 C 反应蛋白及白细胞介素-8 的含量均较治疗前明显降低。张海华等[29]研究也发现颈型颈椎病患者中大椎为热敏最高发点（46%），且针对性进行热敏灸治疗后总有效率高达 94%，能有效改善颈型颈椎病患者的疼痛症状。

因此，后溪、大椎、手三里作为优势穴治疗颈型颈椎病，既体现了穴位的近治作用，又体现了穴位的远治作用。远近配合应用可共奏舒筋活络止痛之功。

二、膝骨性关节炎穴位敏化现象和规律的临床研究

膝骨性关节炎是中老年人因疼痛主诉而就诊的最常见疾病，主要表现为膝关节疼痛、关节局部肿胀、压痛、屈伸运动受限。中医学虽无"膝骨关节炎"这一病名，根据其临床症状及发病特点，国家技术监督局颁布的标准《中医临床诊疗术语·疾病部分》将西医"膝骨性关节炎"规范为"膝痹"。据 2010 年的中国人口普查数据显示，膝骨性关节炎的患病率高，其防治形势严峻[30]。过去多项研究表明，膝骨性关节炎患者体表有明确的痛敏点和热敏点。有学者观察到膝骨性关节炎患者热敏灸感出现率较高，热敏化穴位大部分分布在膝关节周围，与经穴有一定重合率，出现热敏灸感频次高的穴位分别是足三里、阳陵泉、三阴交、犊鼻、膝阳关、血海、阴陵泉、膝关、内膝眼、鹤顶等穴[31]。

本研究在前期文献研究基础上，以膝骨性关节炎为研究载体，通过病例对照研究设计比较膝骨性关节炎患者和健康人膝关节周围穴位、远端相关穴位的体表温度、机械痛阈、压痛阈值的差别，验证"在疾病状态下，相应体表部位会出现敏化现象"的假说。

（一）临床方案设计

1. 研究对象

（1）受试者来源：本研究受试者来源于 2016 年 10 月至 2017 年 11 月四川、湖南、山西、贵阳 4 个临床研究中心，包括成都中医药大学附属医院、湖南中医药大学第一附属医院、山西省针灸医院、贵阳中医药大学第一附属医院。病例主要在各医院针灸科和骨科门诊及住院部收集。病例对照研究共收集患者 916 例，健康人 222 例；队列研究共收集患者 246 人，健康人 175 人。

（2）受试者选择

1）诊断标准

KOA 诊断标准：参考 2014 年英国国家卫生与临床优化研究所（The National Institute for Health and Care Excellence, NICE）颁布的成人膝骨性关节炎诊疗指南 CG177 及中华医学会骨科分会制定的《骨关节炎诊治指南》（2007 年版）中有关膝骨性关节炎的诊断标准制定。

2）纳入标准：符合上述诊断标准；40 岁以上患者；依从性好，愿意配合研究。

3）排除标准：并发有其他骨病如膝关节骨关节结核、肿瘤、风湿和类风湿关节炎等不属于骨性关节炎的患者；合并扭挫伤或其他外伤者；足部畸形、疼痛及其他影响正常步行的病变者；有精神障碍及智能障碍不能配合问卷调查者；合并有严重的心血管疾病、肝肾功能损害、免疫缺陷、糖尿病、血液病者；既往 3 个月以内有进行过膝骨性关节炎治疗及创伤性治疗者。凡符合上述任何一条的患者，即予以排除。

4）剔除与脱落标准：因各种原因未按规定

完成本研究的观察者,信息记录不完整或资料不全者。

5)研究病例的中止标准:研究中出现严重不适,不宜继续参加研究者;研究期间患者出现其他急重症,需采取紧急措施者;研究过程中不愿意继续配合者;研究者详细记录退出研究的原因及时间已完成检测内容 1/2 的应进入结果统计。

2. 研究方法

(1)估算样本量:前期文献报道患者穴位敏化发生率为 20%~70%,健康受试者的穴位敏化发生率未见报道。本研究按穴位敏化发生率为 50%(取穴位敏化发生率平均值四舍五入),健康人在感受刺激阈值/特征值发生波动的比率为 20%,本研究的观测比值比(Odds Ratio, OR)为 4,α 取 0.05,1-β 取 0.99,与健康人对比的分配比例按 1:1 预算,按病例对照研究的样本估算方法并校正分配比例影响,膝骨性关节炎最小的样本量应为 224 例,健康人群对照为 224 例。

(2)膝骨性关节炎穴位敏化检测范围:根据课题前期预试验及文献评价的研究结果,筛选出针灸治疗膝骨性关节炎使用频率最高的常用穴位,同时也是膝骨性关节炎患者穴位敏化现象高发生率的穴位:鹤顶、内膝眼、犊鼻、血海、梁丘、阴陵泉、阳陵泉、膝关、曲泉、足三里、阴谷、委中、委阳、大杼、肾俞、命门、腰阳关、悬钟、丘墟;健康受试者检测的穴位与膝骨关节炎患者相同。

(3)检测区域:患者卧位,双下肢伸膝位,以膝关节髌底上 3 寸水平为上界、髌底水平、髌尖水平、足三里穴水平面为下界做 4 条绕膝关节的曲线。分别以髌底内上角和髌底外上角做两条垂直线,将腘横纹平均分为 3 等份,分别在 1/3 处、2/3 处做两条垂直线,将膝关节分为 12

个区域。

(4)受试者基本信息

1)患者基本信息采集内容

基本情况:人口学特征(籍贯、民族、性别、年龄、身高、体重)、教育水平、工作单位、月经史等。

膝骨性关节炎病史:病程、中医辨证、受累膝关节(左侧、右侧、双侧)、症状(疼痛、晨僵、活动时骨摩擦音、肿胀)。

膝骨性关节炎治疗情况:接受调查前 1 个月是否接受过治疗,如针刺、推拿、中药、保健药等。

膝骨性关节患者疼痛及功能测定量表:骨关节炎指数(WOMAC 评分)。

2)健康受试者基本信息采集内容

基本情况:人口学特征(籍贯、民族、性别、年龄、身高、体重)、教育水平、工作单位、饮酒史、吸烟史、月经史等;

健康受试者情绪评估量表:SDS、SAS。

膝关节指数量表(WOMAC 评分)。

(5)穴位敏化检测指标:由于膝骨性关节炎主要临床症状以疼痛为主,膝关节局部常有明显的压痛点与激痛点,故临床采用压痛点(阿是穴)治疗疗效可靠,且文献回顾分析中也发现阿是穴出现敏化的频次排第六,因此,阿是穴(穴位外的痛敏点)可能是膝骨性关节炎发生病理改变反映在体表的部位,可能与疾病密切相关。同时,疾病状态下穴位"激活",其功能与面积发生改变,触诊痛敏点也可能是穴位的放大。因此,除检测上述穴位的温度、机械痛阈、压痛外,触诊的穴位外痛敏感点也要进行三项指标的检测。检测方法同颈型颈椎病穴位敏化现象和规律的临床研究。

(6)统计处理:患者与健康受试者穴位的温度、机械痛阈、压痛阈确实存在差异,本研究中引入"穴位敏化诊断界值"概念,认为存在敏化诊断界值区分患者与健康受试者穴位的温度、机械痛阈与压痛阈值。

基于穴位敏化理论穴位在健康状态下是"静息"的,在疾病状态下被"激活"的理论指导,以临床是否确诊膝骨性关节炎作为"金标准",绘制各穴位温度、机械痛阈值和压痛阈值三个指标的 ROC 曲线,根据曲线下面积(AUC)、Youden 指数等确定各穴位温度、机械痛阈、压痛阈的敏化诊断界值。

ROC 曲线下面积(AUC)用于判断观察指标温度、机械痛阈、压痛阈对穴位敏化及非敏化区分度大小,$AUC>0.9$ 表示区分度较高,$0.7<AUC \leqslant 0.9$ 表示区分度中等,$AUC \leqslant 0.7$ 表示区分度较低。

ROC 诊断曲线各点中,距 Y 轴顶点直线距离最近的点,敏感度与特异度之和最大,误诊率和漏诊率之和最小,可综合考虑 ROC 曲线灵敏度与特异度的指标 Youden 指数=敏感度+特异度-1,本研究选择每个穴位 ROC 诊断曲线中 Youden 指数最大点对应的各穴位的温度、机械痛阈值及压痛阈值作为相应的敏化诊断

界值。

确定各穴位温度、机械痛阈、压痛阈的敏化诊断界值后,以敏化诊断界值作为试验标准,穴位温度高于诊断界值视为敏化,机械痛阈和压痛阈低于诊断界值的视为敏化,反之为非敏化。分别计算各穴位温度、机械痛阈值及压痛阈值的敏化发生率,从而判断各穴位温度、机械痛阈、压痛阈敏化诊断界值的诊断效能。

(二)研究结果

1. 基线分析

本研究共完成 967 例膝骨性关节炎(KOA)患者及 232 例健康受试者的收集,其中 61 例因信息填写错误视为无效问卷而排除,我们最后实际纳入膝骨性关节炎患者 916 例及健康受试者 222 例,问卷有效率为 94.91%。本次研究周期长,有效率高,保证了结果的真实可靠性。为了解患者及健康受试者两组间是否均衡一致,对两组受试者人口学特征(性别、年龄、BMI)是否组间均衡进行分析。由表 3-7 可知,患者与健康受试者年龄、性别、BMI 不具有统计学差异($P>0.05$),提示组间基线均衡,具有可比性。

表3-7 膝骨性关节炎患者与健康受试者的基线分析

项 目	膝骨性关节炎患者	健康受试者	统计量	P
例数(例)	916	222	—	—
年龄(岁)	58.05±10.43	57.81±10.02	t=0.142	0.887
性别(男/女)	173/743	79/143	F=2.000	0.157
体重指数(BMI)	24.43±5.03	23.57±4.57	t=1.955	0.051
病程(年)	25.43±5.03	0.00	—	<0.001

2. 膝骨性关节炎穴位敏化的温度分析

(1)膝骨性关节炎患者与健康人各经穴温度的差异比较:患者与健康受试者比较,患者各穴位的温度均较健康受试者高,差异均具有统计学意义($P<0.001$),见

表 3-8。

(2)ROC 曲线分析:统计 916 例膝骨性关节炎患者与 222 例健康受试者各穴位温度值,绘制各穴位温度的 ROC 曲线,除阴陵泉、肾俞、命门及大杼 4 个穴位的曲线下面积<0.7,区分

117

第三章 · 穴位敏化的临床研究

表 3-8 膝骨性关节炎患者与健康受试者穴位温度比较(Mean±SD)

穴 位	患者(℃)	健康受试者(℃)	P
血海	32.31±1.1	30.95±0.87	<0.001
鹤顶	32.15±1.21	30.81±1.29	<0.001
梁丘	32.3±1.00	30.94±1.17	<0.001
曲泉	32.05±1.22	31.05±1.19	<0.001
阴谷	33.59±0.96	32.72±0.79	<0.001
内膝眼	32.19±1.17	30.86±1.13	<0.001
犊鼻	32.46±1.06	31.16±1.14	<0.001
阴陵泉	32.49±1.06	31.78±0.89	<0.001
膝关	32.44±1.06	31.58±0.86	<0.001
足三里	33.29±0.98	32.47±0.72	<0.001
阳陵泉	32.91±0.99	32.17±0.77	<0.001
委中	33.28±0.84	32.37±0.77	<0.001
委阳	33.19±0.94	32.04±1.00	<0.001
腰阳关	34.66±1.13	34.04±0.68	<0.001
命门	34.74±1.09	34.26±0.65	<0.001
大杼	33.56±1.24	33.16±0.80	<0.001
肾俞	33.9±1.17	33.31±0.71	<0.001
丘墟	33.02±1.38	31.42±1.31	<0.001
悬钟	32.58±1.32	31.73±0.81	<0.001

度较低外,其他区分度较好,最好的是血海、梁丘、丘墟,曲线下面积分别为 0.852、0.833、0.817(图 3-5)。

(3) 各穴位温度敏化诊断界值的诊断效能:由表 3-9 可知,患者各穴位温度敏化率范围为 54.26% ~ 81.00%,健康受试者敏化率范

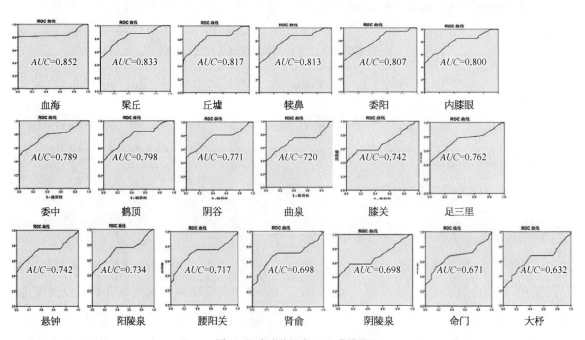

图 3-5 各穴位温度 ROC 曲线图

围为0~29.28%,患者各穴位温度平均敏化率明显高于与健康受试者,表明本研究中采用ROC曲线分析计算的各穴位温度敏化诊断界值诊断效能良好。

表3-9 膝骨性关节炎患者与健康受试者各穴位温度敏化率

穴 位	患者敏化率(%)	健康人敏化率(%)
鹤顶	73.80	29.73
犊鼻	72.16	24.32
梁丘	69.76	17.12
丘墟	69.03	19.64
腰阳关	67.69	27.03
阴谷	66.48	24.32
肾俞	66.43	27.48
足三里	65.28	22.97
命门	62.55	29.28
大杼	61.19	26.26
膝关	61.14	18.47
内膝眼	59.93	12.16
悬钟	59.87	15.18
委中	58.30	12.16
阴陵泉	58.19	15.32
委阳	57.97	11.26
阳陵泉	56.44	18.02
曲泉	54.26	13.06
平均敏化率	64.29	19.15

3. 膝骨性关节炎患者穴位敏化的机械痛阈值分析

(1)膝骨性关节炎患者与健康受试者各穴位机械痛阈值的比较:本次调查中发现,患者与健康受试者比较,患者各穴位的机械痛阈值均较健康受试者低,差异均具有统计学意义($P<0.001$),表明患者各穴位的机械痛阈值下降(表3-10)。

表3-10 膝骨性关节炎患者与健康受试者穴位机械痛阈值比较(Mean±SD)

穴 位	患者(g)	健康受试者(g)	P
血海	52.63±16.99	85.18±33.94	<0.001
鹤顶	64.81±20.82	102.43±39.85	<0.001
梁丘	59.25±18.79	99.15±41.66	<0.001
曲泉	61.99±35.58	79.19±36.16	<0.001
阴谷	37.48±12.05	69.57±31.49	<0.001
内膝眼	60.75±19.05	103.63±45.27	<0.001
犊鼻	62.23±19.98	106.06±44.91	<0.001
委阳	40.29±13.27	75.83±33.94	<0.001

穴　位	患者（g）	健康受试者（g）	P
阴陵泉	50.58±16.43	86.97±39.94	<0.001
膝关	47.43±15.79	80.48±40.9	<0.001
足三里	60.19±18.97	108.67±48.23	<0.001
阳陵泉	56.7±18.57	100.78±41.72	<0.001
委中	38.26±11.75	71.63±34.9	<0.001
命门	63.7±18.66	105.31±43.47	<0.001
腰阳关	64.08±19.58	108.05±45.89	<0.001
大杼	66.7±20.33	115.24±50	<0.001
肾俞	63.14±18.85	107.37±45.32	<0.001
丘墟	51.85±18.26	95.55±41.73	<0.001
悬钟	61.61±19.08	106.63±45.47	<0.001

（2）ROC 曲线分析：统计916 例膝骨性关节炎患者与222 例健康受试者各穴位机械痛阈值，绘制各穴位机械痛阈值的 ROC 曲线，除曲泉穴的曲线下面积<0.7，区分度较低外，其他区分度较好，最好的是丘墟、委中、阴谷，曲线下面积均为0.890、0.886、0.886（图3-6）。

（3）膝骨性关节炎患者与健康受试者各穴位机械痛阈的敏化率：由表3-11 可知，患者机械痛阈敏化率范围为63.43%～99.02%，健康受试者敏化率范围为4.50%～21.52%，患者各

穴位机械痛阈平均敏化率高于与健康受试者。表明本研究中采用 ROC 曲线分析计算的各穴位机械痛阈敏化诊断界值诊断效能良好。

4. 膝骨性关节炎患者穴位敏化的温度分析

（1）膝骨性关节炎患者与健康受试者各穴位压痛阈值的比较：本次调查中发现，患者与健康受试者比较，患者各穴位的压痛阈值均较健康受试者低，差异均具有统计学意义（P<0.001），表明患者各穴位的压痛阈值下降（表3-12）。

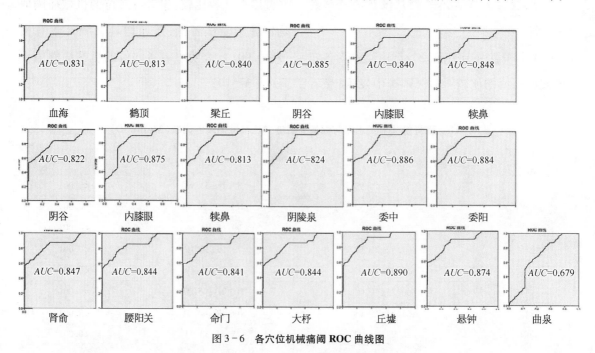

图3-6　各穴位机械痛阈 ROC 曲线图

表 3 - 11　膝骨性关节炎患者与健康受试者各穴位机械痛阈敏化率

穴　　位	患者敏化率(%)	健康人敏化率(%)
悬钟	99.02	19.64
阴陵泉	98.14	11.26
阳陵泉	97.60	5.86
犊鼻	97.16	10.99
鹤顶	95.74	14.32
委中	86.35	4.50
内膝眼	86.35	16.03
足三里	81.44	14.59
命门	79.59	17.03
膝关	79.26	21.44
腰阳关	77.95	14.77
丘墟	77.07	11.98
肾俞	75.71	19.2
梁丘	74.89	21.52
大杼	69.65	13.42
曲泉	66.48	20.95
委阳	65.07	10.63
血海	63.97	15.95
阴谷	63.43	12.34
平均敏化率	80.78	14.55

表 3 - 12　膝骨关节炎患者与健康受试者穴位压痛阈值比较(Mean±SD)

穴　　位	患者均值(gf)	健康人均值(gf)	P
血海	1 577.94±513.68	2 918.13±1 173.89	<0.001
鹤顶	2 072.02±786.62	4 355.52±1 775.93	<0.001
梁丘	1 766.9±599.58	3 470.39±1 505.96	<0.001
曲泉	1 432.97±456.6	2 826.37±1 137.09	<0.001
阴谷	1 593.76±561.75	3 008.65±1 195.68	<0.001
内膝眼	1 890±649.09	3 953.59±1 783.13	<0.001
外膝眼	1 966.13±655.54	3 731.33±1 505.63	<0.001
委阳	1 561.01±534.23	2 977.31±1 252.1	<0.001
阴陵泉	1 495.84±487.52	2 831.63±1 097.13	<0.001
膝关	1 381.68±441.54	2 672.9±1 129.46	<0.001
足三里	1 966.58±663.05	3 759.48±1 560.27	<0.001
阳陵泉	1 895.06±665.85	3 781.19±1 688.72	<0.001
委中	1 500.11±534.43	2 951.32±1 338.09	<0.001
命门	2 415.74±835.87	4 586.51±1 653.74	<0.001
腰阳关	2 424.14±839.34	4 634.14±1 610.59	<0.001
大杼	3 104.64±1 850.57	4 517.27±1 844.77	<0.001

穴　位	患者均值(gf)	健康均值(gf)	P
肾俞	3 384.12±1 922.02	4 895.77±2 040.83	<0.001
丘墟	1 470.01±473.56	2 709.1±1 027.76	<0.001
悬钟	2 704.4±1 527.45	3 785.07±1 567.17	<0.001

（2）ROC 曲线分析：统计 916 例膝骨性关节炎患者与 222 例健康受试者各穴位压痛阈值，绘制各穴位压阈值的 ROC 曲线，所有穴位曲线下面积>0.7，其中，腰阳关、命门、膝关、鹤顶、曲泉、外膝眼、内膝眼、阴陵泉、委中、梁丘曲线下面积>0.9，区分度较高（图 3 - 7）。

（3）膝骨性关节炎患者与健康受试者各穴位压痛阈的敏化率：由表 3 - 13 可知，患者压痛阈敏化率范围为 76.09% ~ 97.93%，健康受试者敏化率范围为 6.49% ~ 23.87%，患者各穴位压痛阈敏化率平均值高于与健康受试者。表明本研究中采用 ROC 曲线分析计算的各穴位压痛阈敏化诊断界值诊断效能良好。

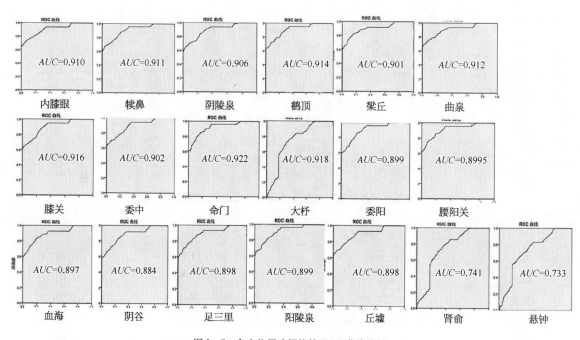

图 3 - 7　各穴位压痛阈值的 ROC 曲线分析

表 3 - 13　膝骨性关节炎患者与健康受试者各穴位压痛阈敏化率表

穴　位	患者敏化率(%)	健康人敏化率(%)
阴陵泉	97.93	20.48
犊鼻	95.63	16.13
丘墟	94.87	23.75
曲泉	94.10	16.67
内膝眼	92.47	21.95
足三里	92.14	15.32
阳陵泉	92.14	10.87

穴　　位	患者敏化率(%)	健康人敏化率(%)
命门	91.70	17.12
委阳	90.61	8.98
梁丘	90.28	9.32
鹤顶	88.43	17.8
膝关	88.10	16.04
腰阳关	82.86	19.73
悬钟	81.77	14.86
血海	80.57	18.83
肾俞	78.71	23.87
委中	77.84	6.58
大杼	77.35	6.49
阴谷	76.09	15.59
平均值	87.56	15.81

综上可知,患者与健康受试者穴位的温度、机械痛阈及压痛阈比较,各穴位的温度明显升高,痛阈明显降低。不同穴位温度、机械痛阈、压痛阈敏化诊断界值不同,差异较大,相同部位或归经的穴位敏化诊断界值存在一定的相似性。研究结果显示,膝骨性关节炎患者疾病相关穴位在疾病状态下存在敏化现象,体现在患者相关穴位出现温度升高、机械痛阈值降低和压痛阈值降低。通过 ROC 曲线,可以很好区分患者与健康人,同时确定出穴位敏化发生截断值。不同穴位温度、机械痛阈、压痛阈敏化诊断界值不同,差异较大,可能与人体不同部位存在差异有关。不同检测方法敏化截断值诊断截断值诊断效应不同,在温度方面曲泉、外膝眼、鹤顶、悬钟(右)、大杼(右)等穴位截断值界定效果相对较好,在机械痛阈方面丘墟(左)、阳陵泉、足三里、肾俞(右)、丘墟(右)等穴位截断值界定效果相对较好,在压痛阈值方面腰阳关、悬钟(左)、梁丘、命门、大杼(左)等穴位截断值界定效果相对较好。

（三）膝骨性关节炎穴位敏化研究的结论

本研究提出"机体由健康态向患病态转变时,穴位的特性发生改变,存在某一界值或范围,可以区分穴位是否发生敏化"的设想,基于这一假设,引入"穴位敏化诊断界值"的概念,率先采用 ROC 诊断曲线法分析各穴位的温度、机械痛阈及压痛阈的敏化诊断界值。穴位敏化诊断界值与穴位的部位、归经有关,腰背部穴位温度、机械痛阈、压痛阈敏化诊断界值较高,膝关节局部足太阳经穴温度敏化诊断界值较高,痛阈敏化诊断界值较低。大多数穴位的曲线下面积(AUC)>0.7,表明采用 ROC 诊断曲线区分膝骨性关节炎患者与健康受试者的诊断价值较高。根据 ROC 曲线分析得到的穴位敏化诊断界值,计算患者与健康受试者的穴位温度、机械痛阈、压痛阈的敏化率,结果表明患者各穴位的温度、机械痛阈、压痛阈敏化率均明显高于健康受试者,表明采用 ROC 诊断曲线计算的敏化诊断界值的诊断效能良好,验证了 ROC 诊断曲线分析法的可靠性。将纳入检测的 19 个穴位(13 个膝关节局部穴位,6 个非局部穴位)的温度、机械痛阈、压痛阈三个指标分别做患者与健康受试者比较,结果显示患者各穴位的温度明显较健康受试者高,机械痛阈及压痛阈较健康受试者低,表明患者较健康受试者穴位的体表感觉值确实存在差异。以上研究均表明,在疾病状态下,与疾病相关的某些穴位的痛阈值会明显下降。膝骨性关节炎穴位痛敏与热敏发生率均较高,表明穴位敏化现象普遍存在。穴位敏化发生率与敏化程度均较高的穴位是鹤顶穴,为膝骨性关节炎敏化优势穴。根据膝骨性关节炎穴位温度、痛阈的敏化发生率与敏化程度,可指导临床合理选择穴位及适当的刺激方式,为临床敏化穴治疗提供参考。

三、慢性稳定型心绞痛穴位敏化现象和规律的临床研究

慢性稳定型心绞痛以胸部短暂性的挤压痛和胸骨下痛,并放射到颈部、下巴、肩膀、背部、手臂和上腹壁为主要表现[32]。研究报道,慢性稳定型心绞痛影响超过 0.78 亿的美国人[33];在全球每年可造成 0.173 亿人死亡,并有可能在 2030 年造成 2.36 亿人口死亡[34],引起严重的社会、经济负担[35]。研究发现,心绞痛患者至少出现一个压痛点的比率为 94.36%,且压痛点主要分布于左侧胸前区、背部、肩部、上肢部,与心绞痛牵扯痛区域高度重合[36],是研究脏腑病穴位敏化现象和规律的良好载体。基于红外热成像技术的研究发现[37],冠心病患者心前区温度与健康人存在明显差异,且温度降低程度与病情严重程度呈正比。然而目前的观察性研究中,敏化检测方式较为单一,研究结果不足以客观、深入、全面反映慢性稳定型心绞痛的穴位

敏化状态,也不足以挖掘穴位敏化的普遍现象和整体规律。

本研究采用病例对照研究设计的临床流行病学方法,在全国多个调查现场(四川、陕西、云南、贵州、湖南等地区)以慢性稳定型心绞痛患者及健康人为研究对象,从体表感觉(压痛阈)、皮肤及皮下组织形态改变、生物物理特性(温度)等三方面入手,采集根据课题前期预试验及文献研究结果,筛选出在针灸治疗慢性稳定型心绞痛使用频率较高及预试验中敏化现象出现频率较高的 15 个穴位及后背、左前胸、左侧手臂与慢性稳定型心绞痛密切相关区域的信息,以科学、客观地分析慢性稳定型心绞痛的穴位敏化现象(敏化种类、部位、数量等),挖掘疾病敏化现象的相关规律。

(一) 临床方案设计

1. 研究对象

(1)受试者来源:采用病例对照研究的临床流行病学研究方法,以慢性稳定型心绞痛患者及健康受试者为研究对象。在全国多个调查现场(四川、陕西、云南、贵州、湖南等地区)进行调查。

各调查现场严格按照诊断标准、纳入标准和排除标准筛选病例,确定受试者入组后,按照从体表感觉、皮肤及皮下组织形态改变、生物物理特性三个方面检测入手进行检测,直到完成总观察例数。

(2)受试者选择

1)慢性稳定型心绞痛患者的选择

诊断标准:参考美国心脏病学院/美国心脏学会(ACC/AHA)2007 年联合颁布的《慢性稳定型心绞痛指南》和中华医学会心血管病学分会 2007 年颁布的《慢性稳定型心绞痛诊断与治疗指南》,结合英国 SIGN 国家临床指南 2018

年颁布的《稳定型心绞痛的管理》和中国心血管相关专家小组 2010 年颁布的《慢性稳定性冠心病管理中国共识》中慢性稳定型心绞痛诊断标准。

纳入标准：符合美国心脏病学院/美国心脏学会（ACC/AHA）2007 年联合颁布的《慢性稳定型心绞痛指南》和中华医学会心血管病学分会 2007 年颁布的《慢性稳定型心绞痛诊断与治疗指南》，结合英国 SIGN 国家临床指南 2018 年颁布的《稳定型心绞痛的管理》和中国心血管相关专家小组 2010 年颁布的《慢性稳定性冠心病管理中国共识》中慢性稳定型心绞痛诊断标准；35≤年龄≤80 岁，男女均可。下述六项满足一项者：既往心肌梗死患者；经皮冠状动脉介入治疗术后；冠脉 CT 检查显示冠脉狭窄超过 50%；冠脉造影显示冠脉狭窄超过 50%；运动平板心电图阳性；心电图有心肌缺血改变；发病时间 3 个月及其以上，在过去 1 个月有不少于 2 次发作；近 60 日内心绞痛发作的频率、持续时间、诱因或缓解方式没有变化。愿意配合研究，患者签署知情同意书。

排除标准：35 岁以下及 80 岁以上；合并心血管、消化、泌尿、呼吸、血液、神经、内分泌系统等严重原发性疾病临床未能有效控制病情者；患者合并急性冠脉综合征（包括急性心肌梗死、不稳定型心绞痛）、严重心律失常（重度房室传导阻滞、室性心动过速、影响学流动力学的室上性心动过速、频发早搏特别是室性早搏、房颤）、原发性心肌病、瓣膜性心脏病；心脏瓣膜病、肥厚型心肌病、扩张型心肌病引起的胸痛；非心脏性疾病引起的胸痛（重度神经症；或更年期综合征；或颈椎病；或食管、肺部或胸壁引起的胸痛等）；有精神障碍及智能障碍不能配合问卷调查者；患者的高血压、糖尿病临床治疗未达标者。严重贫血（Hb<70 g/L）。

2）健康受试者的选择

纳入标准：35≤年龄≤80 岁，男女均可；主诉无明显不适；血液、尿液、粪便常规和肝肾功能、心电图、动态心电图等检查无异常；无焦虑、抑郁等情绪障碍病史，且 SDS 及 SAS 量表标准分少于 50 分；愿意配合研究，签署知情同意书。

排除标准：35 岁以下及 80 岁以上；有吸烟、饮酒史者；精神病患者，焦虑、抑郁、认知障碍患者，过敏体质；孕妇、哺乳期的妇女；正在参加其他临床试验者。

2. 研究方法

（1）样本量计算：前期文献报道患者穴位敏化发生率为 20%～70%，健康受试者的穴位敏化发生率未见报道。本研究按穴位敏化发生率为 50%（取穴位敏化发生率平均值四舍五入），健康人在感受刺激阈值/特征值发生波动的比率为 20%，本研究的观测比值比（odds ratio，OR）为 4，α 取 0.05，$1-\beta$ 取 0.99，与健康人对比的分配比例按 1:1 预算，按病例对照研究的样本估算方法并校正分配比例影响，慢性稳定性心绞痛最小的样本量应为 224 例，健康人群对照为 224 例。

（2）慢性稳定型心绞痛穴位敏化的检测范围

经穴检测：根据课题前期预试验及文献研究结果，筛选出针灸治疗慢性稳定型心绞痛使用频率较高及预试验中敏化现象出现频率较高的 15 个穴位：厥阴俞（双侧）、心俞（双侧）、督俞（双侧）、膻中、巨阙、神门（左）、阴郄（左）、少海（左）、极泉（左）、内关（左）、郄门（左）、曲泽（左）。健康人检测的穴位与患者相同。

敏化区域检测：① 躯干后部分区。躯干后部以两侧腋后线作为左右界；以 T_1 棘突下和 T_7 棘突下为上界，划定整个躯干后部检测区域；在区域内以两侧肩胛骨内侧线将躯干后部垂直分为 3 份；在 T_3、T_5 棘突下各画一条平行线，将躯干后部共分为 9 个区域。② 胸前区分区。沿胸骨上缘画一横线作为胸前区检测区域上界，剑突下缘画一横线作为胸前区检测区域下界，前正中线作为胸前区检测右界，左腋前线作为检测区域左界，沿乳头分别画一横线和竖线将检测区域分为 4 区，自左至右，自上而下，分别为 1 区、2 区、3 区、4 区。③ 左臂部分区。患者双手自然下垂贴于体侧，使肘部伸直后，双臂水平外展。以腕横纹、腋横纹为上下界；以腕横纹桡侧、肘横纹桡侧、腋前纹头三点连线及腕横纹尺侧、肘横纹尺侧、腋后纹头三点连线为左右界，划定上肢部检测区域。以肘横纹将上肢分为上下两部分，分别腕横纹中点与肘横纹中点之间连线、肘横纹中点与腋窝中央处连线，将上臂从上向下，从内向外共分为 1、2、3、4 四个区域。

（3）慢性稳定型心绞痛穴位敏化的敏感点检测记录方法：敏感点检测分为左臂、前胸、后背三部分，检测左臂时受试者可取坐位或仰卧位，左臂外展 45°。检测前部时受试者仰卧，双上肢水平外展位，手心向上，前胸部触诊先由患者自行触摸，若有痛点或不适感存在再由工作人员触诊，确定压痛点后由工作人员于体表标记并登记于观察表；检测后部时受试者俯卧位，两手水平贴于身体两侧，测试者用拇指以适当力度按压每个区域，出现压痛的点做记号。

（4）检测内容

1）基本信息采集：通过现场访谈问卷，采集受试者姓名、性别、疾病诊断、病程、采取的治疗措施等基本信息。

2）穴位敏化信息：① 皮肤色泽及形态变化。采用肉眼观察结合高清照相获取图片，在医学图像分析系统分析色泽和形态变化的数量、范围和发生率的变化。② 皮下形态变化。皮下结节、条索等阳性反应大小。③ 体表感觉检测。压痛阈值：采用 Wagner 压痛仪（Force One™ FDIX，Wagner Instruments，Greenwich，CT，USA）检测。④ 生物物理学特性检测。体表温度：采用 FOTRIC 226 型全平台热像仪（FOTRIC 226，IRS Systems Inc.，Allen，TX，USA）检测。

（二）主要研究结果

1. 慢性稳定型心绞痛穴位敏化的温度分析

（1）患者与健康人各经穴温度的差异比较：患者与健康人经穴温度经两独立样本 t 检验后发现，除神门、阴郄、少海的穴位温度测量值在患者与健康人之间无差异外，其余穴位的温度测量值在患者与健康人之间均存在差异，均为患者低于健康人。患者与健康人温度测量值差异较大的穴位为郄门、曲泽、内关、膻中等（表 3 - 14）。

表 3 - 14 慢性稳定型心绞痛患者与健康人经穴温度的差异比较

穴 位	患者（$\bar{x} \pm s$）	健康人（$\bar{x} \pm s$）	P
极泉	33.76±1.53	34.16±1.23	<0.001
神门	31.77±2.12	32.23±2.27	0.020
阴郄	31.88±2.09	32.07±2.27	0.328
少海	31.53±1.80	31.77±1.87	0.153
内关	32.17±2.11	32.78±1.89	0.001
郄门	32.08±1.87	32.82±1.48	<0.001
曲泽	32.32±1.79	32.97±1.40	<0.001
膻中	33.34±1.76	33.93±1.42	<0.001

穴 位	患者($\bar{x} \pm s$)	健康人($\bar{x} \pm s$)	P
巨阙	33.09±1.80	33.58±1.63	<0.001
厥阴俞(左)	33.07±1.51	33.55±1.37	<0.001
心俞(左)	33.04±1.51	33.52±1.33	<0.001
厥阴俞(右)	33.02±1.50	33.59±1.36	<0.001
心俞(右)	33.00±1.55	33.51±1.38	<0.001
督俞(左)	32.95±1.54	33.46±1.35	<0.001
督俞(右)	32.94±1.54	33.43±1.35	<0.001

（2）ROC 曲线计算截断值：患者与健康人温度测量值有差异的穴位经绘制 ROC 曲线后，选择能区分患者与健康人且灵敏度和特异度相对最佳的截断值，多数穴位曲线下面积>0.6，其中厥阴俞（右）、郄门、心俞（右）、督俞（左）等穴位截断值界定效果相对较好（图 3-8）。

（3）慢性稳定型心绞痛患者与健康人经穴温度敏化率比较：将截断值作为敏化的界值计算患者与健康人温度测量值有差异的经穴敏化率后发现患者敏化率均高于健康人敏化率，差异有统计学意义。患者与健康人膻中、心俞（左）、厥阴俞（右）等穴位的敏化率差异较大（表 3-15）。

2. 慢性稳定型心绞痛穴位敏化的压痛分析

（1）患者与健康人各经穴压痛值的差异比较：所有穴位的压痛测量值在患者与健康人之间均存在差异，均为患者低于健康人。患者与健康人压痛测量值差异较大的穴位为阴郄、郄门、神门、内关等（表 3-16）。

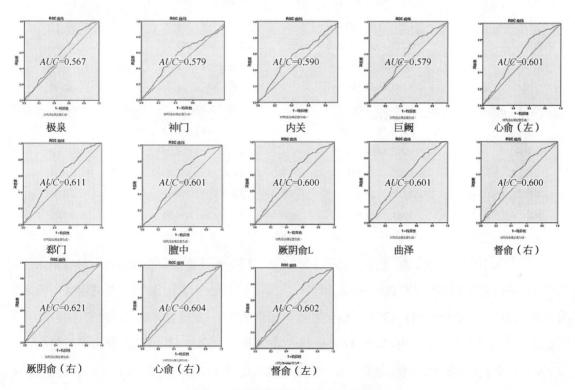

图 3-8 患者与健康人经穴温度 ROC 曲线图

表 3 - 15　患者与健康人经穴温度敏化率的比较

穴　位	患者敏化率	健康人敏化率	P
极泉	35.00%	21.10%	<0.001
神门	62.30%	44.70%	<0.001
内关	57.50%	39.40%	<0.001
郄门	63.70%	45.50%	<0.001
曲泽	71.20%	54.10%	<0.001
膻中	48.60%	26.40%	<0.001
巨阙	43.10%	24.40%	<0.001
厥阴俞(左)	44.70%	25.90%	<0.001
心俞(左)	39.90%	18.80%	<0.001
厥阴俞(右)	54.00%	33.50%	<0.001
心俞(右)	35.80%	17.30%	<0.001
督俞(左)	36.70%	18.80%	<0.001
督俞(右)	53.90%	36.70%	<0.001

表 3 - 16　慢性稳定型心绞痛患者与健康人经穴压痛差异比较

穴　位	患者($\bar{x} \pm s$)	健康人($\bar{x} \pm s$)	P
极泉	1 678.01±816.40	2 073.92±893.79	<0.001
神门	2 695.92±1 329.00	3 267.20±1 423.36	<0.001
阴郄	2 507.11±1 242.98	3 095.11±1 318.33	<0.001
少海	1 987.01±1 017.52	2441.43±1 286.48	<0.001
内关	2 478.09±1 298.06	3 019.43±1 355.59	<0.001
郄门	2 483.11±1 339.38	3 062.30±1 598.36	<0.001
曲泽	2 215.43±1.96.51	2 689.60±1 263.75	<0.001
膻中	2 178.88±1 128.47	2 465.72±1 052.80	0.005
巨阙	2 160.46±1 139.55	2 612.94±1 218.08	<0.001
厥阴俞(左)	3 389.52±1 984.66	3 786.70±1 699.86	0.017
心俞(左)	3 339.18±1 867.40	3 807.40±1 646.33	0.004
厥阴俞(右)	3 297.82±1 848.80	3 747.17±1 611.75	0.006
心俞(右)	3 321.82±1 845.77	3 836.84±1 567.34	0.001
督俞(左)	3 329.62±1 789.11	3 815.69±1 734.43	0.003
督俞(右)	3 365.73±1 859.11	3 878.80±1 668.71	0.002

（2）ROC 曲线计算截断值：患者与健康人所有穴位压痛测量值经绘制 ROC 曲线后,选择能区分患者与健康人且灵敏度和特异度相对最佳的截断值,所有穴位曲线下面积均>0.6,Youden 指数>0.2,其中阴郄、曲泽、极泉、内关、少海等穴位截断值界定效果相对较好(图 3-9)。

（3）慢性稳定型心绞痛患者与健康人压痛敏化率比较：计算比较患者与健康人所有穴位压痛敏化率,发现患者敏化率均高于健康人,差异有统计学意义,其中患者敏化率与健康人敏化率在阴郄、曲泽、内关、郄门、少海等穴位的差异相对较大(表 3-17)。

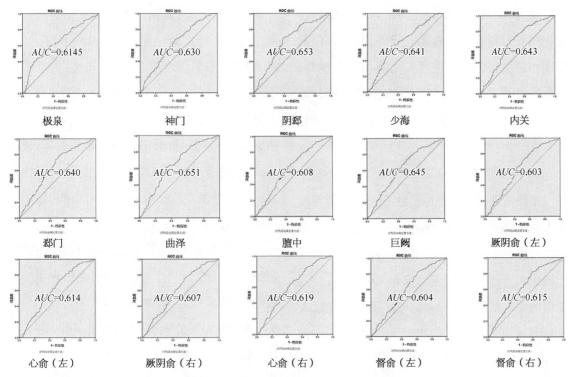

图 3-9　患者与健康人经穴压痛 ROC 曲线图

表 3-17　患者与健康人经穴压痛敏化率的比较

穴　位	患者敏化率	健康人敏化率	P
极泉	85.05%	59.79%	<0.001
神门	56.54%	34.69%	<0.001
阴郄	62.09%	31.12%	<0.001
少海	68.73%	42.05%	<0.001
内关	59.61%	32.65%	<0.001
郄门	48.85%	21.94%	<0.001
曲泽	66.12%	38.78%	<0.001
膻中	56.44%	36.92%	<0.001
巨阙	49.01%	26.29%	<0.001
厥阴俞(左)	34.54%	13.78%	<0.001
心俞(左)	47.21%	26.67%	<0.001
厥阴俞(右)	45.54%	25.51%	<0.001
心俞(右)	52.13%	31.63%	<0.001
督俞(左)	37.95%	16.92%	<0.001
督俞(右)	41.06%	17.86%	<0.001

（三）慢性稳定型心绞痛穴位敏化研究的结论

慢性稳定型心绞痛穴位敏化的发生具有多样性,敏化表现具有规律性,即敏化穴位存在温度及压痛阈值的降低。

1. 温度降低

患者与健康人经穴温度经两独立样本 t 检

验后发现,除神门、阴郄、少海的穴位温度测量值在患者与健康人之间无差异外,其余穴位的温度测量值在患者与健康人之间均存在差异,均为患者低于健康人;经穴温度的平均敏化率为49.72%。患者与健康人温度测量值差异较大的穴位为郄门、曲泽、内关、膻中等。

2. 痛阈降低

本研究通过对慢性稳定性心绞痛患者与健康人经穴压痛的两独立样本 t 检验,发现所有穴位慢性稳定型心绞痛患者的压痛测量值均低于健康人,差异有统计学意义($P<0.001$);经穴压痛的平均敏化率为54.05%。患者与健康人压痛测量值差异较大的穴位为阴郄、郄门、神门、内关等。

(四)慢性稳定型心绞痛穴位敏化研究对临床的指导价值

通过对慢性稳定型心绞痛穴位敏化现象进行研究,发现慢性稳定型心绞痛患者中温度敏化发生率最高的穴位有曲泽、郄门、神门、内关、右厥阴俞、右督俞、膻中;压痛敏化发生率最高的穴位有极泉、少海、曲泽、阴郄、内关、神门、膻中。通过对两种敏化发生率均较高的穴位制作韦恩图,发现曲泽、内关、神门、膻中为两种敏化发生率均较高的穴位(图3-10),是针对慢性稳定型心绞痛最容易发生敏化的穴位,可能为慢性稳定型心绞痛治疗的优势穴。

曲泽、内关、神门为三个治疗慢性稳定型心

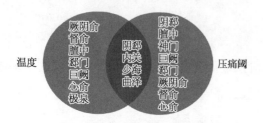

图3-10 慢性稳定型心绞痛两种敏化
发生率均最高的穴位韦恩图

绞痛的远端穴位,是治疗慢性稳定型心绞痛的常用穴。曲泽穴最早见于《灵枢·本输》:"曲泽,肘内廉下陷者之中也,屈而得之,为合。"为手厥阴心包经的合穴,系喻水之归聚。《备急千金要方》中说:"心病,其赤,心痛气短,手掌烦热,或啼笑哭詈,悲思愁虑……冬刺曲泽,皆泻之。"《太平圣惠方》曰:"心澹澹然善惊,身热烦心……曲泽主之。"选取曲泽穴可缓解心绞痛发作时心胸憋闷疼痛的症状。内关为手厥阴心包经之络穴,别走手少阳,主治心痛、胸闷等疾病。《灵枢·经脉》曰:"手心主之别,名曰内关。去腕两寸,出两筋之间,别走少阳。循经以上,系于心包,络心系。实,则心痛;虚,则为烦心。"《针灸甲乙经》载:"心澹澹而善惊恐,心悲,内关主之……实则心暴痛,虚则心烦,心惕惕不能动,失智,内关主之。"内关还属八脉交会穴,通阴维脉。《难经》指出:"阴维之病苦心痛。"《医经小学》云:"公孙冲脉胃心胸,内关阴维下总同。"由此可见,内关穴主要缓解实证引起的胸痛症状。动物实验研究表明[38],"内关"穴的作用机制主要是通过调节中枢神经系统,激活心血管活性物质,调节心肌供血与代谢,发挥对缺血心肌的保护作用。神门,是心经原穴,《灵枢·九针十二原》所述"五藏之有疾也,应出于十二原",因此是治疗心绞痛常用穴位之一。膻中穴位于任脉,为八会穴之气会,无论在部位还是腧穴特性上,皆能调畅心脏所之处——胸膺之气。《难经》云:"上焦者,在心下,下膈,在胃上口,主内而不出,其治在膻中。"膻中又为心包之募穴,为心包之气输注于前胸的特定穴,故在治疗冠心病中发挥着无可替代的作用。

现代临床研究也对以上穴位治疗心绞痛多有论述。有研究结果[39]表明,以针刺内关穴为主的针灸治疗能明显降低心肌耗氧量,增加冠状动脉血流量,缓解心绞痛,改善心电图和相关临床症状,减少硝酸甘油的用量。赵凌等[40]研究也发现针刺内关作为辅助治疗手段可有效缓解心绞痛症状,减少心绞痛发作次数。于颂华等[41]针刺膻中、内关治疗心绞痛,发现针灸治疗能明显提高药物治疗冠心病、心绞痛的疗效,改善心电图 S - T 段水平。陈志勇等[42]研究认为针刺曲泽穴具有改善冠心病患者心肌供血的针刺效应。巴艳[43]以内关、神门及膻中为主治疗冠心病,发现其可明显降低血浆 ET、CGRP 水平,且临床有效率为 54.76%。

因此,曲泽、内关、神门、膻中作为优势穴治疗慢性稳定型心绞痛,既体现了穴位的近治作用,又体现了穴位的远治作用。且理论及临床应用研究丰富,具有可实践性,值得推广应用。

四、肠易激综合征穴位敏化现象和规律的临床研究

肠易激综合征(IBS)是临床常见的一种慢性肠道功能紊乱性疾病,表现为腹痛、腹胀、排便习惯(腹泻、便秘、腹泻与便秘交替出现)和大便形态异常,但又缺乏形态学或生化学异常的综合征[44],可伴有失眠、焦虑、抑郁等神经功能失调的症状[45]。在治疗与诊断上,相比于西药和中草药,中医针灸独具特色,但需明确肠易激综合征在经络腧穴中的发病机制及作用机制。中医传统经络理论认为,"五藏有疾也,应出十二原,而十二原各有所出,明知其原,睹其应,而知五藏之害矣"(《灵枢·九针十二原》),明确指出穴位与相应脏腑之间有着重要的联系,也指明穴位在诊断和治疗五脏疾患过程中的重要作用。目前,腧穴诊断疾病的方法主要有传统的望诊法、触诊法,但都无法客观、定量、定性地将穴位特异性描述出来。采用疼痛测量仪测量并记录肠易激综合征患者大肠经、小肠经等相关穴位处的疼痛阈值,可以直观、准确地反映肠易激综合征患者的穴位疼痛阈值的变化,为穴位的临床诊断提供依据。

(一)临床方案设计

1. 研究对象

(1)受试者来源:张赛等[46]通过对来自北京煤炭总医院针灸科、顺义区仁和镇卫生院中医科受试者进行调查,纳入时间为 2013 年 6 月至 12 月。纳入健康受试者 34 例为正常组,男 16 例,女 18 例;年龄最小 30 岁,最大 61 岁,平均(40±13)岁。纳入肠易激综合征患者 60 例为 IBS 组,男 30 例,女 30 例;年龄最小 20 岁,最大 44 岁,平均(31±12)岁;病程最短 1 年,最长 18 年,平均(4±2)年。

(2)受试者选择

1)诊断标准:肠易激综合征的罗马Ⅲ诊断必须包括以下 2 条或 2 条以上:排便后症状缓解;疾病发作时伴有排便频率改变;发作时伴有大便性状或外观改变,有腹部疼痛或不适反复发作,近 3 个月内每个月至少有 3 日出现此症状,并且已排除由常规检查不能确定的器质性病因。

2)纳入标准

IBS 组纳入标准:肠易激综合征患者,性别不限;年龄 19~70 岁;符合肠易激综合征诊断标准,无心血管疾病、糖尿病、周围神经病变及其他系统合并疾患;血压正常;心电图正常,心率 60~90 次;志愿参加本课题研究,仔细阅读本试验的知情同意书,并签署知情同意书。

正常组纳入标准:健康受试者,性别不限;年龄 19~70 岁;排除肠易激综合征者,无胃肠道及消化系统疾病者;志愿参加本课题研究,并签署知情同意书者。

2. 研究方法

（1）选穴依据：肠易激综合征归属于中医学"泄泻""腹痛""便秘""郁证""肠郁"等范畴，以肠胃病变为主，同时又兼有脾、胆脏腑病变，所以选取大肠经、小肠经、胃经、脾经、胆经腧穴。选取每条经络五输穴、原穴、募穴、背俞穴、下合穴，因这些特定穴为治疗脏腑疾病的要穴。腧穴的取穴方法参照沈雪勇主编的《经络腧穴学》，两组受试者选取手阳明大肠经、手太阳小肠经、足阳明胃经、足太阴脾经、足少阳胆经的井穴、荥穴、输穴、经穴、合穴、原穴、络穴、募穴、下合穴、背俞穴以及治疗肠易激综合征临床常用腧穴内关、大横、太冲、太溪、三阴交、京门、大包、气海。

（2）测量方法：运用疼痛测量仪（electronic von frey anesthesiometer）观察正常组和IBS穴位疼痛阈值变化。测试时为避免误差，通常要双手或双腿交替测量，按照先左后右、先上后下、先前再后的顺序测量。上下肢双侧穴位测量，每日上午测量，重复测量3次，每次间隔5 min。

（3）统计学处理：用 Excel 表格数据库，所有数据均以均数±标准差（$\bar{x} \pm s$）表示，正常组与IBS组阈值比较采用两独立样本 t 检验，$P <$ 0.05，差异有统计学意义。

（二）主要研究结果

1. 两组大肠经穴位疼痛阈值比较

手阳明大肠经两组相应五输穴、募穴、下合穴、原穴、络穴、背俞穴比较，IBS组较正常组穴位痛阈值低（$P < 0.05$, $P < 0.01$），其中合穴曲池、原穴合谷、募穴天枢、下合穴上巨虚、背俞穴大肠俞穴降低更明显（均 $P < 0.01$）（表 3 - 18）。

表 3 - 18 肠易激综合征患者与健康受试者大肠经腧穴疼痛阈值比较（g）（$\bar{x} \pm s$）

组 别	例 数	井穴（商阳）	荥穴（二间）	输穴（三间）	经穴（阳溪）	合穴（曲池）
正常组	34	92.31±24.09	97.42±25.46	99.97±35.34	91.81±31.44	111.11±28.37
IBS组	60	52.35±22.29*	65.96±23.51*	69.94±27.12*	68.48±26.07*	64.21±23.39#
组 别	例 数	原穴（合谷）	络穴（偏历）	募穴（天枢）	下合穴（上巨虚）	背俞穴（大肠俞）
正常组	34	109.89±27.44	110.94±29.17	110.03±28.17	120.00±29.08	126.63±30.41
IBS组	60	65.18±24.29#	74.09±24.77*	71.37±30.83#	64.88±31.75#	81.73±22.33#

注：与正常组比较，* $P < 0.05$，# $P < 0.01$

2. 两组小肠经穴位疼痛阈值比较

手太阳小肠经两组相应五输穴、募穴、下合穴、原穴、络穴及背俞穴疼痛阈值比较，IBS组较正常组穴位痛阈值低（$P < 0.05$, $P < 0.01$），其中络穴支正、下合穴下巨虚、背俞穴小肠俞穴降低更明显（均 $P < 0.01$）（表 3 - 19）。

表 3 - 19 肠易激综合征患者与健康受试者小肠经腧穴疼痛阈值比较（g）（$\bar{x} \pm s$）

组 别	例 数	井穴（少泽）	荥穴（前谷）	输穴（后溪）	经穴（阳谷）	合穴（小海）
正常组	34	79.46±28.92	85.84±29.64	92.05±30.80	93.63±33.14	83.17±30.39
IBS组	60	69.95±20.04*	73.25±25.85*	78.11±25.18*	78.96±26.08*	73.68±26.96*
组 别	例 数	原穴（腕骨）	络穴（支正）	募穴（关元）	下合穴（下巨虚）	背俞穴（小肠俞）
正常组	34	89.36±25.52	110.86±30.78	87.37±35.89	123.52±37.76	120.83±31.51
IBS组	60	81.20±22.91*	76.97±23.37#	76.72±32.56*	63.43±29.62#	77.75±25.20#

注：与正常组比较，* $P < 0.05$，# $P < 0.01$

3. 两组胃经穴位疼痛阈值比较

IBS组较正常组胃经合穴足三里、背俞穴

胃俞痛阈值低,差异有统计学意义(均$P<0.05$)(表3-20)。

表3-20 肠易激综合征患者与健康受试者胃经腧穴疼痛阈值比较(g)($\bar{x}\pm s$)

组 别	例 数	井穴(厉兑)	荥穴(内庭)	输穴(陷谷)	经穴(解溪)	合穴(足三里)
正常组	34	76.52±25.76	77.92±22.19	84.52±27.89	79.82±30.56	128.32±31.57
IBS组	60	79.96±23.63	75.79±24.27	84.17±24.86	76.50±25.97	67.75±27.73 *

组 别	例 数	原穴(冲阳)	络穴(丰隆)	募穴(中脘)	背俞穴(胃俞)
正常组	34	70.29±31.85	83.52±33.74	85.74±35.21	119.23±28.13
IBS组	60	75.94±24.86	87.23±27.39	80.78±31.73	90.06±23.78 *

注:与正常组比较,* $P<0.05$

4. 两组胆经穴位疼痛阈值比较

IBS组较正常组胆经合穴阳陵泉、背俞穴

胆俞痛阈值低,差异有统计学意义(均$P<0.05$)(表3-21)。

表3-21 肠易激综合征患者与健康受试者胆经腧穴疼痛阈值比较(g)($\bar{x}\pm s$)

组 别	例 数	井穴(足窍阴)	荥穴(侠溪)	输穴(足临泣)	经穴(阳辅)	合穴(阳陵泉)
正常组	34	68.78±27.65	85.82±31.69	86.65±25.69	78.99±25.00	108.97±32.75
IBS组	60	66.43±25.51	91.50±28.36	80.92±24.34	78.67±23.83	78.90±25.50 *

组 别	例 数	原穴(丘墟)	络穴(光明)	募穴(日月)	背俞(胆俞)
正常组	34	75.49±26.30	89.55±32.77	85.90±35.84	124.27±30.16
IBS组	60	80.16±30.34	85.94±30.50	80.02±30.69	99.50±25.01 *

注:与正常组比较,* $P<0.05$

5. 两组脾经穴位疼痛阈值比较

IBS组较正常组背俞穴脾俞痛阈值低,差异有

统计学意义($P<0.05$),两组其他脾经穴位疼痛阈值比较差异无统计学意义(均$P>0.05$)(表3-22)。

表3-22 肠易激综合征患者与健康受试者脾经腧穴疼痛阈值比较(g)($\bar{x}\pm s$)

组 别	例 数	井穴(隐白)	荥穴(大都)	输穴(太白)	经穴(商丘)
正常组	34	84.36±26.17	73.82±23.73	78.57±22.31	71.43±25.19
IBS组	60	79.56±28.62	70.57±26.49	84.68±25.42	75.60±29.53

组 别	例 数	原穴(太白)	络穴(公孙)	募穴(章门)	背俞穴(脾俞)
正常组	34	78.57±22.31	94.73±29.18	81.09±28.20	116.67±30.14
IBS组	60	84.68±25.42	100.43±26.01	77.87±24.73	76.89±21.45 *

注:与正常组比较,* $P<0.05$

6. 两组临床常用穴位疼痛阈值比较

IBS组较正常组内关、太冲、太溪、三阴交、

气海穴痛阈值低,差异有统计学意义(均$P<0.05$)(表3-23)。

表 3-23　肠易激综合征患者与健康受试者常用腧穴疼痛阈值比较（g）（$\bar{x} \pm s$）

组　别	例　数	内　关	大　横	太　冲	太　溪
正常组	34	102.20±27.60	75.60±30.10	100.90±26.82	107.35±34.59
IBS组	60	73.44±20.84*	74.73±25.58	68.64±30.56*	70.17±26.02*

组　别	例　数	三阴交	京　门	大　包	气　海
正常组	34	115.01±35.23	68.34±32.77	65.25±29.42	95.99±30.62
IBS组	60	76.52±32.47*	65.87±29.47	64.84±26.51	74.04±33.65*

注：与正常组比较，* $P < 0.05$

（三）肠易激综合征穴位敏化研究的结论

在正常组与 IBS 组比较中，IBS 组大肠经、小肠经穴位痛阈值均偏低，尤其是大肠经合穴曲池、原穴合谷、募穴天枢、下合穴上巨虚、背俞穴大肠俞和小肠经络穴支正、下合穴下巨虚、背俞穴小肠俞。IBS 组中胃、胆、膀胱、脾经阈值较低的穴位为胃经合穴足三里、胃俞、胆经合穴阳陵泉、胆俞、脾经脾俞；在临床常用穴位比较中，脾经三阴交、心包经内关、肝经太冲、肾经太溪、任脉气海，也出现了阈值降低的现象。说明脏腑之间是相互联系的，当一脏出现病变，其他相关经络腧穴也出现脏腑在体表的敏感点，即穴位出现"敏化"现象。

（四）肠易激综合征穴位敏化研究对临床的指导价值

穴位是有其相对特异性的，诊治疾病时不要拘泥于本经取穴，还要考虑到同名经、表里经的联系。肠易激综合征在病理状态下受多脏器和多种因素的影响，可以多考虑"一穴多用"或"同病异治"。本研究结果提示通过测量患者相关经脉穴位疼痛阈值，可以帮助临床诊断疾病，同时又为临床选穴提供帮助，即敏感的穴位常为治疗要穴。穴位客观化检查可以更好地体现中医学"以痛为腧"的经典理论，其临床选穴更具有科学化、直观化、量化的特点，为提高临床疗效及阐明针刺作用机制提供可靠的依据。

五、常见妇科疾病敏化现象和规律的临床研究

穴位的敏化现象在中医妇科疾病的预防、诊断、治疗上具有极大的潜在价值。研究发现，穴位敏化现象与妇科疾病具有高度相关性。在妇科疾病治疗中，小腹部、腰骶部、下肢部等是敏化穴位高发区。穴位敏化的分布呈现出循经性，所属经脉主要集中于任脉、督脉、脾经、膀胱经，敏化穴位多出现于关元、中极、腰阳关、次髎、肾俞、三阴交、子宫等穴区，与"任主胞胎、肾为先天之本、脾为后天之本"等中医学理论相符。刺激敏化穴位可调节诸经脉脏腑的气血阴阳，从而达到治愈疾病的目的。例如，陈弦[47]以输卵管积水患者为研究对象，以热敏化为主要敏化形式，挖掘疾病敏化现象的相关规律。

（一）临床方案设计

1. 研究对象

（1）受试者来源：该研究选择福建省南平市人民医院妇产科 2014～2016 年 140 例符合纳入标准的住院患者为研究对象。

（2）受试者选择

纳入标准：符合输卵管积水诊断标准，彩

超可见子宫旁呈"腊肠样"增粗回声,腹腔镜下见输卵管黏膜炎症水肿,输卵管管腔扩大,伞端闭锁,腔内充满清亮液体,形态僵硬,伞端纤毛细胞破坏,输卵管管腔粘连[48];20岁≤年龄≤40岁的妇女;同意治疗并签署知情同意书者。

排除标准:年龄为不满20岁或超过40岁者;合并有心、肝、肾和造血系统等严重疾病患者;合并有神经、精神疾患等无法合作者;拒绝治疗并拒绝签署知情同意书者;合并腰椎及腰骶肌疾病者;存在艾烟过敏或艾灸禁忌证者。

剔除和脱落标准:不符合纳入标准而被误纳入者;符合纳入标准而纳入后未曾按试验方案规定治疗,影响有效性判断者;试验过程中,受试者依从性差,影响有效性评价者;试验过程中由于自身因素或不可抗力外因而终止治疗或失访者;资料不全,影响有效性判断者。

2. 研究方法

(1)热敏化腧穴查找范围:选择下腹部(上至两髂前上棘连线,下平会阴)依次在任脉、肾经、胃经、脾经、胆经上相关穴位及子宫、卵巢等经外奇穴为腹部穴位探查重点;选择腰背部(上平第2腰椎椎体下缘、下平长强)督脉、膀胱经及部分经外奇穴为背部穴位探查重点。

(2)操作方法:嘱患者采用合适体位,暴露穴位,点燃艾条后先行回旋灸1 min以温通气血,再行雀啄灸1 min以增强热敏化,循经来回灸2 min以激发感传,最后予温和灸以发动传导、疏通经络。如穴位出现透热、扩热、传热、局部不热远端热、表面不热深部热、局部或远处产生酸、麻、胀、痛等非热感等1种以上灸感则表明该穴为热敏化腧穴。每次选取两穴进行悬灸,灸距2~3 cm,以保持透热感为准,以皮肤耐受为度,每次30 min,每日1次,灸至消敏量,经期不灸。

观察指标:有无腧穴热敏化现象;各个热敏化腧穴出现频率及与病灶部位的关系;腧穴热敏化的表现形式;热敏化腧穴饱和灸量参数时间。

(3)统计学方法:采用 Microsoft Excel 2012、SPSS PASW Statistics 和 SPSS 17.0 统计软件对患者一般情况、热敏化腧穴分布情况和穴位热敏化表现形式进行一般性统计,卡方检验分析热敏化腧穴与病灶部位之间关系以及积水直径与高频热敏穴位热敏化表现形式之间关系;独立样本 t 检验分析饱和灸量参数时间,$P<0.05$,差异有统计学意义。

(二)结果

1. 患者一般资料

纳入140患者,依从性100%,平均年龄(31±5.34)岁,单侧病灶患者88例,双侧病灶患者52例;病灶输卵管积水直径<2 cm者67例,2~3 cm者45例,>3 cm者28例(表3-24)。

表3-24　患者一般资料

年龄(岁,$\bar{x}\pm s$)	病灶部位(例)		积水直径(例)		
	单 侧	双 侧	<2 cm	2~3 cm	>3 cm
31±5.34	88	52	67	45	28

2. 热敏化腧穴分布情况

140例在腹部及腰背部均出现了腧穴热敏化现象,出现率100%;在子宫、卵巢、腰眼、大肠俞、关元俞等穴位出现频率较高,分别为

90.7%、85.7%、75.7%、67.1%、40.0%（表 3-25）；分析高频热敏化腧穴与病灶部位具有 明显对应关系,差异有统计学意义（$P<0.05$）（表 3-26）。

表 3-25　热敏穴位分布情况（n=140）

经络/腧穴	频率(%)	经络/腧穴	频率(%)	经络/腧穴	频率(%)	经络/腧穴	频率(%)
任脉		**胃经**		**督脉**		中膂俞	7.1
气海	1.4	大巨	9.3	命门	2.9	白环俞	4.3
石门	2.9	水道	17.1	腰阳关	14.3	八髎	10
关元	15.7	归来	40	腰俞	17.1	志室	20
中极	20	气冲	12.9	长强	0	胞肓	19.3
曲骨	15.7	**脾经**		**膀胱经**		秩边	7.1
肾经		腹结	9.3	肾俞	22.9	**奇穴**	
中注	2.9	府舍	9.3	气海俞	17.1	子宫	90.7
四满	4.3	冲门	2.9	大肠俞	67.1	卵巢	85.7
气穴	19.3	**胆经**		关元俞	40	十七椎	19.3
大赫	19.3	五枢	2.9	小肠俞	20.7	腰眼	75.7
横骨	15.7	维道	2.9	膀胱俞	14.3	痞根	22.9

表 3-26　高频敏感穴位与病灶部位关系

病灶部位	频率(%)	高频热敏化腧穴分布频率(%)				
		子宫	卵巢	腰眼	大肠俞	关元俞
左侧	27.1	26.0	26.7	26.4	25.5	19.6
右侧	35.7	37.0	35.0	35.8	34.0	37.5
双侧	37.1	37.0	38.3	37.7	40.4	42.9

3. 热敏化表现形式

分析热敏化腧穴的热敏化表现形式依次为局部透热＞扩热＞深层透热＞传导热（至上腹）和传导热（至下肢）,下腹部热敏化穴位较腰背部更加敏感,差异有统计学意义（$P<0.05$）；子宫、卵巢等热敏化腧穴可出现痛、麻、收缩及痒等非热感,腰眼、大肠俞、关元俞等热敏化腧穴则以热感为主,极少出现非热感觉,结果见表 3-27、表 3-28。输卵管积水直径与高频热敏化腧穴热敏表现形式的复杂性及敏感性存在一定正相关性（$P<0.05$）,结果见表 3-29。

表 3-27　穴位热敏化表现形式（n=140）

热敏穴位部位	热敏化表现方式(%)					非热感觉(%)			
	局部透热	扩热	深层透热	传导热（至上腹）	传导热（至下肢）	痛感	麻感	收缩	痒感
下腹	96.4	61.4	25.0	7.1	4.3	11.4	4.3	10.0	2.9
腰背	78.6	42.9	17.1	1.4	5.7	0.0	1.4	0.7	1.4

表 3 - 28　部分高频穴位的热敏化表现形式

热敏穴位部位	热敏化表现方式（%）					非热感觉（%）			
	局部透热	扩热	深层透热	传导热（至上腹）	传导热（至下肢）	痛感	麻感	收缩	痒感
子宫	98.4	66.9	22.8	7.9	3.9	11.0	4.7	9.4	2.4
卵巢	96.7	71.7	24.2	12.5	0.0	13.3	2.5	8.3	1.7
腰眼	85.8	61.3	14.2	0.0	4.7	0.0	0.0	1.9	0.0
大肠俞	91.5	62.8	11.7	0.0	6.4	0.0	0.0	1.0	0.0
关元俞	92.6	42.9	16.1	0.0	14.3	0.0	3.6	0.0	0.0

表 3 - 29　积水直径与高频热敏穴位热敏化表现形式

穴　位	积水直径	局部透热（%）	扩热（%）	深层透热（%）	传导热（%）	痛感（%）
子宫	<2 cm	97.0	26.9	3.0	1.5	1.5
	2~3 cm	100.0	88.9	24.4	8.9	11.1
	>3 cm	100.0	96.4	57.1	35.7	28.6
卵巢	<2 cm	94.0	25.4	6.0	1.5	0.0
	2~3 cm	100.0	91.1	22.2	8.9	11.1
	>3 cm	100.0	100.0	53.6	39.3	39.3
腰眼	<2 cm	35.8	17.9	3.0	0.0	0.0
	2~3 cm	86.7	62.2	6.67	2.2	0.0
	>3 cm	100.0	89.3	35.7	14.3	0.0
大肠俞	<2 cm	41.8	20.9	0.0	0.0	0.0
	2~3 cm	84.4	53.3	6.6	6.6	0.0
	>3 cm	71.4	75.0	28.6	10.7	0.0
关元俞	<2 cm	14.9	3.0	0.0	3.0	0.0
	2~3 cm	53.3	11.1	6.7	6.7	0.0
	>3 cm	64.3	60.7	21.4	10.7	0.0

（三）常见妇科疾病穴位敏化研究的结论

该研究主要观察输卵管积水患者的穴位热敏化现象，140 例患者均出现了热敏化现象，发现率 100%，以子宫、卵巢、腰眼、大肠俞、关元俞的穴位频率高，与病灶部位具有对应关系，差异有统计学意义（$P<0.05$）。热敏化表现形式依次为局部透热>扩热>深层透热>传导热及非热感，输卵管积水直径与腧穴热敏化表现形式的复杂性及敏感性相关，差异有统计学意义（$P<0.05$）。

1. 高频热敏化腧穴分析

子宫穴系中极穴旁开 3 寸，为经外奇穴中女子胞输注于体表腹面的要穴，亦为子宫在腹壁的投影点之一。该研究认为该穴的准确投影来源部位可能更接近于双侧宫角及输卵管间质部的位置，90% 以上的患者可在此处发现穴位热敏化现象。相较任脉中的关元、中极和胃经的水道、归来等穴具有更高的热敏频率（$P<0.01$），具有较高的优先选择性。卵巢穴位于子宫穴上 1.5 寸，为卵巢在腹壁体表的投影点。在解剖上，卵巢和输卵管及周围韧带组织统称为附件，其结构上具有一定的紧密性，输卵管半

绕于卵巢外侧,伞端接近卵巢,输卵管积水在腹腔镜下的典型形态结构更是可见鼓槌状输卵管从外侧包绕粘连于同侧卵巢。数据表明高频热敏化腧穴与输卵管积水的病灶部位存在一定相关性($P<0.05$),故该研究认为,从双侧子宫穴起,到卵巢穴及其外侧0.5寸之间周围的连线上,存在着一条类似于输卵管形态的体表投影,该位置出现的热敏化反应可直达输卵管病灶,起到"气至而有效"的效果。腰眼穴位于第4腰椎棘突下旁开3~4寸凹陷中,在操作过程中热感可深透腰部,且随着悬灸时间的持续热感可逐步扩散至同侧腹部卵巢穴周围,达到治疗效果。同理,大肠俞、关元俞等穴位亦多发现腧穴热敏化现象。随着悬灸时间的持续延长,热渗透及扩散将传导至病灶部位,恰体现了脏腑与背腧穴的特殊联系。

2. 热敏表现形式

穴位热敏化的表现形式按出现频率依次以局部透热>扩热>深层透热>传导热(至上腹)、传导热(至下肢)及非热感。与临床上大部分研究相似,多以病灶周围局部穴位透热、传热感为主,且病灶直径越大,热敏化的表现形式越复杂,敏感性越高($P<0.05$)。非热敏化表现以痛感、麻木感、收缩感、痒感为主。痛感又以胀痛为主,在子宫穴、卵巢穴可出现,胀痛感可伴随收缩感同时存在,如患者自诉阵发性收缩痛。研究认为可能与局部组织长时间受炎症刺激,微循环障碍,组织处于瘀血状态,在受有效热刺激后局部血管扩张,血流灌注量骤然增多有关,但尚待于进一步验证。麻木感多在热传导至下肢时出现,痒感偶在局部发生。

(四)问题与展望

目前的观察性研究中研究的样本量通常较少,且研究的敏化形式较为单一,研究结果不足以客观、深入、全面地反映妇科病的穴位敏化状态,也不足以挖掘穴位敏化的普遍现象和整体规律。在原发性痛经相关的观察性研究中,陈日新等[49]发现,原发性痛经患者热敏化腧穴出现率为80%,其热敏化高发穴依次为关元(80.00%)、子宫(73.33%)、次髎(39.33%)、三阴交(31.67%)等。何怡瀚等[50]临床研究发现,宫寒型痛经患者高发热敏化穴所属的经脉依次为足太阴脾经>足少阴肾经>足厥阴肝经,与中医学理论相符。而敏化频率最高的是三阴交穴,以及脾经的地机、血海,肾经的太溪、照海、水泉,肝经的太冲、行间、曲泉和胃经的足三里。苗艳换等[51]通过对30例原发性痛经患者三阴交穴的按压诊察,证实痛经组经期的压痛阈值低于非经期的压痛阈值,差异有统计学意义($P<0.01$);且痛经组经期的压痛阈值低于健康组月经期的压痛阈值,差异有统计学意义($P<0.01$);而痛经组和健康组非经期的压痛阈值比较,差异无统计学意义($P>0.05$),说明三阴交穴具有反映痛经急性发作这一病理状态的作用。张伟等[52]采用红外热成像技术进行探查,在能被主观感受的同时,通过红外热成像技术进一步证实实验的客观性发现,痛经(寒湿凝滞型)患者腧穴热敏化现象发生率在65%以上,且对热敏态穴位施灸的近远期疗效皆明显优于静息态穴位。熊俊等[53]对189例原发性痛经患者关元穴进行探查,热敏化现象的发生率高达78.31%,并纳入70例患者随机分为热敏灸组与传统悬灸组。3个月经周期后,热敏灸组的McGill疼痛量表评分和COX痛经症状量表评分(CMSS)均低于传统悬灸组($P<0.01$);随访过程中,热敏灸组的疗效更佳。宋云娥等[54]研究发现,关元穴比神阙穴更易发生经络感传现象,且关元穴组在临床疗效、痛经评分及对腰酸、泄泻、小腹坠胀的改善均明显优于神阙穴组

（P<0.01），说明穴位热敏化现象对痛经的诊断、治疗方面具有优势。

对带下病穴位敏化的研究主要集中在慢性盆腔炎，腧穴敏化现象与慢性盆腔炎具有高度相关性。章海凤等[55]发现，慢性盆腔炎患者热敏化腧穴出现率88.33%，其高发热敏化穴区依次为腰阳关（56.67%）、关元（53.33%）、子宫穴（51.67%）、次髎（30.00%）、三阴交（28.33%）、阴陵泉（25.00%），说明带下病的特异性热敏化腧穴多出现于任督二脉，这与任督脉皆"起于胞中，同出会阴"有关。应文强等[56]以文献计量为基础研究方式，用局部探穴为主探索其热敏化高发区域及选穴规律，应用排名前几位的分别是关元、子宫、三阴交、次髎；且募穴是慢性盆腔炎热敏化点的高发穴位。涉及经脉频率排名前3位的分别是足太阳膀胱经、任脉、足太阴脾经。大量临床研究发现，在慢性盆腔炎的治疗中，对敏化穴位进行艾灸治疗疗效优于传统穴位艾灸，联合中药灌肠、针刺等其他非药物疗法时，也具有良好的协同增效作用。但目前对刺激敏化穴位治疗慢性盆腔炎产生的远期疗效观察较少，并缺乏宫颈炎、阴道炎或伴带下异常等其他疾病的相关研究。

对敏化穴位进行针刺、灸法治疗，具有调经、提高妊娠率、促卵泡发育成熟、促子宫内膜生长、改善输卵管功能、降低子宫动脉血流阻力、改善子宫颈黏液性状的作用，且在产后病中的应用现已涉及产后癃闭、产后郁证、产后内脏下垂、产后自汗盗汗、流产后出血等多种疾病，其临床疗效已得到证实，并在治疗乳房疾病、卵巢疾病及术后恢复调理等妇科杂病方面具有一定优势。刺激敏化穴位治疗妇科杂病具有多靶点的整体调节作用，但其在妇科杂病中的应用范围较局限，值得进一步探索研究。

—— 第三节·针灸敏化穴治疗疾病的临床疗效评价研究 ——

一、慢性颈痛的穴位敏化临床疗效评价研究

根据国际疼痛研究协会及美国疼痛学会将慢性颈痛（chronic neck pain, CNP）定义为[57]：颈椎解剖区域及其肌肉组织（不包括肩膀）的慢性疼痛，疼痛时间超出正常的组织修复时间（3个月）。慢性颈痛具有病史长、复发率高、年轻化趋势明显的特点，是临床常见的慢性疼痛性疾病，每1000人中就有213人发病（发病率约为21.3%），造成了沉重的社会和经济负担[58]。目前对慢性颈痛的发病机制认识尚不明晰，在临床上也缺乏安全有效的治疗方法。

慢性颈痛是研究穴位敏化和针刺镇痛的良好载体，研究发现颈椎病颈痛患者有较多压痛点和痛敏化穴位，故结合穴位敏化理论以痛敏化为依据，为患者选择个体化的针刺处方，以期能达到最佳的治疗效果。本研究结合针灸临床操作规范、循证医学、临床流行病学的原则，设立了多中心的随机对照试验，以获得高质量的针刺临床研究结果。关于对照组的选择，本研究的目的之一是为针刺镇痛提供临床证据，验证针刺镇痛的有效性和针刺敏化穴治疗慢性颈痛的优势性，为穴位敏化应用于临床的疗效提供更可靠的临床证据。

（一）临床方案设计

1. 研究设计类型

采用前瞻性、多中心随机对照、平行设计的

临床研究。设立低和(或)非敏穴组、非经非穴组及等待治疗组作为高敏组的对照。采用中央随机系统进行随机化分组,整个试验采用盲法评价,由不知分组情况的第三者进行疗效评价;资料总结阶段采用盲法统计分析,实行研究者、临床操作者、疗效评价者和数据统计者的分离。

2. 研究对象

(1)受试者来源:全国4个临床研究中心(成都中医药大学、陕西中医药大学、山西中医药大学和贵州中医药大学的附属医院)的针灸科和骨科进行受试者的招募。

(2)受试者选择

纳入标准:以颈部疼痛不适或颈椎活动受限为主诉;18≤年龄≤75岁,男女均可;颈部疼痛和(或)不适程度采用视觉模拟评分(VAS),每7日中有5日疼痛程度在3分及以上;病程在3个月及以上;依从性好,愿意配合研究,患者签署知情同意书。

排除标准:18岁以下及75岁以上;合并严重的其他器质性病变包括恶性肿瘤、结核、骨折、骨髓炎等;合并有心脑血管、肝、肾和造血系统等严重原发性疾病;有精神障碍及智能障碍不能配合问卷调查者;有出血倾向、过敏体质者及皮肤病患者;孕妇及哺乳期妇女、近半年有生育要求者;正在参加其他临床试验者。

3. 研究方法

(1)样本量计算:根据前期文献[59] Acupuncture versus Placebo for the Treatment of Chronic Mechanical Neck Pain: A Randomized, Controlled Trial,经针刺治疗后,针刺经穴组的 VAS 改善值比针刺假穴组的 VAS 改善值低 6.3 mm;研究人群的 VAS 改善值 SD 约为 22 mm。本研究期望高敏化穴位针刺后 VAS 改善值比低敏穴组低 5 mm,比非经非穴组低 10 mm,比等待治疗组低 20 mm。研究人群总体

VAS 改善值的 SD 为 30 mm;VAS 改善值组间差异的 SD 为 4 mm;计算出针刺总体效应值 ES 为 0.133。预计最终研究采用 ANCOVA 模型分析,取 $\alpha = 0.05$,$1-\beta = 0.95$,检验自由度 $df = 3$,协变量预计 5 个,按 1:1:1:1 比例进行设计,总样本量为 621 例。按 15% 预计脱失率,最终总样本量为 716 例,每组 179 例。

(2)慢性颈痛穴位敏化的检测范围

经穴检测:根据课题前期预试验及文献研究结果,筛选出针灸治疗颈型颈椎病使用频率较高及预试验中敏化现象出现频率较高的 15 个穴位:肩井、肩中俞;完骨、风池、天柱、大椎;大杼、肩外俞、天髎、巨骨、天宗;手三里、列缺、中渚、后溪。

敏化区域检测:① 1 区、2 区。乳突与锁骨胸骨端连线、锁骨胸骨端与腋前纹头连线、腋前纹头与肩峰端连线、C_7 棘突下与肩峰和乳突连线构成检测区域。② 3 区。两乳突连线、两乳突与 C_7 棘突下连线构成检测区域。③ 4 区、5 区。C_7 棘突下与肩峰连线、肩峰与腋后纹头连线及两腋后纹头连线构成检测区域。

非经非穴探测:根据前期研究及其他文献记载的选取 5 个非穴点:① 臂臑与肩峰连线中点。② 上臂内侧前缘,三角肌与肱二头肌结合部。③ 肘尖与腋窝连线中点。④ 肱骨内上髁与腕横纹尺侧端连线中点。⑤ 胫骨前缘,足三里旁开 1~2 cm。

(3)慢性颈痛穴位敏化的敏感点检测记录方法:受试者俯伏坐位,测试者先标记受试者须检测的经穴,再用手指以适当力度(<2 000 gf)按压每个检测区域,出现敏化现象的点进行标记。

(4)治疗方案和对照措施

1)治疗组:高敏穴组。根据每个穴位和压痛点压痛变化幅度由大到小排序,压痛阈值变化幅度最大的 5 个穴位和(或)敏感点用记号笔

标记作为针刺穴位(具体探测手法如后所述)。治疗期穴位和(或)敏感点压痛阈值每2周测量1次,并根据实际检测结果调整治疗组针刺部位。

2)对照组:① 低和(或)非敏穴组。压痛阈值变化幅度最小的5个穴位和(或)敏感点用记号笔标记作为针刺穴位。治疗期穴位和(或)敏感点压痛阈值每2周测量1次,并根据检测结果调整治疗组针刺部位。② 非经非穴组。前2周针刺左侧非穴点1~3、右侧非穴点4、非穴点5,后2周针刺右侧非穴点1~3、左侧非穴点4、非穴点5。③ 等待治疗组。不使用针刺治疗,允许在颈部痛发作剧烈时可服用规定的止痛药物或受试者习惯服用的有效止痛药物;将告知受试者在观察6个月后,课题组将提供10次免费的针刺治疗。

3)疗程:高敏穴组、低敏穴组及非经非穴组前2周每周治疗3次,后2周每周治疗2次,治疗4周共10次;研究周期为28周,其中基线期4周,治疗4周,入组8周、12周、16周、20周及24周各随访1次。等待治疗组在研究期内不使用针刺治疗,在研究期后给予10次免费针灸。

4)合并用药规定:在临床试验期间,建议受试者尽量不使用其他药物治疗及按摩、膏药敷贴等方法,但受试者颈项部疼痛难忍时可以服用止痛药物,推荐受试者服用布洛芬缓释胶囊,允许受试者服用既往有效的止痛药物。并且要详细记录下来服用药物的名称、规格、剂量、服用时间,服用后颈部疼痛缓解时间等。

(5)检查内容

基本信息采集:采集患者姓名、性别、疾病诊断、病史、治疗史等基本信息。

敏化现象观察内容:形态学检测;压痛阈检测:WAGNER压痛仪。

疗效评价指标:颈部疼痛评分(VAS);Northwick Park 颈痛量表(NPQ);简式 McGill 疼痛问卷;研究期间服用止痛药物次数及剂量;随访阶段接受疾病相关治疗的情况;生活质量;疼痛伴随情绪障碍。

安全性观察:观察有无晕针、血肿、气胸、刺痛等针刺不良反应。

(二)主要研究结果

1. 各组慢性颈痛受试者治疗前后 VAS 变化比较

基线期4组间 VAS 无统计学差异,治疗4周后4组间 VAS 改善值开始出现统计学差异;其中,治疗4周时至随访结束高敏穴组与低敏穴组 VAS 改善值均优于非经非穴组、等待治疗组,差异具有统计学意义($P<0.05$);治疗4周时至随访结束高敏穴组 VAS 改善值与低敏穴组比有优势,但是差异没有统计学意义($P>0.05$)(图3-11)。

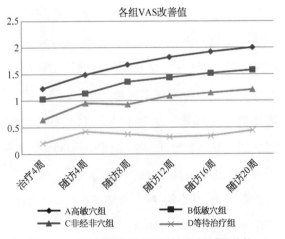

各组VAS改善值

A高敏穴组 B低敏穴组 C非经非穴组 D等待治疗组

图3-11 颈部疼痛评分(VAS)治疗前后变化比较

2. 各组慢性颈痛受试者治疗前后 NPQ 比较

基线期4组间 NPQ 无统计学差异,治疗4周后4组间 NPQ 改善值开始出现统计学差异($P<0.05$);其中,治疗4周时至随访结束高敏穴组 NPQ 改善值均优于低敏穴组、非经非穴组及等待治疗组,且高敏穴组与非经非穴组、等待

治疗组之间差异具有统计学意义($P<0.05$);治疗4周时至随访结束高敏穴组 NPQ 改善值与低敏穴组比有优势,且差异在第1、第2、第5次随访时有统计学意义($P<0.05$)(图3-12)。

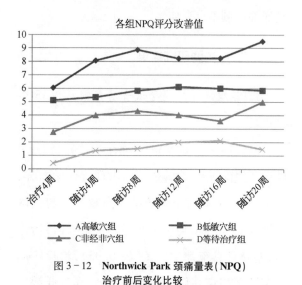

图3-12 **Northwick Park 颈痛量表(NPQ)**
治疗前后变化比较

3. 各组慢性颈痛受试者治疗前后生活质量比较

基线期4组间 NDI 无统计学差异,治疗4周后4组间 NDI 改善值开始出现统计学差异($P<0.05$);其中,治疗4周时至随访结束高敏穴组 NDI 改善值均优于低敏穴组、非经非穴组、等待治疗组,高敏穴组与非经非穴组、等待治疗组之间差异具有统计学意义($P<0.05$);治疗4周时至随访结束高敏穴组 NDI 改善值与低敏穴组比有优势,且在第1~5次随访时差异均有统计学意义($P<0.05$)(图3-13)。

4. 各组慢性颈痛受试者治疗前后情绪量表得分比较

各组治疗前后 SAS 改善值比较结果显示:与低敏穴、非经非穴、等待治疗相比,针刺高敏穴治疗慢性颈痛在改善焦虑情绪方面有优势,且在第5次随访时,高敏穴组与非经非穴组、等待治疗组之间差异具有统计学意义($P<0.05$)(图3-14)。

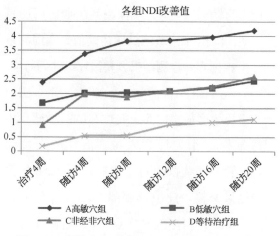

图3-13 颈椎功能受损指数(NDI)治疗前后变化比较

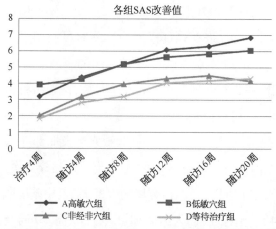

图3-14 焦虑自评量表(SAS)治疗前后变化比较

各组治疗前后 SDS 改善值比较结果显示:与低敏穴、非经非穴、等待治疗相比,针刺高敏穴治疗慢性颈痛在改善抑郁情绪方面有优势,且在第1、第4、第5次随访时,高敏穴组与等待治疗组之间差异具有统计学意义($P<0.05$)(图3-15)。

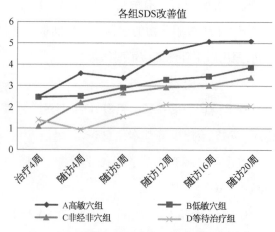

图3-15 抑郁自评量表(SDS)治疗前后变化比较

5. 三个针刺组不良事件比较

研究期间高敏穴组、低敏穴组、非经非穴组和等待治疗组仅有少量轻度不良事件发生,组间比较安全性无统计学差异($P>0.05$)(表3-30)。

表3-30　安全性评价总结(SS)

指　　标	高敏穴组	低敏穴组	非经非穴组	等待治疗组	检验统计量	P
安全性评价					7.09(秩和)	0.0691
1级:安全,无任何不良反应	162(95.86%)	160(94.12%)	162(95.86%)	169(99.41%)		
2级:比较安全,有轻度不良反应,不需做任何处理可继续针刺	7(4.14%)	10(5.88%)	7(4.14%)	1(0.59%)		
3级:有安全性问题,有中等程度的不良反应,做处理后可继续针刺	0(0.00%)	0(0.00%)	0(0.00%)	0(0.00%)		
4级:因严重不良反应中止研究	0(0.00%)	0(0.00%)	0(0.00%)	0(0.00%)		
合计	169	170	169	170		
Missing	0	1	0	0		

(三) 针刺敏化穴治疗慢性颈痛的临床研究的结论

本研究率先设计采用了大样本、多中心、平行对照、中央随机的研究方法针对慢性颈痛的敏化穴的疗效进行评价;本研究首次在全面探索颈痛相关的痛敏化穴位和(或)点的同时,验证敏化穴位和(或)点对照低敏化穴临床疗效的优势。

1. 针刺敏化穴治疗慢性颈痛短期疗效评价

治疗4周结束时,针刺高敏化穴可以改善慢性颈痛患者的疼痛症状(VAS/NPQ)、生活质量(NDI)、情绪障碍(SAS/SDS)。与针刺非经非穴、等待治疗相比,针刺高敏化穴在减轻疼痛和改善生活质量方面有显著优势,在改善情绪障碍(SAS/SDS)方面也有一定优势。针刺敏化穴治疗慢性颈痛有显著的短期疗效。

2. 针刺敏化穴治疗慢性颈痛远期疗效评价

第4周随访至第20周随访结束与针刺非经非穴、等待治疗相比,针刺高敏化穴在减轻疼痛(VAS/NPQ)和改善生活质量(NDI)方面有显著优势,在改善情绪障碍(SAS/SDS)方面也有一定优势。

随着随访时间的延长,针刺高敏化穴组与其他3组的疗效优势在逐渐扩大,这体现了针刺治疗慢性颈痛的长期效应。

二、膝骨性关节炎的穴位敏化临床疗效评价研究

膝骨性关节炎(KOA)是一种以膝关节软骨退变和关节周围形成骨质增生为病理特征的慢性进行性疾病,病因尚不十分明确,但与年龄、性别、职业、代谢、损伤等关系密切,我国人群中患病率为9.56%,症状多出现在40岁以后,60岁以上者达78.5%,严重危害中老年人的健康。随着人类寿命的延长,人口的老龄化,发病率逐年增高。膝骨性关节炎归属于中医学"痹证"的范畴,《素问·长刺节论》云:"病在骨,骨重不可举,骨髓酸痛,寒气至,名曰骨痹。"

在病因病机方面,明代王肯堂在《证治准绳》中说:"有风,有湿,有寒,有热,有闪挫,有瘀血,有滞气,有痰积,皆标也,肾虚,其本也。"由此可见,膝骨性关节炎病因多样,证型不同,临床针灸取穴亦不同。中医针灸疗法治疗能有效缓解关节疼痛,改善关节活动功能,但如何进一步提高针灸治疗本病的临床疗效,是广大针灸医师所关心的。《灵枢·外揣》云"有诸内,必形于外",机体发生疾病后,在体表穴位会有相应的变化,是谓穴位敏化。针灸敏化穴位后,能起到"小刺激,大反应"的效果,从而提高临床疗效。

本研究在前期文献研究的基础上,以膝骨性关节炎患者为研究载体,通过对比针刺高敏化穴位及低敏化和(或)不敏化穴位在临床疗效上的差别,以期验证"针刺敏化穴后能起到更好临床疗效"的假说。

(一)临床方案设计

1. 研究对象

(1)受试者来源:本研究的患者来源于成都中医药大学附属医院、四川大学华西医院、河南中医药大学第三附属医院、武汉市中西医结合医院。病例主要来源于各医院的针灸科门诊和骨科门诊。共收集患者 433 例进行随机。

(2)受试者选择:膝骨性关节炎诊断标准参考 2014 年英国国家卫生与临床优化研究所(The National Institute for Health and Care Excellence,NICE)颁布的成人膝骨性关节炎诊疗指南 CG177 及中华医学会骨科分会制定的《骨关节炎诊治指南》(2007 年版)中有关膝骨性关节炎的诊断标准制定。

纳入标准:符合膝骨性关节炎诊断标准者;签署知情同意书,自愿参加本研究者。

排除标准:① 被诊断出患有导致骨骼疾病

的疾病,如结核病、膝关节肿瘤或风湿病和类风湿关节炎;② 下肢扭伤或外伤;③ 由于脚畸形或疼痛而不能正常行走;④ 因精神障碍和(或)智力障碍而无法回答问卷;⑤ 存在合并症,包括严重的心血管疾病,肝或肾功能不全,免疫缺陷,糖尿病,血液病或皮肤病;⑥ 怀孕或哺乳的女性;⑦ 在过去 1 个月中,正在或已经使用物理疗法治疗骨关节炎膝盖疼痛;⑧ 在过去的 6 个月中曾使用关节腔内注射糖皮质激素或增粘剂;⑨ 在患侧接受了膝关节置换手术;⑩ 被诊断患有严重的膝骨性关节炎(根据 Kellgren 和 Lawrence 的影像学分类为 4 期)或临床晚期;⑪ 膝盖肿胀或浮髌测试阳性;⑫ 参加其他针灸临床试验。凡符合排除标准其中一项者均被排除。

剔除与脱落:凡是不符合纳入标准而被误入的病例应予剔除;未按规定治疗或资料不全等影响疗效评价和安全性评价者应予剔除;受试者依从性差,疗程中自动退出者;合并使用本方案禁止使用的治疗方法或者自行中途更换治疗方法者。

研究病例中止标准:研究中出现严重不良反应,不宜继续参加研究者;研究期间受试者出现其他急重症,需采取紧急措施者;患者不合作、不服从治疗,经临床医生反复解释无效;研究者详细记录退出研究的原因及实践,已超过 1/2 疗程者应进入疗效统计。

2. 研究方法

(1)估算样本量:样本量估算根据前期预试验 WOMAC 总评分与基线变化的平均差异,来计算样本量:高、低、非敏化组之间的平均差异为 12,总分的 SD 为 33,双向显著性水平为 0.025(经多次测试调整),并且 β 为 0.9。计算所得样本量为 189 例。

(2)随机方法:采用中央区组随机。

（3）对照：本研究以针刺不敏化穴位组为对照。

（4）盲法：最大可能对患者实施单盲。患者仅知道接受了针刺治疗，但是不知道具体针刺组的区别；采用隔离的治疗房间进行治疗，避免患者间交流比较。此外，采用盲法评价和盲法统计分析，由不知分组情况的人员进行临床疗效评价及由非课题组成员进行统计分析。

（5）敏化穴位的判断方法：首先对随机分配到高敏感点的针灸（高敏化组）及低和（或）非敏感点的针灸[低和（或）非敏化组]的患者进行穴位或压痛点的敏化强度测量（测量方法及过程同第三章第二节中膝骨性关节炎穴位敏化现象和规律的临床研究）。然后将根据敏化程度对这些点进行排名。此后，随机分配给高敏化组的患者将在敏感度最高的 5 个点接受针灸，而分配给低敏和（或）非敏化组的患者将在5 个敏感程度最低的点进行针灸。

（6）针刺操作

穴位定位及操作：所有穴位定位参照 2006 年中华人民共和国国家标准（GB/T12346—2006）《腧穴名称与定位》，针刺操作参照石学敏主编的《针灸学》。

针具：针灸针选用一次性无菌针灸针，规格是 0.25 mm×25 mm、0.25 mm×40 mm、0.25 mm×50 mm，即粗细规格为 25 号，长短规格分别为 1 寸、1.5 寸、2 寸。

针刺基本操作规范：完成该研究临床标准操作培训并准许参加试验的医师，按照临床研究的标准操作程序（standard operation procedure，SOP）进行操作。

（7）观察周期：入组 0 日进行基线的评价，入组后 2 周、4 周进行治疗后的评价，并且在治疗结束后 4 周和 12 周各随访 1 次。治疗组和对照组均为每日针刺 1 次，每次 30 min，5 次为 1 个疗程，疗程间休息 2 日，共治疗 4 个疗程。

（8）合并用药规定：在临床试验期间，建议受试者尽量不服用治疗膝骨性关节炎的药物。如果症状难忍，可临时服用药物，但要记录下药物名称、规格、剂量、服用时间以及缓解时间等。

（9）疗效观察指标：参考国内外相关文献资料，集成专家意见，筛选疗效指标，制定出相应评价标准，由不知分组情况的人员作出疗效评价，在试验进行前，由课题组组织对各中心评价者进行培训，内容包括评价时间点、评价内容。

1）主要指标：骨关节炎指数量表（WOMAC），包括疼痛、僵硬和功能三部分内容，总共有 24 个条目，包含骨关节炎的基本症状和体征。

2）次要指标：生活质量量表（SF-12）、膝关节活动角度，以及针刺穴位压痛阈值。使用标准测角仪对膝关节活动角度进行主动和被动评估，包括弯曲、伸展、内部旋转和外部旋转。五个选定针刺穴位的压力-疼痛阈值将使用电子 Von Frey 探测器进行测量。

（二）临床评价结果

1. 基线分析

本研究共纳入病例 444 例，但由于不符合纳入和中央随机信息失误 11 人，实际纳入 433 人。其中高敏化组 215 人，低敏化组 218 人。患者性别、年龄、身高、体重、学历等人口学特征和体温、呼吸、心率、血压等生命体征的基线资料具有可比性（$P>0.05$）。膝骨性关节炎患者中，WOMAC 评分、SF-12、膝关节活动角度等基线资料均具有可比性（$P>0.05$）。

2. 疗效指标

（1）WOMAC 评分：在 WOMAC 评分方面，针刺敏化穴组疗效更好（图 3-16），其在各个时间点的改善值均高于针刺非敏化穴组。从 WOMAC 评分的不同方面来看，针刺敏化穴组在改善关节疼痛方面与针刺非敏化穴组无统计学差异（图 3-17），但在改善患者关节僵硬评分和关节功能方面，明显优于针刺非敏化穴组（图 3-18、图 3-19）。

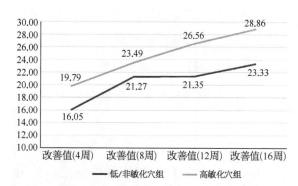

图 3-16　治疗前后 WOMAC 评分改善比较

注：改善值（绝对值）为治疗后各疗效评价时间点的评分减去治疗前评分所得绝对值。

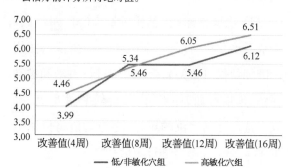

图 3-17　治疗前后 WOMAC 疼痛评分改善比较

注：改善值（绝对值）为治疗后各疗效评价时间点的评分减去治疗前评分所得绝对值。

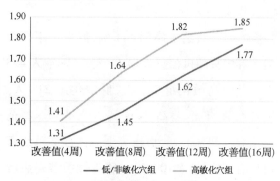

图 3-18　治疗前后 WOMAC 僵硬评分改善比较

注：改善值（绝对值）为治疗后各疗效评价时间点的评分减去治疗前评分所得绝对值。

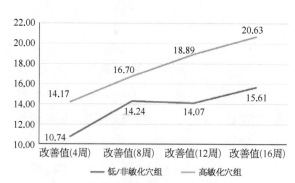

图 3-19　治疗前后 WOMAC 功能评分改善比较

注：改善值（绝对值）为治疗后各疗效评价时间点的评分减去治疗前评分所得绝对值。

（2）针刺穴位压痛阈值变化：结果显示，针刺敏化穴组后，患者痛阈值表现为痛阈值增加，针刺非敏化穴组患者后，表现为穴位痛阈值下降（图 3-20）。

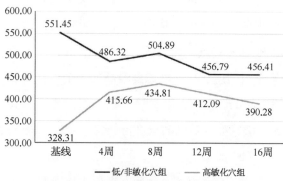

图 3-20　疼痛阈值随时间变化情况

注：改善值（绝对值）为治疗后各疗效评价时间点的评分减去治疗前评分所得绝对值。

（3）不良事件：研究过程中，共出现不良事件 31 例，其中针灸相关 7 例，分别为针刺治疗引起皮下出血 2 例，取针后疼痛 2 例，恐惧针 1 例，膝关节疼痛加重 2 例。

综上所述，该研究结果显示：敏化穴位治疗膝骨性关节炎的疗效优于低和（或）非敏化穴位，体现在：第一，改善患者 WOMAC 评分，主要为患者僵硬评分和膝关节功能评分。第二，改善患者膝关节活动度，主要为膝关节的主动屈曲范围。针刺敏化穴及低和（或）非敏化穴位均能改善患者 WOMAC 中疼痛评分、SF-12 评分和患者被动屈曲、主动内旋、被动外旋、

表 3－31　不良事件发生情况

不良事件名称/症状	事件数	不良事件名称/症状	事件数
住院(胆结石、肾炎、肺炎、支气管炎)	4	皮肤过敏	1
胆囊炎	2	左眼白内障	1
骨折(左尺骨近段骨折、肱骨骨折)	2	视网膜裂孔	1
扭伤(膝盖、脚踝、腕关节)	8	左膝半月板伤	1
皮下出血	2	腰椎间盘突出症	1
扎针后疼痛	2	膝关节疼痛加重	2
痔疮	1	恐惧针	1
面颈部日光性皮炎	1	盆腔包块	1
取针后穴位淤青	1	右踝关节疼痛	1

主动内旋、被动内旋。

(三) 临床研究的结论

针刺高敏化穴位较低和(或)不敏化穴位疗效更好,体现在改善患者膝关节疼痛的改善、膝关节僵硬程度以及膝关节功能的改善上。

(四) 问题与展望

本研究以膝骨性关节炎为载体,探讨敏化穴与低和(或)非敏化穴的疗效差异,较为全面地研究了敏化穴位的疗效,为证实针刺敏化穴能进一步提高临床针灸疗效提供了初步证据。作为临床试验,该研究还有以下需要深入研究的方面: ① 该研究基于针灸治疗膝骨性关节炎疗效确切为前提,以低和(或)非敏化穴组作为对照组,但针刺低和(或)非敏化穴组的疗效是针刺的特异性疗效还是安慰效应有待于进一步确定。② 无论是膝骨性关节炎的临床表现还是针刺穴位的选择,都与穴位的状态密切相关,本研究只完成了针刺不同敏化状态穴位的临床疗效观察,进一步可加强对针刺不同敏化状态穴位产生疗效差异的机制进行研究,已完善对穴位敏化的证实和课题假说的阐明。③ 由于

安慰效应在针灸治疗中占有一定比例,如何排除安慰效应,真实的评价出治疗措施的疗效是国际公认的难点。本研究已采取一系列手段,包括量表评分等,以较少安慰效应的影响,但仍然需要进一步增加安慰对照,更好地反映针刺高敏化状态穴位的临床疗效。

三、针刺对肠易激综合征患者穴位痛阈的影响

肠易激综合征(IBS)是指反复的、多发的、不同程度的腹部疼痛或不适伴便秘或腹泻的表现,但又找不到具体器质性病变而表现出功能性胃肠障碍的一组综合征[60]。在西方国家的患病率为 10% ~ 20%,在亚洲国家的患病率为 5% ~ 10%[61]。国内报道针刺治疗此病的效果多是显著的,既往研究发现健康人与肠易激综合征患者有关穴位的疼痛阈值存在显著性差异[46]。杨丽娟等[62]以 Von Frey 痛觉测量装置测量患者针刺前后相关穴位疼痛阈值的变化情况,试图为针刺治疗肠易激综合征提供新的试验依据,揭示肠易激综合征与相关经脉穴位痛觉阈值的特异性关系,为针刺治疗的疗效评价提供一种新的思路。

（一）临床方案设计

1. 研究对象

（1）受试者来源：本研究中肠易激综合征患者 183 例，均来自煤炭总医院和北京中医医院及顺义区仁和镇卫生院 2013 年 1 月至 2015 年 12 月门诊患者，随机分为 3 组，针刺 1 组、针刺 2 组和对照组，研究过程中脱落 3 例后每组各 60 例。

（2）受试者选择

1）诊断标准：参照罗马Ⅲ分类体系的 IBS 诊断标准，必须包括以下 2 条或 2 条以上。排便后症状缓解；疾病发作时伴有排便次数改变；发作时伴有大便性状或外观改变，有腹部疼痛或不适反复发作，近 3 个月内每个月至少有 3 日出现此症状，且已排除由常规检查不能确定的器质性病因。

2）纳入标准：肠易激综合征患者，男女不限；年龄 19～70 岁；符合诊断标准，并且无心脑血管疾患、周围神经病变、糖尿病及其他系统的合并疾病；血压正常；心电图正常；志愿参与此次研究，需认真阅读本研究的知情同意书，并签署姓名。

3）排除标准：年龄 ≤18，或 ≥71 岁；有消化道器质性病变，或有影响消化道动力的全身疾病（如甲状腺功能亢进症、糖尿病、慢性肾功能不全、神经系统病变等）；合并有心血管系统及肝、肾、造血系统等严重原发性疾病；有腹部或肠道手术史；哺乳或妊娠期妇女；有精神疾病史；必须长期服用影响消化道动力药物者；对本试验组中药物过敏者；非志愿加入本试验者。

2. 研究方法

（1）治疗方法

1）针刺 1 组：选取与正常人相关经络穴位疼痛阈值变化大的上巨虚、下巨虚、小肠俞、大肠俞、合谷、天枢、足三里、三阴交、肝俞、关元为主穴[4]。结合临床辨证再选用适当的配穴。采用 0.35 mm×40 mm 的一次性无菌针灸针，采用平补平泻的手法使患者得气，后连接韩氏 WQ1002F 治疗仪，波形为连续波，以肌肉颤动，患者可以耐受为度，留针 25 min。每周治疗 3 次，连续治疗 4 周。

2）针刺 2 组：以临床资料为基础辨证选穴。肝郁脾虚型以脾俞、肝俞、小肠俞、大肠俞、足三里、下巨虚、上巨虚、天枢、合谷、太冲等穴为主；脾胃虚弱型以脾俞、胃俞、小肠俞、大肠俞、上巨虚、下巨虚、天枢、合谷、足三里等穴为主；脾肾阳虚型以肾俞、脾俞、小肠俞、大肠俞、关元、足三里、下巨虚、上巨虚、天枢、合谷等穴为主。针刺方法及疗程同针刺 1 组。

3）对照组：采用西药疗法。口服马来酸曲美布汀片 0.2 mg，每日 3 次；双歧杆菌三联活菌胶囊 0.42 g，每日 2 次。服用 4 周。

（2）观察指标

1）痛觉阈值：用 Von Frey（0～650 g）痛觉测量装置，测量大肠经、小肠经、胃经、脾经相关穴位的痛觉阈值（治疗前和治疗后各检测 1 次）。

2）中医症状评分：参照《中药新药临床研究指导原则》治疗腹痛的症状疗效判定标准中的证候评分表[63]，确定适用此研究的 IBS 证候疗效的评分表。包括便秘、泄泻、腹部不适 3 项主要症状，纳呆、肠鸣矢气、倦怠乏力、抑郁或烦躁 4 项次要症状。参照 IBS 临床症状评分表，各证候有轻、中、重之分，主要症状积分按 2、4、6 计分；次要症状按 1、2、3 计分。

3）疗效标准[63]：参考国家中医药管理局

发布的《中医病证诊断疗效标准》评定临床证候的疗效,计算公式采用尼莫地平法。① 痊愈:症状大部分消失,证候积分减少≥95%。② 显效:症状明显减少,证候积分减少≥70%。③ 有效:症状减少,证候积分减少≥30%。④ 无效:症状没有减少或稍有减少,证候积分减少<30%。

(二)主要研究结果

1. 大肠经相关腧穴治疗前后痛觉阈值比较

针刺1组手阳明大肠经对应的原穴、络穴、募穴、下合穴及背俞穴和井、荥、输、经、合穴治疗前后痛觉阈值比较差异有统计学意义($P<0.05$),并且募穴、原穴、下合穴、背俞穴差异有显著统计学意义($P<0.01$)。针刺2组手阳明大肠经对应的原穴、络穴、募穴、下合穴及背俞穴和井、荥、输、经、合穴治疗前后相比阈值差异有统计学意义($P<0.05$),并且募穴、下合穴、原穴、背俞穴差异有显著统计学意义($P<0.01$)。对照组手阳明大肠经对应的原穴、络穴、募穴、下合穴及背俞穴和井、荥、输、经、合穴治疗前后相比阈值差异有统计学意义($P<0.05$)(表3-32)。

表3-32 大肠经相关腧穴治疗前后痛觉阈值比较 ($\bar{x}\pm s$)

组别	例数	时间	井 穴	荥 穴	输 穴	经 穴	合 穴
针刺1组	60	治疗前	52.35±22.28	65.96±23.41	69.84±27.12	68.68±26.07	64.20±23.39
		治疗后	102.00±24.081*	97.42±25.361*	99.87±35.341*	92.01±31.441*	111.10±28.371*
针刺2组	60	治疗前	51.35±22.19	64.96±23.50	68.94±27.02	66.48±26.07	65.21±23.39
		治疗后	100.00±24.091*	97.32±24.461*	98.97±35.241*	92.81±31.441*	111.11±29.371*
对照组	60	治疗前	50.35±21.19	64.97±23.50	68.98±27.01	66.48±26.07	65.21±23.39
		治疗后	100.00±24.091*	97.42±24.461*	98.99±35.241*	92.81±31.441*	111.11±29.371*

组 别	例数	时 间	原 穴	络 穴	募 穴	下合穴	背俞穴
针刺1组	60	治疗前	65.18±24.19	74.09±23.77	71.37±30.82	64.88±31.74	81.73±22.23
		治疗后	111.8±27.34#	110.94±28.17#	110.03±28.16#	120.00±29.07#	126.63±30.31#
针刺2组	60	治疗前	67.18±24.29	72.09±24.77	71.27±30.83	62.88±31.75	81.63±22.33
		治疗后	109.80±27.44#	110.93±29.17*	111.03±28.17#	121.00±29.08#	125.63±30.41#
对照组	60	治疗前	67.18±23.29	72.09±24.77	71.37±30.83	64.88±31.75	81.73±22.33
		治疗后	113.00±28.44*	110.93±29.17*	85.18±26.55*	101.50±29.94*	93.24±30.51*

注:与同组治疗前比较 * $P<0.05$, # $P<0.01$

2. 小肠经相关腧穴治疗前后痛觉阈值比较

针刺1组手太阳小肠经对应的原穴、络穴、募穴、下合穴及背俞穴和井、荥、输、经、合穴治疗前后阈值比较差异有统计学意义($P<0.05$),并且下合穴、络穴、背俞穴差异有显著统计学意义($P<0.01$)。针刺2组手太阳小肠经对应的原穴、络穴、募穴、下合穴及背俞穴和井、荥、输、经、合穴治疗前后阈值比较差异有统计学意义($P<0.05$),并且下合穴、络穴、背俞穴差异有显著统计学意义($P<0.01$)。对照组手太阳小肠经对应的原穴、络穴、募穴、下合穴及背俞穴和井、荥、输、经、合穴治疗前后阈值比较差异有统计学意义($P<0.05$)(表3-33)。

表 3-33　小肠经相关腧穴治疗前后痛觉阈值比较 ($\bar{x} \pm s$)

组　别	例数	时间	井　穴	荥　穴	输　穴	经　穴	合　穴
针刺1组	60	治疗前	69.95±20.03	73.25±25.85	78.11±25.17	78.96±26.06	73.68±26.95
		治疗后	79.46±28.91*	85.74±29.54*	92.05±30.79*	93.63±33.12*	83.17±30.38*
针刺2组	60	治疗前	68.75±20.04	73.34±24.85	78.10±25.18	79.96±26.08	71.68±26.96
		治疗后	79.89±28.92*	84.29±29.64*	92.05±31.80*	95.63±32.14*	84.17±30.39*
对照组	60	治疗前	68.65±20.04	73.34±24.75	78.20±25.24	79.96±26.08	71.68±26.96
		治疗后	79.89±28.82*	84.29±29.94*	92.05±31.81*	95.63±32.14*	84.17±30.39*

组　别	例数	时间	原　穴	络　穴	募　穴	下合穴	背俞穴
针刺1组	60	治疗前	81.20±21.91	76.97±23.36	76.72±32.46	63.43±29.62	77.75±25.20
		治疗后	89.36±24.52*	110.86±30.77#	87.37±28.79*	123.52±37.76#	120.83±31.51#
针刺2组	60	治疗前	81.20±22.91	76.07±22.37	74.72±32.57	61.43±27.62	77.74±22.20
		治疗后	88.29±25.52*	110.89±31.78#	87.37±27.89*	124.52±37.76#	119.83±30.49#
对照组	60	治疗前	81.20±22.91	76.07±34.37	74.72±32.57	62.43±28.62	77.74±24.20
		治疗后	88.29±25.52*	89.89±30.78*	87.37±27.89*	115.52±33.76*	109.83±27.77*

注：与同组治疗前比较 *$P<0.05$，#$P<0.01$

3. 脾经相关腧穴治疗前后痛觉阈值比较

针刺1组足太阴脾经对应的原穴、络穴、募穴和井、荥、输、经、合穴治疗前后阈值比较无显著性差异($P>0.05$)，背俞穴差异有统计学意义($P<0.05$)。针刺2组足太阴脾经对应的原穴、络穴、募穴和井、荥、输、经、合穴治疗前后阈值比较差异无统计学意义($P>0.05$)，背俞穴差异有统计学意义($P<0.05$)。对照组足太阴脾经对应的原穴、络穴、募穴和井、荥、输、经、合穴治疗前后阈值比较差异无统计学意义($P>0.05$)，背俞穴差异有统计学意义($P<0.05$)(表3-34)。

表 3-34　脾经相关腧穴治疗前后痛觉阈值比较 ($\bar{x} \pm s$)

组　别	例数	时间	井　穴	荥　穴	输　穴	经　穴	合　穴
针刺1组	60	治疗前	79.56±28.52	70.57±26.49	84.68±25.52	75.60±28.53	97.21±27.65
		治疗后	84.36±26.07	73.82±23.73	78.57±22.41	71.43±24.19	99.58±29.18
针刺2组	60	治疗前	80.16±28.62	70.89±26.49	84.32±25.42	75.59±29.53	97.21±27.65
		治疗后	84.36±26.17	74.82±23.73	79.57±22.11	72.43±25.19	100.58±29.18
对照组	60	治疗前	80.06±28.62	71.89±26.49	84.32±25.42	74.59±29.53	97.21±27.55
		治疗后	84.26±26.17	74.99±23.73	79.67±22.11	73.43±25.19	100.58±29.28

组　别	例数	时间	原　穴	络　穴	募　穴	下合穴	背俞穴
针刺1组	60	治疗前	84.68±25.52	100.43±26.01	77.87±23.73	—	78.89±21.4
		治疗后	78.57±22.41	94.73±29.18	81.09±27.20	—	116.67±30.14*
针刺2组	60	治疗前	84.32±25.42	100.43±26.01	77.87±23.79	—	70.89±21.45
		治疗后	79.57±22.11	95.73±29.18	81.09±28.20	—	116.67±29.14*
对照组	60	治疗前	84.3±25.42	100.45±26.01	77.87±24.79	—	70.89±21.45
		治疗后	79.67±22.11	95.73±29.19	82.07±28.20	—	116.77±29.04*

注：与同组治疗前比较 *$P<0.05$，#$P<0.01$

4. 胃经相关腧穴治疗前后痛觉阈值比较

针刺 1 组足阳明胃经对应的原穴、络穴、募穴和井、荥、输、经穴治疗前后相比阈值差异无统计学意义（$P>0.05$），下合穴、合穴、背俞穴差异有显著统计学意义（$P<0.01$）。针刺 2 组足阳明胃经对应的原穴、络穴、募穴和井、荥、输、经穴治疗前后相比阈值差异无统计学意义（$P>0.05$），背俞穴、合穴、下合穴差异有显著统计学意义（$P<0.01$）。对照组足阳明胃经对应的原穴、络穴、募穴和井、荥、输、经穴治疗前后相比阈值差异无统计学意义（$P>0.05$），背俞穴、合穴、下合穴差异有统计学意义（$P<0.05$）（表 3-35）。

表 3-35　胃经相关腧穴治疗前后痛觉阈值比较（$\bar{x}\pm s$）

组别	例数	时间	井 穴	荥 穴	输 穴	经 穴	合 穴
针刺 1 组	60	治疗前	79.96±23.62	75.79±24.28	84.17±24.86	76.50±25.97	67.75±27.72
		治疗后	76.52±25.75	77.92±22.19	83.53±27.89	79.81±30.56	128.32±31.55*
针刺 2 组	60	治疗前	80.16±28.62	70.89±26.49	84.32±25.42	75.59±29.5	397.21±27.65
		治疗后	84.36±26.17	74.82±23.73	79.57±22.11	72.43±25.19	100.58±29.18*
对照组	60	治疗前	79.05±23.63	74.79±24.27	84.17±22.86	75.01±25.97	67.75±27.72
		治疗后	76.52±25.86	77.82±22.28	83.53±27.01	79.00±29.56	98.54±34.49#

组别	例数	时间	原 穴	络 穴	募 穴	下合穴	背俞穴
针刺 1 组	60	治疗前	75.94±24.86	87.23±27.39	80.78±31.72	67.75±27.72	90.06±23.78
		治疗后	70.29±31.85	83.5±33.74	85.7±35.20	128.32±31.55*	119.32±28.13*
针刺 2 组	60	治疗前	75.94±24.76	86.23±27.39	80.78±31.73	66.75±28.73	89.06±23.78
		治疗后	70.29±31.85	83.5±32.74	85.7±35.21	127.32±31.56*	119.22±28.03*
对照组	60	治疗前	74.94±24.86	87.23±27.39	80.78±32.73	67.75±27.72	89.06±23.78
		治疗后	70.29±31.89	84.5±32.74	86.7±35.21	98.54±34.49#	119.22±28.13#

注：与同组治疗前比较 * $P<0.05$，# $P<0.01$

5. 临床疗效比较

针刺 1 组、针刺 2 组、对照组总有效率依次是 80.0%、76.7%、56.7%，针刺 1 组与针刺 2 组比较，差异无统计学意义（$P>0.05$）；针刺 1 组与对照组，针刺 2 组与对照组总有效率比较，差异有显著统计学意义（$P<0.01$）（表 3-36）。

表 3-36　临床疗效比较［例（%）］

组 别	例 数	显 效	有 效	无 效	总有效率/%
针刺 1 组	60	28(46.7)	20(33.3)	12(20.0)	80.0#
针刺 2 组	60	26(43.3)	20(33.3)	14(23.3)	76.7#
对照组	60	10(16.7)	24(40.0)	26(43.3)	56.7

注：与对照组比较 # $P<0.01$

6. 治疗前后中医证候积分比较

治疗结束后，针刺 1 组、针刺 2 组中医症状每项积分与治疗前比较都有所改善，泄泻、腹部不适、肠鸣矢气与治疗前比较，差异有显著统计学意义（$P<0.01$），纳呆、倦怠乏力、便秘、抑郁烦躁与治疗前比较差异有统计学意义（$P<0.05$）。对照组中医证候积分主要症状腹部不适、泄泻、便秘，次要症状肠鸣矢气与治疗前比

表 3-37　治疗前后中医证候积分比较 ($\bar{x} \pm s$)

组别	例数	时间	主　症			次　症			
			腹部不适	泄泻	便秘	肠鸣失气	纳呆	倦怠乏力	抑郁烦躁
针刺 1组	60	治疗前	4.88±1.02	4.33±1.57	4.76±0.97	2.48±0.70	2.05±0.80	1.83±0.70	2.17±0.79
		治疗后	1.16±1.38#	1.36±1.54#	2.98±1.57*	1.02±0.52#	1.28±0.71*	1.05±0.61*	1.18±0.74*
针刺 2组	60	治疗前	4.96±1.37	4.58±1.29	3.79±1.60	2.27±0.87	2.16±0.69	2.05±0.72	2.36±0.75
		治疗后	1.20±1.69#	1.57±1.19#	2.07±1.61*	0.87±0.48#	1.47±0.51*	1.36±0.49*	1.42±0.83*
对照组	60	治疗前	4.88±1.01	4.32±1.56	4.77±0.87	2.38±0.70	2.04±0.80	1.82±0.69	2.16±0.77
		治疗后	3.16±1.38*	3.36±1.54*	3.58±1.57*	1.52±0.52*	1.78±0.71*	1.55±0.61	1.68±0.74

注：与同组治疗前比较* $P<0.05$，# $P<0.01$

较差异有统计学意义（$P<0.05$）（表 3-37）。

（三）针刺对肠易激综合征患者穴位痛阈的研究的结论

针刺治疗对肠易激综合征具有很好的疗效。研究中，针刺 1 组、针刺 2 组、对照组总有效率的比较，中医证候每项积分相比其治疗前的改善情况都验证了这一点。由于此病缺乏特异性的形态学改变及生化学异常的实验室指标，所以目前诊断标准多依据患者主诉及排除其他疾病，对疗效的评价多采用症状改善的打分制。有研究表明在病理情况下，病变脏腑相应经穴的感觉阈值可以改变，这种改变可以作为临床选穴和预后评估的依据[46]。研究中主要检测各经的原穴、络穴、募穴、下合穴、背俞穴和井、荥、输、经、合穴，选择这类特定的腧穴是由于其是治疗脏腑疾患的主要腧穴。试验中发现伴随着临床症状的改善患者小肠经、大肠经、胃经、脾经多数相关穴位的痛阈值也发生着变化，腧穴可从"唤醒状态"转化为"沉寂状态"，穴位敏感性下降，痛阈值提升。检测显示患者大肠经改变最为明显，小肠经次之，这与肠易激综合征患者肠道动力改变主要以结肠动力紊乱为表现相吻合[64]，针刺 1 组、针刺 2 组痛阈值和症状的变化显示的高度相似应与取穴的高度相同有关。

（四）针刺治疗肠易激综合征穴位痛阈研究对临床的指导价值

肠易激综合征属于消化内科门诊的常见病，据国外报道占其门诊量的 20%～50%，而在国内门诊占到 25%～50%[65]，可见此病的患病率很高。此病虽然并不危及人们的生命，但是却给人们的生活带来了许多的不便。对于肠易激综合征的治疗，已经占用了大量的医疗资源。

肠易激综合征是一种间歇性、慢性的胃肠道疾病，但现在为止未发现有器质性病变，细菌学、消化道形态学及生化指标大多数属于正常[66]。肠易激综合征被现代临床医学认为是功能性疾患，近期许多报道已经揭示此病与精神心理及经济压力、肠道的感染和抗生素的过量使用、胃肠动力学异常、内脏感觉的异常、胃肠道激素和脑-肠轴的改变、饮食习惯的变化及遗传等多种因素相关[67]，临床上多采用对症治疗[68]。本研究进一步提示，针刺治疗可以有效改善肠易激综合征患者临床症状，提高其生活质量。穴位痛阈值的变化与疾病的病情变化密切相关，可以试为治疗选穴提供帮助，为疗效评价提供一种直观化、量化的新途径，为提高临床疗效及阐明针刺作用机制提供可靠的依据。

四、原发性痛经的穴位敏化临床疗效评价研究

原发性痛经也称功能性痛经,多见于青少年未婚未孕女性。临床表现为经期或经期前后逐步或迅速加剧的下腹部痉挛性或钝性疼痛,可伴有头痛乏力、恶心呕吐、冷汗淋漓、腰酸背痛、小腹或肛门坠胀感及腹泻等,甚者会出现晕厥,严重影响女性的生活和工作质量。流行病学调查显示:我国女性痛经发生率为 33.1%,其中原发性痛经占 53.2%,严重影响工作及生活者占 13.5%[69]。国内外许多研究表明,本病西医常用非甾体抗炎药、避孕药、前列腺素拮抗剂等,都有一定的疗效,但存在一定的不良反应,不易被患者接受。

中医学认为,痛经的发生是在内外病因的基础上引起体内气血、脏腑、经络功能失调,作用于胞宫而致。谢洪武等[70]以原发性痛经患者为研究对象,以小腹坠胀、腰酸、泄泻、乳房胀痛、肛门坠胀等经期常见伴随症状为研究重点,对比热敏灸与艾灸关元穴治疗该疾病的临床疗效差异,以期探索妇科功能性疾病的临床治疗方案,提高治疗疾病的疗效。

(一)临床方案设计

1. 研究对象

(1)受试者来源:2015 年 1 月至 2015 年 12 月江西中医药大学在校女大学生符合诊断的原发性痛经患者。

(2)受试者选择

中医诊断标准:参照《中医病证诊断疗效标准》[71]。经期或经行前后周期性出现小腹疼痛,痛及腰骶,甚则昏厥;多见于青年未婚女性;排除盆腔器质性疾病所致的腹痛。

西医诊断标准:参照《妇产科学》[72]的诊断标准。行经前后或月经期出现周期性小腹疼痛,可伴腰酸或其他不适;生殖系统未发现明显器质性病变,排除子宫内膜异位症、子宫腺肌病等引起的继发性痛经。

纳入标准:年龄在 16~30 岁;符合中西医诊断标准,经期或行经前后有小腹疼痛,连续 3 次以上,并伴有腰酸或其他不适;签署知情同意书。

排除标准:不符合上述诊断标准和纳入标准者;经妇科 B 超、双合诊等检查证实有盆腔炎、子宫内膜异位症、子宫腺肌病等非原发性痛经患者;合并造血系统等严重原发性疾病患者;经期极不规律的患者。

2. 研究方法

(1)分组情况:先予以 5 min 时间探查区分热敏化组和非热敏化组[73]:手持调控点燃的热敏灸艾条,在距离关元穴部位皮肤表面 5 cm 左右高度施行往返、回旋、雀啄各 30 s,余 210 s 做温和灸。具体步骤为:先行循经往返灸 30 s 温通气血、激发经气,回旋灸 30 s 温通局部,继以雀啄灸 30 s 加强敏化,最后温和灸发动感传、开通经络。当关元穴处出现透热、扩热、传热、局部不热(或微热)远部热、表面不热(或微热)深部热或其他非热感等(如酸、胀、压、重等)感传现象时此即是所谓腧穴热敏化,患者入热敏化灸组(治疗组);否则划归非热敏化组(常规艾灸组,此即对照组),两组各收满 40 例为止。

两组患者的基线资料:治疗组,年龄范围 17~23 岁,平均(19.3±1.2)岁;病程 3~28 个月,平均(10.7±2.3)个月;痛经症状评分 8~16 分,平均(11.6±2.4)分。对照组,年龄范围 16~23 岁,平均(19.2±1.3)岁;病程 4~27 个月,平均(10.9±2.5)个月;痛经症状评分 8~17 分,平均(11.5±2.5)分。两组患者的基线资料

比较,$P>0.05$,差异无统计学意义,可进行下一步研究。

（2）治疗

治疗方法：热敏灸艾条（规格：160 mm×22 mm）。

治疗组取穴：施灸操作时按四步分别进行往返、回旋、雀啄、温和灸。具体操作[73]：患者仰卧位,医者手持调控点燃的热敏灸艾条,在距离关元腧穴部位皮肤表面 5 cm 左右高度施行往返、回旋、雀啄等手法各 30 s,其余时间做温和灸。先行循经往返灸 30 s 温通气血、激发经气,回旋灸 30 s 温通局部,继以雀啄灸 30 s 加强敏化,最后温和灸发动感传、开通经络。当腧穴处出现透热、扩热、传热、局部不热（或微热）远部热、表面不热（或微热）深部热或其他非热感等（如酸、胀、压、重等）感传现象时此即是所谓腧穴热敏化。该穴约灸疗时间 30 min,以"敏消量足"为度。月经来潮前 3 日开始施灸,每日 1 次,连续 7 日为 1 个疗程。

对照组取穴：同治疗组操作：患者仰卧位,医者施灸时将热敏灸条的一端点燃,对准关元腧穴部位,约距离皮肤 5 cm 进行熏烤,使患部有温热而无灼痛感为宜。施灸时间、疗程同治疗组。热敏灸组和常规艾灸组均由同一名训练有素的医师操作。

（3）疗效观察指标：原发性痛经症状评分标准参考《中药新药临床研究指导原则》[74]拟定。① 经期及其前后小腹疼痛 5 分（基础分）；② 腹痛难忍,1 分；③ 腹痛明显,0.5 分；④ 坐卧不宁,1 分；⑤ 休克,2 分；⑥ 面色白,0.5 分；⑦ 冷汗淋漓,1 分；⑧ 四肢厥冷,1 分；⑨ 需卧床休息,1 分；⑩ 影响工作学习,1 分；⑪ 用一般止痛措施不缓解,1 分；⑫ 用一般止痛措施疼痛暂缓,0.5 分；⑬ 伴腰部酸痛,0.5 分；⑭ 伴恶心呕吐,0.5 分；⑮ 伴肛门坠胀,0.5 分；⑯ 疼痛在

1 日以内,0.5 分；⑰ 疼痛每增加 1 日加 0.5 分。

采用 COX 痛经症状量表（the cox menstrual symptom scale, CMSS）对患者下腹部疼痛时间、下腹部疼痛程度进行评价采用 5 级计分法：① 严重程度：0 为无不适；1 为轻度不适；2 为中度不适；3 为重度不适；4 为非常严重。② 持续时间：0 为无；1 为持续<3 h；2 为持续 3~7 h；3 为持续 7~24 h；4 为持续>24 h。症状的严重程度及持续时间分别计分[75]。

痛经总体临床疗效标准参照《中医病症诊断疗效标准》[71]拟定。① 治愈：治疗后积分恢复至 0 分,小腹冷痛、面色苍白等症状消失,3 个月经周期未复发；② 显效：治疗后积分降低至治疗前积分的 1/2 以下,腹痛明显减轻,无头晕、心慌等不适,能正常生活者；③ 有效：治疗后积分降低至治疗前的 1/2～3/4,只有轻微腹痛者,其余症状好转；④ 无效：腹痛及其他症状无明显改变者。有效＝治愈+显效+有效。

痛经伴随症状临床疗效标准参照《中医病症诊断疗效标准》[71]拟定。① 治愈：经期伴随症状消失,且连续 3 个月经周期未见复发；② 好转：经期伴随症状减轻,或症状消失,但不能维持 3 个月经周期；③ 无效：经期伴随症状未见改善。有效＝治愈+好转。

（4）数据处理：统计学处理应用 SPSS 19.0 版软件,计数资料采用 χ^2 检验进行统计学处理；观察指标评分属于计量资料,以 $\bar{x} \pm s$ 表示,两组比较采用独立样本 t 检验,同组治疗前后比较采用配对 t 检验,相关性分析采用 Pearson 相关分析法。计数有序资料采用秩和检验,计数无序资料用四格表卡方检验,$P<0.05$ 为差异具有统计学意义,$P<0.01$ 为差异具有显著性。

（二）临床评价结果

两组患者疗程前后 COX 痛经症状量表评分比较如表3-38所示。

治疗组与对照组在疗程后,COX 痛经症状量表评分均较疗程前改善($P<0.05$),但治疗组改善更显著($P<0.01$)。

两组患者总体临床疗效比较如表3-39所示。

表3-38　两组患者疗程前后 COX 痛经症状量表评分比较（$\bar{x} \pm s$）

组　　别	疗　程　前	疗　程　后
治疗组	3.32±0.63	2.11±0.37
对照组	3.34±0.64	2.84±0.49

表3-39　两组患者总体临床疗效比较

组　别	治　愈		显　效		有　效		无　效		总有效率/%
	例	率/%	例	率/%	例	率/%	例	率/%	
治疗组	10	25.0	16	40.0	11	27.5	3	7.5	92.5
对照组	4	10.0	0	25.0	18	45.0	8	20.0	80.0

注：治疗组与对照组在疗程后,临床总体有效率均较高($P<0.05$),但治疗组更明显($P<0.01$); $n=40$

两组患者伴随症状临床疗效比较如表　3-40所示。

表3-40　两组患者伴随症状临床疗效比较

组　别	治　愈		好　转		无　效		总有效率/%
	例	率/%	例	率/%	例	率/%	
治疗组	13	32.5	20	50.0	7	17.5	82.5
对照组	5	12.5	23	57.5	12	30	70.0

注：治疗组与对照组在疗程后,伴随症状的临床有效率均较高($P<0.05$),但治疗组更明显($P<0.01$); $n=40$

（三）讨论

该研究中热敏灸治疗组与常规艾灸治疗对照组患者小腹坠胀、腰酸、泄泻、乳房胀痛、肛门坠胀等经期常见伴随症状在疗程后都有减轻。从研究结果来看,两组的 COX 痛经症状量表评分均较疗程前改善;治疗组与对照组在疗程后有效率分别为 92.5%、80.0%,临床总体有效率均较高;治疗组与对照组在疗程后,伴随症状的临床有效率分别为 82.5%、70%,两者均较高。以上数据结果治疗组改善更加明显,进一步证实热敏灸治疗原发性痛经这类功能性疾病的临床疗效确切。

（四）问题与展望

在疾病状态下,腧穴会发生敏化,敏化态的腧穴在外界的相关刺激作用下会呈现"小刺激大反应"的状态[76]。热敏灸,即腧穴热敏化艾灸疗法,以点燃的灸材悬灸热敏状态腧穴,激发该腧穴产生透热、传热、扩热、局部不(热)远端热、表面不(微)热深部热及非热觉等灸感,从而促进经气的运行,使气至病所[73]。

原发性痛经归属于中医学"痛经""经行腹痛"的范畴。经期前后,血海由满盈而泄溢,气血由盛实而骤虚,子宫、冲任气血变化较平时急剧,加之体质等因素影响,导致子宫、冲任气血运行不畅或失于煦濡,不通而痛或不荣而痛。西医学认为,引起原发性痛经的主要原因是前列腺素含量增高,造成子宫平滑肌痉挛性收缩,组织缺血缺氧。因此,治疗应以温经通络、散寒除湿、活血止痛为原则[77]。对热敏化腧穴施灸,并施以个体化饱和消敏灸量,可以温经通络,行气活血,除血中之滞,达到气至而有效,显著提高艾灸疗效。因此陈日新[78]提出了"灸之要,气至则有效"的理论,确立了"辨敏施灸"的新治则。

该研究中是小样本随机对照试验,样本含量过小,统计结果不能排除偏倚的可能性,影响对真实结局的论证强度,但对随机方法的贯彻较好。同时,该研究的腧穴敏化形式相对单一,主要讨论痛经患者的腧穴热敏化,且仅针对关元穴热敏化灸治疗痛经及其伴随症状的临床疗效。并且在已有的对于妇科疾病的穴位敏化形式的研究也多集中于腧穴的热敏化形式,未能对妇科疾病的穴位敏化现象和规律有全面的认识及讨论。近年来国内有关内脏体表相关的研究进展揭示,内脏疾病能使体表腧穴敏化(包括痛觉过敏、痛觉异常、热觉异常及其他神经源性炎症反应等)。在病理状态下,脏腑相关腧穴可发生敏化,腧穴敏化的形式主要有功能改变和形态改变。如腧穴压痛、痛觉过敏、按之快然、皮温改变等,或单独存在,或相互并存,它们分别反映了疾病的某些病理特点,构成了疾病体表征象的一个重要组成部分。发生敏化的腧穴在体表的分布区域与患病脏腑或部位之间也有一定的对应关系。进一步增加多中心、大样本量的随机对照研究,增加针灸治疗妇科疾病的方法研究及敏化穴位分布特点的探索,或许将成为今后妇科临床试验的主要研究方向。

参考文献

[1] 林果为,沈福民.现代临床流行病学[M].上海:上海医科大学出版社,2000.

[2] 李立明.流行病学[M].北京:人民卫生出版,2008.

[3] 章扬熙.现代实用流行病学方法第二讲病例对照研究[J].中华流行病学杂志,1994(1):58-61.

[4] 王家良.临床流行病学——临床科研设计、衡量与评价[M].上海:上海科学技术出版社,2017.

[5] 陈日新,康明非,何维莉,等.热敏穴灸治疗肌筋膜疼痛综合征:多中心随机对照研究[J].中国针灸,2008,28:395-398.

[6] Bendtsen L, Jensen R, Olesen J. Qualitatively altered nociception in chronic myofascial pain[J]. Pain, 1996, 65: 259-264.

[7] Zhang Y, Ge H, Yue S, et al. Attenuated skin blood flow response to nociceptive stimulation of latent myofascial trigger points [J]. Archives of physical medicine and rehabilitation, 2009, 90(2): 325-332.

[8] Shultz S, Driban J, Swanik C. The evaluation of electrodermal properties in the identification of myofascial trigger points[J]. Archives of physical medicine and rehabilitation, 2007, 88(6): 780-784.

[9] Kruse R, Christiansen J. Thermographic imaging of myofascial trigger points: a follow-up study[J]. Archives of physical medicine and rehabilitation, 1992, 73(9): 819-823.

[10] 马碧涛,金立伦,滕蔚然,等.红外热成像技术在中医研究中的应用[J].中国中医骨伤科杂志,2016,9:78-82.

[11] 孙忠人,王振宇,刘睿姝.经穴效应特异性量化研究中感觉神经定量检测仪的应用展望[J].中华中医药学刊,2010,28:19-20.

[12] 沈雪勇,魏建子,张一和,等.人体穴位伏安特性研究[J].中国针灸,2006,26:267-271.

[13] Dommerholt J. Dry needling-peripheral and central considerations[J]. The Journal of manual & manipulative therapy, 2011, 19(4): 223-227.

[14] Stedman L T. Illustrated Stedman's medical dictionary - 24th ed[M]. Williams & Wilkins, 1982.

［15］ 陈日新,谢丁一.热敏灸:灸疗学的传承与发展[J].科技导报,2019,37：34-44.

［16］ 迟振海,焦琳,张波,等.基于现代文献的热敏灸研究状况分析与评价[J].江西中医药,2011,42：71-73.

［17］ Fejer R, Kyvik K, Hartvigsen J. The prevalence of neck pain in the world population: a systematic critical review of the literature [J]. European spine journal: official publication of the European Spine Society, the European Spinal Deformity Society, and the European Section of the Cervical Spine Research Society, 2006, 15 (6): 834-848.

［18］ 王冰,段义萍,张友常,等.颈椎病患病特征的流行病学研究[J].中南大学学报(医学版),2004,29：472-474.

［19］ 陈日新,陈明人,黄建华,等.热敏灸治疗椎动脉型颈椎病灸感与灸效关系的临床观察[J].江西中医药,2011,42：48-49.

［20］ 李春日,荀蕾,白增华,等.肺结核患者前臂手三阴经体表红外热成像特征研究[J].辽宁中医药大学学报,2013,15：99-101.

［21］ Ovechkin A, Kim K, Lee J, et al. Thermo-visual evaluation of the Yin-Tang acupuncture point for intracranial hypertension syndrome[J]. The American journal of Chinese medicine, 2003, 31(3): 455-466.

［22］ Pellegrino, Edmund D. The Theoretical Foundations of Chinese Medicine. Systems of Correspondence. Manfred Porkert[J]. Quarterly Review of Biology,1978.

［23］ Chae Y, Kim H, Lee H, et al. The alteration of pain sensitivity at disease-specific acupuncture points in premenstrual syndrome [J]. The journal of physiological sciences: JPS, 2007, 57(2): 115-119.

［24］ Sheng, Chen, Yanhuan, et al. The Study of Dynamic Characteristic of Acupoints Based on the Primary Dysmenorrhea Patients with the Tenderness Reflection on Diji (SP 8)[J]. Evidence-based complementary and alternative medicine: eCAM, 2015.

［25］ 何伟,吴美玲,景向红,等.穴位的本态:穴位组织细胞化学的动态变化[J].中国针灸,2015,11：1181-1186.

［26］ 朱文海.探讨以后溪穴为主穴针灸治疗颈椎病的有效性及安全性[J].世界最新医学信息文摘,2017,69：148+54.

［27］ 衣哲,申红超,陈美晓.针刺颈夹脊穴联合手三里穴治疗神经根型颈椎病的效果分析[J].中国实用医药,2018,13：29-31.

［28］ 蔡国伟,李静,陈玉婷,等.热敏针热敏化大椎穴治疗神经根型颈椎病临床观察[J].上海针灸杂志,2015：559-561.

［29］ 张海华,许能贵,黄润泽,等.热敏灸治疗颈型颈椎病的临床观察[J].辽宁中医杂志,2016,12：2631-2634.

［30］ 中华人民共和国国家统计局.2010年第六次全国人口普查主要数据公报(第1号)[J].2011.

［31］ 郑劼,陈波,狄幸波,等.热敏灸膝骨性关节炎患者犊鼻穴的静息态功能磁共振[J].新中医,2015,5：243-245.

［32］ Rj G, J A, K C, et al. ACC/AHA 2002 guideline update for the management of patients with chronic stable angina — summary article: a report of the American College of Cardiology/American Heart Association Task Force on practice guidelines (Committee on the Management of Patients With Chronic Stable Angina)[J]. Journal of the American College of Cardiology, 2003, 41: 159-168.

［33］ Mozaffarian D, Benjamin E, Go A, et al. Executive Summary: Heart Disease and Stroke Statistics — 2016 Update: A Report From the American Heart Association[J]. Circulation, 2016, 133 (4): 447-454.

［34］ Skalidis E, Vardas P. Guidelines on the management of stable angina pectoris[J]. European heart journal, 2006, 27 (21): 2606-2607.

［35］ Benjamin E, Blaha M, Chiuve S, et al. Heart Disease and Stroke Statistics - 2017 Update: A Report From the American Heart Association[J]. Circulation, 2017, 135(10): e146-e603.

［36］ 施静,王健,王渊,等.心绞痛牵涉痛与穴位敏化的关系[J].针刺研究,2018,43：277-284.

［37］ 狄灵,李睿萍,杨成志,等.红外热像图观察100例冠心病患者虚里热态变化及其临床意义探讨[J].中医临床研究,2014,6：22-24.

［38］ 母晓艺,宋艳华,张蒂,等.针刺内关穴预处理改善心肌缺血再灌注损伤机制的研究进展[J].针灸临床杂志,2018,34：75-79.

［39］ 张安东.针刺内关穴为主治疗冠心病心绞痛临床分析[J].世界最新医学信息文摘,2016,16：195.

［40］ Zhao L, Li D, Zheng H, et al. Acupuncture as Adjunctive Therapy for Chronic Stable Angina: A Randomized Clinical Trial[J]. JAMA, 2019, 179(10): 1388-1397.

［41］ 于颂华,薛莉,吉学群,等.针灸治疗冠心病心绞痛33例临床观察[J].天津中医学院学报,2005,2：87-88.

［42］ 陈志勇.针刺心包经不同穴位对冠心病患者心脏功能影响的比较观察[D].福州：福建中医药大学,2011.

［43］ 巴艳.不同疗法治疗冠心病心绞痛及对血浆ET、CGRP影响的对比研究[J].中医研究,2010,23：75-76.

［44］ 陈灏珠,林果为,王吉耀.实用内科学[M].14版.北京：人民卫生出版社,2013.

［45］ Brandt L, Chey W, Foxx-Orenstein A, et al. An evidence-based position statement on the management of irritable bowel syndrome [J]. The American journal of gastroenterology, 2009: S1-S35.

［46］ 张赛,杨丽娟,贾思涵,等.肠易激综合征穴位疼痛阈值检测[J].中国针灸,2016,8：835－839.

［47］ 陈弦,潘丽贞,王英.输卵管积水热敏化腧穴分布和热敏化表现规律探究[J].世界中西医结合杂志,2018,13：854－857.

［48］ 谢幸,苟文丽.妇产科学[M].8版.北京：人民卫生出版社,2013：258－264.

［49］ 陈日新,陈明人,李巧林,等. Assessment of Heat-sensitization at Guanyuan（CV4）in Patients with Primary Dysmenorrhea：A Comparative Study between Moxibustion Sensation and Infraved Thermography[J].针灸推拿医学(英文版),2010,8：163－166.

［50］ 何怡瀚,秦新东,李国铭,等.宫寒型痛经热敏化腧穴分布规律初探[J].时珍国医国药,2013,24：1708－1709.

［51］ 苗艳换,赵吉平,云洁,等.痛经患者三阴交穴压痛反应研究[J].针灸研究,2014,39：401－405.

［52］ 张伟,李海澜,胡锦玉,等.热敏灸"关元"穴治疗原发性痛经的灸感与灸效相关性研究[J].时珍国医国药,2014,25：246－248.

［53］ 熊俊,张伟,焦琳,等.基于倾向性评分探讨不同灸感对原发性痛经灸疗疗效的影响：一项前瞻性队列研究[J].针刺研究,2015,40：465－469.

［54］ 宋云娥,薛晓倩,谢洪武,等.艾灸原发性痛经热敏高发穴关元穴改善其经期常见伴随症状的临床初步研究[J].时珍国医国药,2012,23：1228－1230.

［55］ 章海凤,陈日新,付勇.慢性盆腔炎患者热敏腧穴分布规律[J].河南中医,2011,31：177－178.

［56］ 应文强,谭文华,曾景娇,等.慢性盆腔炎热敏腧穴应用规律的文献计量研究[J].江西中医药,2018,49：55－57.

［57］ Kindler L, Jones K, Perrin N, et al. Risk factors predicting the development of widespread pain from chronic back or neck pain[J]. The journal of pain：official journal of the American Pain Society, 2010, 11(12)：1320－1328.

［58］ Haines T, Gross A, Burnie S, et al. A Cochrane review of patient education for neck pain[J]. The spine journal：official journal of the North American Spine Society, 2009, 9(10)：859－871.

［59］ White A, Ernst E. A systematic review of randomized controlled trials of acupuncture for neck pain[J]. Rheumatology（Oxford, England）, 1999, 38(2)：143－147.

［60］ Mearin F, Lacy B, Chang L, et al. Bowel Disorders[J]. Gastroenterology, 2016, 150：1393－1407.

［61］ Lovell R, Ford A. Global prevalence of and risk factors for irritable bowel syndrome：a meta-analysis[J]. Clinical gastroenterology and hepatology：the official clinical practice journal of the American Gastroenterological Association, 2012, 10(7)：712.

［62］ 杨丽娟,王晓信,李彬,等.针刺对肠易激综合征患者穴位痛阈的影响[J].上海针灸杂志,2018,37：1030－1036.

［63］ 陈明显,叶开升,金曼.中医证候量表评价 TEAS 治疗腹泻型肠易激综合征的相关性研究[J].中华中医药学刊,2013,31：130－133.

［64］ Small P, Loudon M, Hau C, et al. Large-scale ambulatory study of postprandial jejunal motility in irritable bowel syndrome[J]. Scandinavian journal of gastroenterology, 1997, 32(1)：39－47.

［65］ 许国铭,李石.现代消化病学[M].北京：人民军医出版社,1999：860.

［66］ Silk D. Management of irritable bowel syndrome：start of a new era？[J]. European journal of gastroenterology & hepatology, 2003, 15(6)：679－696.

［67］ 朱慧渊.基于"脾主运化"探讨结肠黏膜 Glu 及 NO 在肠易激综合征发病机制中的作用[J].中华中医药学刊,2014,32：1647－1649.

［68］ 周巍,白珩.抗生素和益生菌制剂治疗腹泻型肠易激综合征(IBS－D)的临床研究[J].中国医药科学,2014,4：74－76.

［69］ 全国妇女月经生理常数协作组.中国妇女月经生理常数的调查分析[J].中华妇产科杂志,1980,15：219.

［70］ 谢洪武,刘福水,焦琳,等.热敏灸治疗原发性痛经及经期常见伴随症状的临床疗效观察[J].时珍国医国药,2016,27：2187－2189.

［71］ 国家中医药管理局.中医病症诊断疗效标准[S].南京：南京大学出版社,1994：264.

［72］ 乐杰.妇产科学[M].7版.北京：人民卫生出版社,2008：318.

［73］ 陈日新,陈明人,康明非.热敏灸实用读本[M].北京：人民卫生出版社,2009：12.

［74］ 郑筱萸.中药新药临床研究指导原则,第1辑[M].北京：中国医药科技出版社,1993：263.

［75］ 马玉侠,马海洋,陈少宗.COX 痛经症状表的信效度检验[J].山东中医药大学学报,2015,39：5.

［76］ 陈日新.腧穴热敏化艾灸新疗法[M].北京：人民卫生出版社,2006：6－7.

［77］ 陈金萍,陈日新,熊俊.热敏灸治疗原发性痛经的研究进展[J].辽宁中医杂志,2015,42：1368－1370.

［78］ 陈日新,康明非.灸之要,气至而有效[J].中国针灸,2008,28：44.

第四章
穴位敏化的机制研究

第一节 · 穴位敏化的穴区机制研究

一、穴区功能细胞的敏化机制研究

（一）肥大细胞

肥大细胞（mast cells，MCs）是一种长寿免疫细胞，存在于疏松结缔组织中，其最被人熟知的作用是参与变态反应和炎症反应。肥大细胞多呈圆形或椭圆形，细胞质内会预先形成颗粒，主要由蛋白聚糖、蛋白酶、生物胺、溶酶体酶等组成，随着颗粒的成熟，其大小和成分会不断增加[1]；细胞膜上有受体 FcεRI，当机体受到少量相同抗原刺激时，FcεRI 会与免疫球蛋白 E（immunoglobulin E，IgE）特异性结合，使 MCs 脱颗粒，释放组胺、5 - 羟色胺、P 物质等物质[2]，从而发挥多种生物学效应。

腧穴是脏腑经络之气输注于体表的特殊部位，腧穴所在部位有其固有的解剖层次和结构，即"表皮-真皮-皮下组织-筋膜"，MCs 分布在这些组织结构中[3]。1977 年，"宋氏理论"先是提出 MCs 与经络相关，是经穴"感传"与"得气"的细胞学基础[4]，随后有研究发现经脉循行处的 MCs 数量显著多于非经脉循行处，穴位处的 MCs 多于非穴位处[5,6]；随着穴位敏化概念的提出及进一步发展，研究表明[7]疾病状态下大鼠相关穴区 MCs 数量比生理状态下明显增多，穴位上的 MCs 数量明显多于穴旁，证实了 MCs 参与了穴位敏化的过程，说明敏化穴区 MCs 是发挥敏化效应关键点之一。MCs 与神经、内分泌、免疫系统存在广泛联系并具有重要作用，近年来 MCs 成为了穴位敏化研究的焦点。MCs 与穴位敏化的关系主要体现在以下几个方面。

1. 肥大细胞在敏化穴区的具体表现

疾病状态之下，相关穴区的 MCs 会出现形态上的变化、集聚和脱颗粒现象，以及释放相关的生物活性物质。王芳玲等[8]发现大鼠急性胃黏膜损伤后，体表伊文思蓝（evens blue，EB）渗出点组"肾俞"穴与"大肠俞"穴皮肤和皮下组织中 MCs 呈现聚集现象，MCs 脱颗粒数多于非 EB 渗出点组和生理盐水组，同时可见降钙基因相关肽蛋白（calcitonin gene related peptide，CGRP）的表达。张锐红[9]在哮喘模型大鼠的"肺俞""定喘""华盖"等穴区发现 MCs 数量增加，出现集聚现象，P 物质的表达也明显增加，同时研究中也表明 MCs 脱颗粒会释放 P 物质，而 P 物质在一定程度上又会促进 MCs 聚集和脱颗粒。同样，在蒋海琳等[10]研究中显示胃溃疡大鼠模型"同功"穴区的 MCs 存在明显脱颗粒现象，并且 MCs 与 5-羟色胺、组胺等物质呈共同阳性表达，说明 MCs 脱颗粒释放了 5-羟色胺、组胺等生物活性物质。不论导致穴位敏化的疾病类型和病邪性质是否相同，但在其穴位敏化过程中均可不同程度上观察到穴位处 MCs 的募集、脱颗粒及活性物质的释放，说明 MCs 与穴位敏化的发生密切相关。

2. 肥大细胞与穴位敏化的发生密切相关

（1）肥大细胞对神经的调控作用：MCs 本身作为机体重要的神经-内分泌-免疫细胞，能够分泌多种细胞因子，直接参与免疫调节，在过敏反应和炎性疾病中发挥重要作用，因此是穴位敏化过程中的关键"致敏因素"之一。穴位敏化是机体自发的神经源性炎性反应过程。目前，神经调控机制仍是穴位敏化的最主要的机制之一，MCs 与神经组织有较高的亲和性，它与神经末梢之间存在特殊的"突触样"联系，当内脏病变时，其伤害性信息经过背根节神经元以背根反射或经分支处以轴突反射两种形式逆向传至外周，这两种传导途径会促使神经末梢释放炎性物质，从而刺激 MCs 聚集和脱颗粒。脱颗粒过程中释放生物活性物质刺激疾病相关穴区，导致穴区产生敏化现象。另外，大量研究[11-13]表明 MCs 上广泛存在着 TRPV 通道，能够参与调节 MCs 的病理过程，并与内脏痛觉感受和增敏机制相关。

（2）肥大细胞释放的生物活性物质参与穴

区神经源性炎性反应：敏化穴区的 MCs 被激活后会释放 P 物质、组胺、5-羟色胺、CGRP 等生物活性物质，可以直接或间接地参与敏化穴区的神经炎性反应。P 物质是一种感受伤害性刺激的神经肽物质，广泛分布于中枢神经系统和周围神经系统，具有多种生物活性，可以被神经、内分泌和免疫系统共同识别。P 物质参与穴位敏化主要表现在三个方面：① P 物质本身具有炎性作用，直接参与穴位局部的神经源性炎性反应，蒋永亮等[14]发现电针治疗可减弱痛敏化模型大鼠腧穴痛敏化现象，认为其机制可能与电针调控 P 物质表达有关。② P 物质可以刺激 MCs 等细胞释放介质，刺激机体产生炎性反应。除此之外，机体局部组织中的血管内皮细胞、单核细胞等也具有释放或合成 P 物质的能力[15]，可能共同参与了炎性反应。③ P 物质作为神经递质，可以作用于穴区神经末梢。内脏病变时，会产生神经冲动，可以将伤害性刺激信号传至各级疼痛中枢，引起相关穴区痛觉敏化。5-羟色胺和组胺作为重要的血管活性物质，同样也是神经递质，其作用与 P 物质相似，在扩张血管和增加血管通透性的同时，也可以作用于穴位局部神经末梢，将化学信号转为神经冲动，向上传递。CGRP 在穴位敏化中的单一研究相对较少，其相关作用主要是促进 P 物质的释放。

3. 肥大细胞与穴位敏化的特性相关

穴位敏化具有多种特性，肥大细胞与其特异性、动态性（时空特性）、功能性相关。穴位敏化的特异性是指敏化穴位与脏腑、经络、组织的病理状态存在对应关系，并能正确反映靶器官或组织病理信息的一种特性。石宏等[16]对急性胃黏膜损伤大鼠研究发现，急性胃黏膜损伤后 EB 体表穴区渗出点的皮肤和皮下组织中 MCs 呈现聚集，其数量和脱颗粒数明显多于正常对照组和"脾俞"穴、"胃俞"穴旁开对照组，说明敏化现象出现在疾病相关的穴区，具有相对特异性。另外，有研究[10]给大鼠造胃溃疡模型后，发现大鼠"中脘""关元""胃俞"等穴的MCs及其释放的生物活性物质（5-羟色胺、组胺、P物质）的阳性表达较正常大鼠组明显增加，说明MCs与穴位敏化的疾病特异性也有明显相关性。也有研究[17]发现膝骨性关节炎模型大鼠"阳陵泉""鹤顶"穴区的MCs数量和脱颗粒率较对照组均有明显升高，但此现象在"鹤顶"穴表现得更早、更明显，说明除了穴与非穴、疾病状态与生理状态敏化特性外，MCs与穴位敏化特异性相关还表现在敏化穴位之间。

穴位敏化是一个实时、动态的过程，其敏化穴位的数量、面积大小、敏化发生率和功能强弱等都处于动态变化中，随着疾病向愈呈现出"敏化-消敏"的现象。王巧侠等[17]在膝骨性关节炎模型大鼠造模成功后，取"鹤顶""阳陵泉"穴区皮下组织，分5个不同时间节点进行观察，发现"鹤顶"处MCs数量在第7日时明显高于第0日和第14日，其脱颗粒率在第7日和14日时高于第0日，并且与MCs呈共性表达的5-羟色胺、组胺在敏化的不同时间节点也有不同的表现，而"阳陵泉"穴区MCs数量和脱颗粒率则在第14日明显高于第0日和7日，但总的来说，"鹤顶"和"阳陵泉"穴区MCs的数量、脱颗粒率是随着疾病的严重程度呈现先增加后下降的趋势，说明穴位敏化与疾病的严重程度密切相关，MCs及其释放的生物活性物质会随着疾病状态和敏化程度的变化呈现不同的表达，具有动态特征性。

穴位敏化是穴位防病、诊病、治病功能增强的外在表现，是"小刺激大反应"的作用载体，穴位敏化功能的发挥与MCs有着必不可少的联系；内脏病变时，MCs被激活同时释放5-羟

色胺、组胺、P物质等重要的血管活性物质，这些物质会作用于微小毛细血管，导致血管扩张和通透性增加，局部血浆组织液等物质渗出，相关穴区会被着色，出现瘀斑或瘀点等形态敏化现象；同时，5-羟色胺、组胺本身作为致痛物质，会使局部皮肤出现痛觉过敏现象[18]，即穴位痛敏化，这些特征性表现都是特定穴区对脏腑疾病状态的外在反映，可以辅助诊断疾病。敏化穴位除了是疾病的反映点以外，同时也是疾病的施治点，研究证明敏化穴位的临床疗效优于"静息态"下的穴位[19-21]，敏化穴区MCs及其释放的生物活性物质在疾病状态下会发生变化，通过针灸干预后，这种变化会变得更加突显，说明这些物质通过参与调节机体的生理和病理反应从而达到治疗疾病的目的[10]，也证明了MCs参与针灸疗法的起效过程。

（二）成纤维细胞

力敏化现象是穴位敏化表现形式之一[22]。成纤维细胞可能是穴位力敏化作用机制的基础之一，它作为穴区主要的感受性细胞，对机械力刺激的感应非常敏感，外界的机械刺激可以被穴位结缔组织中的成纤维细胞感知，并引起成纤维细胞形态、突起、周长、横截面积等改变；筋膜组织的成纤维细胞收到压力刺激时，细胞形态由原来的梭形变成三角形，原本分布均匀的成纤维细胞间隙变大，细胞回缩，形态变小[23]；机械刺激还有可能对穴区成纤维细胞骨架产生影响，微丝是细胞骨架的结构之一，当机械刺激所致的压力、牵张力作用于体表时，主要由微丝中F-actin肌动蛋白来感应，此时会发生纤维解聚、变细、变短等变化，随着压力时间的延长，F-actin肌动蛋白可能会发生不可逆破坏[24]。除此之外，压力刺激可能会促进筋膜成纤维细胞整合素分子α1亚基、β1亚基的表达，β1亚

基对低中强度刺激呈强表达，对重度刺激呈弱表达[25]。另外，机械压力还能够引起成纤维细胞其他相关因子的变化，如陈波等[23,26]通过体外培养大鼠"足三里"及穴旁区域的筋膜组织细胞，实施模拟毫针的 50 kPa 压力刺激，发现压力刺激能够促进细胞前列腺素 2（prostaglandin E2，PGE2）、白介素-6 合成释放的增加，一氧化氮和白介素-1β 的含量也增加。对"足三里穴"穴区筋膜组织成纤维细胞实施 50 kPa 压力作用后，基质金属蛋白酶-1（matrix metalloproteinase-1，MMP-1）、金属蛋白酶组织抑制因子-1（tissue inhibitors of metalloproteinases，TIMP-1）和 PGE2 含量均增加；实施 200 kPa 压力刺激后，细胞外培养液中肿瘤坏死因子-α 含量增加，干扰素-β 含量降低。综前所述，机械压力刺激可能会对成纤维细胞形态结构和细胞骨架中微丝、整合素分子以及相关因子产生影响。说明了成纤维细胞在力学传导中的重要性，提示成纤维细胞可能是穴位力敏化的微观基础之一。

二、穴区循环的敏化机制研究

局部循环作为机体脏器的重要结构，在物质代谢、维持机体内环境稳定方面具有重要作用，与穴位敏化密切相关。疾病状态下，敏化穴位区局部微循环形态结构、血流灌注量和血管通透性都有可能发生改变。研究发现，膝骨性关节炎模型大鼠"阳陵泉""足三里"穴区局部微循环血流灌注量明显增加[27,28]。在同一研究团队的另外一项研究中发现，急性心肌缺血模型家兔的双侧"内关""神门""心俞"穴区的局部血流灌注量与正常组、假手术组相比，在实验第 0、第 7 日未见明显变化，而在实验第 8 日，模型组双侧"内关"和"心俞"穴区局部循环灌注量明显高于其他两组，说明特定疾病下相关

穴区局部微循环会发生变化，同时也提示敏化穴位微循环改变具有时间性和动态性[29]。除此之外，上述研究中还对膝骨性关节炎模型大鼠相关穴区局部微循环形态结构进行观测，发现模型组的微血管弯曲度、微血管直径百分比及密度与空白对照组和假模型组相比，并无明显差异，其原因可能与观测时间点以及选取的穴位相关。朱小香等[30]在急性黏膜损伤大鼠体内注射 EB 后，观测到模型组大鼠"督脉""膀胱经第一侧线"上 EB 渗出点明显高于生理盐水组，其中"身柱""神道""筋缩""肝俞""胃俞"穴区 EB 渗出率较高，说明急性胃黏膜损伤会引起相关经脉和穴区局部皮肤毛细血管通透性增加，导致 EB 渗出，提示局部血管通透性增加是穴位敏化的表现之一。疾病状态下相关穴区的局部微循环变化可能是穴位敏化在组织层面的重要机制之一。

三、穴区神经感受器的敏化机制研究

穴位敏化的神经生物学机制除了涉及中枢和脊髓节段神经以外，与外周神经联系也十分紧密。目前，对于穴位敏化的外周机制主要聚焦于交感神经和 C 类神经纤维。交感神经属于自主神经，内脏病变时，产生的伤害性信号会经过与交感神经伴行的传入纤维传递至中枢[31]，有研究[32]在急性心肌缺血（acute myocardial ischemia，AMI）大鼠体表左胸前和前肢内侧附近区域探测到敏化区和（或）敏化点，并且大鼠心交感神经活动、心率较模型前显著增加，剪断 AMI 大鼠左侧敏化点臂丛神经后，心交感神经活动明显降低，提示心交感神经的兴奋性变化与敏化穴区的感觉传入有关。C 类神经纤维属于外周传入神经纤维，有研究[33]认为疾病状态

下体表敏化穴位局部产生的神经源型炎性反应是由于激活了 C 类初级传入神经纤维,被激活的 C 类纤维会在外周或者脊髓背角释放 P 物质、CGRP 等炎性物质[34,35],引起周围血管扩张,使伤害感受器敏感性增强,局部会出现痛敏现象。另外,P 物质免疫阳性神经纤维属于 C 类纤维,更加说明 P 物质与穴位痛敏现象联系紧密。

四、穴区代谢物的敏化机制研究

穴位敏化涉及多个生物层次的反应,也包括局部代谢调控。代谢物是细胞调节过程的最终产物,代谢组学强调从动态、整体的角度研究机体代谢的功能变化,这与穴位敏化实时动态的特性不谋而合,利用代谢组学技术对敏化穴位局部代谢物进行分析,可以为穴位敏化提供基础物质变化的依据。邢贝贝等[36]应用液相质谱联用技术(LC/MS)对心肌缺血家兔模型"内关""神门""心俞""太溪"穴皮下微透析液样品进行检测,发现各穴位处组氨酸、硬脂酸、9-酮棕榈酸含量显著降低,谷氨酸、苯丙氨酸、3-羟基酸含量明显升高,说明前述各项指标可能是利用局部穴位辅助诊断心肌缺血的潜在标志物。目前,对局部代谢物的研究多运用于经络特异性评价和针灸疗效评价研究之中,对敏化穴位皮下代谢物的研究较少,所以当下很难为穴位敏化的局部调控提供全面丰富的代谢物标志物和代谢途径。

五、穴位敏化的穴区客观显像研究

穴位敏化客观现象的研究是发现敏化现象本质的重要途径之一,敏化穴位的解剖结构、形态特征、理化微环境及其与内脏的联系等是敏

化穴位生物物理学特性的基础,对穴位敏化过程中生物物理特性变化进行可视化、客观化的观测与分析,可以进一步明确穴位敏化内涵,对深化针灸科学原理研究具有重要意义。近年来对穴位敏化过程中的客观现象进行了诸多探索,取得了一系列成果,本研究从穴位敏化的光成像、声成像、光声成像、纳米分子成像进行归纳总结。

(一)光成像

穴位敏化的光成像实际是指穴位的光敏化,利用超微弱发光技术、红外辐射光谱等成像技术对疾病状态下特定穴位进行观测。吕越[37]运用超微发光技术发现哮喘急性发作期患者风门、肺俞等穴和慢性胃炎患者脾俞、胃俞等穴双侧发光强度差异明显;杨文英[38]运用同样技术方法对支气管哮喘和慢性胃炎的相关穴位进行观测,发现患者相应穴位两侧发光强度在发作期均有明显差异,提示疾病状态与穴位发光变化具有相关性。

红外辐射光谱也是运用于穴位敏化成像的一种成像技术。邓海平等[39]和沈雪勇等[40]研究分别表明冠心病患者的双侧神门穴在多个波长上的红外辐射强度与健康人的相比有明显差异,以及双侧内关穴的红外辐射强度在多个波长上较健康人高或低,提示冠心病相关穴位红外光谱中承载病理信息。王晓梅等[41]通过观察溃疡性结肠炎患者特定穴红外光谱的变化,发现患者左右两侧合谷、上巨虚和足三里穴的辐射强度显著多于健康人,商阳穴波段少于健康人,而列缺穴无明显改变。应荐等[42]发现乳腺增生患者膻中穴红外辐射强度低于非穴对照点,该团队在进一步的研究中[43]通过对比不同证型乳腺增生病患者膻中穴体表红外辐射光谱特性后发现,冲任失调型组膻中穴体表红外辐

射强度低于肝郁痰凝型组,提示特定穴位的红外光谱不仅能反映疾病信息,而且能反映疾病的证型。

(二)声成像

穴位敏化的声成像是指敏化穴位对各种声波的反应变化。刘芳等[44]发现功能性消化不良患者脾、胃经腧穴对宫调音乐声波接收弱于对照组,脾经腧穴对音乐声波的接收较对照经及对照软组织敏感,对照组胃经足三里穴对音乐声波的接收敏感性高于其他腧穴,同时动力障碍型与非动力障碍型地机穴的音乐声波的接收程度有所差异。

(三)光声成像

光声成像技术(photoacoustic imaging, PAI)以超声技术和组织内部光学吸收差异相结合,可同时提供生物组织的光学信息和声学信息,其对比度强、空间分辨力高、成像过程均无损。由于血红蛋白吸收与散射性良好,所以目前PAI主要运用于敏化穴位局部微循环和穴位的脑功能成像两个方面。在穴位局部微循环方面,PAI主要对穴位敏化过程中局部微循环的结构和功能进行实时动态成像。刘潇潇等[45]利用PAI对膝骨性关节炎模型大鼠左后肢"足三里""阳陵泉"穴及非穴区微循环血管弯曲度、直径百分比和密度进行监测,发现各组之间各项指标并无差异($P>0.05$),但此研究并未对穴位敏化局部微循环的功能改变进行探索。在脑功能成像方面,常规的脑功能成像技术如fMRI、PET等提供的对比度和时间分辨率不足以解决涉及微血管的功能和(或)血液动力学变化的问题,而PAI恰好能弥补这些缺点。Yang等[46]利用PAI对脑低灌注模型小鼠"阳陵泉"穴区进行监测,并跟踪针刺前后的变化,发现在不针刺的情况下,低灌注区的血红蛋白浓度明显低于对照区。除此之外,还有研究[47,48]利用PAI观测不同脑皮质区血红蛋白浓度变化并评价其脑血液动力学改变,探讨相关腧穴的中枢作用机制与腧穴特异性。目前光声成像技术在穴位敏化方面的研究较少。

(四)纳米分子成像

纳米分子成像技术是指将前沿的纳米技术、材料与传统分子影像学相结合的一种技术,将它们各自的优势相结合运用于穴位敏化的过程中,旨在直观地显示细胞和分子水平生理病理的动态过程[49]。目前,运用于穴位敏化研究中的主要有软X射线纳米CT成像技术,传统电子计算机X线断层扫描(computed tomography, CT)技术分辨率只有微米量级,无法对生物体内细胞水平成像,而较高X射线吸收系数的含碘物质常被用作CT造影剂[50],但这种造影剂除了具有肾毒性外,其X射线还会诱发电离反应;软X射线纳米CT成像技术具有较高的穿透性和空间分辨率、良好的成像环境和线性吸收等特点,断层扫描可见细胞膜、细胞核、高密度颗粒、低密度颗粒、空泡样结构等。MCs脱颗粒和释放生物活性物质是公认参与穴位敏化的关键环节之一[3,51,52],秦萍萍等[53]运用软X射线纳米CT成像技术观测到膝骨性关节炎模型大鼠"阳陵泉"穴处MCs颗粒密度降低,颗粒膜融合等典型脱颗粒改变,并且随着脱颗粒程度增加,还能见到空泡样结构,但此技术并不能完整地呈现细胞形态,也不能用于在体和离体活细胞。也有研究[54]认为,金纳米材料在医学影像方面巨大的发展潜力,应当将其运用于多种分子影像技术中,利用新兴的纳米分子影像学技术,聚焦穴位敏化现象,捕捉其动态变化及规律,量化敏化现象,进一步探讨穴位敏化的物质基础。

第二节 · 穴位敏化的中枢神经机制研究

中枢敏化是引起穴位敏化的重要中枢机制,指躯体或内脏受到损伤时,伤害信号通过感觉神经末梢传入脊髓,使对应的脊髓节段发生功能、化学和结构的可塑性改变,进而进一步将伤害信息上传至延髓、丘脑及大脑皮层,导致体表穴区由"沉寂"(生理状态)到"唤醒"(病理状态),最终出现穴区的神经源性炎性反应[55]。目前关于穴位敏化的中枢敏化研究主要涉及脑功能成像、延髓背柱核(dorsal column nuclei, DCN)、延髓背侧网状亚核(subnucleus reticularis dorsalis, SRD)和丘脑腹后外侧核(ventroposterior lateral nucleus of the thalamus, VPL)、脊髓背角广动力型神经元(wide dynamic range neuron, WDR)以及背根神经节(dorsal root ganglion, DRG)等[56]。本节将从穴位敏化的脑功能成像、中枢神经机制研究和脊髓敏化方面阐述穴位敏化的中枢机制。

一、穴位敏化的脑功能成像研究

脑功能成像是一类无创的神经功能活动测量成像技术,包括正电子断层成像(positron emission tomography, PET)、单光子发射断层成像(single photon emission computed tomography, SPECT)、功能磁共振成像(functional magnetic resonance imaging, fMRI)、脑电图学(electroencephalography, EEG)和脑磁图(magnetoencephalography, MEG)等,可以无创地检测局部脑区的脑血流、脑血溶和葡萄糖代谢等情况的变化,对揭示针刺作用的调节特点提供了客观的、可视化证据。静息态磁共振成像(resting state fMRI, rs-fMRI)作为一种无侵入性的大脑结构和功能检查手段,

具有高时空分辨率、无辐射的特点,被广泛地应用于针灸中枢机制的研究中。目前关于穴位敏化的神经影像学研究以针灸敏化穴后效应为主。有研究表明,敏化穴与非敏化穴存在着脑功能活动的差异,可能是针刺敏化穴起效的关键中枢机制[57]。

(一)热敏灸的影像学研究

穴位的热敏化主要表现为病理状态下,特殊穴位在体表温度及热敏感性上出现显著变化。熊俊等采用 rs-fMRI 技术,以膝骨性关节炎患者为研究对象,观察艾灸激发犊鼻穴产生热敏态的大脑响应特征,探索了穴位热敏态与静息态的中枢效应差异性。研究发现,与正常人群比较,热敏态组人群在左颞叶、白质、额叶等脑区的比率低频振幅(fractional amplitudeofflow-frequency fluctuations, fALFF)显著增强,右大脑、枕叶脑区的 fALFF 值显著降低。在艾灸激发后,热敏态组相对静息态组 fALFF 显著增强的脑区有右大脑、外核、左小脑、左大脑、白质;fALFF 显著降低的脑区有中央前回、额叶、枕叶。以前扣带回为种子点的脑功能连接分析提示,前扣带回与楔前叶、角回、顶下小叶、后扣带回和枕叶的功能连接增强,与左侧岛叶、颞上回、右侧岛叶、颞中回、海马旁回的功能连接减弱。研究认为,穴位热敏态与静息态的脑功能活动在分布、强度等方面有明显不同,穴位处于敏化状态时,膝骨性关节炎患者的大脑默认网络也发生了改变。且与静息态穴位比较,敏化状态穴位投射到大脑疼痛默认网络也有所不同。具体表现为热敏态穴位特异性降低了岛叶脑区协调性,提高了前扣带回的脑区协调性[58]。

谢丁一等[59]以原发性痛经患者为研究对象,按照热敏腧穴灸感法进行检测,根据施灸过程中关元穴是否发生热敏化现象分为热敏态腧穴组和非热敏态腧穴组。两组患者分别在艾灸前及艾灸结束后进行影像数据采集。通过以前额叶为种子点的脑功能连接分析方法发现,与非热敏态腧穴组比较:艾灸前,热敏态腧穴组与前额叶脑功能连接减弱的脑区有左大脑、额叶、额下回、顶叶、顶下小叶。艾灸后,热敏态腧穴组与前额叶脑功能连接增强的脑区有左侧脑干、左侧小脑,与脑功能连接减弱的脑区有左大脑、脑白质区、岛叶、额叶。认为艾灸热敏态关元穴能使原发性痛经患者脑功能连接网络发生变化,热敏灸感的出现可能是增强左侧脑干-左侧小脑的联系,同时抑制左大脑-脑白质区-岛叶-额叶的功能连接,间接影响其他边缘系统相关脑区的功能。

（二）针刺敏化穴的影像学研究

本项目前期以慢性颈痛患者为研究对象,运用 rs－fMRI 技术,研究针刺敏化穴治疗慢性颈痛的中枢机制。通过 WAGNER 压痛仪测量的压痛阈值变化幅度(穴位敏感点压痛阈值变化幅度＝健康志愿者平均压痛阈值−患者穴位敏感点压痛平均值)最大的 5 个穴位敏感点作为敏化穴位进行针刺治疗,治疗 2 周后再次进行测量,根据检测结果调整针刺穴位;前 2 周每周治疗 3 次,后 2 周每周治疗 2 次,进行 4 周共10 次的针刺治疗。研究发现,针刺敏化穴组慢性颈痛患者治疗后较治疗前在中央后回的低频振荡振幅(amplitude of low frequency fluctuation,ALFF)值显著升高,右侧海马旁回 ALFF 值显著降低;治疗后针刺敏化穴组较等待治疗组在旁中央小叶、脑岛、颞上回、中央后回 ALFF 值明显升高。ALFF 是用于检测区域 BOLD 信号自

发波动强度的指标,反映局部神经功能活动水平[60]。中央后回包含初级躯体感觉皮层,是负责本体感受的重要脑区,感知包括触觉、压力、温度和疼痛等来自身体的躯体感觉[6]。初级躯体感觉皮层是大脑疼痛感知网络的重要组成部分,与脑岛、前扣带回、前额叶及丘脑共同作用,在感知疼痛刺激和形成疼痛记忆中发挥着重要的作用[61]。当机体受到伤害性刺激时,初级传入伤害性感受器将信息传递到脊髓背角的投射神经元,部分投射神经元会通过丘脑将疼痛刺激信息传递到初级躯体感觉皮层,对疼痛刺激的相关信息进行整合[62]。海马旁回是边缘叶海马的主要皮质输入脑区,作为边缘叶-旁边缘叶-新皮层网络的重要组成部分,对调节认知和情绪方面有着重要意义。我们推测针刺敏化穴可能是通过中央后回、海马旁回等及局部功能网络来实现对慢性颈痛的特异性治疗。

二、穴位敏化的脑中枢机制研究

越来越多的证据表明,中枢敏化(central sensitization, CS)参与多种疾病[63]。CS 可以定义为"引起疼痛超敏反应的中枢神经系统内神经信号的放大""中枢神经系统中伤害感受性神经元对其正常或阈下传入输入的反应性增加"或"增强中枢神经元对单峰和多峰受体输入的反应性"[64]。CS 可以表现为压力疼痛阈值、热痛阈值、触觉刺激检测阈值和皮肤电刺激检测阈值的变化[65]。目前关于穴位敏化的中枢敏化研究主要涉及延髓背柱核(dorsal column nuclei, DCN)、延髓背侧网状亚核(subnucleus reticularis dorsalis, SRD)和丘脑腹后外侧核(ventroposterior lateral nucleus of the thalamus, VPL)[56]。

（一）延髓

1. 延髓背柱核

延髓背柱核（dorsal column nuclei, DCN）神经元传统上被认为是躯体传入的高级中枢。近年来的研究工作表明，它在传递内脏伤害性传入信息到丘脑和皮层等高级中枢中起重要作用，越来越多的文献报道支持这样一种假说：DCN 在内脏伤害性传入到高级神经中枢如丘脑和皮层过程中起到特有的作用，为躯体与内脏传入信号会聚发生在 DCN 水平提供了结构上的基础。DCN 作为分辨触觉和运动觉的中枢结构，是重要的体表传入和内脏伤害性信息传导通路和整合中枢。

荣培晶等[66]通过观察电针刺激对 DCN 神经元激活效应在正常和内脏伤害性传入情况下反应的量-效变化，探讨内脏病理状态下穴位敏感程度的变化，阐述穴位敏化的中枢机制。选用成年雄性 SD 大鼠，采用直结肠扩张（colorectal distension, CRD）作为内脏伤害性刺激，选择引起 Aδ 纤维反射阈值强度 1.5 倍的电针刺激"足三里"-"上巨虚"穴区，然后给予 20 mmHg、40 mmHg、60 mmHg 和 80 mmHg 的 CRD，观察从非伤害性（20 mmHg）、伤害性（40 mmHg）到强伤害性（60~80 mmHg）内脏刺激时穴位刺激引发该神经元敏化反应的量效关系。结果发现，内脏的伤害性传入可以在 DCN 神经元观察到敏化穴位针刺的反应强度，并随着内脏伤害强度的增加，针刺对 DCN 神经元的激活作用也随之增加。因此得出结论，伤害性内脏扩张刺激可以敏化延髓的 DCN 神经元，使其对穴位的电针传入产生更强烈的反应，DCN 神经元在内脏伤害性损伤后功能易化导致了穴位敏化的动态变化；而随着内脏伤害性刺激的强度加大，对穴位的敏化作用进一步加强，呈现出一定的量效敏化关系。这些结果表明，DCN 参与了穴位敏化的动态变化过程。

2. 延髓背侧网状亚核

延髓背侧网状亚核（subnucleus reticularis dorsalis, SRD）基本上是由反应性质相同的细胞组成，同时对脊髓-丘脑通路的痛觉信号进行调节。位于大鼠 SRD 背侧部内的神经元表现出全身痛觉会聚的性质并向中枢神经系统的许多部位发出纤维投射，这些部位很多都涉及运动功能。这些部位包括脊髓所有节段的深层背角和前角背侧部、脑干运动神经核、巨细胞和小细胞网状核以及前脑与运动相关的结构，如腹内侧丘脑外侧部、束旁核、未定带腹侧部等。而对伤害性皮肤和（或）内脏刺激做出应答的背角深层的众多区域向 SRD 发出主要的投射纤维，SRD 通过其与脊髓的相互联系对脊髓的输出信号进行兴奋性和抑制性的调节。SRD 是延髓内对痛觉信号和运动进行调节的物质基础之一[67-69]。

朱兵等[55]在给予大鼠胃黏膜局部注射芥子油后，发现神经元对"中脘"穴针刺引起的反应比注射芥子油前增加 70% 以上。在大鼠的 SRD 的全身会聚神经元，针刺"中脘"后该类神经元活动显著激活；胃黏膜局部注射芥子油后，在此基础上 SRD 神经元对"中脘"针刺引起的反应增加了 2/3。这些结果表明在内脏病变情况下，穴位已从正常状态下的相对"沉寂"状态进入病理状态下的相对"激活"状态。另外，还选用成年雄性 SD 大鼠，采用 CRD 作为内脏伤害性刺激，观察"足三里"-"上巨虚"穴区刺激对生理病理状态下不同中枢神经元的激活作用，研究穴位敏化的中枢机制。发现给予 CRD 刺激后，SRD 的神经元对穴位刺激发生明显的激活增加效应，说明了对内脏施予伤害性刺激后，穴位对针刺发生了易化作用，增强了来自穴位的传入反应,亦即发生了穴位敏化现象[70-73]。

(二)丘脑腹后外侧核

丘脑腹后外侧核(ventroposterior lateral nucleus of the thalamus, VPL)是位于丘脑的腹外侧部的神经核团,其传入纤维包括从小脑中央核(主要是齿状核)和从中脑黑质、基底神经核中的苍白球传来的纤维发出,经交叉至对侧上行的纤维,投射传出纤维到额叶中央前回的运动皮质。在正常状态下,VPL受小脑的调控影响,并是传导小脑冲动到大脑皮层的重要中继核,对运动功能具有重要的调节作用。临床上破坏此区,可在一定程度上控制因小脑或基底神经核病变引起的震颤和运动异常等症状。

有研究为了观察电针对内脏伤害性刺激激活的VPL的影响,并探讨内脏在病理状态下电针对穴位敏化机制的影响,选用雄性SD大鼠,采用CRD作为内脏伤害性刺激,观察不同压力梯度下CRD刺激前后电针刺激"足三里"-"上巨虚"穴区对VPL神经元的放电反应。研究发现在"足三里"-"上巨虚"穴区刺激增强了在CRD诱发的内脏痛下VPL神经元的放电活性,并且神经元放电的频率与CRD的压力梯度有关,这表明内脏有害刺激可能会增强人体对穴位刺激的功能反应[74]。

三、穴位敏化的脊髓敏化研究

早在1983年,Woolf团队在研究痛觉过敏的患者时,通过神经电生理分析表明,它部分源于脊髓活动,初次阐明了中枢敏化概念[75]。Latremoliere和Woolf为观察内脏炎性刺激与诱发中枢敏化现象的关系,发现大鼠脊髓背角神经元的敏感度和感受野在直肠注射芥子油后出现动态改变。神经元的体表激活区在注射芥子

油诱发敏化后扩大了好几倍[76]。同样,内脏牵涉痛的会聚-易化学说认为,病变器官和出现牵涉痛的皮肤受相同的脊神经后根传入纤维支配,共同终止于灰质后角的相同区域。以上均为穴位敏化的脊髓机制提供重要科学依据。本篇主要从脊髓背根神经节(dorsal root ganglion, DRG)和脊髓背角两个方面穴位敏化的中枢机制进行阐述。

(一)脊髓背根神经节

DRG属外周感觉神经节,是躯干、四肢痛觉的初级传入神经元,具有传输和调节机体感觉、接受和传导伤害性感受的功能。痛觉产生过程中,DRG作为痛觉传入的初级神经元,在疼痛机制中发挥重要作用,主要表达于DRG神经元,与疼痛机制密切相关的离子通道及其受体是实现DRG靶向镇痛的关键[77,78]。

1. 超极化激活的环核苷酸门控的阳离子通道

研究表明,在病理状态下超极化激活的环核苷酸门控的阳离子通道2(hyperpolarization-activated/cyclicnucleotide-gated channel 2, HCN_2)通过促进Na^+、K^+和Ca^{2+}内流影响神经元的兴奋性[25]。该通道被激活后形成一个内向的阳离子电流(I_h)[80]。DRG神经元内,感受伤害性刺激的小神经元内,HCN_2表达最多。说明HCN通道及其介导的I_h电流参与了外周和中枢敏化的形成[81]。

为探讨其在穴位敏化中的作用,马永园[82,83]通过向大鼠左膝关节内注射碘乙酸钠建立膝骨性关节炎模型,通过电子Von Frey测量仪检测双下肢穴位("外膝眼""足三里"穴)机械痛阈降低、甲苯胺蓝染色确定肥大细胞数目及其脱颗粒比率增加,而对照组"外膝眼""足三里"穴未观察到机械痛阈、肥大细胞数目

及其脱颗粒比率变化,证实"外膝眼""足三里"穴局部发生敏化。研究表明,穴位敏化的形成可能与 HCN_2 被激活形成的内向阳离子电流(I_h)有关。采用全细胞记录的方法观察到模型组双侧 L5 的 C 类 DRG 神经元兴奋性明显高于对照组。采用免疫印迹(western blot,WB)法检测 L5 DRG 的 HCN_2 蛋白含量。结果发现,与对照组相比,穴位敏化后双侧 L5 DRG 的 HCN2 蛋白表达明显上调($P<0.05$)。为验证 I_h 电流密度和双侧 L5 DRG 的 HCN_2 表达上调与穴位敏化的关系,腹腔给予 I_h 阻断剂 ZD7288 后,膝骨性关节炎模型大鼠双侧"外膝眼"穴机械痛阈明显提高,说明穴位敏化后双侧 L5 DRG 的 C 类神经元 HCN 的 I_h 密度增加。而双侧 L5 DRG C 类神经元 HCN_2 表达上调,腹腔给予 I_h 通道阻断剂 ZD7288 后,敏化穴位现象被逆转,表明 I_h 电流参与了穴位敏化的形成。为探讨针刺敏化穴位对膝骨性关节炎大鼠的疗效,试验组通过电针双侧敏化穴"外膝眼""足三里"穴,模型组实验进行过程中不接受电针处理,每日清醒状态下在电针固定装置上适应 30 min。发现对比假针刺组,电针组足底机械缩足阈值明显升高,且同侧承重百分比明显升高,关节病理评分低于模型组,并发现早期电针刺激敏化穴位有更明显的镇痛作用,更有利于关节损害恢复。

2. 交感-感觉偶联

已有研究表明,DRG 中大、中神经元是交感神经芽生的主要发生部位,同时在形成巢状结构的周围有丰富的降钙素基因相关肽(calcitonin gene related peptide,CGRP)。CGRP主要存在于感觉神经纤维中,是伤害性感觉传入神经元标记物,同时也是介导神经源性炎性反应的主要物质[84]。

崔翔[32]通过将大鼠冠状动脉左前降支结扎造成心肌缺血(myocardial ischemia,MI)模型。通过尾静脉注射 Evans Blue(EB),观察 MI 模型对 EB 渗出点及其分布规律,发现渗出点(敏化点)在模型组大鼠上肢出现的位置与心经穴位("内关""心俞"穴)、心源性牵涉痛部位较为相近。提示心肌缺血可以引起大鼠体表同或近节段出现敏化点,即穴位敏化,并表明其中枢机制可能与 DRG 及皮肤中交感神经的芽生现象有关。该研究 MI 大鼠左侧同节段和(或)近节段(C8~T8)观察到蓝色渗出点,而对照组大鼠无蓝色渗出点出现,采用 Von Frey 电子测痛仪检测 EB 渗出点发现痛阈降低,提示 MI 可以引起大鼠体表同或近节段出现敏化点。为探讨其中枢机制,研究采用免疫组织化学及 WB 实验方法,观察慢性 MI 模型大鼠心脏同节段(C6~T5)DRG 及皮肤("内关"穴局部)中络氨酸羟化酶(tyrosine hydroxylase,TH)、降钙素基因相关肽(calcitonin gene related peptide,CGRP)表达的变化,发现 DRG 及皮肤中 TH 的表达量均显著增高($P<0.05$),且在 DRG 中观察到 TH 阳性神经纤维包绕 CGRP 感觉神经元,形成类"巢状结构"的交感-感觉偶联联系,研究表明病理条件时交感兴奋能够启动机体的自我修复机制,并通过交感芽生方式参与体表穴位敏化。

为进一步阐明针刺敏化穴位"内关"对 MI 大鼠的疗效,崔翔[32]将 MI 大鼠分成模型组、电针组、阿替洛尔组、阿托品组,电针组给予双侧敏化穴——"内关"电针刺激,阿替洛尔组连续皮下注射阿替洛尔,阿托品组连续腹腔注射阿托品。观察不同治疗方式对 MI 大鼠生存率、ST段改变和左心室射血分数(ejection fraction,EF)、左心室缩短分数(fraction shortening,FS)等心功能水平的影响,发现在生存率方面 4 组差异无统计学意义。较之模型组和阿托品组,电针"内关"穴及阿替洛尔组能降低慢性 MI 模型大鼠心交感神经活动而促进心脏功能恢复，且电针组与阿替洛尔组干预 14 日后，MI 模型大鼠 ST 段高度开始恢复，逐渐接近建模前高度。此外，电针组和阿替洛尔组在增加 EF 和 FS 值上同样优于模型组和阿托品组。提示针刺敏化穴位对于改善心肌缺血的良好疗效。

（二）脊髓背角神经元

脊髓背角为感觉末梢向中枢传入的一级终止区域，亦为躯体、内脏传入相互作用的区域，Rexed 将脊髓背角分为 6 层。第 I 层为海绵层，由一层薄薄的细胞组成，主要对伤害性和热性刺激产生反应；第 II 层由密集的中间神经元组成，相当于胶状质（substance of gelatiniform，SG），与痛觉调制有关；第 III 层和第 IV 层有很多背角大细胞，参与疼痛的感知，可以接受从背根神经节传来的外周伤害性刺激和 SG 细胞冲动，IV 层神经元的树突还可以辐射到 II 层，并对轻微刺激有反应；第 V 层的细胞有内、外两部分，可通过脊髓丘脑束投射至脑干和丘脑；第 VI 层只存在于腰膨大部分，有大量来自脑的下行纤维终止在这一层[85]。Price 应用刷毛、无齿镊和有齿镊分别造成触、压、夹的刺激，进而根据背角神经细胞的不同反应将其分为 3 类神经元，即低阈机械性、广动力范围性和伤害特异性神经元。其中后两者主要涉及伤害性刺激的接受与传递[86]。本篇从该部位神经元电活动和脊髓甘氨酸系统两方面穴位敏化的脊髓背角敏化机制进行阐述。

1. 神经电生理

目前研究发现，脊髓背角中的脊髓背角广动力型神经元参与了内脏疾病状态下对应穴位的敏化，其主要体现在神经元放电活动增加。余玲玲等[70]选用成年雄性 SD 大鼠，给予持续

1 min 强度为 80 mmHg 的 CRD 刺激后，记录脊髓第 1~3 腰段背角广动力型神经元（wide dynamic range neuron，WDR）活动，发现神经元放电频率从生理状态时的（2.78±0.62）个/s 增加到 CRD 时的（8.95±1.89）个/s 峰电位，其激活的百分率为（209.85%±45.81%）。将滂胺天蓝标记的微电极记录位置——WDR 神经元的外周感受野分布于记录神经元同侧的下肢、会阴、臀部、尾巴等部位，此部位分布有大鼠的"后三里"穴，以进一步观察 CRD 前后，WDR 神经元感受野"后三里"穴的变化以及其对于 WDR 神经元的作用。研究发现，在一定电针强度范围内，较之 CRD 前，电针"后三里"穴对 WDR 神经元放电活动的激活效应会进一步增加。表明在给予大鼠持续的伤害性 CRD 刺激造成内脏伤害性损伤后，穴位的电生理学功能和敏感程度发生了敏化。在后续的研究中，该团队学者[87]通过结肠注射芥子油造模炎性肠病大鼠，在"足三里"-"上巨虚"穴区水平和垂直轴上找到至少 4 个能引起 WDR 神经元放电的点，以确定生理及病理情况下 WDR 神经元感受野。发现在生理情况下，WDR 神经元的感受野相对较小，平均大小为 0.61 cm^2±0.17 cm^2。在注射芥子油后，外周感受野平均大小增大至 0.85~0.43 cm^2，表明了内脏伤害性刺激引起体表相应穴位的致敏。

2. 甘氨酸系统

甘氨酸作为脊髓内一种重要的抑制性神经递质，在控制外周感觉信息上传大脑时扮演重要角色。其通过作用于甘氨酸受体使突触后膜氯离子通道开放，氯离子内流，引起细胞超极化，从而产生抑制效应[88]。白福海[89]以左侧膝骨性关节炎大鼠模型为研究载体，发现膝骨性关节炎大鼠双侧脊髓第 3~5 腰段背角组织间隙甘氨酸含量显著降低，引起脊髓背角神经

元大量活化,从而使得其对应体表感受野敏感度发生变化。研究采用电子测痛仪(IITC Life Science)检测造模双侧"犊鼻"穴区机械痛阈,吉姆萨染色检测双侧"犊鼻"皮肤肥大细胞总数及脱颗粒比例,发现与健康大鼠相比,模型组双侧"犊鼻"穴机械痛阈值降低,肥大细胞总数及脱颗粒比例增加,证实双侧"犊鼻"穴局部已发生敏化。而膝骨性关节炎模型组大鼠"光明"穴和非穴区以及健康组双侧"犊鼻"穴均无机械痛阈值、肥大细胞和脱颗粒比例的变化,穴位未出现敏化现象。采用微透析技术发现,与空白对照大鼠比较,膝骨性关节炎模型大鼠双侧脊髓第3~5腰段背角组织间隙甘氨酸含量显著降低($P<0.05$),脊髓甘氨酸转运蛋白2

(glycine transporter 2,GlyT2)显著增加。为探讨甘氨酸水平的下降与外周穴位敏化的关联,在鞘内泵注甘氨酸后,膝骨性关节炎大鼠双侧"犊鼻"痛阈增高($P<0.05$),穴区肥大细胞总数及脱颗粒比例减少。静脉注射GlyT2特异性抑制剂则显著提高膝骨性关节炎大鼠双侧"犊鼻"穴痛阈($P<0.05$),并减少穴区肥大细胞总数及脱颗粒比例。膝骨性关节炎病理状态下,双侧脊髓第3~5腰段背角GlyT2表达升高,使甘氨酸回摄取量增加,继而引起脊髓背角组织间隙甘氨酸含量降低,膝关节炎性刺激导致的疼痛信号传入易化,从而导致脊髓背角敏化,从而在该脊髓对应节段支配区的双侧"犊鼻"穴均发生敏化。

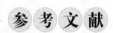

参考文献

[1] Hammel I, Lagunoff D, Galli S J. Regulation of secretory granule size by the precise generation and fusion of unit granules[J]. J Cell Mol Med, 2010, 14(7): 1904 – 1916.

[2] Prussin C, Metcalfe D D. IgE, mast cells, basophils, and eosinophils[J]. Journal of Allergy and Clinical Immunology, 2003, 112(2): 267.

[3] 牟秋杰,嵇波,李昱颉,等.穴位敏化与肥大细胞的相关性研究[J].针灸临床杂志,2020,36(2):1 – 4.

[4] 宋继美.肥大细胞与经络现象[J].辽宁中医,1977(2):59 – 61.

[5] 祝总骧,徐瑞民.经脉循行线下肥大细胞的定量观察[J].针刺研究,1990(2):157 – 158.

[6] 吴景兰,柴信美,蔡德华,等.大白鼠穴位皮下结缔组织内肥大细胞的观察[J].解剖学报,1980(3):308 – 312.

[7] 李熳,施静,刘晓春,等.电针对大鼠针刺穴位、穴旁和炎性痛病灶皮下肥大细胞数量的影响[J].中国针灸,2003(10):33 – 37.

[8] 王芳玲.大鼠急性肠黏膜损伤模型敏化点体表分布及敏化点局部CGRP、肥大细胞的变化[D].福州:福建中医药大学,2014.

[9] 张锐红.基于肥大细胞和P物质探讨哮喘大鼠腧穴敏化的机制[D].福州:福建中医药大学,2019.

[10] 蒋海琳.胃溃疡模型大鼠"同功穴"与肥大细胞相关性及电针干预后对胃组织蛋白翻译后修饰的研究[D].长春:长春中医药大学,2019.

[11] Wu M L, Xu D S, Bai, W Z, et al. Local cutaneous nerve terminal and mast cell responses to manual acupuncture in acupoint LI4 area of the rats[J]. J Chem Neuroanat, 2015, 68: 14 – 21.

[12] 穆敬平,罗杰,刘莉,等.TRPV1在炎症性肠病大鼠结肠黏膜表达及其与肥大细胞相关性研究[J].湖北医药学院学报,2011,30(6):553 – 556.

[13] 黄适,张涛,陈远能,等.TPRV1、TPRV2在腹泻型肠易激综合征大鼠中的表达及其与内脏敏感性的关系[J].世界华人消化杂志,2013,21(36):4133 – 4139.

[14] 蒋永亮,尹小虎,沈亚芳,等.低频电针对脊神经结扎大鼠痛敏化的干预作用[J].中国康复理论与实践,2014,20(3):211 – 214.

[15] 程斌.与内脏病变相关穴位的组织细胞特性研究[D].济南:山东中医药大学,2010.

[16] 石宏,程斌,李江慧,等.肥大细胞和P物质参与急性胃黏膜损伤大鼠体表穴位的敏化过程[J].针刺研究,2010,35(5)：323－329.

[17] 王巧侠.膝骨关节炎模型大鼠腧穴敏化不同时间节点的肥大细胞机制研究[D].北京：北京中医药大学,2019.

[18] Li W W, Guo T Z, Liang D Y, et al. Substance P signaling controls mast cell activation, degranulation, and nociceptive sensitization in a rat fracture model of complex regional pain syndrome[J]. Anesthesiology, 2012, 116(4)：882－895.

[19] 冯鑫鑫,陈雷,张奕,等.急性期特发性面神经麻痹患者阳明经经穴红外热像图研究[J].上海针灸杂志,2019,38(2)：127－130.

[20] 黄河,王晶,方园,等.基于穴位敏化理论探讨敏化状态腧穴对膝关节骨性关节炎疗效的影响[J].湖南中医药大学学报,2020,40(4)：460－464.

[21] 吴强.电针敏化穴位对KOA模型大鼠的效应及对关节局部炎症因子的调节作用研究[D].成都：成都中医药大学,2019.

[22] 王旭,李涓,叶静,等.腰痹病穴位敏化现象与规律研究[J].世界国医药,2018,29(6)：1483－1486.

[23] 陈波,王兴桂,李小玉,等.体外压力刺激对大鼠筋膜组织成纤维细胞形态和MMP－1、MMP－3合成释放影响的研究[J].辽宁中医杂志,2011,38(4)：770－772.

[24] 史亚楠.机械力对骶韧带成纤维细胞骨架的影响[D].石家庄：河北医科大学,2013.

[25] 刘峰,胡铁汉,罗明鸿,等.体外不同压力刺激对筋膜成纤维细胞整合素β1亚基和微丝表达的影响[J].贵阳中医学院学报,2016,38(1)：6－10.

[26] 陈波,王兴桂,李小玉,等.体外压力刺激对大鼠"足三里"穴筋膜组织细胞合成释放肿瘤坏死因子-α和干扰素-β影响的研究[J].时珍国医国药,2011,22(3)：734－736.

[27] Ding N, Jiang J, Liu X, et al. Laser Speckle Imaging of Sensitized Acupoints[J]. Evid Based Complement Alternat Med, 2018：7308767.

[28] Ding N, Jiang J, Qin P, et al. Mast cells are important regulator of acupoint sensitization via the secretion of tryptase, 5－hydroxytryptamine, and histamine[J]. PLoS One, 2018, 13(3)：e194022.

[29] 丁宁,姜婧,胡嘉同,等.急性心肌缺血家兔相关腧穴敏化的激光散斑成像观察[J].中华中医药杂志,2018,33(9)：4109－4113.

[30] 朱小香,许金森,萨喆燕,等.急性胃黏膜损伤大鼠背部敏化穴位的分布[J].山西中医学院学报,2017,18(3)：5－8.

[31] Alonso H R, Kuroda F C, Junior J R P, et al. Acupuncture and moxibustion stimulate fibroblast proliferation and neoangiogenesis during tissue repair of experimental excisional injuries in adult female Wistar rats[J]. Acupuncture in Medicine, 2020, 38(2).

[32] 崔翔.心肌缺血导致的相关穴位敏化现象与交感—感觉偶联关系的研究[D].武汉：湖北中医药大学,2018.

[33] 许建峰,吴强,林瑞珠,等.急性肠黏膜损伤导致躯体穴区敏化的电生理学特征[J].针刺研究.2015,40(3)：180－185.

[34] Stulrajter V, Pavlasek J, Strauss P, et al. Some neuronal, autonomic and behavioural correlates to visceral pain elicited by gall-bladder stimulation[J]. Act Nerv Super (Praha), 1978, 20(3)：203－209.

[35] Sato A, Sato Y, Shimura M, et al. Calcitonin gene-related peptide produces skeletal muscle vasodilation following antidromic stimulation of unmyelinated afferents in the dorsal root in rats[J]. Neurosci Lett, 2000, 283(2)：137－140.

[36] 邢贝贝,黄猛,张迪,等.心肌缺血及针刺效应导致穴位敏化的代谢物图谱特征[J].针刺研究,2018,43(7)：433－439.

[37] 吕越.部分疾病与背部经穴超微弱发光的强度的实验研究[J].陕西中医学院学报,1997,(3)：42－43.

[38] 杨文英,周文新,孙克兴.疾病状态下腧穴超微弱发光的研究[J].上海针灸杂志,1998,(6)：3－5.

[39] 邓海平,沈雪勇,丁光宏,等.冠心病患者神门穴红外辐射光谱检测[J].上海针灸杂志,2004,(11)：31－34.

[40] 沈雪勇,丁光宏,邓海平,等.冠心病患者内关穴红外辐射光谱病理信息分析[J].红外与毫米波学报,2006,(6)：443－446.

[41] 王晓梅,周爽,吴焕淦,等.溃疡性结肠炎患者特定穴红外物理特性研究[J].中华中医药学刊,2010,28(3)：474－476.

[42] 应荐,沈雪勇,丁光宏,等.乳腺增生患者膻中穴体表红外辐射光谱探讨[J].中国针灸,2008,(7)：499－502.

[43] 黄建华,夏齐国,冯鑫鑫,等.不同证型乳腺增生病患者膻中穴体表红外辐射光谱研究[J].浙江中西医结合杂志,2012,22(7)：505－507.

[44] 刘芳.功能性消化不良患者心身症状及下肢脾胃经穴声电特性研究[D].北京：北京中医药大学,2007.

[45] 刘潇潇,丁宁,姜婧,等.膝骨关节炎模型小鼠相关穴区微循环敏化的光声成像观察[J].针灸临床杂志,2019,35(2)：56－60.

[46] Yang J, Wu D, Tang Y, et al. Photoacoustic microscopy of electronic acupuncture (EA) effect in small animals[J]. J Biophotonics, 2017, 10(2)：217－223.

［47］ Li T, Xu X, Chen B, et al. Photoacoustic imaging of acupuncture effect in small animals[J]. Biomed Opt Express, 2015, 6(2)：433-442.

［48］ Chen B Z, Yang J G, Wu D, et al. Photoacoustic imaging of cerebral hypoperfusion during acupuncture[J]. Biomed Opt Express, 2015, 6(9)：3225-3234.

［49］ Weissleder R. Molecular imaging：exploring the next frontier[J]. Radiology, 1999, 212(3)：609-614.

［50］ Krause W. Delivery of diagnostic agents in computed tomography[J]. Adv Drug Deliv Rev, 1999, 37(1-3)：159-173.

［51］ Moon T C, Befus A D, Kulka M. Mast cell mediators：their differential release and the secretory pathways involved[J]. Front Immunol, 2014, 5：569.

［52］ 何伟,吴美玲,景向红,等.穴位的本态：穴位组织细胞学的动态变化[J].中国针灸,2015,35(11)：1181-1186.

［53］ 秦萍萍.膝骨关节炎模型大鼠腧穴敏化的肥大细胞纳米CT及电镜成像研究[D].北京：北京中医药大学,2019.

［54］ 曹瑾,李昱颉,王鑫,等.穴位敏化的纳米分子影像学研究进展[J].世界科学技术—中医药现代化,2016,18(8)：1303-1308.

［55］ 朱兵.穴位敏化现象及其生物学意义[J].中国针灸,2019,39(2)：6-12.

［56］ 斯琴高娃,牟秋杰,汉德尔玛,等.腧穴敏化特性与调控机制研究[J].针灸临床杂志,2019,35(8)：4-8.

［57］ 熊俊.膝骨性关节炎患者热敏态犊鼻穴的脑rfMRI研究[D].广州：广州中医药大学,2014.

［58］ 谢丁一,周梅,李巧林,等.艾灸热敏态关元穴对原发性痛经患者脑功能连接网络影响的研究[J].世界中医药,2019,14(8)：1922-1928,1935.

［59］ Zang Y F, He Y, Zhu C Z, et al. Altered baseline brain activity in children with ADHD revealed by resting-state functional MRI[J]. Brain & Development, 2007, 29(2)：83-91.

［60］ Lloyd D M, McGlone F P, Yosipovitch G. Somatosensory pleasure circuit：from skin to brain and back[J]. Exp Dermatol, 2015, 24(5)：321-324.

［61］ Sridharan K S, Andreas Højlund, Johnsen E L, et al. Differentiated effects of deep brain stimulation and medication on somatosensory processing in Parkinson's disease[J]. Clin Neurophysiol, 2017, 128(7)：1327-1336.

［62］ 孟浅.躯体感觉皮层神经环路调控疼痛伴焦虑样行为的研究[D].合肥：中国科学技术大学,2019.

［63］ Malfliet A, Kregel J, Cagnie B, et al. Lack of evidence for central sensitization in idiopathic, non-traumatic neck pain：a systematic review[J]. Pain Physician, 2015, 18(3)：223-236.

［64］ Woolf C J. Central sensitization：implications for the diagnosis and treatment of pain[J]. Pain, 2011, 152：S2-15.

［65］ Sterling M, Jull G, Vicenzino B, et al. Sensory hypersensitivity occurs soon after whiplash injury and is associated with poor recovery[J]. Pain, 2003, 104(3)：509-517.

［66］ 荣培晶,李霞,李亮,等.延髓背柱核在穴位敏化现象中的作用[J].世界中医药,2013,8(3)：249-254.

［67］ 李亮,杨金生,荣培晶,等.不同表面积和不同温度的热灸样刺激对大鼠延髓背侧网状亚核神经元的激活作用[J].针刺研究,2011,36(5)：313-320.

［68］ Villanueva L, Bouhassira D, Le Bars D. The medullary sub-nucleus reticularis dorsalis (SRD) as a key link in both thetransmission and modulation of pain signals[J]. Pain, 1996, 67(2)：231-240.

［69］ 李亮.不同热灸温度和面积刺激对大鼠延髓背侧网状亚核神经元的激活作用[D].北京：中国中医科学院,2007.

［70］ 余玲玲,李亮,秦庆广,等.内脏伤害性传入易化穴位对大鼠脊髓广动力型神经元的激活效应[J].针刺研究,2014,39(5)：390-395.

［71］ 李亮,荣培晶,罗曼,等.内脏伤害性传入易化体表穴区功能的中枢机制[J].中国针灸,2015,35(11)：1187-1191.

［72］ Yu L L, Li L R, Pei J, et al. Changes in responses of neurons in spinal and medullary subnucleus reticularis dorsalis to acupoint stimulation in rats with visceral hyperalgesia[J]. Evid Based Complement Alternat Med, 2014：768634.

［73］ Yu L L, Li L R, Pei J, et al. Visceral nociceptive afferent facilitates reaction of subnucleus reticularis dorsalis to acupoint stimulation in rats[J]. Evid Based Complement Alternat Med, 2013：931283.

［74］ Rong P J, Zhao J J, Yu L L, et al. Function of Nucleus Ventral is Posterior Lateralis Thalami in Acupoint Sensitization Phenomena[J]. Evid Based Complement Alternat Med, 2015：516851.

［75］ Woolf C J. Evidence for a central component of post-injury pain hypersensitivity[J]. Nature, 1983, 306(5944)：686-688.

［76］ Latremoliere A, Woolf C J. Central sensitization：a generator of pain hypersensitivity by central neural plasticity[J]. Journal of Pain, 2009, 10(9)：895-926.

［77］ Liem L, van Dongen E, Huygen F J, et al. The dorsal root ganglion as a therapeutic target for chronic pain[J]. Reg Anesth Pain

Med, 2016, 41: 511 – 519.

[78] Krames E S. The dorsal root ganglion in chronic pain and as a target for neuromodulation: a review[J]. Neuromodulation, 2015, 18: 24 – 32.

[79] Biel M, Wahl-Schott C, Michalakis S, et al. Hyperpolarization-activated cation channels: from genes to function[J]. Physiol Rev, 2009, 89(3): 847 – 885.

[80] 瞿祥薇, 林显光, 王滔, 等. HCN 通道在神经系统中的分布及功能[J]. 生理科学进展, 2015, 46(2): 143 – 147.

[81] 杨舒蕾, 孙涛, 曾俊伟, 等. HCN 通道调节病理性疼痛的外周及中枢机制[J]. 神经解剖学杂志, 2016, 32(1): 143 – 146.

[82] 马永圆. 膝骨关节炎穴位敏化研究模型的建立及背根神经节 C 类神经元 Ih 电流在穴位敏化中的作用[D]. 西安: 空军军医大学, 2018.

[83] Zhang M, Guo H, Ma Y, et al. Acupoint Sensitization is Associated with Increased Excitability and Hyperpolarization-Activated Current (Ih) in C-But Not Aδ-Type Neurons[J]. Neuroscience, 2019, 404: 499 – 509.

[84] Xie W, Strong J A, Mao J, et al. Highly localized interactions between sensory neurons and sprouting sympathetic fibers observed in a transgenic tyrosine hydroxylase reporter mouse[J]. Mol Pain, 2011, 7(1): 53.

[85] Watson C, Paxinos G, Kayalioglu G. Chapter 16 – Atlas of the Mouse Spinal Cord [M]. The Spinal Cord. San Diego: Academic Press, 2009: 308 – 379.

[86] 孟卓, 陶之理. 脊髓背角神经元[J]. 神经解剖学杂志, 1990(2): 145 – 151.

[87] Rong P J, Li S, Ben H, et al. Peripheral and Spinal Mechanisms of Acupoint Sensitization Phenomenon[J]. Evidence-Based Complementary and Alternative Medicine, 2013: 742195.

[88] Zeilhofer H U, Wildner H, Yevenes G E. Fast synaptic inhibition in spinal sensory processing and pain control[J]. Physiological reviews, 2012, 92: 193 – 235.

[89] 白福海. 脊髓背角甘氨酸能神经元参与膝骨关节炎犊鼻(ST35)穴位敏化的机制研究[D]. 西安: 空军军医大学, 2019.

下篇 ◎ 穴位敏化临床应用

第一章
总　论

穴位敏化理论是经络腧穴理论的重要组成部分。经脉"内属于府藏,外络于肢节"(《灵枢·海论》);穴位为"气穴",是"脉气所发"和"神气之所游行出入"的特殊部位。由于经络与相应脏腑、器官、部位之间的特殊络属和联络关系,随机体生理病理状态变化,穴位会由处于相对的"静息态"转变为"激活态",出现"有诸内者,必形诸外"(《丹溪心法》)的敏化现象。穴位敏化研究的重要意义之一便是指导临床,用于疾病的诊断和治疗,提高针灸的临床疗效。《灵枢·经筋》中有"以痛为腧"的记载,指出体表所出现的"痛点"便是穴位所在之处,是机体病变在体表的阳性反应点,说明穴位具有诊断疾病的功效;《灵枢·背腧》中有"欲得而验之,按其处,应在中而痛解,乃其腧也"的描述,指出验证穴位的方法就是"按其处,应在中而痛解",即按压体表的"痛点"能够解除机体的疼痛不适,说明穴位具有治疗疾病的功效;另外,《灵枢·九针十二原》中也有对穴位功能的相关描述,如"五藏有疾也,应出十二原""五藏有疾,当取之十二原"等,可知穴位具有诊断和治疗的双重功效,体现出穴位的动态性和功能性

的特征,这与现代的"穴位敏化"如出一辙。当机体处于病理状态时,体表特定腧穴会出现感觉异常、形态变化等敏化现象,这些敏化穴位往往是医生临床诊断的重要依据;临床研究证明,治疗疾病时选取敏化穴位通常具有更好的疗效,敏化现象不单是特殊的病理表象,还是针灸施治的有效位点,敏化穴施治是提高针灸临床疗效的重要支点和保障[1]。因此,敏化穴位是疾病状态下特异的、动态的体表反应部位,同时也是调控人体功能达到预防治疗目的的针灸刺激点位[2]。

在古代文献和现代文献中都有关于穴位敏化现象的大量记载,其对于临床的诊断价值和治疗价值在针灸领域已广泛被认识到。穴位敏化现象是穴位产生和固化、演变的重要来源之一,近年来成为了针灸界的研究热点。自2015年以来,有近10项与"穴位敏化"相关的国家级课题立项(如降钙素基因相关肽对穴位敏化的调节及机制研究、交感神经功能异常与穴位敏化现象关系的研究、基于穴位敏化态探讨ATP和P2X3受体在穴位敏化过程中的作用及其机制、与胃溃疡相关的督脉背段敏化穴位特异性

研究等），其中由成都中医药大学梁繁荣主持的"穴位敏化研究"更成为中医药领域首个获得立项资助的国家自然科学基金重大项目。为了进一步提高临床疗效和完善经络腧穴理论，本章将对穴位敏化的临床价值和判定方法进行探讨。

第一节·穴位敏化的临床价值

在生理状态下，由于人体脏腑经络、气血阴阳均处于相对平衡状态，穴位并不需要反映疾病，因此，人们并不能明显地感知到穴位的存在；但在病理状态下，某些穴位会作为反映或诊断疾病状态的部位出现形态或感觉的变化，从而被发现或感知。如疾病状态下，穴位会出现"痛""坚痛""宛陷""结聚"等敏化现象，并在接受适宜的针灸治疗后，出现"快""痛解""邪去""抽病"的治疗反应，因此"睹其应，知其害"——协助诊断疾病和"刺之，灸之，抽病，病安"——指导治疗疾病是敏化穴位的本质属性和基本功能。

一、诊断疾病

中医经络腧穴理论中的穴位是疾病的反应点，也是传统针灸的主要刺激部位，穴位敏化理论的形成可追溯到春秋战国到秦汉时期。这一时期以《黄帝内经》为代表的中医学著作的问世，标志着中医学理论体系的形成。早期对穴位敏化现象的认识多是来源于穴位对于疾病的诊断作用，以及应用这些穴位对于相应疾病的优势治疗作用，在《黄帝内经》中就有大量相关的记载。《灵枢·九针十二原》云"五藏有疾也，应出十二原"，指出了经络腧穴在反映病候上的特殊作用。而《灵枢·经水》述"审切循扪按，视其寒温盛衰而调之"，则指出敏化穴位用于疾病诊察时的具体操作方法。脏腑发生病变时，也常在其原穴、俞穴、募穴上出现阳性反应

物，如压痛、硬结、感觉敏感、色素沉淀、温度变化等。《素问·刺腰痛》指出"在郄中结络如黍米"，就是指疾病时穴位处会有结节出现的敏化现象。金元医家朱震亨则在《丹溪心法》中基于"有诸内者，必形诸外"，补充了用经络穴位进行疾病诊断。滑伯仁在《十四经发挥》中将任、督二脉与十二经并论，补充、总结了任、督二脉穴位的相关病候，进一步充实了穴位敏化用于疾病诊断的内容。明代李时珍在《奇经八脉考》中整理和阐发了奇经八脉的腧穴及病候理论。杨继洲所著的《针灸大成》则全面总结了明代以前的针灸经验，对穴位敏化中疾病诊断作用的发展做出了贡献[3]。

1. 协助辨别疾病虚实

古代相关文献显示，穴位敏化现象可以协助医者在临证时辨别疾病虚实。实证情况下，相关穴位多出现痛、热、结节或瘀络等敏化现象。如《灵枢·阴阳二十五人》曰："切循其经络之凝涩，结而不通者，此于身皆为痛痹，甚则不行，故凝涩。凝涩者，致气以温之，血和乃止。其结络者，脉结血不和，决之乃行。"《类经·解结推引》卷二十一第三十五曰："结者，邪之所聚，刺去其邪，即解结之谓也。"虚证情况下，相关穴位多出现凹陷、寒、酸、痒等敏化现象，且按压敏化穴位时多为快然而无痛感。如《灵枢·经脉》中关于足厥阴及任脉别络虚证的记载中都提到了"痒"的表现："足厥阴之别，名曰蠡沟。去内踝五寸，别走少阳；其别者，循胫上睾，结于茎。其病气逆则睾肿卒疝，实则挺长，虚则

暴痒,取之所别也。""任脉之别,名曰尾翳。下鸠尾,散于腹。实则腹皮痛,虚则痒搔,取之所别也。"《针灸资生经·第三·肾虚》提道:"有士人年少,觅灸梦遗。为点肾俞酸疼,其令灸而愈。"

2. 协助辨别病邪性质

穴位敏化现象还可以协助医者在临证时辨别病邪性质,其中以穴区温度变化和皮肤色泽的改变为主要表现。如色青、皮寒多为寒邪,《灵枢·经脉》曰"凡诊络脉,脉色青,则寒,且痛;赤则有热",《灵枢·论疾诊尺》曰"鱼上白肉有青血脉者,胃中有寒";色赤、皮热多为热邪,《灵枢·经脉》曰"胃中有热,鱼际络赤",《针灸甲乙经·逆顺病本末方宜形志大论》卷六曰"胃中热则消谷,令人悬心善饥,脐以上皮热";色青黑多为血瘀,如《备急千金要方·肾脏方·腰痛》曰"腰痛,宜针决膝腰句画中青赤路脉,出血便瘥",《续名医类案·头》卷十六曰"娄全善治一老妇人,头病,岁久不已。因视其手足,有血络皆紫黑,遂用三棱针尽刺出其血,如墨汁者数盏。后视其受病之经,刺灸之,而得全愈。即经所谓大痹为恶,及头痛久痹不去身,视其血络,尽出其血是也";颜色混杂多表明是寒热错杂,如《灵枢·经脉》曰"其有赤、有黑、有青者,寒热气也。其青短者,少气也"。

3. 协助辨别疾病部位

大量研究证实,穴位敏化现象无论是在脏腑病还是经络病中都广泛存在,各脏腑及经络病变可在相对特定的腧穴部位出现敏化现象,因此可指导疾病定位和诊断。如在脏腑病中,当阑尾处于病理状态时,可在阑尾穴出现压痛[4];功能性肠病的患者在足三里、上巨虚和下巨虚等下合穴存在敏化现象[5];肝胆疾病的患者多在期门、日月、胆俞、肝俞等穴存在敏化现象[6];妇科病的患者常在三阴交、膻中、地机出

现敏化现象,如女性痛经时在三阴交和蠡沟穴有压痛反应[7];呼吸系统疾病患者多在肺俞、中府和孔最穴出现压痛[8];患有心脏疾病的患者常在心俞、膻中穴出现压痛[9]。又如在经络病中,颈肩痛患者常在阿是穴、风池、天鼎等穴出现压痛;腰椎间盘突出症患者的腰骶椎腧穴及腰痛点、手三里等穴存在敏化现象;偏头痛患者角孙、外关、足临泣出现压痛点;坐骨神经痛患者易在肾俞、大肠俞、环跳出现敏化现象;耳鸣患者则常在冲阳、合谷、太冲、外关出现压痛。有研究报道,穴位敏化现象的出现可能早于疾病的某些症状表现,基于穴位敏化现象进行诊断,体现了中医学理论中的"治未病"思想,尤其对一些危重疾病和误诊率较高的疾病有着重要价值[10]。

古代医家通过诊察腧穴敏化现象和力敏化现象来协助诊断疾病的方法沿用至今。现代学者在此基础上不断探索和丰富了穴位敏化的表现形式,通过研究穴位敏化现象的多样性以促进其在疾病诊断应用中的发展,如基于红外辐射特性对疾病相关穴位的温度进行探测可较为直观地反映病证的寒热,通过检测相应腧穴的电阻或一些波段的红外辐射强度可以协助判断病变部位。目前,穴位敏化的表现形式还在不断地被丰富,各敏化现象之间的联系和规律也在逐步被揭示,以期能更好地运用于疾病的诊断之中。

二、指导治疗

在机体状态发生改变的情况下,穴位会出现"按其处、应""按之、立快、快然"等压敏化和"坚痛如筋""宛陷"等形敏化现象。在这些出现敏化现象的穴位进行针灸治疗,可有效防治疾病。如《灵枢·五邪》曰:"以手疾按之,快

然,乃刺之。"《素问·骨空论》记载:"缺盆骨上切之坚痛如筋者灸之。"《素问·五藏生成》曰:"人有大谷十二分,小豀三百五十四名,少十二俞,此皆卫气之所留止,邪气之所客也,针石缘而去之。"后代医家也不断证实以上理论,唐代《千金翼方》曰:"凡孔穴者,是经络所行往来处,引气远入抽病也。"明代《类经》曰:"凡病邪久留不移者,必于四肢八溪之间有所结聚,故当于节之会处,索而刺之。"《针灸问对》曰:"经络不可不知,孔穴不可不识。不知经络无以知气血往来,不知孔穴无以知邪气所在。知而用,用而的,病乃可安。"现代针灸临床观察也发现,经穴与热敏化部位、压痛点均显现出较高的重合率,以敏化穴位作为首选穴位施治,并针对不同性质的反应点分别选取不同刺激方式更有助于临床疗效的提高。

1. 以敏化穴作为治疗首选穴

《灵枢·顺气一日分为四时》云:"病在藏者,取之井;病变于色者,取之荥;病时间时甚者,取之输;病变于音者,取之经;经满而血者,病在胃及以饮食不节得病者,取之于合。"即指出当脏病时相应的井穴可能发生敏化,井穴对其具有优势治疗作用;而当有皮肤色泽变化时,相应的荥穴可能发生敏化,荥穴对其具有优势治疗作用等。《灵枢·邪气藏府病形》云:"荥输治外经,合治内腑。"高度概括了下合穴在脏腑发生病变时的优势治疗作用,而这种优势治疗作用的产生有可能是由于在脏腑发生的病变会导致相应的下合穴发生敏化,从而产生相对优异的疗效级联放大作用。如胃脘痛、腹胀时可在足三里穴发生敏化而产生优势治疗作用;胁痛、黄疸可在阳陵泉穴发生敏化而产生优势治疗作用;腹痛、便秘等可在上巨虚穴发生敏化而产生优势治疗作用;腹痛便溏、泄泻可在下巨虚穴发生敏化而产生优势治疗作用等。《难经·六十八难》有"井主心下满,荥主身热,输主体重节痛,经主喘咳寒热,合主逆气而泄"之说,《灵枢·背腧》载"欲得而验之,按其处,应在中而痛解,乃其腧也",也说明内脏疾患时背俞穴往往会是其敏化穴,同时也是能产生优势治疗作用的敏化穴。《备急千金要方》也指出"以痛为腧……灸刺皆验",即以痛敏点作为首选穴[3]。

现代学者也通过大量研究证实了无论在脏腑病还是经络病中,基于穴位敏化现象进行治疗均能取得良好的疗效。有研究在慢性阻塞性肺气肿患者西医常规处理的基础上,在其风门、肺俞、至阳、命门、肾俞、脾俞等经穴或压痛点、皮下硬节等反应物部位附近进行"热敏点"的探测并选取热敏点施行温和灸治疗,发现其疗效显著优于传统灸疗组和西医对照组[11]。有学者[12]利用触诊寻找脑卒中偏瘫患者体表的肌硬节、压痛或酸胀明显点,将其定义为敏化点,发现偏瘫患者的敏化点一般多位于对侧头颞肌、头最长肌止点,患侧第2、第4、第6颈椎横突部,冈下肌、肱二头肌止点,腹直肌第3、第4节,臀中肌起点腓骨头下方等处,通过"敏化点注射疗法",能够长久维持疗效,提高下肢肌力。有研究[13]将60例偏头痛患者随机分为痛敏化穴组和非穴组,确定受测者头部、颈部、上肢、下肢相应腧穴,用圆形探棒寻找痛觉敏感点,结果提示针刺腧穴敏感点(角孙、外关、足临泣、丝竹空、阿是穴、风池、太阳、率谷)能明显提高皮肤压痛阈值,减轻患者对疼痛的敏感度。唐福宇等[14]选取易出现热敏化现象的颈夹脊穴、百会、大椎、至阳、手三里、阳陵泉等穴或皮下有硬结、条索状物等反应部位进行热敏灸治疗60例神经根型颈椎病患者,发现热敏灸的临床疗效优于传统艾灸治疗,且3个月以后随访显示,热敏灸治疗组的疗效仍优于传统艾灸组。

2. 不同的穴位敏化现象采取不同的针灸方式治疗

古代医家临证时常根据不同的穴位敏化现象采取不同的针灸方法治疗,如当穴位出现坚结时,多选择针刺,如《类经·解结推引》卷二十一第三十五曰"结者,邪之所聚,刺去其邪,即解结之谓也",《针灸集成·手臂》卷二曰"手臂痉挛酸痛专废食饮不省人事者,医者以左手大拇指坚按筋结作痛处,使不得动移即以针,贯刺其筋结处,锋应于伤筋则酸痛不可忍处";当穴位出现酸痛或是凹陷时,多选用灸法,如《素问·骨空论》曰:"视背俞陷者灸之""举臂肩上陷者灸之",《续名医类案·各论类》卷十一记载"陆氏《续集验方》:治下血不已,量脐心与脊骨平,与脊骨上灸七壮,即止。如再发,即再灸七壮,永除根。目睹数人有效。余常用此灸人肠风,皆除根,神效无比。然亦须按此骨突酸痛方灸之,不痛则不灸也";若穴区出现瘀络,多选用刺络放血疗法,如《灵枢·经脉》曰"故诸刺络脉者,必刺其结上;甚血者虽无结,急取之,以泻其邪而出其血",《灵枢·周痹》曰"故刺痹者,必先切循其下之六经,视其虚实,及大络之血结而不通"[15]。临床上根据不同的敏化现象,许多不同治疗方法已经被公认且广泛使用,如压痛点多用针刺治疗或刺络放血,在热觉迟钝区常用艾灸治疗,在皮下结节常用刃针、火针等治疗,在痛觉迟钝区常用梅花针叩刺,丘疹样反应点常用挑刺法,局部小静脉曲张或瘀血用三棱针点刺或散刺等。对敏化穴位进行针刺适宜刺激可能是获取最大针灸临床疗效的保障。

穴位敏化现象广泛存在于各种疾病中,对于指导临床选穴、选择具体针灸治疗方法、提高临床疗效有着重要的意义和价值。

第二节·穴位敏化的判定方法

穴位敏化现象在疾病诊治中扮演着重要的角色,因此敏化穴的探寻便成了临床运用穴位敏化现象诊治疾病的前提。其探寻的基本区域主要是在疾病相关腧穴、经络、部位及其周围进行,在脏腑病和经络病中又有其各自独特的探寻侧重点。除此之外,在探寻时还应注意对不同敏化现象的把握。穴位敏化是近年来针灸领域的研究热点,但目前对于各种敏化现象的检测指标及仪器尚无统一标准,敏化穴位标准的制定将是穴位敏化现象大规模推广和运用于临床诊治的关键。

一、探寻敏化穴的基本原则

临床上医者通过视、触、摸、循、按、压,以及各种探查仪可以找出体表特定腧穴的异常表现,从而推知相应的脏腑病变。文献记载及前期研究发现脏腑病的穴位敏化点主要分布在相关特定穴及其周围,经络病主要有循经分布和病灶局部分布。

1. 在疾病所属脏腑相关特定穴处探寻

脏腑病敏化穴多出现在相应的背俞穴、募穴、下合穴等特定穴上。有学者[16]通过对相关穴位敏化文献进行总结后发现,胃肠病的敏化现象主要分布在下合穴,肺系疾病主要分布在背俞穴、募穴,心系疾病主要分布在背俞穴、募穴。我们在前期穴位电敏化现象与规律的研究中也发现内科病证常在五输穴、原穴等处发生穴位电敏化现象,其中肺系病证容易在相关的五输穴、原穴、八会穴、络穴及八脉交会穴发生电敏化,心系病证易在相关的五输穴、原穴、络穴、八脉交会穴、背俞穴和交会穴出现电敏化,脾胃病证在相关五输穴、下合穴、原穴、郄穴、络穴、八脉交会穴、背俞穴、募穴、八会穴和交会穴曾检测到电敏化现象,肝胆病证易在原穴、五输穴、郄穴、八会穴和下合穴发生电敏化[17]。

2. 在疾病所属经络循行部位探寻

经络病的穴位敏化现象主要表现为循经分布、局部分布,如颈椎病主要分布在颈椎局部;腰椎间盘突出症主要分布在腰、腹、骶部局部及足太阳膀胱经;膝骨性关节炎主要分布在膝关节周围;带状疱疹后遗神经痛主要位于足太阳膀胱经的循行部位及其周围,且与皮损部位相对应的夹脊穴重合,少数分布于四肢;耳鸣主要分布在足少阳胆经、督脉[16]。

3. 在病变部位周围探寻

在针灸临床治疗选穴时,一般都会基于近部选穴和远部选穴相结合的原则。穴位敏化现象被证实也不仅仅会出现在与病变密切相关的远端穴位,在病变部位局部也常常被观察到,不管在脏腑病还是经络病中都频繁出现。例如,在慢性稳定型心绞痛患者中就常常出现心前区膻中穴、巨阙穴的痛敏化现象和热敏化现象,在膝骨性关节炎患者的膝关节局部穴位时常观察到痛敏化现象和热敏化现象,在颈椎病患者的颈部穴位也时常观察到局部穴位的敏化现象。

4. 根据病变部位的神经支配探寻

临床上除了基于上述传统经络腧穴理论进行敏化穴的探寻外,还常根据现代解剖学进行探寻。如有学者通过研究发现,心脏发生缺血性病变时,其相应节段(T1~5)神经支配皮节区域发生规律性的牵涉性的"敏化"反应,这些敏感度改变的部位与"穴位"形成有关[18]。胃肠道疾病时,会引起体表与病变肠段相同或相近节段出现牵涉性疼痛。如肠道疾病患者的体表

牵涉痛部位主要位于下腹部、腰部和小腿部。阑尾炎患者的体表牵涉痛部位主要位于右侧下腹部、腰背部及右侧下肢内侧面。大鼠肠炎造模后,可以在 T12~L2 节段观察到 EB 渗出点[19]。妇科相关疾病的靶器官(子宫、卵巢)发生病变时,其相应节段(T10~S1)神经支配的体表区域出现规律性的敏化反应[20]。

5. 根据病变部位的骨骼肌肉解剖探寻

不少医生在临床上处理一些经络病时,如颈椎病、梨状肌综合征、腰椎间盘突出症等,常会对相关肌肉的起止点进行触诊,根据这些肌肉的解剖结构往往也能探寻到敏化点。有研究通过对 483 例膝关节痛的患者进行检测后报道,牵涉痛发生在股外侧肌群有 43 人(牵涉痛区多出现在股外侧和膝关节外侧区)、股前肌群有 39 人(牵涉痛出现在大腿前侧和膝前部)、股内收肌群有 26 人(牵涉痛出现在股部正中和膝内侧部)、腘窝后肌群有 15 人(小腿后侧腘窝部出现牵涉痛)、股后肌群有 13 人(后侧膝部出现牵涉痛)、小腿内侧有 11 人(牵涉痛出现在小腿内侧)。认为膝关节病变的原发性痛区以局部分布为主;各肌群病变原发性疼痛位于各自的骨骼肌内,其牵涉痛区大多分布在骨骼肌远端和膝关节周围。原发部位的激痛点与穴位敏化有很多共同之处[21]。

6. 对多种敏化现象进行探寻

目前各种敏化现象之间的关系及发生规律还未能得到明确,不同的敏化现象对于疾病的诊断和治疗也有着各自独特的提示意义。如通过红外热成像仪对相关穴位温度进行测量可以协助明确疾病的寒热性质,通过视诊相关穴位的凸起、凹陷等形态改变和触诊穴位时是疼痛拒按还是按之快然来协助明确疾病虚实,通过相关腧穴双侧电阻的变化和是否有瘀阻等来协助判断病位。检测手段的多样性不仅可以为临

床诊治提供更加全面的信息，还能在一定程度上降低敏化穴位的漏检概率。虽然有一些特异性穴位在机体病变时往往会同时出现多种敏化现象，如在冠心病患者当中，内关穴曾被检测到发生了痛敏化、形敏化、电敏化、热敏化、光敏化等现象，膻中、心俞和厥阴俞穴处也曾被检测到出现不止一种敏化形式，但同时也有许多冠心病相关穴位只被检测到了一种敏化现象。因此，为了保证从穴位敏化现象中获取到更加全面、准确的信息，以更好地指导临床诊治，在探测时应尽可能选择多种形式。目前较为常见的穴位敏化形式有形敏化、痛敏化、力敏化、热敏化、电敏化、光敏化等，关于其表现形式的研究还在不断进展中，期待未来有更加丰富的表现形式被发现和探索。

二、敏化穴位的判定标准

在古代，由于当时科技水平的限制，医家主要通过视诊和触诊，结合自身感受和患者所反馈的感受，来判定穴位是否发生形态、感觉异常等敏化改变。穴位形敏化和力敏化作为两个定性指标，其判定相对而言简便，判定方法一直沿用至今。随着现代科学水平不断地发展和进步，热敏化、电敏化、光敏化等穴位敏化现象相继被探测到，不少研究通过将患者和健康人进行对比探索各类敏化现象较常出现的部位，但几乎没有高质量的研究对敏化穴位的判定标准进行探索，且由于各研究所选用的探测仪器各

异，无法将样本量进行整合。如在对热敏化穴进行探查时，多采用红外热像仪检测穴位的红外辐射温度，也有研究采用热能辐射测试仪对穴位的红外辐射值进行检测。此外，临床上亦常通过温度等指标来探查热敏化穴，采用的仪器为数字测温计、半导体温度计、温度采集仪等。在对穴位痛敏化进行检测时，其设备和方式也多种多样。运用按压进行敏感性检测的方法包括传统经络诊察法、穴位按压诊断法、穴位压痛分级等。检测痛阈所使用的仪器也各不相同，包括电子 Von Frey 测痛仪、M‐tone 压痛测试仪、国产 KTC‐4 型痛阈测定仪、Wagner Force Ten‐Model FDX 数字测力计、EP601C 痛阈测定仪等。衡量穴位电敏化最常用的检测指标依次是电阻、惯性面积、伏安面积、导电量、电位、电流及电容[22]，目前用于穴位电阻探测的仪器主要有两电极和四电极两种类型。穴位光敏化常用的指标有两种，分别是红外辐射光谱和温度，多采用红外热像仪检测。为了给敏化穴位制定一个判定标准，成都中医药大学梁繁荣主持的国家自然科学基金重大项目"穴位敏化研究"选用脏腑病慢性稳定型心绞痛、结直肠癌和经络病膝骨性关节炎、颈型颈椎病作为载体，将大样本量的患者与健康人进行对照，对穴位的热敏化和痛敏化现象进行了探测，初步制定了敏化穴位的探测标准，具体见第三章第二节。敏化穴位判定标准的明确是将穴位敏化大规模、规范化地运用于临床诊治的关键，但对其的深入研究依旧任重道远。

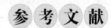

[1] 喻晓春，朱兵，高俊虹，等.穴位动态过程的科学基础[J].中医杂志，2007(11)：971‐973.

[2] 朱兵.穴位敏化现象及其生物学意义[J].中国针灸，2019,39(2)：115‐121.

[3] 孙铭声.颈型颈椎病穴位敏化现象和规律的临床病例对照研究[D].成都：成都中医药大学，2019.

[4] 赵贤忠.阑尾穴压痛征在急性阑尾炎诊断中的应用[J].天津中医，1994(3)：31,35.

［5］ 漆学智,吉长福,石宏,等.功能性肠病患者敏化穴位的分布[J].世界中医药,2013,8(3)：259-262.

［6］ 张艺川,谷忠悦.募穴期门、日月与肝胆病症诊治[J].实用中医内科杂志,2014,28(9)：100-102.

［7］ 田亚贤.针灸压痛点蠡沟穴治疗痛经[J].国外医学(中医中药分册),1995(4)：61.

［8］ 盖国才.穴位压痛辨病诊断法[J].人民军医,1978(6)：8.

［9］ 孙艳林.冠心病外治疗法[J].中医外治杂志,1999(4)：30.

［10］ 杨晗.慢性稳定性心绞痛患者痛敏现象时间变化规律的临床观察[D].成都：成都中医药大学,2020.

［11］ 程爱萍,舒长兴."热敏点"灸治疗慢性阻塞性肺疾病的临床研究[J].中华中医药学刊,2011(6)：1355-1357.

［12］ 类维富."敏化点注射疗法"治疗脑血管意外性偏瘫的探讨[J].河北中医,1997,19(2)：6-8.

［13］ 徐欣,王军.针刺腧穴痛觉敏感点治疗偏头痛的临床观察[J].中华中医药杂志,2018,33(12)：465-468.

［14］ 唐福宇,黄承军,徐敏.热敏灸法治疗神经根型颈椎病疗效观察[J].中国中医骨伤科杂志,2010,18(1)：53-54.

［15］ 张亚,任玉兰,李涓,等.基于古代文献回顾的穴位敏化现象和规律研究[J].辽宁中医杂志,2018,45(8)：1584-1587.

［16］ 侯廷惠,鲁凌云,罗亚男,等.脏腑病和经络病敏化穴位/点的分布特征探析[J].亚太传统医药,2018,14(9)：61-63.

［17］ 侯廷惠,鲁凌云,罗亚男,封秀梅,杨羚,李瑛.脏腑病和经络病敏化穴位/点的分布特征探析[J].亚太传统医药,2018,14(9)：61-63.

［18］ 施静,王健,王渊,等.心绞痛牵涉痛与穴位敏化的关系[J].针刺研究,2018,43(5)：277-284.

［19］ 崔翔,章薇,孙建华,等.肠道疾病相关的牵涉痛规律与穴位敏化的关系[J].中国针灸,2019,39(11)：1193-1198.

［20］ 吴强,章薇,施静,等.妇科相关疾病牵涉痛与穴位敏化的关系[J].中医杂志,2019,60(23)：2001-2007.

［21］ 秦庆广,付勇,施静,等.肌筋膜激痛点是穴位敏化的一种型式[J].针刺研究,2020,45(1)：57-61.

［22］ 魏建子,沈雪勇,王霆.穴位电阻的含义与测量[J].生物医学工程学杂志,2006,(3)：509-511.

第二章

各 论

第一节·神经系统及精神心理疾病

头 痛

头痛是临床常见的症状,通常指局限于头颅上半部,包括眉弓、耳轮上缘和枕外隆突连线以上部位的疼痛。中医学很早就有头痛的描述,如《素问·生气通天论》曰"因于湿,首如裹",《素问·五藏生成》曰"头痛巅疾,下虚上实,过在足少阴、巨阳,甚则入肾",《素问·藏气法时论》曰"肝病者,气逆则头痛",《素问·刺热论》曰"伤寒一日,巨阳受之,故头项痛"。《普济方·头痛附论》曰:"若人气血俱虚,风邪伤于阳经,入于脑中,则令人头痛也。又有手三阳之脉,受风寒伏留而不去者名厥头痛。"中医学认为,头痛多为外感风、寒、暑、湿之邪或是外邪客于经络,气血不足等都可以引起。西医学将头痛分为原发性和继发性两类,前者不能归因于某一确切病因,常见的如偏头痛、紧张性头痛;后者由于某些疾病诱发,病因众多,如颅内病变、颅脑外伤、发热、滥用药物等。本节将对常见的一些头痛类型进行论述。

偏头痛

偏头痛是一种常见的慢性神经血管性疾病。我国偏头痛的患病率为9.3%,女性与男性之比约为3∶1,归属于中医学"头痛""头风"的范畴。2015年Lancet杂志发表的世界卫生组织2013年全球疾病负担调查的研究结果表明,偏头痛为人类第三位常见疾病,按失能所致生命年损失计算,偏头痛为第六位致残性疾病[1]。

1. 临床表现

该病特征为反复发作、一侧或双侧搏动性的剧烈头痛且多发生于偏侧头部,可合并自主神经系统功能障碍如恶心、呕吐、畏光和畏声等症状,约1/3的偏头痛患者在发病前可出现神经系统先兆症状。偏头痛除疾病本身可造成损害外,还可以导致脑白质病变、认知功能下降、后循环无症状性脑梗死等[2]。

偏头痛发作可分为前驱期、先兆期、头痛期和恢复期,但并非所有患者或所有发作均具有上述 4 期。同一患者可有不同类型的偏头痛发作[1]。

（1）前驱期：头痛发作前，患者可有激惹、疲乏、活动少、食欲改变、反复哈欠及颈部发硬等不适症状，但常被患者忽略，应仔细询问。

（2）先兆期：先兆指头痛发作之前出现的可逆的局灶性脑功能异常症状，可为视觉性、感觉性或语言性。视觉先兆最常见，典型的表现为闪光性暗点。有些患者可能仅有暗点，而无闪光。其次是感觉先兆，表现为以面部和上肢为主的针刺感、麻木感或蚁行感。先兆也可表现为言语障碍，但不常发生。先兆通常持续 5 ～ 30 min，不超过 60 min。

（3）头痛期：约 60% 的头痛发作以单侧为主，可左右交替发生，约 40% 为双侧头痛。头痛多位于颞部，也可位于前额、枕部或枕下部。偏头痛有一定的特征，程度多为中至重度，性质多样但以搏动性最具特点。头痛常影响患者的生活和工作，行走、登楼、咳嗽或打喷嚏等简单活动均可加重头痛，故患者多喜卧床休息。偏头痛发作时，常伴有食欲下降，约 2/3 的患者伴有恶心，重者呕吐。头痛发作时尚可伴有感知觉增强，表现为对光线、声音和气味敏感，喜欢黑暗、安静的环境。其他较为少见的表现有头晕、直立性低血压、易怒、言语表达困难、记忆力下降、注意力不集中等。部分患者在发作期会出现由正常的非致痛性刺激所产生的疼痛。

（4）恢复期：头痛在持续 4 ～ 72 h 的发作后可自行缓解，但患者还可有疲乏、筋疲力尽、易怒、不安、注意力不集中、头皮触痛、欣快、抑郁或其他不适。

2. 辅助检查

目前尚缺乏偏头痛特异性诊断手段，辅助检查如磁共振成像（magnetic resonance imaging，MRI）、经颅多普勒（transcranial doppler，TCD）、计算机断层扫描（computer tomography，CT）等的目的是为了排除继发性头痛或了解偏头痛患者合并的其他疾病。

3. 常用敏化穴及适宜刺激方式

现有 13 篇[3-15]偏头痛穴位敏化的相关文献报道，对涉及的 17 个敏化穴位进行文献计量学分析，发现出现穴位敏化频次较高的穴位主要集中于头部阿是穴和足少阳胆经、手少阳三焦经的穴位上，按出现频次排序，穴位依次为阿是穴（11）、风池（4）、率谷（3）、太阳（2）、角孙（2）、阳陵泉（1）、曲鬓（1）、悬厘（1）、悬颅（1）、颔厌（1）、浮白（1）、百会（1）、日月（1）、足窍阴（1）、丝竹空（1）、外关（1）、足临泣（1）。文献提示，以阿是穴为主穴，辅以刺激敏化的穴位，给予适宜的干预措施，10 次为 1 个疗程，可显著提高临床治疗效果。

【应用举隅】

黄婷等[10]于复合敏化穴及外关、足临泣施以力敏针刺治疗和热敏灸，并进行临床疗效评价。具体操作如下。① 力敏化腧穴的探查：医者以拇指或示指指腹在患者颞部、枕部等敏化高发区域（尤其角孙、率谷及其邻近部位）以中等力量反复揉按（以相同的力量按压健侧体表，患者出现似痛非痛的感觉），当医者手下触及条索状结节改变，患者感觉按压部位出现压痛、酸胀、按之快然等感觉时，即为力敏化腧穴。② 热敏化腧穴的探查：保持诊室温度适宜、环境安静，患者取舒适放松体位（仰卧位为佳），认真体会感觉。医者点燃艾条后在高发敏化区域探查，艾条距离施灸腧穴 2 ～ 3 cm，先回旋灸 1 min 以温热局部气血，继而雀啄灸 1 min 加强敏化，最后施以温和灸促进热敏感传，当出现透热、扩热、传热、局部不（微）热远部热、表面不（微）热深部热、非热觉等 6 种特殊灸感中的任何一种或一种以上时此处即为热敏化腧穴。

当力敏化现象与热敏化现象在同一部位出现时,该处即为复合敏化腧穴。探查到复合敏化腧穴后,患者取仰卧位,常规消毒,医者用押手固定复合敏化腧穴,刺手持针,顺着条索状结节方向平刺,如果结节较长可在结节上连刺两针,针距约 1.5 cm;配穴行普通针刺;所有腧穴针刺以得气为主,留针 30 min。再在复合敏化腧穴中选择热敏化现象最明显的(以非热觉、灸感直达病所或灸感比较强烈的腧穴为首选)2个腧穴施灸,点燃艾条后在距离施灸腧穴 2~3 cm 处施行,先回旋灸 1 min 以温热局部气血,继而雀啄灸 1 min 加强敏化,最后施以温和灸促进热敏感传,灸至热敏现象消失为度。每日 1次,共治疗 10 次。可显著改善偏头痛患者的头痛程度。

紧张型头痛

紧张型头痛以往称紧张性头痛或肌收缩性头痛,是双侧枕部或全头部紧缩性或压迫性头痛。约占头痛患者的 40%,是原发性头痛中最常见的类型。

1. 临床表现

典型病例多在 20 岁左右发病,发病高峰 40~49 岁,终身患病率约为 46%,两性均可患病,女性稍多见,男女比例约为 4:5[16]。头痛部位不定,可为双侧、单侧、全头部、颈项部、双侧枕部、双侧颞部等。通常呈持续性轻中度钝痛,呈头周紧箍感、压迫感或沉重感。许多患者可伴有头昏、失眠、焦虑或抑郁等症状,也可出现恶心、畏光或畏声等症状。体检可发现疼痛部位肌肉触痛或压痛点,颈肩部肌肉有僵硬感,捏压时肌肉感觉舒适。头痛期间日常生活与工作常不受影响[2]。

2. 常用敏化穴及适宜刺激方式

现有 6 篇[17-22]紧张型头痛穴位敏化的相关

文献报道,涉及穴位主要是头颈部阿是穴,其他穴位有百会(1)、风池(1)、大椎(1)、肩井(1)、手三里(1)、足三里(1)、太冲(1)、阳陵泉(1)。给予以上易敏化穴位适宜的干预措施,5~10 次为 1 个疗程,可提高临床治疗效果。

【应用举隅】

田有粮等[17]采用指针合并超声波治疗紧张型头痛,并进行临床研究。具体操作如下:医者用拇指在患者头颈肩背部各组肌肉仔细查找敏感点,一般以各肌肉起止点处多见,常出现强压痛或触到有小结节。找到压痛点后,患者取坐位,医者立于其后用拇指尖端点穴,即以指代针,由轻到重,要求指力达到病变的深层部位,强度以患者能忍受为准。操作方向要求与肌肉肌腱或神经支的走向相垂直,拇指尖需要有间歇的放松。每穴区处指针施术 0.5~1 min。指针治疗后即采用超声治疗机进行治疗,每穴作用时间 5 min。治疗每日 1 次,10 次为 1 个疗程。治疗后患者头痛程度得到改善。

丛集性头痛

丛集性头痛是一种原发性神经血管性头痛,反复密集发作,发病率约为 1/1 000,由于该病具有疼痛剧烈、相关的自主神经症状和高发作频率的特点,故被认为是最严重的原发性头痛病[23]。

1. 临床表现

丛集性头痛发病年龄较偏头痛晚,约为 25岁,部分患者可有家族史。以男性多见,约为女性的 4~5 倍。头痛突然发生,无先兆症状,几乎发生于每日同一时间,常在晚上发作,使患者从睡眠中痛醒。头痛位于一侧眶周、眶上、眼球后和(或)颞部,呈尖锐、爆炸样、非搏动性剧痛。头痛持续 15 min 至 3 h 不等。发作频率不一,从 1 日 8 次至隔日 1 次。疼痛时常伴有同侧颜面部自主神经功能症状,表现为结膜充血、流泪、流涕等副交感亢进症状,或瞳孔缩小和眼睑下垂等交感神经麻痹症状,较少伴有恶心、呕吐。部分患者的交感神经麻痹症状(瞳孔缩小、眼睑下垂)可持续存在,且在发作期加重。头痛发作几乎均为单侧,近15%的患者下一次发作可转移至另一侧。头痛发作可持续数周至数个月(常为6~12周),在此期间患者头痛呈成串发作,故名丛集性头痛。丛集发作期常在每年的春季和(或)秋季,丛集发作期后可有数个月或数年的间歇期。在丛集期,饮酒或血管扩张药可诱发头痛发作。而在间歇期,两者均不会引起头痛发作[24]。

2. 常用敏化穴及适宜刺激方式

目前无有关丛集性头痛穴位敏化的研究,但是大量的临床验案及临床观察表明,针灸、放血等传统中医疗法在阿是穴进行操作可以有效地缓解头痛程度,减少头痛发作频率。

【应用举隅】

康进忠[25]总结其15年治疗丛集性头痛32例的经验发现,采用针刺结合中药的方法,可以有效治疗丛集性头痛。具体操作如下:取患侧局部阿是穴、承泣、瞳子、上睛明(睛明与攒竹连线的中点)、头维,用泻法;足窍阴、至阴、厉兑穴,点刺放血。配合中药汤剂柴葛解肌汤加减:柴胡15 g、葛根30 g、芍药30 g、黄芩12 g、生石膏30 g、甘草6 g、羌活6 g、白芷6 g、汉防己10 g、辛夷10 g、生姜6 g、大枣5枚,水煎两次,兑匀,日3服,每日1剂。治疗3~15日,32例中,痊愈(疼痛消失,随访15个月未复发者)25例,有效(疼痛消失又复发者)7例,无无效(疼痛无变化者)者,总有效率100%。

颈源性头痛

颈源性头痛是一种继发性头痛,是由颈椎或其组成[骨、椎间盘和(或)软组织]成分紊乱引起的头痛,通常但并非总是伴随着颈部疼痛。据估计,有1%~4.1%的人经历过颈源性头痛。资料显示,在严重头痛患者中,这个比率甚至可达17.5%[26]。

1. 临床表现

颈源性头痛是一种慢性单侧头痛,疼痛首先发生在颈部或枕部,然后再辐射到同侧额颞部和眶区。疼痛通常是一种深度、钝、膨胀和紧张的疼痛,没有搏动。额颞部最痛,头痛因颈部运动、疲劳或颈部姿势不良而加重,休息可减轻。头痛可间歇性发生,持续数小时或数日,但在晚期可引起持续性疼痛。患者颈部僵硬,运动范围受限,并伴有同侧肩部或手臂疼痛。大多数患者还伴有恶心、耳鸣、头晕、畏光、畏声、视力模糊或睡眠紊乱等症状[26]。

2. 辅助检查

影像学检查:MRI检查可显示颈椎间盘退行性变,膨出或突出,主要见于C_{2-5}椎间盘。X线检查可显示寰枢椎、颧骨及椎间关节的退行性改变。但X线、MRI和CT检查在诊断颈源性头痛方面的价值有限。

3. 常用敏化穴及适宜刺激方式

现有12篇[27-38]颈源性头痛穴位敏化的相关文献报道,文献中主要涉及头颈部阿是穴、压敏点等,尚有风池、百会、太阳、颈夹脊、阳陵泉。给予以上穴位适宜的干预措施,5~10次1个疗程,可以有效缓解头痛程度及发作频率。

【应用举隅】

钟叙春等[33]于头顶部百会穴、风池穴、颈夹脊穴(C_{2-7})为中心,3 cm为半径的范围内,距离皮肤3 cm左右实行回旋灸,当患者感受到艾热发生透热、扩热、传热、局部不热远部热、表面不热深部热及非热现象中的一种情况,此点即为热敏点。用2支艾条点燃后,在敏化穴单点温和灸,患者自觉热感透至脑内的舒适感,并有热流扩散感,灸至感传消失。医者需用手感受,掌握患者皮肤温度(以患者感温热但无灼痛为度)。施灸时间因人而异,一般多在40 min左右不等,每日或隔日1次,10日为1个疗程,治疗2个疗程。疗程结束后,患者的头痛程度及头痛天数均下降。

附:枕神经痛

枕神经痛是枕大神经、枕小神经和耳大神经疼痛的总称,目前病因尚不明确,但临床常见。归属于中医学"头痛"的范畴。

1. 临床表现

疼痛始于后头部,位于枕大或枕小神经分布区的皮肤表面,向上可放射到同侧颞部、额部,甚至眼眶及耳前区,向下可至颈部;疼痛性质为尖锐的刺痛。局部皮肤极为敏感,触及毛发即可诱发疼痛。每次发作持续时间从数分钟到数小时不等,无扳机点。受累神经支配区域可有感觉减退或迟钝;受累的神经及同侧第2、第3颈椎横突可有压痛及放射痛;患者低头并转向患侧时,可诱发疼痛发作[39]。

2. 常用敏化穴及适宜刺激方式

现有7篇[40-46]枕神经痛穴位敏化的相关文献报道,对涉及的6个敏化穴位进行文献计量学分析,发现出现穴位敏化频次较高的穴位主要集中于枕后,穴位出现频次依次为阿是穴(6)、风池(2)、阳陵泉(2)、风府(1)、天柱(1)、大椎(1)。文献也提示,可给予以上易敏化穴位适宜的干预措施,5~10次为1个疗程,可提高临床治疗效果。

【应用举隅】

邵伟立等[40]于阿是穴为主穴施行齐刺法,并进行临床疗效评价。具体操作如下:先用0.32 mm×40 mm毫针快速垂直刺入阿是穴皮肤,透皮后,再缓慢用力将针下插,可小幅度捻转,深度以患者觉得针尖已到达穴下疼痛部位即可,医者此时手下感到针尖下稍有阻力,针尖到达痛处后施以小幅提插手法,幅度为痛处上下0.2寸左右,频率为每分钟200次左右,时间以患者觉得酸胀难受时停止。在阿是穴左右3~5 mm各取1点,针具同上,这两点的针刺方向均倾斜向阿是穴,即左侧的穴向右斜刺,快速进针透皮后,逐渐用力将针进至阿是穴下的疼痛较敏感处,行针手法同上。另一穴的方向相反,针刺操作同上。留针40 min,每日治疗1次,5次为1个疗程,治疗3个疗程,每疗程间隔2日。疗程结束后,患者头痛程度及发作频率减少。

参 考 文 献

[1] 李瞬伟,李焰生,刘若卓,等.中国偏头痛诊断治疗指南[J].中国疼痛医学杂志,2011(2):65-86.
[2] 贾建平,苏川.神经病学[M].北京:人民卫生出版社,2018:174.
[3] 张大旭,王绍霞,王寿彭."阿图针"疗法治疗63例偏头痛自身对比观察[J].白求恩医科大学学报,1996(6):97-98.
[4] 计毅,刘艳彬.阿是穴电针疗法治疗偏头痛56例[J].中医药学刊,2001(6):634.
[5] 唐统波.阿是穴多针浅刺为主治疗气血不足证偏头痛的近期及远期临床效果[J].中国当代医药,2018(1):144-146.
[6] 孙培,李月.阿是穴多针浅刺为主治疗气血不足证偏头痛疗效观察[J].针灸临床杂志,2016(6):49-51.
[7] 沈同戊.阿是穴皮内注射疗法的止痛效果[J].上海中医药杂志,1965(2):28-29.
[8] 崔德广,李素云,王生耀.阿是穴注射联合尼莫地平治疗偏头痛23例疗效观察[J].邯郸医学高等专科学校学报,2006

（6）：528－529.

［ 9 ］ 徐杰,付勇,章海凤,等.灸感法与红外法检测偏头痛患者阳陵泉穴热敏态的对比研究[J].江西中医学院学报,2012（2）：24－25.

［10］ 黄婷,张雪松,康明非.头痛复合敏化腧穴适宜刺激方式的研究[J].江西中医药,2020（1）：56－59.

［11］ 杜筱筱,冯卫星,张金培.热敏灸联合麻芎舒痛方对偏头痛患者 TCD 及 C 反应蛋白的影响[J].现代中西医结合杂志,2020（9）：998－1000,1017.

［12］ 张含,靳雪梅,吕国雄.热敏灸配合中药治疗偏头痛 30 例[J].江西中医药,2014（9）：51－52.

［13］ 曾佑平.循经刺血压痛点治疗偏头痛 50 例[J].中国针灸,1994（S1）：196－197.

［14］ 齐建华,韩宝杰,蔡斐.远端配合局部压痛点取穴治疗无先兆性偏头痛临床观察[J].上海针灸杂志,2017（6）：723－726.

［15］ 徐欣,王军.针刺腧穴痛觉敏感点治疗偏头痛的临床观察[J].中华中医药杂志,2018（12）：5735－5738.

［16］ Bendtsen L, Evers S, Linde M, et al. EFNS guideline on the treatment of tension-type headache — report of an EFNS task force [J]. Eur J Neurol, 2010（11）：1318－1325.

［17］ 田有粮,贾振富,俞达臻,等.指针并超声波治疗紧张型头痛的临床研究[J].中国康复医学杂志,2003（11）：50－51.

［18］ 金远林,江舟,韩旭翠.刺血疗法治疗慢性紧张型头痛的临床观察[J].中医药导报,2015（21）：45－46,48.

［19］ 张秋菊,王冠,黄琼新.电针足三里、阿是穴加梅花针叩刺治疗紧张性头痛疗效观察[J].山西中医,2016（4）：27－28.

［20］ 刘兵,周国容.热敏灸治疗 58 例紧张性头痛的随机对照研究[J].中医临床研究,2015（2）：41－42,49.

［21］ 刘炳东,王洪义.痛点内注射治疗紧张性头痛 28 例[J].中国全科医学,1999（4）：3－5.

［22］ 姚旭,谭克平.针刺阿是穴及安神六穴治疗紧张型头痛伴情绪障碍的疗效观察[J].中华中医药杂志,2019（1）：398－400.

［23］ Robbins M S, Starling A J, Pringsheim T M, et al. Treatment of Cluster Headache：The American Headache Society Evidence-Based Guidelines[J]. Headache, 2016（7）：1093－1106.

［24］ 贾建平,苏川.神经病学[M].北京：人民卫生出版社,2018：179－180.

［25］ 康进忠.针刺加中药治疗丛集性头痛 32 例[J].四川中医,2005（5）：92.

［26］ Xiao H, Peng B, Ma K, et al. The Chinese Association for the Study of Pain (CASP)：Expert Consensus on the Cervicogenic Headache[J]. Pain Res Manag, 2019：9617280.

［27］ 马海丰,祖素云,李松,等.阿是穴药物注射结合推拿治疗颈源性头痛疗效的对照观察[J].中国临床医生,2014（1）：49－50.

［28］ 谢宇锋,陈赟,冯军,等.不同直径针具在压敏点恢刺法治疗颈源性头痛中的疗效差异分析[J].中医药导报,2019（12）：108－111.

［29］ 嘉士健.电针傍刺风池配合头针阿是穴治疗颈源性头痛 56 例临床观察[J].求医问药（下半月）,2013（4）：148－149.

［30］ 陈楚苗,吴佳奇,吕俊彪.腹针加阿是穴与传统针刺阿是穴治疗颈源性头痛疗效比较[J].实用中医药杂志,2016（11）：1115－1116.

［31］ 沈友水.基于激痛点理论应用针刀治疗颈源性头痛的临床研究[D].南昌：江西中医药大学,2019.

［32］ 萧力维.颈源性头痛颈部阳性反应点短刺临床研究[D].北京：中国中医科学院,2013.

［33］ 钟叙春,陈日新.热敏灸治疗颈源性头痛 86 例[J].江西中医药,2011（2）：40－41.

［34］ 黄盈盈.透穴针法配合头部阿是穴治疗颈源性头痛的临床研究[D].南宁：广西中医药大学,2018.

［35］ 罗建昌,郎伯旭.项八针配合头部阿是穴留针治疗颈源性头痛临床研究[J].上海针灸杂志,2015（8）：758－761.

［36］ 谢宇锋,陈赟,吴云天,等.压敏点恢刺法治疗颈源性头痛的随机对照试验[J].针灸临床杂志,2017（4）：36－39.

［37］ 王新春.针刺阿是穴辅助低频电针对照药物治疗颈源性头痛临床观察[J].中国疼痛医学杂志,2014（7）：526,528.

［38］ 袁小敏.整脊结合热敏灸治疗颈源性头痛的疗效观察[J].中国康复,2013（3）：189－190.

［39］ 徐杰,章海凤,曾玲,等.枕神经痛患者热敏腧穴分布的临床观察[J].中华中医药杂志,2014（9）：2803－2805.

［40］ 邵伟立.阿是穴齐刺治疗枕神经痛疗效观察[J].上海针灸杂志,2008（12）：27－28.

［41］ 张建明,苏秋菊.阿是穴“蜻蜓点水术”治疗枕神经痛 100 例疗效观察[J].国医论坛,2009（6）：23.

［42］ 徐彰怡,康明非.热敏点灸法治疗枕神经痛的临床疗效研究[J].江西中医学院学报,2008（3）：59－61.

［43］ 罗燕,彭丽辉.热敏灸治疗枕神经痛医案分析[J].医学食疗与健康,2020（13）：45,47.

［44］ 谢宇锋,陈赟,冯军,等.压敏点恢刺法治疗枕神经痛 60 例[J].中国针灸,2015（3）：221－222.

［45］ 陈玉玺,张明波.针刺阿是穴治疗枕神经痛随机平行对照研究[J].实用中医内科杂志,2014（8）：141－143.

［46］ 徐杰,章海凤,曾玲,等.枕神经痛患者热敏腧穴分布的临床观察[J].中华中医药杂志,2014（9）：2803－2805.

三叉神经痛

三叉神经痛是原发性三叉神经痛的简称，是临床上最常见的脑神经疾病，以三叉神经分布区反复发作性、阵发性、剧烈性疼痛为主要表现。成年人及老年人多见，40岁以上患者占70%~80%，女性多于男性，严重影响患者的生活质量[1]。《张氏医通·诸痛门》云："面为阳明部分，而阳维起于诸阳之会，皆在于面，故面痛皆因于火，而有虚实之殊。"

1. 临床表现

主要表现为面颊、上下颌及舌部明显的剧烈电击样、针刺样、刀割样或撕裂样疼痛，持续数秒或1~2 min，突发突止，间歇期完全正常。患者口角、鼻翼、颊部或舌部为敏感区，轻触可诱发，称为扳机点或触发点。严重病例可因疼痛而出现面肌反射性抽搐，口角牵向患侧。病程呈周期性，发作可为数日、数周或数个月不等，缓解期如常人。随着病程迁延，发作次数逐渐增多，发作时间延长，间歇期缩短，甚至为持续性发作，很少自愈。神经系统查体一般无阳性体征[1]。

2. 辅助检查

（1）神经电生理检查：通过电刺激三叉神经分支并观察眼轮匝肌及咀嚼肌的表面电活动，可判断三叉神经的传入及脑干三叉神经中枢路径的功能，主要用于排除继发性三叉神经痛。V1反射为电刺激三叉神经眼支出现瞬目反射，V2反射、V3反射分别为刺激三叉神经上颌支、下颌支出现咬肌抑制反射。

（2）影像学检查：头颅MRI检查可排除器质性病变所致继发性三叉神经痛，如颅底肿瘤、多发性硬化、脑血管畸形等[2]。

3. 常用敏化穴及适宜刺激方式

现有7篇[3-9]三叉神经痛穴位敏化的相关文献报道，对涉及的10个敏化穴位进行文献计量学分析，发现出现穴位敏化频次较高的穴位主要集中于头面部，穴位出现频次依次为下关（4）、四白（3）、夹承浆（3）、风池（3）、鱼腰（3）、阿是穴（1）、身柱（1）、神道（1）、灵台（1）、至阳（1）。给予以上易敏化穴位适宜的干预措施，每日1~2次，5次为1个疗程，可提高临床治疗效果。

【应用举隅】

付勇等[3]于患者下关、四白、夹承浆、风池、鱼腰施行热敏灸饱和灸灸量的灸法，并进行临床疗效评价。具体操作如下：患者取仰卧位，医者手持点燃的艾条，在距离施灸腧穴皮肤表面2~3 cm高度施行，先回旋灸30 s温热局部气血，继以雀啄灸30 s加强敏化，循经往返灸30 s激发经气，再施以温和灸发动感传、开通经络。当某穴位出现透热、扩热、传热、局部不热（或微热）而远部热、表面不热（或微热）而深部热或其他非热感等（如酸、胀、压、重等）感传时，即所谓热敏化穴。探查出上述5个穴位的热敏化穴后，予以灸疗至感传消失、皮肤灼热为止。每日治疗2次，每次艾灸时间以热敏灸感消失为度，共治疗5日，第6日开始，每日治疗1次，连续治疗25次。治疗结束后发现于以上穴位施行热敏灸疗法的治疗有效率达78.13%。

参 考 文 献

[1] 三叉神经痛诊疗中国专家共识[J].中华外科杂志,2015(9)：657-664.

[2] 贾建平,苏川.神经病学[M].北京：人民卫生出版社,2018：388.

[3] 付勇,章海凤,熊俊,等.热敏灸治疗原发性三叉神经痛不同灸量的临床疗效观察[J].中华中医药杂志,2013(9):2617-2620.

[4] 陈章妹,吴辛甜.关刺扳机点治疗原发性三叉神经痛疗效观察[J].中国针灸,2012(6):499-502.

[5] 付勇,章海凤,李芳,等.灸感法与红外法检测原发性三叉神经痛患者下关穴热敏态的对比研究[J].中国针灸,2013(5):411-414.

[6] 付勇,章海凤,熊俊,等.热敏灸治疗三叉神经痛不同灸位的临床疗效观察[J].南京中医药大学学报,2013(3):214-216.

[7] 付雅楠.三叉神经痛患者督脉阳性反应点的临床观察[J].针灸临床杂志,2014(6):45-46.

[8] 付勇,章海凤,李芳,等.原发性三叉神经痛患者热敏腧穴分布观察[J].中国针灸,2013(4):325-327.

[9] 孙伊平,李婷.针刺口腔内阿是穴为主治疗原发性三叉神经痛[J].长春中医药大学学报,2016(6):1239-1240.

特发性面神经麻痹

特发性面神经麻痹亦称周围性面瘫面神经炎或贝尔麻痹,归属于中医学"口眼㖞斜""面瘫"的范畴,是因茎乳孔内面神经非特异性炎症所致的周围性面瘫。任何年龄均可发病,多见于20~40岁,男性多于女性。国外报道发病率在(11.5%~53.3%)/10万[1]。《诸病源候论·偏风口㖞候》指出:"偏风口㖞,风入于夹口之筋边,是阳明之筋,上夹于口,其筋偏虚,而风因乘之,使其经筋急而不调,令口㖞僻也。"

1. 临床表现

主要表现为患侧面部表情肌瘫痪,皱纹消失,不能皱额蹙眉,眼裂不能闭合或者闭合不全。部分患者起病前1~2日有患侧耳后持续性疼痛和乳突部牙痛。体格检查时,可见患侧闭眼时眼球向外上方转动,露出白色巩膜;鼻唇沟变浅,口角下垂,露齿时口角歪向健侧;由于口轮匝肌瘫痪,鼓气、吹口哨漏气;颊肌瘫痪,食物易滞留患侧齿龈;面瘫多见单侧,若为双侧则需考虑是否为其他疾病。此外,根据受损部位不同,还可见味觉消失、听觉过敏;部分患者还有乳突部疼痛,耳郭、外耳道感觉减退和外耳道、鼓膜疱疹,称为Hunt综合征。

2. 辅助检查

(1)肌电图检查:面神经传导测定有助于判断面神经暂时性传导障碍或永久性失神经支配。如早期(起病后7日内)完全面瘫者受累侧诱发的肌电动作电位M波波幅为正常侧的30%或以上者,则在2个月内有可能完全恢复;如病后10日出现失神经电位,则恢复缓慢。

(2)影像学检查:不作为该病常规检查项目,但怀疑颅内器质性病变时应行头部MRI或CT检查[2]。

3. 常用敏化穴及适宜刺激方式

现有37篇[3-39]特发性面神经麻痹穴位敏化的相关文献报道,对涉及的37个敏化穴位进行文献计量学分析,发现出现穴位敏化频次较高的穴位主要集中于头面部,出现频次6次及以上的穴位依次为翳风(20)、颊车(19)、下关(16)、太阳(14)、地仓(12)、阳白(11)、足三里(9)、迎香(9)、合谷(9)、神阙(8)、手三里(6)、牵正(6)、攒竹(6)、热敏点(6)。文献提示,可给予以上易敏化穴位适宜的干预措施,5~10次为1个疗程,可提高临床治疗效果。

【应用举隅】

张波等[4]采用针刺、热敏灸及脐灸结合的方式治疗周围性面瘫,并进行临床疗效评价。具体操作如下:① 选取患侧阳白、攒竹、太阳、承泣、颧髎、颊车、地仓、风池,以及双侧外关、合谷、足三里、太冲,给予针刺治疗,采用平补平泻手法,留针45 min。② 热敏灸治疗:对患侧翳风穴进行热敏灸。将点燃的艾条对准翳风穴,在距离皮肤 3 cm 左右施行温和灸法,每 2 min 进行 30 s 的雀啄灸法,以患者温热而无灼痛感为施灸强度,每穴施灸时间 45 min。③ 热敏脐灸治疗:取 1 斤老姜现榨,分离姜汁,取渣备用;将脐灸竹筒放置于操作台上,取姜渣平铺于竹筒底部内,压实成 2 cm 高的饼状,再连同竹筒放于微波炉中,取中火加热 1 min,测试竹筒底部温度为 40℃ 左右。患者取仰卧位,充分暴露神阙,将制好的竹筒底部中心对准神阙穴放置,取适量艾绒,于竹筒内姜饼上均匀铺成高度约 5 mm 的薄层,点燃,待燃烧将尽,再次铺艾绒,层层叠加,灸至 1.5 h 后,停止加绒,静置温热 30 min。每日治疗 1 次,连续 10 日为 1 个疗程,治疗 3 个疗程,每疗程间隔 1 日。在热敏灸治疗的基础上,选取热敏态的神阙穴进行热敏脐灸,施加充足的灸量,激发经气,温补阳气,能显著提高周围性面瘫病的临床疗效,且能缩短病程。

参 考 文 献

[1] 刘明生.中国特发性面神经麻痹诊治指南[J].中华神经科杂志,2016(2):84-86.

[2] 贾建平,苏川.神经病学[M].北京:人民卫生出版社,2018:390.

[3] 徐丽华,郭奕文,黎秋妤,等.红外热成像指导热敏灸配合调神调气针刺法治疗面瘫 30 例[J].中国民族民间医药,2017(5):99-101,104.

[4] 张波,应文强,谭艳丽,等.热敏脐灸治疗周围性面瘫的临床疗效观察[J].世界中医药,2019(8):1946-1949.

[5] 袁洪浪,潘红,聂丽华.火针配合热敏灸治疗顽固性周围性面瘫的临床效果探讨[J].江西医药,2013(10):893-895.

[6] 吴永科,张春侠.激光穴位治疗小儿面瘫 30 例[J].陕西中医,2013(3):349-350.

[7] 杨志伟,付淑兰,刘娟.加味牵正散与热敏灸联合应用在周围性面瘫患者中的效果[J].中国中医药现代远程教育,2018(21):97-99.

[8] 杨天颖,周仲瑜,谭三春.巨刺法结合热敏灸治疗面瘫倒错现象 32 例[J].针灸临床杂志,2013(9):42-44.

[9] Xie Y F, Ruan Y D, Wei W Z, et al. Clinical study on skin needling plus heat-sensitive moxibustion for chronic facial paralysis [J]. Journal of Acupuncture and Tuina Science, 2015(3):185-188.

[10] 邓兰珍.敏热灸结合刺络拔罐治疗顽固性面瘫的临床体会[J].中医临床研究,2014(27):96-98.

[11] 郑嵩,康明非.缪刺法配合热敏灸治疗周围性面瘫 30 例[J].江西中医药,2015(3):63-64.

[12] 余尚贞,石青.强热敏灸结合黄鳝血外敷治疗周围性面瘫疗效观察[J].新中医,2013(9):116-117.

[13] 魏巍,杨君军.热敏点灸结合电针治疗周围性面瘫 32 例[J].中医杂志,2011(7):601-603.

[14] 邱艳婷.热敏灸及面肌手法功能康复锻炼对周围性面瘫的疗效观察[J].光明中医,2016(7):984-985.

[15] 赵兰凤,马洪举,曾婧纯,等.热敏灸结合埋线治疗顽固性面瘫临床研究[J].辽宁中医药大学学报,2019(8):85-88.

[16] 代坤.热敏灸结合中药治疗早期 hunt 综合征 1 例[J].江西中医药,2017(8):56-57.

[17] 覃斯好,焦琳,迟振海.热敏灸联合刺络放血治疗气虚血瘀型顽固性面瘫的临床疗效观察[J].世界中医药,2019(8):1942-1945.

[18] 郭丹丹.热敏灸配合针刺治疗贝尔面瘫的疗效观察[J].中医临床研究,2015(29):28-29.

[19] 杨声强.热敏灸配合针刺治疗周围性面瘫 56 例[J].光明中医,2015(7):1477-1478.

[20] 徐振华,杨庆声,符文彬,等.热敏灸为主治疗 Bell'S 面瘫的临床研究[J].江西中医药,2011(1):28-29.

[21] 梁丽嫦,聂玲辉,黄学成,等.热敏灸与隔姜灸治疗难治性周围性面瘫的疗效对比观察[J].广州中医药大学学报,2015(4):694-698,704.

[22] 欧阳桂兰,朱海兵,赖燕蔚,等.热敏灸与红外线治疗特发性面神经麻痹的差异性研究[J].赣南医学院学报,2018(9):903-906.

[23] 张波,迟振海,宗重阳,等.热敏灸与针刺治疗顽固性周围性面瘫的临床疗效对比观察[J].江西中医药,2011(1):41-43.

[24] 陈新宇,吴治谚,张世鹰,等.热敏灸治疗面瘫临床疗效的系统评价[J].针灸临床杂志,2016(10):61-66.

[25] 章海凤,宣逸尘,黄建华,等.热敏灸治疗周围性面瘫(急性期)不同灸量的临床疗效观察[J].中华中医药杂志,2019(12):

5990 – 5992.

[26] 梁丽嫦,莫秋红,廖建琼,等.热敏灸治疗周围性面瘫随机/半随机对照试验的 Meta 分析[J].中医药导报,2016(4):110 – 114.

[27] 于柏清,林小群,徐杨青.热敏灸足三里配合针刺治疗周围性面瘫 59 例疗效观察[J].实用中西医结合临床,2014(5):76,91.

[28] 许荣锋,林华国,许鹤滨.三虫止痉方配合热敏灸在难治性面瘫中的应用及效果观察[J].海峡药学,2016(2):148 – 150.

[29] 李运方.腧穴热敏化艾灸配合推拿治疗周围性面瘫 40 例[J].首都医药,2007(24):20 – 21.

[30] 杨庆声.腧穴热敏化艾灸治疗贝尔面瘫的效应规律研究[D].广州:广州中医药大学,2012.

[31] 刘翠华,张盘德,容小川,等.腧穴热敏化艾灸治疗面神经麻痹的临床观察[J].中国康复理论与实践,2011(4):377 – 379.

[32] 李小林.腧穴热敏化灸为主治疗面瘫的临床研究[D].广州:广州中医药大学,2012.

[33] 杨斌.腧穴热敏化治疗 Bell's 面瘫的临床效应规律研究[D].广州:广州中医药大学,2010.

[34] 郑瑞清,冉唯君,邹旭东,等.透刺加热敏灸治疗急性期风寒型面瘫的临床疗效观察[J].针灸临床杂志,2015(4):40 – 42.

[35] 艾尼玩·热合曼,刘汉山,康明非.针刺配合热敏点灸治疗急性期贝尔面瘫[J].中国针灸,2009(1):17 – 20.

[36] 高月江,刘汉山,胡继媛.针刺配合热敏点灸治疗周围性面瘫 30 例[J].江西中医药,2007(8):67 – 68.

[37] 王瑞,董宝强,王树东.针刺循经筋阿是穴配合腹部按摩治疗面瘫 38 例[J].中国民族民间医药,2013(24):159,161.

[38] 周丽云.针刺循经筋阿是穴治疗周围性面瘫的临床研究[J].航空航天医学杂志,2015(12):1538 – 1539.

[39] 刘其昌,黄长军.周围性面瘫不同发病时期腧穴热敏化规律临床研究[J].光明中医,2017(18):2634 – 2636.

缺血性脑卒中

缺血性脑卒中又称脑梗死,归属于中医学"中风""大厥""薄厥""仆击""偏枯""风痱"的范畴,是指各种脑血管病变所致脑部血液供应障碍,导致局部脑组织缺血、缺氧性坏死,从而迅速出现相应神经功能缺损的一类临床综合征。脑梗死是最常见的卒中类型,占我国的 69.6%~70.8%。急性期的时间划分尚不统一,一般指发病后 2 周内,轻型 1 周内,重型 1 个月内。我国住院急性缺血性脑卒中患者发病后 1 个月内病死率为 2.3%~3.2%,3 个月时病死率为 9%~9.6%,致死/残疾率为 34.5%~37.1%,1 年病死率为 14.4%~15.4%,致死/残疾率为 33.4%~33.8%[1]。《灵枢·刺节真邪》曰:"虚邪偏客于身半,其入深,内居营卫,营卫稍衰,则真气去,邪气独留,发为偏枯。"

1. 临床表现

多见于中老年。常在安静或睡眠中发病,部分病例有短暂性脑缺血发作前驱症状如肢体麻木无力等,局灶性体征多在发病后 10 余小时或 1~2 日达到高峰,临床表现取决于梗死灶的大小和部位,以及侧支循环和血管变异。患者一般意识清楚,当发生基底动脉血栓或大面积脑梗死时,可出现意识障碍,甚至危及生命[2]。

2. 辅助检查

(1)脑 CT 检查:急诊脑 CT 平扫可准确识别绝大多数颅内出血,并帮助鉴别非血管性病变(如脑肿瘤),是疑似脑卒中患者首选的影像学检查方法。多数病例发病 24 h 后脑 CT 逐渐显示低密度梗死灶,发病后 2~15 日可见均匀片状或楔形的明显低密度灶。

(2)MRI 检查:普通 MRI 检查在识别急性小梗死灶和后颅窝梗死方面明显优于平扫脑 CT。MRI 检查可清晰显示早期缺血性梗死,梗死灶 T_1 呈低信号、T_2 呈高信号。MRI 弥散加权成像在症状出现数分钟内就可显示缺血灶,虽然超早期显示的缺血灶有些是可逆的,但在发病 3 h 以后显示的缺血灶基本上代表了脑梗死的大小[2]。

3. 常用敏化穴及适宜刺激方式

现有 10 篇[3-12]缺血性脑卒中穴位敏化的

相关文献报道,对涉及的 48 个敏化穴位(含 12 井穴)进行文献计量学分析,发现出现穴位敏化频次较高的穴位主要集中于少阳经、阳明经及任脉,出现频次 2 次及以上的穴位依次为风池(7)、足三里(6)、百会(5)、神阙(4)、手三里(3)、大椎(2)、曲池(2)、阳陵泉(2)、气海(2)、关元(2)。文献也提示,给予以上易敏化穴位适宜的干预措施,15~30 次为 1 个疗程,不但可以改善患者的运动功能和神经功能,对于短暂性脑缺血发作患者,有预防缺血性脑卒中发作的作用。

【应用举隅】

田宁[3]于风池、足三里穴区域施行热敏灸,并进行临床疗效评价。具体操作:患者取仰卧位,医者手持点燃的艾条,在距离施灸腧穴皮肤表面 2~3 cm 高度施行,先回旋灸 30 s 温热局部气血,继以雀啄灸 30 s 加强敏化,循经往返灸 30 s 激发经气,再施以温和灸发动感传、开通经络。当某穴位出现透热、扩热、传热、局部不热(或微热)而远部热、表面不热(或微热)而深部热或其他非热感等(如酸、胀、压、重等)感传时,即所谓热敏化穴。探查出上述 2 个穴位的热敏穴后,予以灸疗至感传消失、皮肤灼热为止。1 个月为 1 个疗程,开始连续治疗 3 日,每日 1 次,后 27 日保证 9 次治疗。治疗结束后发现于以上穴位施行热敏灸疗法,患者症状消失,血液流变学指标接近正常,治疗有效率达 96.7%。

附:脑卒中后遗症

有 70%~80% 卒中后存活者会遗留多种神经功能缺损的症状,如肢体功能障碍(主要表现偏瘫侧感觉和运动功能障碍)、认知和精神障碍(如人格改变、消极悲观、抑郁寡欢、精神萎靡、易激动等)、言语功能障碍、吞咽功能障碍及其他症状(如头疼、眩晕、恶心、失眠、多梦、注意力不集中、耳鸣等),给患者及其家庭带来沉重的负担[13]。

卒中后偏瘫

偏瘫又称半身不遂,是指同一侧上下肢、面肌和舌肌下部的运动障碍,是缺血性脑卒中的常见后遗症。归属于中医学"偏枯""风痱"的范畴。《圣济总录·诸风门·风痱》曰:"论曰气血虚甚,风邪乘之,内外不得通泄,其病为痱,风痱之状,身体不痛,四肢不收。"

1. 临床症状

临床表现为面部麻木、口角歪斜、流涎、鼻唇沟变浅、手指不能完成精细动作、肢体痉挛、瘫痪侧肌肉萎缩等症状。

2. 常用敏化穴及适宜刺激方式

现有 9 篇[14-22]卒中后偏瘫穴位敏化的相关文献报道,对涉及的相关穴位进行计量学分析,发现出现穴位敏化频次较高的穴位主要集中于患肢周围,如上肢痉挛敏化的穴位主要在肩髃到合谷的连线上,包括肩髃、天井、三阳络、外关、合谷;下肢痉挛敏化的穴位主要有足三里、阳陵泉、阴陵泉、下巨虚、解溪和阴阳蹻脉循行区域,其他的敏化点包括阿是穴和可触及的条索、结节等。给予以上易敏化穴位适宜的干预措施,10~14 次为 1 个疗程,可改善临床症状。

【应用举隅】

黄寅明等[14]采用醒脑开窍针刺法结合腧穴热敏化灸治疗中风后足下垂,并进行临床疗效评价。具体操作如下:采用"醒脑开窍"针刺法为主,患者取仰卧位,诸穴常规消毒后依次进针。处方为上午针:主穴为内关、水沟、三阴交,辅穴为患侧极泉、尺泽、委中,配穴为足下垂加丘墟透照海。下午针:双侧风池、双侧完骨、双侧天柱。在针刺治疗基础上加热敏化灸疗法,艾灸取穴多选取患侧足阳明胃经的足三里、下巨虚、解溪诸穴。热敏化灸的治疗方法:分别于上述穴位上先行回旋灸 1~3 min 温通局部气血,继以雀啄灸 1~2 min 加强施灸部位的热敏化程度,循经往返灸 2~3 min 疏通经络、激发经气,再施以温和灸发动灸性感传、开通经络,灸至感传完全消失为止。对热敏化穴完成 1 次治疗的施灸时间因人而异,一般 5~100 min 不等,标准为热敏化穴的透热现象消失,每日 2 次。治疗后患者的腓肠肌痉挛程度较前减轻,踝背屈曲角度增加。

吞咽障碍

吞咽障碍是吞咽活动的异常,指将食物从口内转移至胃内过程的功能障碍,为卒中后最为常见的临床并发症之一。相关研究数据显示,50%~67% 的卒中患者有吞咽障碍。其不仅可以导致患者误吸、肺炎、脱水、电解质紊乱、营养障碍的发生,而且大大增加患者死亡和不良预后的风险[23]。

1. 临床表现

在吞咽过程中任何一个环节发生异常,均会造成吞咽障碍。根据吞咽障碍发生的不同阶段,可分为口准备阶段吞咽障碍、口自主阶段吞咽障碍、咽阶段吞咽障碍和食管阶段吞咽障碍。

(1)口阶段功能异常:表现口阶段的器官功能异常,如唇、颊、舌、软腭等功能异常,可造成咀嚼障碍、食团形成异常、吞咽启动困难等。口腔内任何部位的感觉减退或丧失都可能影响口腔对食物的控制,不能将食物放置在适当的位置进行处理。

(2)咽阶段功能异常:表现咽阶段的器官功能异常,如咽肌功能异常(如咽缩肌功能异常和咽提肌功能异常等)和喉功能异常(如喉结构上提异常、喉内肌功能异常、会厌返折不全、

声带闭合异常等),引起误吸、咽部滞留和声音嘶哑。

(3)食管上括约肌功能异常:食管上括约肌功能异常也是吞咽障碍的一个重要原因。临床上卒中患者最常见的环咽肌功能异常包括顺应性降低造成的打开不能或不全,喉上提无力导致环咽肌打开不能或不全[23]。

2. 常用敏化穴及适宜刺激方式

现有 4 篇[24-27]脑卒中后吞咽障碍穴位敏化的相关文献报道,对涉及的 22 个敏化穴位进行分析,发现出现敏化的穴位主要集中在咽喉部周围,出现频次 2 次及以上的穴位依次为人迎(4)、风池(3)、廉泉(2)、天突(2)、地仓(2)。给予以上易敏化穴位适宜的干预措施,10 次为 1 个疗程,可提高临床治疗效果。

【应用举隅】

徐海燕等[24]于人迎、风池、廉泉、曲池、天鼎等穴区施行热敏灸,并进行临床疗效评价,具体操作如下:患者取仰卧位,医者手持点燃的艾条,采用热敏穴位探查手法探查出上述 5 个穴位的热敏穴后,予以灸疗至感传消失、皮肤灼热为止。在此基础上同时给予患者常规吞咽能力的训练。每周治疗 5 次,2 周为 1 个疗程。观察发现,热敏灸结合康复疗效优于单纯康复治疗,且改善优势开始于第 4 周,一直到第 10 周,疗效优势持续。

二便障碍

二便障碍是脑卒中后常见的并发症,主要表现为尿失禁、尿潴留与便秘。住院期间 40%~60% 中重度卒中患者发生尿失禁,29% 发生尿潴留。尿路感染主要继发于因尿失禁或尿潴留留置导尿管的患者,约 5% 出现败血症,与卒中预后不良相关[28]。且二便障碍严重影响卒中后患者的生活质量与康复质量。

尿失禁归属于中医学"遗溺"的范畴,尿潴留归属于中医学"癃闭"的范畴,《类证治裁·闭癃遗溺论治》曰:"闭者,小便不通。癃者,小便不利。遗溺者,小便不禁。虽膀胱见症,实肝与督脉三焦主病也。《经》云:膀胱之胞薄以濡,得酸则蜷缩,约而不通,水道不行。又云:膀胱不利为癃,不约为遗溺,此但主膀胱言之也。夫膀胱仅主藏溺。主出溺者,三焦之气化耳。故经云:三焦下,并太阳正脉,入络膀胱,约下焦,实则闭癃,虚则遗溺。"

便秘,中医又称之为"阴结""阳结""脾约",《诸病源候论·大便病诸候》曰:"大便难者,由五脏不调,阴阳偏有虚实,谓三焦不和,则冷热并结故也。"

1. 临床表现

尿失禁是指不自主地经尿道漏出尿液的现象,尿潴留是指膀胱内充满尿液而不能正常排出。卒中后的患者由于排尿反射的高级中枢遭到破坏,失去了对脊髓排尿中枢的控制,而对膀胱颈部的尿道平滑肌和尿道括约肌、逼尿肌失去控制能力,从而发生排尿障碍[29]。

便秘主要表现为大便干燥或不干燥,但排便困难,解便不尽。卒中后患者由于中枢神经受损,自主神经功能减退,加之药物不良反应、饮食改变、长期卧床等因素,导致胃肠蠕动减慢,胃肠黏液分泌减少,导致排便困难。

2. 常用敏化穴及适宜刺激方式

现有 12 篇[29-40]卒中后二便障碍穴位敏化的相关文献报道,其中 2 篇关于尿潴留,5 篇关于尿失禁,5 篇关于便秘,发现同类疾病敏化穴位基本一致,尿潴留的敏化穴位主要在任脉的神阙与曲骨之间,尿失禁的敏化穴位主要为关元、气海、三阴交,便秘的敏化穴位主要是大肠俞、天枢、上巨虚。给予以上易敏化穴位适宜的干预措施,治疗 20 次左右,可获得较好的临床治疗效果。

【应用举隅】

1. 卒中后尿失禁

李华南等[30]采用醒脑开窍法结合腧穴热敏化灸治疗中风后尿失禁,并进行临床评价。具体操作如下:取百会、气海、三阴交、中极、水道、关元、阴陵泉。患者安静平卧,穴位常规消毒后,督脉循行方向刺入 0.5~0.8 寸,以快速捻转手法,局部有胀感后留针;气海、关元、中极、水道穴分别用毫针垂直刺入皮下,再用捻转手法行补法进针刺入 1~1.5 寸左右,以得气为度,并以针感放射至耻骨联合以下部位为佳;三阴交穴呈 45°向上斜刺进针 0.5~1 寸,使针感向上扩散;阴陵泉直刺进针 2.5~3 寸。以上诸穴均用呼吸补泻法。每日 1 次,留针 30 min,12 次为 1 个疗程,治疗 2 个疗程。同时探查热敏穴,医者手持点燃的艾条,在距离关元、气海、中极、三阴交腧穴皮肤表面 2~3 cm 高度施行,先回旋灸 1~3 min 温热局部气血,继以雀啄灸 1~2 min 加强敏化,循经往返灸 2~3 min 激发经气,再施以温和灸发动感传、开通经络。当某穴位出现透热、扩热、传热、局部不热(或微热)而远部热、表面不热(或微热)而深部热或其他非热感等(如酸、胀、压、重等)感传时,即所谓热敏化穴。探查出热敏穴后,予以灸疗至感传消失、皮肤灼热为止。研究发现,该法可减少卒中后患者尿失禁的次数,有效率达 83.3%。

2. 卒中后便秘

龚燕等[31]采用艾灸热敏腧穴治疗卒中后便秘,具体操作如下:在大肠俞、天枢、上巨虚等穴周围探查热敏点,先行回旋灸 2 min 温热局部气血,继以雀啄灸 2 min 加强敏化,循经往返灸 2 min 以激发经气,再施以温和灸发动感传、开通经络。大肠俞穴双点温和灸,患者自觉热感深透至腹腔,灸至感传消失;天枢穴双点温和灸,患者自觉热感深透至腹腔,灸至热感消失;上巨虚穴单点温和灸,若患者的感传可直接到达腹部,则灸至热感消失;若感传仍不能上至腹部者,再取一支点燃的艾条放置感传所达部位的近心端点,进行温和灸,依次接力使感传到达腹部,最后将两支艾条分别固定于上巨虚和腹部进行温和灸,灸至热感消失,每日施灸 1 次,共治疗 2 周。治疗 2 周后便秘症状的改善率达到 86.67%。该方法治疗卒中后便秘有效且不良反应少。

参 考 文 献

[1] 彭斌,吴波.中国急性缺血性脑卒中诊治指南 2018[J].中华神经科杂志,2018(9):666－682.

[2] 贾建平,苏川.神经病学[M].北京:人民卫生出版社,2018:196－199.

[3] 田宁.热敏灸治疗短暂性脑缺血发作 30 例[J].江西中医药,2011(1):39－40.

[4] 黄鸣柳,刘皓月.急性期缺血性脑卒中应用热敏灸治疗的效果[J].上海医药,2017(22):23－24,27.

[5] 陈明人,迟振海,张波,等.热敏灸干预中风先兆症的临床疗效观察[J].江西中医药,2011(1):21－23.

[6] 肖爱娇,康明非,陈日新,等.热敏灸对脑缺血再灌注损伤模型大鼠甩尾潜伏期的影响[J].时珍国医国药,2013(1):228－230.

[7] 刘结民.热敏灸对缺氧缺血性脑病新生小鼠脑组织细胞凋亡的影响[D].南昌:江西中医药大学,2019.

[8] 王万林.热敏灸结合地黄饮子治疗中风 105 例临床观察[J].中国伤残医学,2012(3):56－57.

[9] 江宗华,幸小玲.热敏灸治疗急性期缺血性中风临床观察[J].新中医,2013(5):136－139.

[10] 蔡加,张统海,赖春柏.热敏灸治疗脑梗死 80 例[J].江西中医药,2011(1):35－36.

[11] 谢洪武,陈日新,付勇,等.热敏灸治疗脑卒中 30 例临床观察[J].中医杂志,2013(12):1021－1024.

[12] 李洁清.热敏灸在中风病人的临床应用[J].名医,2020(12):14－15.

[13] 严隽陶,杨佩君,吴毅,等.脑卒中居家康复上海地区专家共识[J].上海中医药大学学报,2020(2):1－10.

[14] 黄寅明,李华南,高旸.醒脑开窍针刺法结合腧穴热敏化灸治疗中风后足下垂疗效观察[J].天津中医药,2011(6):518－520.

[15] 田思奇.热敏灸结合电针治疗中风痉挛性瘫痪的临床研究[J].内蒙古中医药,2017(3):135－136.

[16] 姚红.热敏灸结合针刺治疗卒中后上肢痉挛的临床观察[D].南京:南京中医药大学,2016.

[17] 左刚,任聪颖,吴毅,等.热敏灸联合头针治疗卒中后肢体痉挛临床观察[J].光明中医,2020(11):1685－1687.

[18] 孙玉萍.热敏灸配合居家康复训练治疗脑中风偏瘫实用性研究[J].中医临床研究,2018(11):66－67.

[19] 彭天忠,刘华,胡穗发,等.热敏灸配合穴位透刺治疗卒中后足内翻疗效观察[J].上海针灸杂志,2017(4):383－387.

[20] 左刚,杨云涛.热敏灸配合针刺治疗脑卒中后肌张力增高的临床观察[J].中国民间疗法,2019(17):27－29.

[21] 周城林,徐秀梅.热敏灸治疗缺血性脑卒中后肌张力增高 30 例[J].亚太传统医药,2017(11):92－93.

[22] 吴杰,李佩芳,王涛,等.通督调神针法配合热敏灸治疗脑卒中后痉挛性瘫痪 40 例[J].安徽中医药大学学报,2020(4):52－56.

[23] 王拥军,王少石,赵性泉,等.中国卒中吞咽障碍与营养管理手册[J].中国卒中杂志,2019(11):1153－1169.

[24] 徐海燕,何立东.热敏灸结合康复治疗脑卒中后吞咽障碍 30 例[J].中国中医药现代远程教育,2014(20):79－80.

[25] 袁建清,廖春英.热敏灸联合吞咽功能训练治疗老年脑卒中患者吞咽障碍的临床疗效[J].中国实用医药,2017(35):43－44.

[26] 郭翔,费桂珍,洪邵华.热敏灸治疗脑卒中后吞咽障碍 22 例[J].江西中医药,2011(1):61－62.

[27] 徐敏,詹珠莲,杨路,等.运用表面肌电图指导针刺取穴治疗中风后吞咽障碍的机理探讨[J].中国中医急症,2017(2):246－249.

[28] 彭斌,吴波.中国急性缺血性脑卒中诊治指南 2018[J].中华神经科杂志,2018(9):666－682.

[29] 刘婉,包烨华,楚佳梅.热敏灸气海、关元、三阴交治疗脑卒中后尿失禁的疗效观察[J].浙江中医药大学学报,2018(12):1052－1055.

[30] 李华南,马菲,高旸.醒脑开窍针刺法结合腧穴热敏化灸治疗中风后尿失禁 42 例[J].湖南中医杂志,2011(1):50－51.

[31] 龚燕,楚佳梅,陈立群.热敏灸联合针刺治疗脑卒中气阴两虚型便秘 30 例临床观察[J].中医杂志,2014(10):862－864.

［32］　方芳,龚燕.热敏灸配合针刺在脑卒中后虚型便秘的临床应用及疗效观察[J].中华中医药学刊,2014(10):2323-2326.

［33］　楚佳梅,包烨华,李丽萍,等.热敏灸预防脑卒中后便秘临床观察[J].中华中医药学刊,2013(1):217-219.

［34］　张吉玉.热敏灸治疗脑卒中后便秘临床分析[J].中外医学研究,2018(5):31-33.

［35］　赵建玲,张波,黄建华,等.热敏灸治疗缺血性中风后便秘的临床观察[J].辽宁中医杂志,2010(6):1114-1115.

［36］　萧蕙,包庆惠,王琳.热敏灸减少中风患者拔尿管后重插的临床观察[J].新中医,2008(6):78-79.

［37］　丁璇,楚佳梅,包烨华.热敏灸配合盆底肌训练治疗脑卒中后尿失禁疗效观察[J].浙江中西医结合杂志,2015(10):938-940.

［38］　刘婉,包烨华,楚佳梅.热敏灸气海、关元、三阴交治疗脑卒中后尿失禁的疗效观察[J].浙江中医药大学学报,2018(12):1052-1055.

［39］　包烨华,楚佳梅,李丽萍,等.热敏灸治疗脑卒中后尿失禁的临床研究[J].上海针灸杂志,2016(7):786-788.

［40］　梁冰莲,梁爱红,冯小燕.热敏灸治疗脑卒中患者尿潴留的效果观察[J].现代临床护理,2011(10):30-31.

带状疱疹后遗神经痛

带状疱疹归属于中医学“蛇串疮”“缠腰火丹”的范畴,是由水痘-带状疱疹病毒引起的急性感染性皮肤病,疱疹好发部位为肋间神经(53%)、颈神经(20%)、三叉神经(15%)及腰骶部神经(11%)。可在发疹前、发疹时和皮损痊愈后出现神经痛,疼痛可为钝痛、抽搐痛或跳痛,常伴有烧灼感,多为阵发性,也可为持续性。老年、体弱患者疼痛较为剧烈。好发于成人,春秋季节多见。发病率随年龄增大而呈显著上升。>60岁以上的老年患者发病率可以高达50%~70%[1]。《医宗金鉴·腰部·缠腰火丹》云:“缠腰火丹蛇串名,干湿红黄似珠形,肝心脾肺风热湿,缠腰已遍不能生。”

1. 临床表现

发疹前有轻度乏力、低热、食欲不振等全身症状,患处皮肤自觉灼热感或神经痛,触之有明显的痛觉敏感,也可无前驱症状即发疹。好发部位为肋间神经(53%)、颈神经(20%)、三叉神经(15%)及腰骶部神经(11%)。

患处先出现潮红斑,很快出现粟粒至黄豆大小丘疹,成簇状分布而不融合,继而迅速变为水疱,疱壁紧张发亮,疱液澄清,外周绕以红晕。皮损沿某一周围神经区域呈带状排列,多发生在身体的一侧,一般不超过正中线。病程一般2~3周,老年人为3~4周。水疱干涸、结痂脱落后留有暂时性淡红斑或色素沉着。

神经痛为主要症状,可在发疹前、发疹时和皮损痊愈后出现。疼痛可为钝痛、抽搐痛或跳痛,常伴有烧灼感,多为阵发性,也可为持续性。老年、体弱患者疼痛较为剧烈。

2. 辅助检查

实验室检查:实验室内的病毒学诊断是诊断不典型病例及进行鉴别诊断的重要方法。① Tzanck 涂片法:检测皮损标本中的多核巨细胞和核内包涵体,但无法区分水痘-带状疱疹病毒(varicella-zoster virus, VZV)和单纯疱疹病毒(herpes simplex virus, HSV)感染。② 组织培养法直接检测病毒:时间长,有假阴性,因为皮损处病毒不容易复活。③ 从皮损基底部做细胞刮片进行 VZV 感染细胞的直接荧光抗体染色:既快又灵敏。④ 酶联免疫吸附试验(enzyme linked immunosorbent assay, ELISA)和免疫荧光技术检测 VZV 特异性 IgG、IgM 和 IgA:VZV IgG 可自发的或在 HSV 感染复发时升高(抗原决定簇的交叉反应),而 IgM 增高及高低度的抗 VZV IgA 抗体常意味着 VZV 感染复发,无论有无破损。

3. 常用敏化穴及适宜刺激方式

现有 4 篇[2-5]带状疱疹后遗神经痛穴位敏

化的相关文献报道,对涉及的10个敏化穴位进行文献计量学分析,发现出现穴位敏化频次较高的穴位主要集中于疼痛节段的部位,其中最常用的为疼痛节段的背俞穴(3)、至阳(2)、阳陵泉(2)、膈俞(2)、夹脊穴(1)、阿是穴(1)等。文献也提示,给予以上易敏化穴位适宜的干预措施,如针刺、热敏灸等,10次为1个疗程,可提高临床治疗效果。

【应用举隅】

王万春等[5]于病灶局部或同节段背俞穴、至阳、手三里、阳陵泉等区域施行热敏灸,并进行临床疗效评价。具体操作如下:每次选取两个热敏化腧穴,分别依序进行回旋、雀啄、往返、温和灸四步法。每次的施灸时间以热敏化腧穴灸感传消失所需时间为度,每日1次,热敏化腧穴消失后再换其他部位的热敏化腧穴艾灸,配合激素、神经营养剂、免疫调节剂等的使用。治疗结束后发现于以上穴位施行热敏灸疗法的治疗有效率达100%。

参考文献

[1] Kost R G, Straus S E. Postherpetic neuralgia — pathogenesis, treatment, and prevention[J]. N Engl J Med, 1996, 335(1): 32-42.

[2] 王鑫.电针治疗带状疱疹后神经痛的频率特异性研究[J].现代医药卫生,2020,36(1):106-108.

[3] 黄婷,张雪松.针刺配合热敏灸治疗带状疱疹后遗神经痛42例[J].中西医结合心血管病电子杂志,2018,6(35):155.

[4] 李中平.扶正祛瘀汤联合热敏灸治疗带状疱疹后遗神经痛的临床疗效观察[D].南昌:江西中医药大学,2019.

[5] 王万春,胡蓉,马文军,等.腧穴热敏化艾灸等综合治疗带状疱疹后遗神经痛20例[J].时珍国医国药,2007(12):3108-3109.

失 眠

失眠归属于中医学"不寐"的范畴,是一种以频繁而持续的入睡困难和(或)睡眠维持困难并导致睡眠感不满意为特征的睡眠障碍,严重影响患者的生活质量,在成人中符合失眠症诊断标准者在10%~15%。《素问·逆调论》云:"胃不和则卧不安。"失眠的病因虽多,但以情志、饮食或气血亏虚等内伤病因居多。

1. 临床表现

① 睡眠过程的障碍:入睡困难、睡眠质量下降和睡眠时间减少。② 日间认知功能障碍:记忆功能下降、注意功能下降、计划功能下降,从而导致白天困倦、工作能力下降,在停止工作时容易出现日间嗜睡现象。③ 大脑边缘系统及其周围的自主神经功能紊乱:心血管系统表现为胸闷、心悸、血压不稳定,周围血管收缩扩展障碍;消化系统表现为便秘或腹泻、胃部闷胀;运动系统表现为颈肩部肌肉紧张、头痛和腰痛。情绪控制能力减低,容易生气或者不开心;男性容易出现阳痿,女性常出现性功能减低等表现。④ 其他系统症状:容易出现短期内体重减低,免疫功能降低和内分泌功能紊乱。

2. 辅助检查

(1)主观测评工具:① 睡眠日记:以每日24 h为单元,记录每小时的活动和睡眠情况,连续记录时间是2周(至少1周)。② 量表评估:常用量表包括匹茨堡睡眠指数(pittsburgh sleep quality index，PSQI）、睡眠障碍评定量表（sleep dysfunction rating scale，SDRS）、Epworth 嗜睡量表（epworth sleepiness scale，ESS）、失眠严重指数量表（insomnia severity index，ISI）、清晨型-夜晚型量表（morningness-evening questionnaire，MEQ）、睡眠不良信念与态度量表（dysfunctional beliefs and attitudes about sleep scale，DBAS）和睡前激发程度量表（ford insomnia response to stress test，FIRST）等。

（2）客观测评工具：① 多导睡眠图（polysomnography，PSG）：其使用建议如下：怀疑合并其他睡眠疾病的失眠应进行 PSG 以确定诊断，治疗后还应复查 PSG 以评估疗效（标准）；未确定诊断，或治疗无效，或伴暴力及伤害行为的失眠应进行 PSG 监测以确诊（指南）；临床确诊单纯短期失眠或慢性失眠通常不需要应用 PSG（标准）；痴呆、抑郁、纤维肌痛或慢性疲劳综合征合并的失眠鉴别通常不需要应用 PSG（指南）。② 多次睡眠潜伏期试验（multiple sleep latency test，MSLT）：可客观评定失眠患者日间觉醒程度和嗜睡倾向。失眠患者的 MSLT 表现：通常显示日间警觉性在正常范围，平均睡眠潜伏期演唱表明可能存在过高警觉或者过度觉醒；少数失眠患者的平均睡眠潜伏期缩短，应考虑是否存在其他睡眠疾病；合并日间嗜睡或者发作性睡病的失眠患者可出现 MSLT 平均睡眠潜伏期缩短，前夜 PSG 和 MSLT 中共出现 ≥2 次以快速眼动（rapid eye movement，REM）期开始的睡眠。MSLT 使用建议：为明确诊断，日间嗜睡或猝倒的失眠患者应进行 MSLT 评价，治疗后应复查 PSG 以评估疗效（标准）；临床确诊为单纯短期失眠或慢性失眠者通常不需要应用 MSLT 评价（标准）；临床确诊为单纯

短期失眠或慢性失眠者通常不需要应用清醒维持实验评价（标准）。③ 体动记录检查：用来评估睡眠-觉醒节律。使用建议：失眠包括抑郁相关失眠的昼夜节律变化或睡眠紊乱应进行体动记录检查评价，治疗后还应复查以评估疗效（指南）；评估昼夜节律失调性睡眠-觉醒障碍。

3. 常用敏化穴及适宜刺激方式

现有 10 篇[1-10]失眠穴位敏化的相关文献报道，对涉及的 21 个敏化穴位进行文献计量学分析，发现出现穴位敏化频次较高的穴位主要集中于患者头顶部、小腿内侧区、背部俞穴及手心经所在区域，出现频次 2 次及以上的穴位依次为百会（4）、关元（3）、心俞（3）、脾俞（2）、肾俞（2）、大椎（2）、涌泉（2）、气海（2）、神庭（2）。文献也提示，可给予以上易敏化穴位适宜的干预措施，配合其他疗法，如腹针、头针、耳针等，可提高临床治疗效果。

【应用举隅】

吴凡伟等[10]按照热敏灸技术要点中"十六字技术要诀"（探感定位、辨敏施灸、量因人异、敏消量足）对施灸部位与施灸剂量进行定位定量规范操作。选百会、大椎、至阳、肾俞、足三里、涌泉（双）等穴，每次 3~5 穴，从上到下，艾炷单点或双点温和灸，每穴 5~15 min，灸至热敏灸感消失。配合口服中药安神补脑方，以益气健脾、安神补脑。10 日为 1 个疗程，间隔 2 日再行下一疗程。治疗期间，停服镇静催眠类中西药物及改善脑神经元代谢但可能出现镇静作用的其他药物，如盐酸氟桂利嗪等。有合并症的均辅助常规治疗。治疗结束后发现于以上穴位施行热敏灸疗法的治疗有效率达 100%，疗效高于单用中药组。

[1] 李丽春,梁燕,胡永红,等.热敏灸对肝郁气滞型失眠患者焦虑抑郁的影响(英文)[J].世界针灸杂志:英文版,2018,22
    (1):15-18,75.

[2] 徐海燕.热敏灸配合头针丛刺治疗失眠58例[J].南京中医药大学学报,2014,30(2):189-191.

[3] 周运.薄氏腹针结合热敏灸治疗失眠临床研究[J].新中医,2014,46(10):183-186.

[4] 吕彬,刘黎明.热敏灸配合埋针治疗失眠的临床观察[J].湖北中医药大学学报,2016,18(6):84-86.

[5] 刘建新,马金顺,陈鹏典.任督脉热敏灸联合耳穴压豆治疗失眠症临床观察[J].山西中医,2015,31(11):31-32.

[6] 李清萍,薛松,吴国庆.热敏灸配合耳穴压豆治疗慢性肾衰患者失眠的临床观察及护理[J].光明中医,2015,30(5):
    1022-1024.

[7] 何竞,张华,张俊,等.热敏灸结合天王补心汤治疗阴虚火旺型亚健康失眠30例[J].中国中医药现代远程教育,2014,12
    (4):44-45.

[8] 张月腾.热敏灸治疗心脾两虚型肿瘤相关性失眠的临床研究[D].广州:广州中医药大学,2017.

[9] 宋春花,张庆生,罗玉龙,等.热敏点灸法结合心理疗法治疗失眠的临床研究[J].科技信息,2010,27(17):411.

[10] 吴凡伟,李耀龙.热敏灸配合中药治疗失眠30例[J].针灸临床杂志,2010,26(10):22-23.

抑郁症

抑郁症归属于中医学"郁证"的范畴,以显著而持久的心境低落为主要临床特征,且心境低落与其处境不相称,是心境障碍的主要类型。我国抑郁症患病率在3%~5%,30年间,报道的抑郁症发病率暴增10~20倍,现在仍然呈上升趋势。抑郁症造成的伤残位居各类疾病之首;抑郁症造成的疾病负担列为全球疾病总负担第4位。中医学认为,郁证的常见病因为情志失调,体质因素。基本病机为气机郁滞导致肝失疏泄、脾失健运、心失所养,脏腑阴阳气血失调。病位主要在肝,但可涉及心、脾、肾。

1. 临床表现

其主要表现为心境低落与其处境不相称,情绪的消沉可以从闷闷不乐到悲痛欲绝、自卑抑郁,甚至悲观厌世,可有自杀企图或行为,甚至发生木僵;部分病例有明显的焦虑和运动性激越;严重者可出现幻觉、妄想等精神病性症状。每次发作持续至少2周以上,长者甚或数年,多数病例有反复发作的倾向,每次发作大多

数可以缓解,部分可有残留症状或转为慢性。

2. 辅助检查

① 主观量表评价:Self-Rating抑郁自评量表(Self-rating depression scale, SDS)、汉密尔顿抑郁量表(Hamilton depression scale, HAMD)、Montgomery-Asber抑郁量表(Montgomery-Asberg depression rating scale, MADS)、Beck抑郁问卷(Beck depression inventory, BDI)。② 实验室检查:迄今为止,尚无针对抑郁障碍的特异性检查项目。因此,目前的实验室检查主要是为了排除物质及躯体疾病所致的抑郁症。有2种实验室检查具有一定的意义,包括地塞米松抑制试验和促甲状腺素释放激素抑制试验。

3. 常用敏化穴及适宜刺激方式

现有2篇[1-2]抑郁症穴位敏化的相关文献报道,对涉及的14个敏化穴位进行文献计量学分析,发现出现穴位敏化的穴位主要集中于头部及督脉,出现频次2次的穴位仅有百会。文献也提示,可选择位于头部或督脉上的腧穴,采用热敏灸方法治疗抑郁症,其灸感较容易直入脑府,气至病所,具有较强的通调督脉、醒脑开窍的特异性,疗效明显优于普通针刺

方法。

【应用举隅】

许金水等[2]观察艾灸热敏化穴位治疗对比常规针刺治疗抑郁症的疗效差异。首先进行热敏化穴位的探查：患者充分暴露上印堂、大椎、风府、百会、神庭、印堂、涌泉穴区，用点燃的纯艾条分别在上述穴区，距离皮肤 3 cm 左右处施以温和灸，当施灸部位出现灸热的渗透、扩散或传导等现象，该点即为热敏化穴位，并标明所在位置。然后分别在上述已探明的热敏化穴位上实施艾条悬灸，要求施灸时出现灸热的渗透、扩散或传导等敏化现象，直至这些现象消失为 1 次治疗过程，每日 1 次，10 次为 1 个疗程，共治疗 3 个疗程，每疗程间隔 2 日。治疗结束后发现热敏灸组 HAMA 评分为显著低于常规针刺组，且有效率高达 97.5%。

参考文献

［1］ 邓科穗,黄国民,饶婷,等.腧穴热敏化艾灸配合心理调节治疗抑郁症 158 例[J].江西中医药,2011,42(5)：61-62.
［2］ 许金水,许茜,徐星凯,等.热敏化灸疗法治疗抑郁症 40 例[J].江西中医药大学学报,2015,27(2)：68-70.

第二节 · 骨骼肌肉系统疾病

颈椎病

颈椎病又称"项痹"，归属于中医学"痹证""痿证""项强""颈肩痛"的范畴，是颈椎椎间盘退行性改变及其继发病理改变及其周围组织结构（神经根、脊髓、椎动脉、交感神经等）出现相应的临床表现。可根据受累组织和结构的不同，分为颈型（软组织型）、神经根型、脊髓型、交感型、椎动脉型、其他型。颈椎病的发生率为 13.1%，并有上升趋势。《证治准绳》曰："颈项强急之证，多由邪客三阳经也，寒搏则筋急，风搏则筋弛，左多属血，右多属痰。"

1. 临床表现

其主要表现以头枕、颈项、肩背、上肢等部位疼痛为主，并可伴有进行性肢体感觉和功能障碍。颈型（软组织型）以颈项强直、疼痛为主，可有整个肩背疼痛发僵，颈项部活动受限，也可出现头晕症状；神经根型最早出现颈痛和颈部发僵，伴有上肢放射性疼痛或麻木，后期出现患侧上肢感觉和活动障碍；脊髓型多数患者早期出现一侧或双侧下肢麻木、沉重感，断而出现行走困难等运动功能障碍，上肢出现一侧或双侧麻木、疼痛，双手无力，精细动作难以完成，严重者甚至不能自己进食；交感型以头晕或眩晕、头痛或偏头痛为主，伴有眼耳鼻喉部、胃肠、心血管症状；椎动脉型以发作性眩晕，复视伴有眼震，下肢突然无力猝倒但神志清楚，偶有肢体麻木、感觉异常，可出现一过性瘫痪、发作性昏迷。

2. 辅助检查

（1）体征检查：根据不同证型可出现前屈旋颈试验阳性、椎间孔挤压试验阳性、椎间孔分离试验阳性、臂丛牵拉试验阳性、上肢后伸试验阳性、旋颈试验阳性、双侧颈静脉加压试验阳性。

（2）影像学检查：影像学检查不仅可以帮助确诊颈椎病，而且有助于评估病理分型，评价疾病进展性和治疗效果。颈椎病的影像学表现主要有：① 颈椎生理曲度异常，变小、变直和反弓；② X线上表现的颈椎序列不良，连续性中断；③ 颈椎前后纵韧带及项韧带的条状钙化或骨化影，CT 较 X 线片能够更好地显示黄韧带的肥厚或钙化；④ CT、MRI 观察到的椎体骨赘，钩椎关节退变增生肥大、椎小关节退变；⑤ 椎间盘变性、突出，椎间隙变窄，可见脊神经根或脊髓受压；⑥ 椎管、侧隐窝、椎间孔狭窄；⑦ 椎动脉 DSA、CTA、MRA、CDFI 主要表现为椎动脉直行部的受压、移位、迂曲、狭窄、闭塞等改变。

3. 常用敏化穴及适宜刺激方式

现有 36 篇[1-36]颈椎病穴位敏化的相关文献报道，对涉及的敏化穴位进行文献计量学分析，出现敏化频次较高的穴位集中在颈肩部，出现频次 10 次及以上的穴位由高到低依次为阿是穴（28）、风池（12）、大椎（10）、夹脊穴（10）。颈椎病患者穴位痛敏化和热敏化现象普遍存在，刺激方式以热敏灸、针刺压痛点、推拿为主。可给予以上易敏化穴位适宜的干预措施。

【应用举隅】

李敏等[30]于患者百会、风府、风池、大椎、颈夹脊等处施行热敏灸，并进行临床疗效评价。具体操作如下：对穴位热敏高发部位进行回旋、雀啄、往返、温和灸操作，先行回旋 2 min 温通局部气血，继以雀啄灸 1 min 加强敏化，循经往返灸 2 min 激发经气，再施以温和灸发动感传，开通经络。探查到热敏化腧穴后，在此穴区予以定点悬灸，直至感传现象消失为 1 次施灸剂量。治疗组每日治疗 1 次，10 次为 1 个疗程，每疗程间隔 1 日，治疗 2 个疗程。

参 考 文 献

［1］ 于杰，朱立国，房敏，等.神经根型颈椎病压痛部位分布及其与神经节段的关系［J］.环球中医药,2011,4(4)：250－252.

［2］ 戴琳俊，李丹丹.腕踝针治疗神经根型颈椎病 30 例［J］.湖南中医杂志,2013,29(5)：78－80.

［3］ 董文克，林晓辉.针刺斜方肌起止点相关穴位治疗颈型颈椎病临床观察［J］.中国针灸,2012,32(3)：211－214.

［4］ 李丰军，衣华强，姚朋华，等.不同配穴方法针刺治疗颈型颈椎病 90 例疗效评价［J］.中医杂志,2008(11)：998－1000.

［5］ 李艳，吴耀持，范兴良.基于腋神经分布针刺治疗神经根型颈椎病肩臂痛临床研究［J］.中国针灸,2016,36(2)：135－138.

［6］ 陆永辉.《灵枢》恢刺法治疗颈型颈椎病疗效观察［J］.中国针灸,2013,33(1)：20－24.

［7］ 沐榕，白艺琪，王宇福.电针颈三针用于颈型颈椎病治疗的临床观察［J］.中国康复医学杂志,2015,30(4)：389－390.

［8］ 彭冬青，刘云霞，董玉喜，等.贺氏针灸三通法治疗神经根型颈椎病的临床研究［J］.北京中医,2009,28(1)：36－38.

［9］ 王升旭，赖新生，李树成.电针夹脊穴治疗颈椎病的临床研究［J］.针刺研究,1999(3)：3－5.

［10］ 张建强，荣姗姗.针刺规律性阿是穴治疗颈型颈椎病临床研究［J］.中国针灸,2013,33(S1)：31－34.

［11］ 周娅妮，黄月莲，易光强，等.分经针灸治疗神经根型颈椎病：随机对照研究［J］.中国针灸,2016,36(6)：587－590.

［12］ 庄子齐.电针郄穴为主对血瘀型颈椎病疗效及血液流变学的影响［J］.上海针灸杂志,2005(11)：6－8.

［13］ 马广昊，顾群.火针焠刺治疗神经根型颈椎病的临床研究［J］.中医学报,2010,25(6)：1205－1207.

［14］ 赵明华.火针疗法治疗颈型颈椎病的临床研究［D］.广州：广州中医药大学,2013.

［15］ 贵树华，钟昌树.温针灸为主治疗神经根型颈椎病 62 例［J］.针灸临床杂志,2001(3)：37－38.

［16］ 黄月莲.分经辨治神经根型颈椎病 30 例［J］.中国针灸,2011,31(9)：851－852.

［17］ 李刚.双针结合实按灸治疗神经根型颈椎病［J］.四川中医,2002(11)：74－75.

［18］ 刘明远.朱氏针刀松解术治疗神经根型颈椎病的临床研究［J］.河北中医,2007(8)：733－735.

［19］ 张悦，岳群，郭文辉.经筋理论指导小针刀治疗神经根型颈椎病的疗效观察［J］.针灸临床杂志,2017,33(11)：43－46.

［20］ 陈梅，施晓阳，李玉堂.针刀与针刺、牵引治疗神经根型颈椎病的对照研究［J］.上海针灸杂志,2005(7)：5－6.

［21］ 董万涛，宋敏，蒋宜伟，等."柔筋养精"手法治疗椎动脉型颈椎病临床研究［J］.中华中医药杂志,2014,29(7)：

2294 - 2297.

[22] 纪清,赵国红,徐旭.按揉类手法干预颈型颈椎病的近期疗效评价[J].吉林中医药,2009,29(4):310 - 311.

[23] 李进."三步法"推拿治疗神经根型颈椎病52例[J].上海中医药杂志,2002(4):20 - 21.

[24] 乔松,高扬.颈椎夹脊痛点揉拨法配合牵引治疗神经根型颈椎病的疗效观察[J].湖北中医杂志,2011,33(4):21 - 23.

[25] 曾顺福.针灸、推拿结合颈椎牵引对神经根型颈椎病患者痛感缓解及hs - CRP、IL - 8、P物质的影响[J].湖南师范大学学报(医学版),2017,14(5):46 - 49.

[26] 林桂红,许淑仙.针灸联合疗康复在颈椎病治疗中的应用研究[J].护理研究,2017,31(24):3010 - 3013.

[27] 孙春艳.综合疗法治疗颈型颈椎病76例观察[J].实用中医药杂志,2004(11):642 - 643.

[28] 边晓东,罗开涛,楼志勇,等.针刺结合热敏灸治疗神经根型颈椎病疗效观察[J].上海针灸杂志,2012,31(10):736 - 737.

[29] 陈日新,陈明人,黄建华,等.热敏灸治疗椎动脉型颈椎病灸感与灸效关系的临床观察[J].江西中医药,2011,42(1):48 - 49.

[30] 李敏,田弯弯,李开平.热敏灸结合项七针治疗椎动脉型颈椎病临床观察[J].中国中医骨伤科杂志,2015,23(4):13 - 15.

[31] 罗开涛,高峰,占道伟,等.热敏灸与温针治疗椎动脉型颈椎病疗效对比观察[J].上海针灸杂志,2014,33(12):1135 - 1137.

[32] 唐福宇,王继,娄宇明,等.热敏灸法治疗神经根型颈椎病疗效观察[J].广西中医药,2013,36(4):32 - 33.

[33] 谢炎烽,阮永队,宁晓军,等.热敏灸治疗神经根型颈椎病疗效对照研究[J].中国针灸,2010,30(5):379 - 382.

[34] 张海华.热敏灸治疗颈型颈椎病的临床疗效观察[D].广州:广州中医药大学,2017.

[35] 周小平,林华,付勇,等.热敏灸不同灸量治疗椎动脉型颈椎病:随机对照研究[J].中国针灸,2014,34(5):461 - 464.

[36] 朱乐姗,张军.热敏灸治疗颈椎病颈痛60例临床观察[J].贵阳中医学院学报,2012,34(2):150 - 151.

肩关节周围炎

肩关节周围炎又称"漏肩风""五十肩",归属于中医学"肩痹"的范畴,是肩周软组织(包括肩周肌、肌腱、滑囊和关节囊等)病变引起的以肩关节疼痛和功能障碍为特征的疾病。常好发于40~70岁,发病率为2%~5%。《针灸甲乙经》记载有:"肩胛周痹,曲垣主之。肩痛不可举,引缺盆痛云门主之。"

1. 临床表现

其主要表现以逐渐加剧的持续性肩部疼痛为主,并伴有肩关节活动受限或见肌肉萎缩。疼痛呈酸重、静止痛,可向颈部和整个上肢放射,常因感受风寒、天气变化及劳累而诱发或加重,日轻夜重,肩前、后及侧部均有压痛;主动或被动外展、后伸、上举等功能明显受限;迁延日久可出现肩部肌肉萎缩。

2. 辅助检查

(1)体征检查:肩关节活动度(ROM)评定时,在某方向主动或被动活动受限,甚或自觉疼痛不适,提示肩关节及其周围组织有病变。此外,摸背或摸肩胛试验异常和摸耳试验等阳性均可诊断。

(2)影像学检查:X线摄片大多正常,部分患者可见骨质疏松,但无骨质破坏,可在肩峰下见到钙化阴影,或岗上肌腱、肩峰下滑囊钙化征。肩关节造影见关节囊变小。肩关节MRI检查可以确定肩关节周围结构信号是否正常,是否存在炎症,可以确定病变部位,但需与X线或CT检查结合鉴别诊断。

3. 常用敏化穴及适宜刺激方式

现有30篇[1-30]肩关节周围炎穴位敏化的相关文献报道,对涉及的敏化穴位进行文献计量学分析,出现敏化频次较高的穴位集中在肩关节局部,出现频次由高到低依次为阿是穴、手三里、颈夹脊、风门、肩髃、肩贞、肩前、臂臑、曲池、大椎。肩周炎患者穴位热敏化现象普遍存在,以局部腧穴和手阳明、足太阳经穴为主,刺激方式以热敏灸、针刺压痛点、火针、推拿为主。可给予以上易敏化穴位适宜的干预措施。

【应用举隅】

刘婷等[17]寻找病患肩关节及其附件最痛处或压痛点的阿是穴 3 个,选用 0.35 mm×25 mm 规格不锈钢毫针在酒精灯上加热烧红,待针尖针身白亮通红时快速准确刺入阿是穴,刺入深度为 0.5~0.9 寸,随即快速拔出,用消毒干棉球轻按针孔片刻。隔日治疗 1 次,12 日为 1 个疗程。治疗结束后发现总有效率为 93.3%。

参 考 文 献

[1] 邓根,易宝秀,张娟,等.热敏灸治疗肩周炎临床研究概况[J/OL].辽宁中医杂志,2020,47(11):203-205.

[2] 冯柳,樊旭.针刺激痛点治疗肩周炎的临床疗效及其作用机制[J].检验医学与临床,2020,17(3):378-381.

[3] 王冠羽.针刺肌筋膜触发点阻滞疗法在肩周炎治疗中的应用效果[J].内蒙古中医药,2019,38(12):108-109.

[4] 史琳琳,刘娟.激痛点齐刺为主对急性期肩周炎患者镇痛效应及功能活动度的影响[J].湖南中医杂志,2019,35(11):71-73.

[5] 刘华宇.热敏灸对肩周炎患者肩关节功能及前屈活动度的影响[J].中国民间疗法,2019,27(16):9-10.

[6] 冯赵慧子,幸小玲,刘培培.热敏灸配合针刺治疗肩周炎的临床疗效观察[J].江西中医药大学学报,2019,31(3):64-67.

[7] 宁娜.阳性点持续移位手法治疗肩周炎的疗效观察和护理体会[J].中医外治杂志,2018,27(6):50-51.

[8] 张铭金.刃针结合热敏灸治疗肩周炎的临床观察[J].中国中医药现代远程教育,2018,16(23):136-137.

[9] 吕红梅.超声引导下结筋病灶点注射治疗肩关节周围炎急性期临床研究[D].沈阳:辽宁中医药大学,2018.

[10] 郑嵩.饱和量热敏灸治疗肩周炎 60 例[J].浙江中医杂志,2018,53(4):241.

[11] 邢运.动痛点运动针法治疗肩周炎的临床疗效观察[D].成都:成都中医药大学,2018.

[12] 向娜,曹锐.针刺激痛点治疗肩周炎随机平行对照研究[J].实用中医内科杂志,2018,32(2):71-73.

[13] 欧阳莉.热敏灸联合"合谷刺法"与温灸针"合谷刺法"在治疗肩周炎的疗效对比分析[J].广州医药,2017,48(6):75-78.

[14] 涂国卿,邹来勇,曹耀兴,等.热敏灸结合平衡针治疗肩周炎 60 例[J].中国中医药现代远程教育,2017,15(19):119-121.

[15] 李敏仪.探讨热敏灸配合康复操护理在肩周炎中的应用效果[J].内蒙古中医药,2017,36(15):170-171.

[16] 谢凤云.热敏灸配合康复操护理在肩周炎患者中的应用[J].齐鲁护理杂志,2016,22(19):27-28.

[17] 刘婷,肖铜,刘建武.火针痛点治疗肩周炎 30 例临床观察[J].中医杂志,2016,57(17):1497-1499.

[18] 叶丽玮.热敏灸治疗肩周炎(风寒湿型)临床疗效观察[D].济南:山东中医药大学,2016.

[19] 谭奕.热敏灸疗法治疗风寒湿型肩周炎的临床研究[D].广州:广州中医药大学,2016.

[20] 林裕杰.毫火针针刺结筋病灶点治疗肩周炎疗效观察[D].广州:广州中医药大学,2016.

[21] 沈龙,仇琳,赵侃如,康华,纪均.压痛点强刺激推拿配合药物注射治疗肩周炎的疗效[J].上海医学,2015,38(6):493-496.

[22] 亓秀娟,高淑红.针刺阳性筋结点治疗肩周炎临床观察[J].西部中医药,2014,27(9):131-133.

[23] 李伟.热敏灸配合三痹汤治疗肩周炎的疗效观察[J].中国实用医药,2013,8(17):167-168.

[24] 周忠群,王喜连,陈素昌,等.痛点射频热凝治疗肩周炎临床观察[J].现代医药卫生,2013,29(10):1537-1538.

[25] 谢凤云,谢小兰,吴敏仪.生命力保养配合热敏灸治疗肩周炎疼痛的效果观察[J].现代中西医结合杂志,2013,22(6):600-601.

[26] 郭红波,潘洁玲.热敏灸治疗肩周炎临床疗效观察[J].新中医,2012,44(5):112-113.

[27] 邓艳桃.热敏灸治疗肩周炎的临床疗效观察[D].广州:广州中医药大学,2012.

[28] 赵义造,郑士立,宋丰军.热敏点灸对肩周炎急性期患者 CRP、NO 水平及疗效的影响[J].福建中医药,2010,41(2):26-28.

[29] 宁飞,李振,张子丽,等.针刺敏感点治疗肩关节周围炎临床观察[J].中国中医药信息杂志,2009,16(10):56-57.

[30] 陈小玲,简清梅,杨贤海.热敏灸配合中药熏蒸治疗肩周炎 50 例[J].中国中医药科技,2009,16(1):24.

肱骨外上髁炎

肱骨外上髁炎,亦称肱桡关节滑囊炎、肱骨外髁骨膜炎、网球肘,归属于中医学"伤筋""痹证"的范畴,是一种前臂伸肌起点的慢性牵拉伤导致肘关节外上髁局限性疼痛,并影响臂腕功能的慢性劳损性疾病。好发于30~50岁,男女患病率均等。《灵枢·周痹》云:"风寒湿气,客于外分肉之间,迫切而为沫,沫得寒则聚,聚则排分肉而分裂也,分裂则痛……独居分肉之间,真气不能周,故命曰周痹。"

1. 临床表现

其主要表现为肘关节外侧疼痛,疼痛呈持续进行性加重,可向前臂外侧放射。用力握拳及前臂做旋前伸肘动作(如拧毛巾、扫地等)时可加重,局部有多处压痛,而外观无异常。

2. 辅助检查

(1)体征检查:检查时局部无红肿,关节功能不受限,肱骨外上髁有局限性压痛,仔细检查可发现敏感的压痛点。握掌、伸腕及旋转动作可引起肱骨外髁处疼痛加重,前臂抗阻力旋后试验阳性。

(2)影像学检查:X线检查一般无异常变化,有时可见钙化阴影、肱骨外上髁粗糙、骨膜反应等。

3. 常用敏化穴及适宜刺激方式

现有15篇[1-15]肱骨外上髁炎穴位敏化的相关文献报道,对涉及的敏化穴位进行文献计量学分析,出现穴位敏化频次较高穴位集中在肘关节局部,出现频次由高到低依次为阿是穴、手三里、曲池、尺泽,发现多采用局部阿是穴、压痛点及筋膜触发点治疗。常见的刺激方式包括热敏灸、温针灸、穴位按压等,可给予以上易敏化穴位适宜的干预措施,5~7次为1个疗程。

【应用举隅】

孙凌蓉[9]通过热敏灸疗法治疗肱骨外上髁炎,具体操作如下:用点燃的清艾条在患者肘部距离皮肤2~3 cm处施行温和灸法,以无灼痛感为度。回旋、往返、雀啄灸依次序施灸,每种手法1 min,反复重复2~3遍,灸至皮肤潮红为度。在艾热的刺激下,施灸部位会产生6种灸感,即透热、扩热、传热、局部不(微)热远部热、表面不(微)热深部热、其他非热感觉,当患者感受到1种或1种以上灸感就表明该部位已发生热敏化,即为热敏穴位。施行温和灸直至热敏现象消失为一次施灸剂量。对完成1次治疗的施灸时间因人而异,一般10~120 min,标准为热敏灸感现象消失为度。每日1次,7次为1个疗程。治疗1~2个疗程后统计疗效,发现于以上穴位施行热敏灸疗法的治愈率达93.3%。

参 考 文 献

[1] 杨丹,刘书芳,娄镇,等.筋膜触发点针刺疗法与体外冲击波治疗网球肘的疗效对比研究[C].第十一届全国体育科学大会论文摘要汇编,2019:2.

[2] 杨朝美,任洪青.温针灸压痛点配合经验穴治疗肱骨外上髁炎36例[J].临床医药文献电子杂志,2019,6(21):91.

[3] 谭万清.热敏灸联合针刺治疗肱骨外上髁炎的临床研究[D].广州:广州中医药大学,2016.

[4] 王国良,王丽芸,曹玉昆,等.小圆肌与局部痛点联合阻滞治疗肱骨外上髁炎疗效观察[J].中国疗养医学,2014,23(10):921-922.

[5] 张勇.痛点精确定位封闭加针刀疗法治疗肱骨外上髁炎[J].中国疗养医学,2014,23(1):30-31.

[6] 吴晓娟,杨丽.用围针刺加热敏灸治疗网球肘30例的临床疗效观察[J].求医问药(下半月),2013,11(6):194.

[7] 章允刚,章允志,陈雷雷,等.斜刺肌筋膜激痛点治疗复发性肱骨外上髁炎[J].中医正骨,2013,25(3):64-65.

[8] 李江,杨阳.针刀结合局部痛点持续按压治疗网球肘疗效分析[J].实用中医药杂志,2012,28(8):638-639.

[9] 孙凌蓉.热敏灸疗法治疗肱骨外上髁炎15例[J].实用中医药杂志,2012,28(2):130.

[10] 周瑞堂.温针灸压痛点治疗肱骨外上髁炎31例[J].陕西中医,2009,30(10):1383-1384.

[11] 楼国华.利用触发点疼痛原理进行肱骨外上髁炎诊断与治疗[J].医学研究杂志,2007(9):101-103.

[12] 李晓明,栾永红.按摩点穴结合梅花针治疗肱骨外上髁炎38例[J].北京中医药大学学报(中医临床版),2005(3):27-28.

[13] 何永昌.阿是穴小瘢痕灸治疗肱骨外上髁炎疗效分析[J].中国针灸,2002,22(S1):102-103.

[14] 董秀阁.强刺激背部压痛点为主治疗肱骨外上髁炎13例小结[J].按摩与导引,2000(3):32-33.

[15] 柳耀芳.尺泽透痛点治疗肱骨外上髁炎[J].山东中医杂志,1995(2):88.

腱鞘囊肿

腱鞘囊肿归属于中医学"筋结""筋聚"或"筋瘤"的范畴,是指关节附近的腱鞘内滑液增多,发生囊性疝出而形成的囊肿。好发部位以腕背、足背及指、趾附近为主。中医学认为,本病多因劳累过度,外伤筋脉,而致筋脉不和,气血运行不畅,阻滞筋脉络道所致。

1. 临床表现

其主要表现为腕背部或足背部出现半球形囊性肿物,高出皮肤,触之有弹性或质地坚韧,边界清楚,活动度好,无明显自觉症状,压之稍有酸痛感,关节功能不受影响或轻度受限。

2. 辅助检查

(1)体征检查:一般无明显阳性体征,有时局部轻压痛。部分可触及软组织包块。

(2)影像学检查:X线片是常规检查,显示出病灶通常邻近关节面,表现为边界清楚,有硬化缘的囊样破坏区,病灶无骨膜反应及软组织肿块,骨性关节面保持完整,关节间隙无明显改变,关节无明显退行性改变。CT检查时病变较X线平片清楚,可以显示病变与关节腔的关系。MRI检查时显示出病灶为圆形、类圆形异常信号囊腔,多有厚薄不一的骨皮质样长T1、短T2信号边缘;囊腔内因所含成分不同,可呈长T1、长T2水样信号,长T1、短T2纤维组织信号,长T1、短T2气体信号或混合存在。

3. 常用敏化穴及适宜刺激方式

现有4篇[1-4]腱鞘囊肿穴位敏化的相关文献报道,对涉及的敏化穴位进行分析,发现多采用局部阿是穴、压痛点治疗。现有文献中暂无其他敏化穴位的文献记载。

【应用举隅】

姜会枝等[3]于阿是穴施行艾灸手法,并进行临床疗效评价。具体操作如下:取大小适中的姜片数片,中间以针穿刺数孔,并在姜片上置底直径约3 cm、高约3 cm的艾绒,点燃顶端施灸。当艾绒燃尽后,可易炷再灸,以皮肤潮红为度,每次20 min。每日1次,经1~2周治疗,患者腱鞘的囊肿消退,疼痛等神经压迫症状消失,手背部、腕关节无明显功能障碍。

参考文献

[1] 项芳健,黄正仲,徐伟国.针刺抽吸封闭结合中药外敷治疗腱鞘囊肿临床观察[J].新中医,2015,47(6):123-125.

[2] 范亚朋,苏春娟,刘娟.针灸治疗腱鞘囊肿概况[J].湖南中医杂志,2014,30(5):175-176.

[3] 姜会枝,李小华,袁晓雪.艾灸阿是穴治疗腱鞘囊肿[J].中国社区医师(医学专业),2011,13(12):176.

[4] 刘喜德,张金禄,叶丽红,等.蜂针疗法治疗关节病举隅[J].中华中医药学刊,2010,28(8):1637-1639.

肌筋膜炎

肌筋膜炎又称肌筋膜综合征、肌筋膜纤维组织炎或肌肉风湿病,归属于中医学"筋伤""筋痹"的范畴,是一种产生于肌肉与筋膜之间的无菌性非特异性炎症。可发生于全身各个部位,多见于腰部、髂骨后嵴及肩胛区域。《灵枢·五癃津液别》曰:"寒留于分肉之间,聚沫而为痛。"《灵枢·四时气》曰:"病在筋,筋挛节痛,不可以行,名曰筋痹。"

1. 临床表现

其主要表现为慢性持续性酸胀痛或钝痛,甚至可伴有麻木感,有时可触到肌筋膜结节。疼痛呈紧束感或重物压迫感,在维持某一姿势过久后症状加重,但稍事活动后又立见减轻,局部肌肉紧张、发硬,有一定的压痛点。

2. 辅助检查

(1)体征检查:一般无明显阳性体征,局部压痛,有时可触到肌筋膜结节。

(2)影像学检查:X线检查多正常。红外热像图显示肌筋膜炎患者局部的温差及患侧与邻区温差明显高于正常人,红外热像为异常或明显异常。

3. 常用敏化穴及适宜刺激方式

现有10篇[1-10]肌筋膜炎穴位敏化的相关文献报道,对涉及的敏化穴位进行分析,发现多采用局部阿是穴、压痛点、对应节段夹脊穴治疗。肌筋膜炎患者穴位形敏化、痛敏化、热敏化现象普遍存在,常在局部皮下触及结节,且压痛明显。现有文献中暂无其他敏化穴位的文献记载,常见的刺激方式包括热敏灸、针刀、浮针等。可给予以上易敏化穴位适宜的干预措施,5~7次为1个疗程。

【应用举隅】

滕金艳等[3]采用浮针扫散结合再灌注活动进行治疗,于患者患侧腰部、臀部和下肢各寻找一个痛敏点,依据先远端后近端的原则,在距痛敏点6 cm处采用中号浮针常规消毒后刺入皮下,向痛敏点轻推浮针,使其在皮下疏松结缔组织中向前推进,当针体全部进入皮下后退回针尖,使用针体做扇形扫散运动,频率为50次/min,扫散同时嘱患者做患肌再灌注活动。每块患肌再灌注10 s,休息2 min后再行1次。2日行1次,治疗6次为1个疗程。总有效率为92%。

参考文献

[1] 胡千华,李桂凤,权建强,等.浮针疗法在项背肌筋膜炎治疗中的临床疗效分析[J].中国当代医药.2020,27(10):162-165.

[2] 刘宪国.刺络放血配合艾灸疗法对腰背肌筋膜炎患者疼痛症状及功能障碍指数的影响[J].基层医学论坛,2020,24(14):1938-1939.

[3] 滕金艳,丁德光,黄国付,等.浮针治疗腰臀肌筋膜炎50例[J].中国中医骨伤科杂志,2017,27(9):62-64.

[4] 王敏,董宝强.经筋灸法治疗腰背肌筋膜炎随机对照研究[J].中医药临床杂志,2020,32(5):959-963.

[5] 张丁.内热针治疗胸背部肌筋膜炎的临床效果[J].临床合理用药,2020,13(1C):138-140.

[6] 张英,李晶晶,康明非.热敏灸与辨证穴位灸治疗背肌筋膜炎临床随机对照观察[J].针灸临床杂志,2017,33(3):40-43.

[7] 冉维佳,于洋.针刺结筋病灶点治疗腰背肌筋膜炎[J].中医学报,2019,34(11):2454-2458.

[8] 王梅,白妍,车桂彦.针刺联合内热针治疗项背肌筋膜炎31例[J].中国中医药科技,2020,27(4):661-662.

[9] 韦晔,葛恒清,李开平,等.针刀结合热敏灸治疗腰背肌筋膜炎的临床效果[J].中国医药导报,2019,16(27):159-163.

[10] 邹军,宗懿,付芳,等.中药敷贴热敏穴位治疗颈肩肌筋膜炎临床研究[J].亚太传统医药,2019,15(7):153-156.

急性腰扭伤

急性腰扭伤又称"闪腰""岔气",归属于中医学"腰部伤筋"的范畴,是指腰部肌肉、筋膜、韧带等软组织因外力作用突然受到过度牵拉而引起的急性撕裂伤。好发于各个年龄段,以中老年人为主。《金匮翼》曰:"瘀血腰痛者,闪挫及强力举重得之。一身之要,屈伸俯仰,无不由之,若一有损伤,则血脉凝涩,经络壅滞,令人卒痛不能转侧,其脉涩,日轻夜重者是也。"

1. 临床表现

其主要表现以腰部疼痛、活动受限为主。痛点固定,伤处皮色可发红或青或紫,腰部僵硬,患者常呈强迫或被迫性姿势。

2. 辅助检查

(1)体征检查:损伤局部可见肿胀、青紫;触之可触及条索状肌肉,存在轻度隆起可能,局部肤温多正常;因保护性体位,多以前屈为主,腰部脊柱生理弧度减轻或消失,伴有轻度侧弯,腰部以上多偏向患侧。

(2)影像学检查:X线摄片大多正常,腰椎生理弧度可见改变,无其他明显阳性改变。

3. 常用敏化穴及适宜刺激方式

现有12篇[1-12]急性腰扭伤穴位敏化的相关文献报道,对涉及的敏化穴位进行分析,出现穴位敏化频次较高穴位集中在腰部局部,以阿是穴和压痛点为主,出现频次由高到低依次为阿是穴、肾俞、大肠俞、委中、腰痛穴。急性腰扭伤患者穴位痛敏、热敏现象普遍存在,现有文献中暂无其他敏化穴位的文献记载。常见的刺激方式包括热敏灸、电针等,可给予以上易敏化穴位适宜的干预措施,5~7次为1个疗程。

【应用举隅】

胡正喜等[9]于阿是穴、皮下硬结、条索状物处等反应物部位施行热敏灸,并进行临床疗效评价。具体操作如下:用点燃的艾条,在上述部位为中心、3 cm为半径的范围内,距离皮肤3~5 cm。施行回旋灸、雀啄灸和温和灸,嘱患者情绪放松,呼吸和缓,意守施灸点,当患者感受到艾热发生透热、扩热、传热、局部不热远部热、表面不热深部热或其他非热感觉,如施灸部位或远离施灸部位产生酸、胀、压、重、痛、麻、冷等感觉时,此点即为热敏化穴,重复上述步骤,直至所有的热敏化穴被探查出,选择2~4个最敏感穴位予以灸疗。在热敏穴先施以回旋灸打基础,继之雀啄灸加强灸量、激发经气,再温和灸温通经络。灸量根据热敏穴完成一次治疗剂量的施灸时间,因人而异,一般从数分钟至1 h不等。每日治疗1次,3次为1个疗程。治疗结束后发现于以上穴位施行热敏灸疗法其治愈率达81.3%。

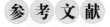

参 考 文 献

[1] 潘贵超,杨屾.应用铍针治疗臀上皮神经卡压型急性腰扭伤的临床疗效观察[J].中国社区医师,2018,34(35):82-83,85.

[2] 覃佐爱,吴清明,尹程琳,等.蜂针阿是穴治疗急性腰扭伤临床疗效观察[J].中医药通报,2018,17(1):38-40.

[3] 黄业雄,卢嘉欢,罗威,等.经筋理论指导针灸治疗急性腰扭伤80例镇痛效果观察[J].蛇志,2017,29(2):212-213.

[4] 王林,潘良德,孙亚林,等.电针阿是穴配合傍针刺法对急性腰扭伤患者疼痛及腰椎活动度的影响[J].湖北中医杂志,2016,38(4):67-69.

[5] 于蓝,郜浩清.郜浩清运用圆利针治疗急性腰扭伤经验[J].中医药导报,2015,21(10):43-44.

[6] 杜录宏.火针治疗急性腰扭伤80例[J].中医外治杂志,2013,22(6):13.

[7] 陈京明,孙国庆.中医传统手法治疗急性腰扭伤[J].中国民间疗法,2013,21(1):17.

[8] 邢恒珍.针刺阿是穴配合肢体运动治疗急性腰扭伤26例[J].基层医学论坛,2012,16(5):602-603.

[9] 胡正喜,陈莉秋,范鹏,等.腧穴热敏化艾灸治疗急性腰扭伤32例[J].上海针灸杂志,2011,30(1):42.

[10] 周超.动痛点注射丹参治疗急性腰扭伤56例[J].黑龙江中医药,2010,39(6):23-24.

[11] 廖信祥,黎展文.穴位泻血疗法治疗急性腰扭伤临床研究[J].山西中医,2010,26(10):30-31.

[12] 孙继红.阿是穴四花刺治疗急性腰扭伤的临床研究[D].泸州:泸州医学院,2010.

腰肌劳损

腰肌劳损归属于中医学"腰痛""筋伤""痹证"等范畴,主要是指腰骶部肌肉、筋膜、韧带等软组织的慢性损伤,导致局部无菌性炎症,从而引起腰骶部一侧或两侧的弥漫性疼痛。随着现代生活质量提高及工作方式的改变,工作压力逐渐加大,腰肌劳损的患者趋于年轻化,运动员中较多见,青少年人群的发病率也越来越高。《诸病源候论·腰痛候》曰:"劳伤肾气,经络既虚……肾经血气相出腰痛。"

1. 临床表现

腰肌劳损是急性腰部扭伤后未能及时合理治疗,或长期积累性损伤,或因寒湿侵袭腰部,造成腰部韧带、筋膜、肌肉的慢性劳损,以腰痛发作与缓解反复交替、活动功能受限为主要临床表现。

2. 辅助检查

(1) X线检查:多无异常,少数可有骨质增生或脊柱畸形。

(2) 年老或骨质疏松患者检查,可选择ECT检查、骨密度检查。

3. 常用敏化穴及适宜刺激方式

现有83篇[1-83]腰肌劳损穴位敏化的相关文献报道,其中76篇使用电针、浮针、火针、刺络拔罐、艾灸、针刀等手段对阿是穴进行治疗,阿是穴主要分布在腰部膀胱经附近。7篇使用热敏灸,其中3篇具体热敏穴位不详,3篇在阿是穴的基础上探索热敏穴,在另外1篇使用热敏灸的研究中,涉及腰肌劳损的敏化穴位分别为上髎、次髎、中髎、下髎和十七椎。文献也提示,患者每周治疗5次,共治疗8周,可提高临床治疗效果。

【应用举隅】

谢丽华等[60]采用电针结合拔罐的方法治疗腰肌劳损,并进行临床疗效评价。具体操作如下:患者取俯卧位,全身放松,腰背部暴露。治疗时先依次针刺大肠俞、肾俞、膈俞、次髎、阿是穴、阳陵泉、委中。穴位消毒后,以1.5寸无菌针灸针直刺1寸,采用泻法,得气后加电针,选用疏密波,留针30 min,每日1次,7日为1个疗程。并辅以拔罐,在保暖和隐私遮挡的条件下,患者取俯卧位,在患者背部涂少量润滑油,选择腰背部两侧闪罐3个来回。沿督脉及膀胱经走向分别推罐3个来回。在腰背部两侧分别摇罐、抖罐3次。再次沿督脉及膀胱经走向分别推罐1个来回。取膀胱经1、2线,留罐10~15 min,每日1次,7日为1个疗程,1个疗程结束后进行疗效评价。治疗结束后发现于以上穴位拔罐的治疗有效率达 96.8%,且患者的腰部　疼痛情况得到了明显的改善。

参 考 文 献

[1] 才华,黄菁.银质针导热疗法对腰肌劳损的临床疗效观察[J].临床军医杂志,2012,40(4):903-905.

[2] 曾海辉,伍少玲,黄利荣,等.针刺结合火罐疗法对慢性腰肌劳损患者疼痛指数的影响[J].中国临床康复,2005(26):46-47.

[3] 陈宝伟.走罐配合手法治疗慢性腰肌劳损 117 例[J].浙江中医杂志,2009,44(5):368.

[4] 陈海生.火针治疗慢性腰肌劳损 45 例[J].云南中医中药杂志,1996(4):61.

[5] 陈娇凤.滞针合温和灸治疗腰肌劳损 60 例疗效观察[J].福建中医药大学学报,2013,23(3):54-55.

[6] 陈仁年,陈永斌.抑制法针刺阿是穴为主治疗腰肌劳损[J].针灸临床杂志,2010,26(8):13-15.

[7] 陈旭波,姜敏敏.理筋促通手法配合膀胱经走罐治疗慢性腰肌劳损及对患者疼痛视觉模拟评分的影响[J].山西医药杂志,2018,47(24):2923-2926.

[8] 陈耀龙,陈荣钟,陈淑慧,等.龙氏治脊手法结合圆利针斜刺治疗慢性腰肌劳损的临床研究[J].世界中医药,2014(9):788-791.

[9] 存伊娜.电针治疗腰肌劳损 48 例疗效观察[J].重庆医学,2007(2):162-163.

[10] 樊莉,徐振华,朱晓平.热敏灸治疗慢性腰肌劳损临床研究[J].江西中医学院学报,2007(5):61-62.

[11] 费英俊,赵光,商慧娟,等.银质针松解术治疗军事训练伤致慢性腰肌劳损的疗效分析[J].中国疗养医学,2017,26(2):116-118.

[12] 高邈.电针配合温和灸治疗腰肌劳损临床观察[J].吉林中医药,2012,32(8):839-841.

[13] 桂树虹,黄东勉,蔡燕.穴位埋线对比针刺加麦粒灸于相同穴位治疗慢性腰肌劳损急性疼痛的临床疗效差异分析[J].四川中医,2017,35(7):209-211.

[14] 郭继龙,程艳婷,冀来喜.磁圆梅针治疗腰肌劳损的临床疗效研究[J].山西中医学院学报,2017,18(3):20-22.

[15] 郭丽霞.温针灸配合走罐法治疗腰肌劳损疗效观察[J].江西中医药,2006(6):48.

[16] 韩博,韩超.康复训练配合针灸对慢性腰肌劳损的疗效观察[J].双足与保健,2019,28(9):22-23,36.

[17] 郝东岩,刘敏.踩跷配合电针治疗腰肌劳损 30 例[J].陕西中医,2005(3):260.

[18] 何芬,谢韶东,林俊达.针灸配合中药治疗慢性腰肌劳损对其疼痛程度及腰部功能障碍程度影响分析[J].辽宁中医药大学学报,2018,20(7):201-203.

[19] 赫书宏,李崖雪,毕秋颖,等.烧山火手法治疗寒湿型慢性腰肌劳损的临床观察[J].中医药信息,2019,36(5):102-106.

[20] 胡朝晖,杜金辉,毕忠艳.银质针导热疗法联合传统中医中药疗法治疗腰肌劳损 43 例疗效观察[J].中国疗养医学,2020,29(3):276-278.

[21] 黄泳,符仲华,王升旭,等.浮针疗法治疗慢性腰肌劳损 52 例[J].长春中医学院学报,2000(1):34-35.

[22] 姜加祥,宿绍敏,肖一宾.循经排针法治疗慢性腰肌劳损(寒湿型)106 例临床观察[J].中医药导报,2010,16(1):58-59.

[23] 姜少伟.2 种电针疗法治疗腰肌劳损的疗效观察[J].河北中医,2016,38(9):1389-1391,1440.

[24] 蒋晴,周文琪,唐宏智,等.热敏灸八髎穴联合十七椎穴位埋线治疗老年慢性腰肌劳损的疗效观察[J].四川中医,2018,36(6):189-192.

[25] 李宝东,张斌.针刺配合低频磁疗治疗腰肌劳损 81 例[J].中国民间疗法,2003(11):34.

[26] 李辉.甘姜苓术汤加味联合温针灸治疗慢性腰肌劳损寒湿型疗效观察[J].中医药临床杂志,2020,32(6):1174-1177.

[27] 李建军,郭碧芳.针灸联合中药封包对慢性腰肌劳损患者的效果观察[J].中国伤残医学,2013,21(11):94-95.

[28] 李胜活.小针刀联合推拿治疗慢性腰肌劳损的临床效果[J].河南医学研究,2019,28(15):2722-2723.

[29] 李章洋,陈康.独活寄生汤配合温针治疗腰肌劳损腰痛疗效分析[J].实用中医药杂志,2017,33(5):474-475.

[30] 李知行,唐凯婷,张琦,等.热敏灸治疗慢性腰肌劳损的疗效[J].中国老年学杂志,2018,38(24):6001-6003.

[31] 廖志华,周军.针罐疗法治疗慢性腰肌劳损 101 例[J].中国民间疗法,1999(7):3-5.

[32] 林鸿生,罗平,傅忠义.穴位注射疗法治疗运动员腰肌劳损 39 例[J].军事体育进修学院学报,2007(1):126-128.

[33] 林炜,王文彪.宣氏压痛点强刺激推拿疗法配合悬吊运动疗法治疗腰肌劳损 62 例[J].中医外治杂志,2010,19(4):34-35.

[34] 刘福斌,宋涛,徐久印.小宽针直刺阿是穴加拔罐放血治疗腰肌劳损[J].实用医药杂志,2011,28(6):502.

[35] 刘启雄,王学军.针推结合核心力量训练治疗腰肌劳损的临床观察[J].鄂州大学学报,2014,21(6):111-112.

[36] 刘长征.推拿配合艾灸治疗慢性腰肌劳损随机对照临床研究[J].宜春学院学报,2010,32(8):61,63.

[37] 罗姣,张万义,彭晓东.慢性腰肌劳损患者经针刺结合火罐疗法治疗后疼痛指数的变化及其干预效果观察[J].世界最新医学信息文摘,2016,16(30):112,115.

[38] 纳木恒,乌兰格日乐.辨证针刺加灸治疗腰肌劳损的疗效观察[J].内蒙古医学院学报,2004(3):209-210.

[39] 秦玉革,王峰,李梅,等.独刺大钟穴为主治疗虚证腰肌劳损疗效观察[J].上海针灸杂志,2011,30(11):749-752.

[40] 秦玉革,王峰,秦玉恒,等.意气针灸疗法综合治疗寒湿型腰肌劳损临床研究[J].中国针灸,2015,35(11):1117-1120.

[41] 宋春华,徐梦,陈梦媛,等.针刺结合放血拔罐治疗腰肌劳损的临床观察[J].针灸临床杂志,2015,31(8):17-18.

[42] 宋丰军,胡建锋,张红,等.理筋促通手法配合膀胱经走罐治疗腰肌劳损80例临床分析[J].辽宁中医杂志,2015,42(7):1248-1251.

[43] 宋剑英.热敏灸联合护理干预治疗慢性腰肌劳损的临床观察[J].临床合理用药杂志,2017,10(13):50-52.

[44] 宋理萍.针刺结合穴位注射治疗慢性腰肌劳损临床观察[J].新中医,2009,41(5):88-89.

[45] 孙力.围刺针法为主治疗慢性腰肌劳损[J].中国临床康复,2002(12):1822.

[46] 孙明子.穴位埋线治疗慢性腰肌劳损的疗效观察[J].赤峰学院学报(自然科学版),2017,33(1):42-43.

[47] 陶胜国.温针灸治疗运动员腰肌劳损疗效观察[J].吉林体育学院学报,2008,24(6):58-59.

[48] 滕春光.电针、刺血拔罐治疗腰肌劳损[J].中国临床康复,2003(26):3650-3651.

[49] 田荣娣.推拿结合火罐治疗慢性腰肌劳损34例[J].中国民间疗法,2012,20(10):29.

[50] 童翔.竖脊肌埋线治疗慢性腰肌劳损20例[J].广西中医药大学学报,2016,19(1):38-40.

[51] 王程,吕亚南,陈玉钊,等.经筋理论指导下毫火针治疗寒湿型腰肌劳损的临床效果[J].中国医药导报,2019,16(9):154-157.

[52] 王建国,闫洪涛,耿葆梁,等.银质针治疗腰肌劳损的临床疗效观察[J].人民军医,2011,54(9):804-805.

[53] 王秋林,夏保京,周文学,等.浮针结合电针治疗慢性腰肌劳损患者140例[J].中国临床康复,2005(47):138.

[54] 王思佳,林佳平,李琰异,等.针刺局部阿是穴腹部对应点治疗慢性腰肌劳损32例[J].中国针灸,2020,40(8):863-864.

[55] 王维娜,赵苗.温针灸联合八段锦治疗慢性腰肌劳损的临床观察[J].中国民间疗法,2020,28(4):38-40.

[56] 王维娜,赵苗.针灸联合腰部康复训练治疗慢性腰肌劳损效果观察[J].内蒙古中医药,2020,39(1):92-93.

[57] 夏立立,费宗奇,宋扬,等.初探皮部针法治疗腰肌劳损[J].云南中医学院学报,2014,37(4):42-44.

[58] 夏勇江,石育才.针刺治疗腰肌劳损68例[J].实用中医药杂志,2006(12):766-767.

[59] 谢碧玉,张丽云.腹针结合热敏灸治疗慢性腰肌劳损50例观察[J].实用中医药杂志,2014,30(9):864.

[60] 谢丽华,蔡灵波.电针配合平衡火罐治疗慢性腰肌劳损疗效观察[J].内蒙古中医药,2017,36(9):107-108.

[61] 熊波.营筋壮骨丸联合针灸治疗慢性腰肌劳损65例临床观察[J].中国民族民间医药,2015,24(23):59-60.

[62] 薛兵.中药配合针刺联合腰部力量康复训练对慢性腰肌劳损患者疼痛程度及腰部功能障碍的影响[J].光明中医,2020,35(10):1523-1525.

[63] 闫洪涛,支世宝,冯建来,等.银质针艾条加热疗法对飞行人员腰肌劳损的疗效分析[J].解放军预防医学杂志,2013,31(5):446-447.

[64] 闫庆旭.针罐并用配合封闭治疗腰肌劳损106例[J].现代中西医结合杂志,2002(4):355-356.

[65] 杨安府,吴勋仓,孟艳婷.皮针加走罐治疗腰肌劳损32例[J].中国针灸,2002(3):201.

[66] 杨元庆,李思,周星娅,等.调神止痛针法治疗慢性腰肌劳损的临床研究[J].内蒙古中医药,2019,38(3):62-64.

[67] 叶泽根,楼喜强.热敏灸联合运动疗法治疗慢性腰肌劳损的临床研究[J].中国现代医生,2019,57(35):114-117.

[68] 尹毅,王红.针刺按摩治疗腰肌劳损219例[J].针灸临床杂志,2001(6):22.

[69] 尤阳.中药热敷配合电针治疗寒湿型腰肌劳损的疗效观察[J].中国疗养医学,2012,21(8):713-714.

[70] 尤阳,孙晓军.针灸加TDP治疗腰肌劳损疗效观察[J].针灸临床杂志,2001(2):19.

[71] 於海燕.针刺结合耳压治疗腰肌劳损急性疼痛疗效研究[J].南京体育学院学报(自然科学版),2015,14(6):25-27.

[72] 于孟娜.理疗结合痛点注射治疗慢性腰肌劳损的疗效观察[J].中国疗养医学,2013,22(10):934.

[73] 云江兰.刺血治疗血瘀型腰肌劳损30例临床观察[J].中国民族民间医药,2020,29(14):124-126.

[74] 昝韬.穴位敷贴联合推拿治疗慢性腰肌劳损的临床观察[J].中医药导报,2016,22(5):59-60,63.

[75] 张华东.针灸、梅花针叩刺、拔罐、TDP治疗腰肌劳损70例[J].中医外治杂志,2007(4):18.

[76] 张菊阳,张兵.针刺加走罐治疗腰肌劳损临床疗效观察[J].中医临床研究,2011,3(1):23.

[77] 张忠山.热敏灸治疗腰肌劳损的研究[J].内江科技,2012,33(7):35.

[78] 赵凤,林德和.针刺拔罐结合治疗腰肌劳损55例[J].福建中医药,1996(2):43.

[79] 赵彦.对银质针治疗军事训练伤所致腰肌劳损的研究[J].全科口腔医学电子杂志,2019,6(18):166-167.

[80] 钟文,胡敏瑶,刘必来.埋线与小针刀治疗腰肌劳损120例临床观察[J].中医杂志,2010,51(S2):231-232.

[81] 朱以蔚,徐寒冰.大肠俞液体松解疗法治疗腰肌劳损84例[J].湖北中医杂志,1997(3):18.

[82] 宗秋林,陈明人,梁翔.热敏化穴悬灸疗法治疗腰肌劳损30例[J].江西中医药,2008,39(12):70.

[83] 邹瑜,姜仁建.经筋挑刺治疗腰肌劳损急性发作的临床研究[J].中国中医急症,2018,27(10):1768-1770.

腰椎间盘突出症

腰椎间盘突出症又称腰椎纤维环破裂症或腰椎髓核脱出症,是由于外力作用引起腰椎骨关节旋转、倾斜、错位,导致椎间盘突出椎间孔或椎管,刺激脊神经或脊髓;或因骨关节错位、椎间孔移位,导致神经根位移与椎间盘产生卡压,引起腰椎活动障碍、腰痛、下肢放射性痉挛痛。中医传统称"腰腿痛"或"腰胯痛"。国内的腰椎间盘突出症患者占国内总人数的15.2%,超过2亿人患病,其发病率持续上升,发病年龄从10余岁到80~90多岁,40岁左右为发病高峰,男女发病比例约3:1。腰椎间盘突出症是引起腰腿痛最常见的疾病,不仅给患者带来痛苦,而且也给家庭和社会带来沉重的经济负担。腰痛病因首在于素体亏虚,肾虚腰府失养,再加诸邪侵袭机体,或外伤、扭伤,导致机体气滞血瘀、经脉闭阻。其病机大致归为外邪侵袭、闪挫坠堕和肾气亏虚。《丹溪心法·腰痛》指出"腰痛主湿热……瘀血……痰积"。

1. 临床表现

反复发作的腰腿痛或单纯性腰痛或下肢放射痛。棘间及椎旁有固定压痛点,并向臀部及下肢放射,因咳嗽、喷嚏或翻身而加重。腰椎出现侧弯、平腰或后凸畸形,腰部活动受限,患肢可出现肌肉萎缩、受累神经根区的感觉减退或迟钝,踝及踇趾背伸力减弱。

2. 辅助检查

（1）X线检查:常规拍摄腰椎正侧位片。正位椎体有旋转,有时可见脊柱侧凸;侧位片可显示椎间隙变窄,椎曲弓顶距离变小甚至消失,椎曲变直。中老年患者多并有椎间盘退化、骨质增生,X线检查还可以除外骨关节的破坏、转移癌、骨结核、肿瘤、脊柱的先天畸形等。

（2）CT检查:目前已普遍作为该病的常规检查。CT检查有较大的诊断价值,可观察到突出物的直接影像及与神经根、硬膜囊的相邻关系,并可了解椎管容积、黄韧带、神经根管等情况。同时,还可以从横断面图像测量椎管和侧隐窝的容积。

（3）MRI检查:能直接显示椎间盘突出的影像,并可判断椎间盘突出的大小和硬膜囊与神经根受压的程度。

3. 常用敏化穴及适宜刺激方式

现有47篇[1-47]腰椎间盘突出症穴位敏化的相关文献报道,其中41篇使用电针、拔罐、艾灸、小针刀等手段对阿是穴进行治疗,阿是穴多位于腰椎棘间、棘突旁或横突附近。6篇使用热敏灸,其中2篇具体热敏穴位不详,在另外4篇使用热敏灸的研究中,涉及腰椎间盘突出症的9个敏化穴位大多数集中于腰腿部局部,分别为至阳(3)、关元(3)、委中(4)、阿是穴(2)、大肠俞(1)、委阳(1)、环跳(1)、昆仑(1)、阳陵泉(1)。文献也提示,给予以上易敏化穴位适宜的干预措施,每日1次,10次为1个疗程,连续治疗3个疗程,可提高临床治疗效果。

【应用举隅】

翁煜宏等[34]在阿是穴处采用小针刀治疗,并配以化瘀消痛汤进行临床疗效评价。具体操作如下:患者取俯卧位,腹部垫枕,通过患椎棘突旁找敏感压痛点及病变发生的部位,采用甲紫标记压痛点;用浓度为2%的利多卡因对标记点处进行局部浸润麻醉,取突出椎间盘及上下位棘间隙患侧旁开0.5、1.5、3~4 cm痛性结节点,将4号小针刀刺入标记点,在刺入小针刀时,应使刀口与患者脊柱的纵轴线保持平行,小针刀刺入4~5 cm做深筋膜松解。取患侧髂骨翼上下痛性结节点,小针刀刺入1~2 mm做浅

筋膜松解。坐骨神经行径路线,深浅筋膜痛性结节点(每次选取2~3个点)小针刀行浅筋膜松解。在进行剥离及松解的过程中,注意保护好患者的神经及血管组织。拔出小针刀,用消毒棉球压迫输液贴覆盖刀口。每周治疗1次,连续治疗4周。并在此基础上配合化瘀消痛汤进行治疗,组方:川楝子15 g,青皮15 g,陈皮10 g,制草乌10 g,黄芪10 g,当归10 g,丹参10 g,地龙6 g,白芥子10 g,桑寄生10 g,狗脊10 g,杜仲12 g,红花6 g。每日1剂,每剂水煎2次,取汁300 ml混匀,分2次温服,连续治疗4周。治疗结束后发现其治疗有效率达95.8%,且患者的疼痛、麻木和肢体无力等也均得到明显改善。

参 考 文 献

[1] 陈东煜,于克全,赵宜群.针灸综合疗法缓解腰椎间盘突出症21例[J].上海针灸杂志,1997(2):28.

[2] 陈章妹,王辉."通脱法"针刺治疗腰椎间盘突出症90例[J].中国针灸,2016,36(1):69-70.

[3] 董良杰,王勤俭,王单一,等.仙鹿芪葛汤联合调督针刺疗法对颈椎间盘突出症患者症状及血清p-P38MAPK水平的影响[J].中草药,2019,50(9):2139-2145.

[4] 董玉喜,彭冬青,张玉娇.循经辨证针刺治疗腰椎间盘突出症80例[J].中医杂志,2009,50(2):152-153.

[5] 都帅刚,王学昌,周松林,等.弧刃针刀综合疗法治疗腰椎间盘突出症的临床研究[J].中国中西医结合杂志,2019,39(2):194-199.

[6] 付勇,章海凤,熊俊,等.热敏灸治疗腰椎间盘突出症临床研究[J].南京中医药大学学报,2014,30:120-123.

[7] 郭世贵,吴文,黄洁.针刺加电针与针刺加穴注治疗腰椎间盘突出症的疗效观察[J].辽宁中医杂志,2010,37(7):1347-1349.

[8] 韩笑,马文珠,王文远.平衡针改善腰椎间盘突出症疼痛的随机对照研究[J].针刺研究,2013,38(1):57-63.

[9] 黄承军,梁冬波,刘保新.针刀对不同证型腰椎间盘突出症疗效的对比分析[J].中华中医药杂志,2011,26(11):2752-2754.

[10] 黄河,章海凤,付勇,等.热敏灸治疗腰椎间盘突出症不同灸位的临床疗效观察[J].时珍国医国药,2014,25(11):2689-2691.

[11] 黄贤武,邹小华.针刺加药艾灸治疗腰椎间盘突出症80例[J].中国针灸,2002(11):31.

[12] 姜田砚.针刺配合牵引治疗腰椎间盘突出症100例[J].山东中医杂志,2002(10):607-608.

[13] 蒋宗伦,许清华.针刺结合腰痹通胶囊治疗腰椎间盘突出症临床观察[J].时珍国医国药,2013,24(2):492-493.

[14] 孙作露,康善珠.刺血拔罐法治疗腰椎间盘突出症的临床疗效观察[J].中国针灸,1997(12):727-728.

[15] 旷秋和.火针配合针刺治疗腰椎间盘突出症疗效观察[J].中国康复医学杂志,2008(5):454-455.

[16] 李静,陆瑾,丁勤能,等.针刺夹脊穴结合浮针对腰椎间盘突出症镇痛时效的观察[J].中国针灸,2011,31(10):887-891.

[17] 林宪军,李自召,高燕,等.针刺结合推拿治疗腰椎间盘突出症50例[J].中国针灸,1998(4):3-5.

[18] 马胜.针灸治疗腰椎间盘突出症120例疗效观察[J].中国针灸,1998(1):3-5.

[19] 孟庆越,王学新.不同参数的电针对腰椎间盘突出症疼痛的影响[J].中华物理医学与康复杂志,2002(10):48-49.

［20］ 穆敬平,程建明,敖金波,等.夹脊电针配合激光针刀治疗腰椎间盘突出症:多中心随机对照试验[J].中国针灸,2007(8)：553-556.

［21］ 聂容荣,黄春华,符文彬.针刀疗法配合远道取穴针刺治疗腰椎间盘突出症的临床疗效观察[J].广州中医药大学学报,2014,31(6)：906-910.

［22］ 秦标.针药结合手法治疗腰椎间盘突出伴椎管狭窄30例的疗效[J].新中医,1999,11(6)：3-5.

［23］ 邱晓虎,谢晓焜,刘学妮.循经刺血加电针治疗腰椎间盘突出症[J].中国针灸,2010,30(12)：985-988.

［24］ 盛有根.热敏药灸治疗仪与热敏药灸法治疗腰椎间盘突出症的对照研究[J].中华中医药学刊,2018,36：2805-2808.

［25］ 宋维健.针刺导引为主治疗腰椎间盘突出症63例[J].中国针灸,1999(6)：3-5.

［26］ 苏建华,陈清玉.刺血拔罐治疗腰椎间盘突出症110例[J].陕西中医,1999(5)：3-5.

［27］ 孙钰,江文文,王鸥,等.不同针刺法分期治疗腰椎间盘突出症的临床效果[J].中国康复理论与实践,2016,22(2)：184-188.

［28］ 唐福宇,黄承军,陈日新,等.热敏灸治疗腰椎间盘突出症疗效观察[J].中国针灸,2009,29(5)：382-384.

［29］ 田丽莉.针推与三维立体牵引术结合治疗腰椎间盘突出症30例[J].山东中医杂志,2000(4)：222.

［30］ 王东,杨爱国.针刺天柱穴对血瘀型腰椎间盘突出症疼痛的疗效[J].中国康复理论与实践,2016,22(7)：830-833.

［31］ 王贵均,香钰鸿,林麟孙.针药结合手法治疗腰椎间盘突出伴椎管狭窄30例的疗效[J].中国老年学杂志,2011,31(21)：4234-4235.

［32］ 王宁.针刺结合牵引治疗腰椎间盘突出症临床疗效观察[J].中国组织工程研究与临床康复,2007(25)：4945-4948.

［33］ 王志祥.针刺治疗腰椎间盘突出症15例[J].上海针灸杂志,1996(S1)：168-169.

［34］ 翁煜宏,李笔锋,沈祖泓,等.化瘀消痛汤联合小针刀治疗气滞血瘀型腰椎间盘突出症的疗效观察[J].中华中医药学刊,2019,37(1)：162-165.

［35］ 谢丁一,李原浩,陈日新,等.腰椎间盘突出症患者热敏腧穴温度觉特征研究[J].中华中医药杂志,2017,32(9)：4211-4214.

［36］ 谢松林.温针夹脊穴为主治疗腰椎间盘突出症100例[J].陕西中医,2006(5)：599-600.

［37］ 谢秀俊,陈日新,付勇,等.温和灸不同状态腰阳关穴治疗腰椎间盘突出症疗效比较[J].中国针灸,2014,34(11)：1077-1080.

［38］ 熊俊,耿乐乐,迟振海,等.艾灸治疗不同灸感腰椎间盘突出症急性期患者60例疗效观察[J].中医杂志,2015,56(21)：1836-1839.

［39］ 杨鸿菲,陈宇翔.桃红四物汤联合电针、针刺治疗腰椎间盘突出症的临床研究[J].辽宁中医杂志,2015,42(11)：2183-2185.

［40］ 杨丽艳,卢得健,李艳慧,等.火针治疗腰椎间盘突出症疗效观察[J].中国针灸,2009(29)：449-451.

［41］ 张宝霞.针刺配合骶管神经阻滞治疗腰椎间盘突出症30例疗效观察[J].新中医,2010,42(1)：86-87,6.

［42］ 张国福,杨阳,李华南.热敏灸疗配合中药内服治疗风寒湿型腰椎间盘突出症[J].中国实验方剂学杂志,2012,18(8)：255-257.

［43］ 张国福,杨阳,李华南.热敏灸疗配合中药内服治疗风寒湿型腰椎间盘突出症[J].中国实验方剂学杂志,2012,18(7)：264-266.

［44］ 张利芳,毛效军,王文远,等.平衡针灸治疗腰椎间盘突出腰腿痛160例[J].中国针灸,2006(5)：599-600.

［45］ 朱煜雯,张星华,孙润洁,等.郑氏"金钩钓鱼针法"治疗腰椎间盘突出症临床观察[J].中国针灸,2016,36(4)：355-358.

［46］ 庄子齐,江钢辉.针刺特定穴合痹痛散外敷治疗急性期腰椎间盘突出症32例疗效观察[J].中医杂志,2002(11)：826-827.

［47］ 庄子齐,江钢辉.针刺配合痹痛散外敷治疗急性期中央型腰椎间盘突出症疗效观察[J].新中医,2002(3)：47-48.

腰背肌筋膜炎

腰背肌筋膜炎在中医学中并无专有名称,可以将本病归属于"筋病""痹证""经筋病"的范畴。是一种由于慢性劳损、外伤或外感等因素引发的人体包括筋膜、肌腱等肌纤维组织的非特异炎性改变,主要表现为腰背局部疼痛,疼痛性质为局部的钝痛、酸痛或剧痛,可见腰背局部压痛。通常疼痛与气候变化有关,阴雨季节和劳累会诱发或加重疼痛。长期久坐及中老年群体本病的发病率较其他人群偏高(国内调查显示其患病率为9.57%），随着生活节奏及生活压力的增大，以及电子产品的广泛应用，近年来发病率呈现出不断上升的发展趋势，且年轻人群患病人数也在增加。本病多因素体气血亏虚，加上长期劳累过度，在外感风寒湿邪的诱因下，出现气血经脉不通，筋脉拘挛疼痛，从而导致肢体疼痛、屈伸不利。《灵枢·经筋》云："经筋之病，寒则筋急。"

1. 临床表现

主要表现为腰背部弥漫性钝痛，尤以两侧腰肌及髂嵴上方更为明显。局部疼痛、发凉、皮肤麻木、肌肉痉挛和运动障碍。疼痛特点是：晨起痛，日间轻，傍晚复重，长时间不活动或活动过度均可诱发疼痛，病程长，且因劳累及气候变化而发作。查体时患部有明显的局限性压痛点，触摸此点可引起疼痛和放射痛。有时可触到肌筋膜内有结节状物，此结节称为筋膜脂肪疝。

2. 辅助检查

（1）实验室检查：抗"O"试验和类风湿因子检测阴性，血沉正常或稍高。

（2）影像学检查：① X线检查无明显异常或为轻度退变。② MRI 检查在腰背部皮下可见条片状长 T1 长 T2 信号，边界较清，为渗出的液体信号。

3. 常用敏化穴及适宜刺激方式

现有 51 篇[1-51]腰背肌筋膜炎穴位敏化的相关文献报道，其中 47 篇使用电针、拔罐、艾灸、针刀等手段对阿是穴进行治疗，穴位主要集中于腰背部。4 篇使用热敏灸，其中 2 篇具体热敏穴位不详，在另外 2 篇使用热敏灸的研究中，涉及腰背肌筋膜炎的 4 个敏化穴位分别为大椎、至阳、命门、次髎。文献也提示，给予以上易敏化穴位适宜的干预措施，每日 1 次，10 次为 1 个疗程，可提高临床治疗效果。

【应用举隅】

王蓉等[32]于大椎、至阳、命门穴处施行热敏灸，并进行临床疗效评价。具体操作如下：患者取仰卧位，医者手持点燃的艾条，用点燃的艾条在距离皮肤 3 cm 上下先行回旋灸 2 min 温热局部气血，继之以雀啄灸 2 min 加强敏化，循经往返灸 2 min 激发经气，再施以温和灸发动感传、开通经络，使其出现透热、扩热、传热、局部不热（或微热）远部热、表面不热（或微热）深部热或其他非热感等（如酸、胀、压、重等）感传，每次施灸时间以热敏化腧穴灸感感传消失为度。探查出上述 3 个穴位的热敏穴后，予以灸疗至感传消失、皮肤灼热为止。热敏灸治疗每日 1 次，10 次为 1 个疗程。治疗结束后发现于以上穴位施行热敏灸疗法的治疗有效率达90.6%，且患者的腰背部疼痛、活动度得到明显改善。

参考文献

[1] 艾亮,张悦,于长志.穴位贴敷结合电针治疗腰背肌筋膜炎疗效研究[J].按摩与康复医学,2016,7(8)：16-17.

[2] 陈树良.集束针刺、推拿、拔罐治疗运动性顽固性腰背肌筋膜炎 68 例[J].山东中医杂志,2006(6)：394-395.

[3] 戴迎春,梁鹏.肌筋膜疼痛触发点埋线治疗与普通针刺治疗腰背肌筋膜疼痛综合征的效果比较研究[J].中医临床研究,2018,10(32)：71-72.

[4] 邓寒冰,钟前波,黄卫.密集型银质针温针灸治疗腰背肌筋膜疼痛综合征疗效观察[J].现代中西医结合杂志,2020,29(1)：81-83,94.

[5] 丁荣富,黄仕荣.经筋层电针松解治疗腰背肌筋膜炎临床观察[J].中国中医急症,2015,24(2)：296-297.

[6] 丁晓医.小针刀联合小关节复位治疗腰背肌筋膜炎 50 例[J].中医研究,2016,29(8)：73-75.

［7］ 段灿新.自拟舒筋通络汤加减联合毫火针治疗腰背肌筋膜炎的临床疗效观察[J].内蒙古中医药,2019,38(10):74-75.

［8］ 顾忠平.针刺结合水针治疗腰背肌筋膜炎临床观察[J].上海针灸杂志,2007(1):22-23.

［9］ 郭红颖.艾灸治疗腰背肌筋膜炎的护理配合体会[J].中外女性健康研究,2019(3):129,141.

［10］ 郭小溪.针刺与TDP治疗腰背肌筋膜炎的疗效分析[J].中国医疗器械信息,2016,22(18):57-58.

［11］ 韩勇,刘汉山,宋彦壮,等.热敏点灸治疗举重运动员腰背肌筋膜炎的对照研究[J].南京体育学院学报(自然科学版),2011,10(2):17-19.

［12］ 姜仁建,蒲萍.小针刀结合拔罐治疗腰背肌筋膜炎临床观察[J].中国中医急症,2017,26(10):1873-1874.

［13］ 金建丰.游走罐结合悬灸治疗腰背肌筋膜炎49例[J].浙江中医杂志,2010,45(7):522-523.

［14］ 林桦楠,陈海鹏,丘宏龙,等.针灸联合正清风痛宁离子导入治疗慢性腰背肌筋膜炎36例[J].中国中医骨伤科杂志,2015,23(1):41-43.

［15］ 林艳霞,刘田梅.针刺治疗腰背肌筋膜炎临床观察[J].山西中医,2018,34(12):28-29.

［16］ 刘桂伶.针刺结合电磁波治疗仪治疗腰背肌筋膜炎临床研究[J].中医学报,2015,30(6):917-919.

［17］ 刘宪国.刺络放血配合艾灸疗法对腰背肌筋膜炎患者疼痛症状及功能障碍指数的影响[J].基层医学论坛,2020,24(14):1938-1939.

［18］ 聂荣华.刺络拔罐法治疗腰背肌筋膜炎50例[J].山西中医,1997(3):31.

［19］ 农洪升.肌筋膜疼痛触发点配合经络穴位治疗腰背肌筋膜疼痛综合征的临床研究[J].中医学报,2013,28(7):1091-1092.

［20］ 庞金海.温针灸与中药热罨包配合治疗腰背肌筋膜炎的临床疗效[J].医学信息,2019,32(9):165-167.

［21］ 青民,赵codified晓.筋针疗法治疗腰背肌筋膜炎[J].中医正骨,2017,29(3):36-37.

［22］ 彭亦良,张彦,李永锋,等.电针、推拿及中频理疗治疗腰背肌筋膜炎的前瞻、随机、对照性研究[J].现代中西医结合杂志,2013,22(1):13-15.

［23］ 冉维佳,于洋.针刺结筋病灶点治疗腰背肌筋膜炎[J].中医学报,2019,34(11):2454-2458.

［24］ 苏嘉,伍慧媚,林涌鹏.浮针疗法治疗顽固性腰背肌筋膜炎21例临床疗效观摩[J].中国民族民间医药,2013,22(9):92,94.

［25］ 苏健,刘彬,陈世忠.古溪针刀疗法配合拔罐治疗腰背肌筋膜炎的临床效果[J].中国医药导报,2019,16(27):164-166,172.

［26］ 孙远征,李德岩.背部阳经透刺结合电针与西药治疗腰背肌筋膜炎对照观察[J].中国针灸,2010,30(10):816-818.

［27］ 田磊,张书航,黄康斌,等.火针配合运动康复疗法治疗腰背肌筋膜炎的临床疗效研究[J].川北医学院学报,2019,34(4):404-406.

［28］ 王丹丹.密集型银质针温针灸治疗腰背肌筋膜疼痛综合征临床观察[J].上海针灸杂志,2013,32(8):664-665.

［29］ 王利敏,郭会书,郭明星,等.浮针加推罐治疗腰背肌筋膜炎68例[J].中医外治杂志,2007(4):21.

［30］ 王茂川.穴位埋线治疗腰背部肌筋膜炎[J].内蒙古中医药,2013,32(32):30.

［31］ 王强强,张晓.经筋刺法治疗运动性腰背肌筋膜炎30例疗效观察[J].湖南中医杂志,2017,33(10):99-100.

［32］ 王蓉,林佳,刘小琼.热敏灸结合毫刃针治疗腰背肌筋膜炎临床观察[J].实用中医药杂志,2017,33(8):964-965.

［33］ 王圆圆,彭东丹,黎志坚,等.刺络放血后拔药罐治疗瘀血阻络型腰背肌筋膜炎临床观察[J].北京中医药,2020,39(1):14-17.

［34］ 韦晔,葛恒清,李开平,等.针刀结合热敏灸治疗腰背肌筋膜炎的临床效果[J].中国医药导报,2019,16(27):159-163.

［35］ 温萍,李旭方,刘满芬.针刺配合走罐治疗腰背肌筋膜炎65例报告[J].甘肃中医,2006(8):37-38.

［36］ 吴恋,徐佳静,计亚东,等.针刺联合激痛点火针疗法治疗腰背肌筋膜炎30例临床观察[J].湖南中医杂志,2019,35(5):88-90.

［37］ 徐应乐,穆敬平,夏艺航,等.激光针刀治疗腰背肌筋膜炎临床观察[J].上海针灸杂志,2011,30(12):848-849.

［38］ 许海涛,金雅茹,刘希良,等.小针刀结合干扰电治疗腰背肌筋膜炎29例疗效观察[J].湖南中医杂志,2015,31(10):74-75.

［39］ 薛威,王斐,吴陈欢.针药结合治疗腰背肌筋膜炎临床研究[J].中医学报,2017,32(6):1110-1113.

［40］ 杨春花.温针灸、TDP配合刺络拔罐治疗腰背肌筋膜炎32例[J].浙江中医杂志,2012,47(6):445.

［41］ 杨海文,赵忠扬.动力灸治疗腰背肌筋膜炎36例[J].甘肃中医学院学报,2006(6):34-35.

［42］ 杨伟先.多针齐刺配合艾灸治疗腰背肌筋膜炎60例[J].中国民间疗法,2008(10):9.

［43］ 杨武斌.浮针疗法辅助温针灸治疗腰背肌筋膜炎31例临床观察[J].中国民族民间医药,2019,28(13):136-138.

［44］　余晓慧.推拿结合体育疗法治疗腰背肌筋膜炎［J］.中国中医骨伤科杂志,2010,18(4)：39－40.

［45］　湛志婧,苏美意,康健,等.浮针疗法结合温针灸治疗腰背肌筋膜炎临床研究［J］.辽宁中医杂志,2016,43(12)：2624－2627.

［46］　张淼,聂文婷,郭颖,等.循经远取动法结合背部阳经透刺治疗轻中度腰背肌筋膜炎疗效观察［J］.中国针灸,2019,39(8)：817－820.

［47］　张维斌,王佳福,尹兆光,等.中药熏蒸加按摩治疗腰背肌筋膜综合征 358 例［J］.人民军医,1998(9)：3－5.

［48］　张雪松.针刺阿是穴配合热敏灸治疗仪治疗顽固性腰背肌筋膜炎 1 例［J］.世界最新医学信息文摘,2019,19(16)：257.

［49］　赵晓瑶,李飞,陈泽林,余楠楠.走罐结合刺络拔罐及推拿治疗腰背肌筋膜炎疗效观察［J］.山西中医,2015,13(5)：27－28.

［50］　赵占志,包晓岩,李晓英.综合疗法治疗腰背肌筋膜炎 89 例［J］.现代康复,2001(16)：123.

［51］　钟敏莹,贺青涛,吴思平,等.不同扫散时间浮针治疗腰背肌筋膜炎的疗效观察［J］.湖南中医药大学学报,2015,35(5)：63－65,68.

膝骨性关节炎

膝骨性关节炎归属于中医学"骨痹""痹证"的范畴,是一种以关节软骨退变、软骨下骨病变和滑膜炎症为特征的慢性关节疾病,严重影响患者的生活质量,其多发于 40 岁以上的中老年人(患病率为 28.7%),且该病最终致残率高达 53%。《张氏医通·诸痛门》云:"膝痛无有不因肝肾虚者,虚则风寒湿气袭之。"

1. 临床表现

主要表现为膝关节疼痛,活动后加重,下楼梯更明显,休息后缓解。根据病症不同,关节或有疼痛重着,或红肿热痛,或疼痛如刺,或隐隐作痛及酸痛不适。严重者可出现膝内翻或膝外翻畸形。关节局部有肿胀、压痛、屈伸运动受限,晨起时有关节僵硬及发紧感,持续时间常为数分钟至 10 多分钟,很少超过 30 min。多数在关节活动时出现骨摩擦感,有骨摩擦音。

2. 辅助检查

(1) 实验室检查:伴有滑膜炎的患者可出现 C 反应蛋白(CRP)和红细胞沉降率(ESR)轻度升高,出现关节积液。一般关节液透明、淡黄色、黏稠度正常或略降低,但黏蛋白凝固良好。可显示轻度白细胞增多,以单核细胞为主,滑液分析有助于排除其他关节疾病。

(2) 影像学检查:影像学检查不仅可以帮助确诊膝骨性关节炎,而且有助于评估关节损伤的严重程度,评价疾病进展性和治疗反应,及早发现疾病或相关的并发症。X 线片是常规检查,早期多见正常,中、晚期可见关节间隙不对称性变窄,软骨下骨硬化和(或)囊性变,关节边缘增生和骨赘形成,部分关节内可见游离体或关节变形。影像学分级可参照 Kellgren 和 Lawrence 影像分级方法分为 5 级:① 0 级正常;② Ⅰ级可能有骨赘,关节间隙可疑变窄;③ Ⅱ级有明显骨赘,关节间隙可疑变窄;④ Ⅲ级中等量骨赘,关节间隙变窄较明确,有硬化性改变;⑤ Ⅳ级大量骨赘,关节间隙明显变窄,严重硬化性病变及明显畸形。磁共振检查有助于发现和评估关节相关组织的病变程度,如软骨损伤、关节滑液渗出、软骨下骨髓水肿、滑膜炎和半月板或韧带损伤,还可用于排除肿瘤和缺血性骨坏死等。

3. 常用敏化穴及适宜刺激方式

现有 54 篇[1-54]膝骨关节炎穴位敏化的相关文献报道,对涉及膝骨关节炎的 24 个敏化穴位进行文献计量学分析,发现出现穴位敏化频次较高的穴位主要集中于膝关节局部,出现频次 10 次及以上的穴位依次为阳陵泉(27)、犊鼻

（26）、血海（24）、内膝眼（23）、梁丘（22）、阿是穴（19）、阴陵泉（18）、足三里（10）。文献也提示，给予以上易敏化穴位以点按、艾灸、温针灸、刺络拔罐等干预措施，5～7次为1个疗程，可提高临床治疗效果。

【应用举隅】

徐放明等[41]于犊鼻、阳陵泉、足三里及患侧鹤顶穴处施行热敏灸，并进行临床疗效评价。具体操作如下：患者取仰卧位，医者手持点燃的艾条，在距离施灸腧穴皮肤表面2～3 cm高度施行，先回旋灸30 s温热局部气血，继以雀啄灸30 s加强敏化，循经往返灸30 s激发经气，再施以温和灸发动感传、开通经络。当某穴位出现透热、扩热、传热、局部不热（或微热）而远部热、表面不热（或微热）而深部热或其他非热感等（如酸、胀、压、重等）感传时，即所谓热敏化穴。探查出上述穴位的热敏穴后，予以灸疗至感传消失、皮肤灼热为止。每穴灸10 min，隔日治疗1次，3次为1个疗程，治疗4个疗程。治疗结束后发现于以上穴位施行热敏灸疗法的治疗有效率达90.0%，且患者的关节疼痛、晨僵、关节肿胀和步行能力也均得到明显改善。

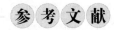

参 考 文 献

[1] 部爱贤,王立国,熊俊,等.三伏热敏麦粒灸治疗寒湿瘀痹型膝关节骨性关节炎疗效观察[J].时珍国医国药,2018,29(5)：1114 - 1116.

[2] 曹书立,金鹏.针刺运动疗法治疗膝骨性关节炎23例[J].中国针灸,2014,34(9)：906.

[3] 曹云忠,马勇,顾一煌,等.针药结合治疗膝关节骨性关节炎临床疗效的对照研究[J].中华中医药杂志,2011,26(3)：617 - 619.

[4] 曾贵刚,张秀芬,权伍成,等.针刀松解术对膝骨性关节炎局部软组织张力及疼痛的影响[J].中国针灸,2008(4)：244 - 247.

[5] 曾红文,聂斌,史琳琳,等.刺血合火针点刺治疗膝关节骨性关节炎疗效观察[J].中国针灸,2008(7)：493 - 495.

[6] 常英,何君君.针刀松解术治疗膝关节骨性关节炎40例[J].陕西中医,2005(8)：828 - 829.

[7] 陈梅,施晓阳,顾一煌,等.针刀治疗膝关节骨性关节炎60例[J].南京中医药大学学报,2011,27(4)：384 - 386.

[8] 陈晓琴,骆勇,王璐,等.温阳灸结合针刺治疗阳虚寒凝型膝关节骨性关节炎的临床观察[J].时珍国医国药,2019,30(1)：145 - 147.

[9] 戴中,刘强,白文,等.针刺治疗膝关节骨性关节炎疗效观察[J].中国针灸,2012,32(9)：785 - 788.

[10] 戴中,柳洪胜,王少杰,等.针刺治疗膝关节骨性关节炎疗效评价：同期非随机对照试验[J].中国针灸,2014,34(4)：329 - 333.

[11] 方向军,陈栋.悬灸配合超短波治疗膝骨性关节炎60例临床观察[J].中医杂志,2015,56(22)：1939 - 1941.

[12] 付勇,陈树涛,冒姣娜,等.热敏灸干预膝骨性关节炎兔模型效应机制的研究[J].中国针灸,2018,38(3)：291 - 296.

[13] 付勇,冒姣娜,陈树涛,等.热敏灸对膝骨性关节炎兔模型MMP - 13、iNOS及Ⅱ型胶原的影响[J].中华中医药杂志,2018,33(10)：4381 - 4385.

[14] 高宏伟,王旭凯,罗宗键,等.骨质增生止痛丸联合针刺治疗膝关节骨性关节炎临床研究[J].中华中医药学刊,2019,37(3)：710 - 713.

[15] 高静,张婷,柏丁兮,等.子午流注择时穴位敷贴治疗膝关节骨性关节炎的临床疗效[J].中国老年学杂志,2015,35(22)：6485 - 6487.

[16] 高仰来,姚军汉,郭军雄,等.火针刺骨法配合拔罐推拿治疗膝关节骨性关节炎临床观察[J].中国针灸,2013,33(8)：697 - 699.

[17] 古青,毛庆菊.低周波联合针刺治疗对膝关节骨性关节炎患者疗效的影响[J].中华物理医学与康复杂志,2009(4)：285.

[18] 郭奋进.针药并用治疗膝关节骨性关节炎40例[J].中国针灸,1999(12)：3 - 5.

[19] 胡洁,许丽.针灸联合推拿治疗膝关节骨性关节炎临床疗效分析[J].中国地方病防治杂志,2016,31(5)：531 - 532.

[20] 黄曙晖,冯碧君,于鹏,等.热敏灸治疗膝关节骨性关节炎35例临床观察[J].新中医,2009,41(5)：86 - 88.

［21］ 黄移生,陈敏,景绘涛,等.针刀治疗膝关节骨性关节炎45例[J].中国针灸,2010,30(S1):85-86.

［22］ 陈龙全,郝双阶.复方竹节参片配合穴位注射治疗膝骨性关节炎82例[J].陕西中医,2004(8):716-717.

［23］ 刘美荣,李里,贺志伟,等.超微针刀反阿是穴疗法治疗膝骨性关节炎疗效观察[J].中国针灸,2012,32(7):621-624.

［24］ 柳洪胜,白文,杨嘉颐,戴中.针刺内关治疗膝关节骨性关节炎的疗效观察[J].中华中医药杂志,2017,32(3):1377-1378.

［25］ 卢得健,王谦,梅世伟.火针和温针治疗膝关节骨性关节炎临床对比研究[J].新中医,2011,43(10):94-96.

［26］ 罗强,谢洪武,徐放明,等.热敏灸膝骨性关节炎患者犊鼻穴的静息态功能磁共振研究[J].北京中医药大学学报,2013,36(6):429-432,435.

［27］ 罗溪,侯学思,田紫煜,等.针刺干预早期膝关节骨性关节炎:随机对照试验[J].针刺研究,2019,44(3):211-215.

［28］ 吕建军,杨晓诚,吉婷婷,等.针刺加麦粒灸治疗阳虚寒凝型膝关节骨性关节炎的临床随机对照研究[J].针刺研究,2018,43(10):661-665.

［29］ 农泽宁.针刀松解三联疗法治疗膝关节骨性关节炎的临床研究[J].四川中医,2007(11):120-121.

［30］ 潘思安,黄洁,赵钊,等.针刺结合骨肽穴位注射治疗肝肾亏虚型膝骨关节炎的疗效观察[J].辽宁中医杂志,2015,42(1):154-157.

［31］ 庞青民,赵欲晓,王承惠,等.针灸联合独活寄生汤加减治疗膝骨性关节炎患者疗效观察及对炎症因子和血液流变学影响[J].辽宁中医杂志,2017,44(4):782-785.

［32］ 朴天龙.针刀治疗膝关节骨性关节炎245例[J].中国针灸,2008,28(S1):40.

［33］ 齐山,王长宏.针刺结合TDP局部照射治疗膝关节骨性关节炎120例[J].辽宁中医杂志,2009,36(12):2165-2166.

［34］ 任彬,杨敏.针刺为主治疗膝骨性关节炎152例[J].中国针灸,2002(12):33.

［35］ 任秀梅,曹锦瑾,沈雪勇,等.艾灸治疗膝骨性关节炎:随机对照研究[J].中国针灸,2011,31(12):1057-1061.

［36］ 孙剑,李飞,薛正海.温针灸配合微针刀对膝骨性关节炎(风寒湿痹型)临床症状及关节活动度的影响[J].中华中医药学刊,2020,38(9):217-220.

［37］ 王琼芬,李曦.温针灸配合玻璃酸钠膝关节腔内注射治疗虚寒型膝骨性关节炎疗效观察[J].中国康复医学杂志,2010,25(11):1094-1097.

［38］ 王曙辉,许明珠,崔韶阳,等.针刺结合刺络放血疗法治疗膝关节骨性关节炎的临床随机对照研究[J].针刺研究,2010,35(2):129-133.

［39］ 王彤,魏立新.电针推拿治疗膝关节骨性关节炎合并膝关节滑膜炎临床观察[J].中国针灸,2005(3):32-34.

［40］ 王智琴,谢洪武,刘福水,等.热敏灸配合常规药物治疗膝骨性关节炎阳虚寒凝证的临床疗效观察[J].北京中医药大学学报,2018,41(2):171-176.

［41］ 谢洪武,陈日新,徐放明,等.热敏灸治疗膝骨性关节炎疗效对照研究[J].中国针灸,2012,32(3):229-232.

［42］ 熊俊,焦琳,谢丁一,等.基于倾向性评分热敏灸干预膝骨性关节炎(肿胀型)前瞻性队列研究[J].中华中医药杂志,2016,31(6):2295-2298.

［43］ 熊云.祛风除湿通痹汤配合针灸治疗寒湿痹阻型膝关节骨性关节炎的疗效观察[J].中国中医基础医学杂志,2015,21(9):1138-1139,1150.

［44］ 续龙,井蕾,贺琨,等.针刺配合艾灸治疗膝关节骨性关节炎:随机对照研究[J].中国针灸,2013,33(10):871-876.

［45］ 严伟,李桂敏,李立红,等.穴位变频电针治疗老年膝关节骨性关节炎的疗效观察[J].中华物理医学与康复杂志,2010(4):285-288.

［46］ 杨军雄,张建平,于建春,等.三焦针法对膝骨性关节炎患者临床疗效的影响[J].中国老年学杂志,2013,33(8):1737-1739.

［47］ 叶青合,朱江伟,吴家祥,等.针灸和手法治疗膝关节骨性关节炎的临床疗效对比[J].实用医学杂志,2010,26(21):4004-4006.

［48］ 尹晶,李熳,张照庆,等.内热针治疗早期膝骨性关节炎患者38例临床观察[J].中医杂志,2019,60:1578-1582.

［49］ 于丹,谢洪武,张波,等.艾灸不同状态腧穴治疗膝骨性关节炎的临床疗效观察[J].针刺研究,2013,38(6):497-501.

［50］ 张涵逸,徐道明,薛亮,等.雷火灸联合塞来昔布治疗膝骨性关节炎的临床研究[J].南京中医药大学学报,2017,33(6):574-578.

［51］ 赵李清,黄燕兴,滕蔚然.针刺结合康复指导治疗膝关节骨性关节炎的疗效评估[J].中国临床康复,2005(31):149-151.

［52］ 赵莉,谢新才.芒针治疗膝关节骨性关节炎30例[J].中医杂志,2011,52(11):963-964.

［53］ 郑倩华,吴强,蒋一璐,等.针刺不同敏化状态穴位对KOA模型大鼠的关节软骨形态和关节腔液炎症因子的作用[J].时珍

国医国药,2020,31(4):982-985.

[54] 朱汉章,崔秀芳,宋文阁,等.针刀治疗膝骨性关节炎30例远期疗效观察[J].中华中医药杂志,2006(11):661-662.

坐骨神经痛

坐骨神经痛在中医学中并无专有名称,从其临床表现可归属于"腰尻痛""腰股痛""痹证""痿证"等范畴。主要表现为沿坐骨神经区域分布,以臀部、大腿后侧、小腿后外侧、足背外侧为主的放射性疼痛。本病是常见病,好发于20~40岁青壮年男性,体力劳动者发病率高,多为单侧,起病通常急骤。其病程长,容易复发,如果不及时治疗严重影响患者的生活质量。本病病因分为虚实两大方面,实证是由于风、寒、湿三种邪气侵袭机体,机体经络血脉痹阻不通,或者跌仆外伤,伤筋耗气动血,导致气机阻滞、血液瘀滞,不通则痛。《灵枢·经脉》中记载足太阳膀胱经的病候时有"腰似折,髀不可以曲,腘如结,踹如裂",贴切地描述了本病的临床症状与表现。

1. 临床表现

坐骨神经痛是指坐骨神经通路上,即腰、臀部、大腿后、小腿后外侧和足外侧的疼痛症状群。坐骨神经由 $L_4 \sim S_2$ 神经根组成,是全身最长最粗的神经,经臀分布于整个下肢。根据病变部位可分为根性和干性坐骨神经痛。① 根性坐骨神经痛:疼痛常自腰部向一侧臀部、大腿后、腘窝、小腿外侧及足部放射,呈烧灼样刀割样疼痛,咳嗽及用力时疼痛可加剧,夜间更甚。患者为避免神经牵拉、受压,常取特殊的减痛姿势,如睡时卧向健侧,髋、膝关节屈曲,站立时着力于健侧,日久造成脊柱侧弯,多弯向健侧,坐位时臀部向健侧倾斜,以减轻神经根的受压。牵拉坐骨神经皆可诱发疼痛,或疼痛加剧,如 Kernig 征阳性(患者仰卧,先屈髋及膝成直角,再将小腿上抬。由于屈肌痉挛,因而伸膝受限而<130°并有疼痛及阻力);直腿抬高试验(Lasegue 征)阳性(患者仰卧,下肢伸直、患肢上抬不到 70°而引起腿部疼痛)。坐骨神经通路可有压痛,如腰旁点、臀点、腘点、踝点及跖点等。患肢小腿外侧和足背常有麻木及感觉减退。臀肌张力松弛,伸踇及屈踇肌力减弱。跟腱反射减弱或消失。② 干性坐骨神经痛:疼痛常从臀部向股后、小腿后外侧及足外侧放射。行走、活动及牵引坐骨神经时疼痛加重。压痛点在臀点以下,Lasegue 征阳性而 Kernig 征多阴性,脊椎侧弯多弯向患侧以减轻对坐骨神经干的牵拉。

2. 辅助检查

(1) 红细胞沉降率可增快,抗链球菌溶血素"O",类风湿因子可有异常。

(2) 脊柱 X 线平片及腰椎 CT、MRI 检查等可有相应的改变。

(3) 椎穿刺:如为椎管内占位病变,腰穿脑脊液检查蛋白质多升高。必要时可行椎管造影明确诊断。

(4) 电生理检查可出现不同程度的神经传导速度和反射异常。

3. 常用敏化穴及适宜刺激方式

现有 13 篇[1-13]坐骨神经痛穴位敏化的相关文献报道,均使用局部阿是穴或者压痛点治疗坐骨神经痛。阿是穴多集中于坐骨神经走行区域,常见的刺激方式包含毫火针、普通针刺、电针、灸法、穴位注射、拔罐及推拿等。现有文献中暂无其他敏化穴位的文献记载。

【应用举隅】

蒋振亚等[4]于阿是穴、腰阳关、大肠俞、关元俞、秩边、环跳、殷门、委中、承山、阳陵泉、昆仑、悬钟及足三里等施行针刺手法并配合中药治疗,并进行临床疗效评价。具体操作如下:常规消毒,体针使用泻法,每日1次,每次取穴5~7穴,得气后留针30 min,每10 min行针1次,阿是穴采用围刺。腰背部俞穴加用盒灸,每日1次,每次30 min。且在针刺治疗的基础上加服中药方剂。连续10日为1个疗程,休息2日继续下1个疗程,共2个疗程。治疗结束后发现,在进行针刺辅以中药治疗后,其治疗总有效率高达96.7%,坐骨神经痛患者的疼痛强度、功能障碍指数等均得到明显改善。

参 考 文 献

[1] 白金明.复方二乌散配合刺血疗法治疗坐骨神经痛150例疗效观察[J].时珍国医国药,2007(9):2241 - 2242.

[2] 方林祥.穴位注射治疗坐骨神经痛200例[J].陕西中医,1995(12):554 - 555.

[3] 郭元琦,陈丽仪.齐刺结合输刺治疗根性坐骨神经痛160例[J].新中医,2001(1):45 - 46.

[4] 蒋振亚,刘晓敏,李应昆.针灸治疗坐骨神经痛31例临床观察[J].四川中医,1993(1):51 - 52.

[5] 李磊,李乃杰,辛冬梅,等.通痹止痛方结合针刺治疗60例根性坐骨神经痛[J].中国实验方剂学杂志,2014,20(20):206 - 209.

[6] 刘延宝.针刺上下对应点为主治疗坐骨神经痛125例[J].上海针灸杂志,1996(2):10.

[7] 牛凤景,韩宝生,郭同安.隔姜灸治疗坐骨神经痛18例[J].上海针灸杂志,1998(3):3 - 5.

[8] 宋超,戴振民,杨明艳.穴位注射治疗根性坐骨神经痛20例[J].中国针灸,1996(3):26.

[9] 万钧.傍针治疗坐骨神经痛40例[J].上海针灸杂志,1996(S1):157.

[10] 王予康.针刺坐骨神经干治疗坐骨神经痛疗效观察[J].中华中医药杂志,2009,24(S1):164 - 165.

[11] 吴小明,董祖木.刺血拔罐治疗坐骨神经痛66例[J].陕西中医,1999(6):3 - 5.

[12] 张立夫,郝玉洁.电针为主治疗坐骨神经痛70例[J].上海针灸杂志,1996(S1):152.

[13] 朱国祥,程子刚.环跳穴不同深度刺法治疗坐骨神经痛疗效观察[J].中国针灸,1999(11):3 - 5.

踝扭伤

踝扭伤归属于中医学"筋伤"的范围,是指踝关节突然情况下发生内翻或外翻损伤后,并不伴有骨折、脱位的单纯踝关节韧带损伤的总称。中医学认为,肢体损伤后,疾患之处瘀血内阻,气血失和,加上腠理不密,风寒湿等邪乘虚而入,乃使内外之邪瘀阻于肌肉筋脉之间,以致经络阻塞,气血阻滞,不通而痛,从而出现关节肿胀、活动不利,造成踝关节的损伤。而其产生主要病机,乃气滞血瘀,经脉闭阻。其高发率、高复发率给患者的生活质量带来了严重影响。《杂病源流犀烛》云:"跌仆闪挫,卒然身受,由外及内,气化俱伤病也。"

1. 临床表现

在踝关节扭伤后,出现毛细血管破裂引起病理反应导致患处有肿胀、疼痛和皮下出现青紫色瘀斑,进而造成活动功能受限,平时多有行动不便,严重者有跛行情形。同时可通过压痛点的位置检查韧带损伤的部位,以判断属于内翻型扭伤或是外翻型扭伤。当足做内翻动作时,若在外踝前下方出现明显压痛点,属于足内翻型的扭伤;将足做外翻动作时,在内踝前下方有明显的压痛情形,则属于足外翻型的扭伤。

（1）体征检查：① 前抽屉试验。在急性踝关节扭伤的辅助诊断中，前抽屉试验可以准确判断患者是否有韧带损伤情形，因此常作为踝关节韧带是否有损伤的重要检查之一。② 距骨倾斜试验：与前抽屉试验一起检查，能更加确定踝关节的损伤情形，也是踝关节发生急性损伤后的重要检查之一。

（2）影像学检查：影像学检查不仅可以帮助确诊踝扭伤，而且有助于评估关节损伤的严重程度，评价疾病进展性和治疗反应，及早发现疾病或相关的并发症。① 加压 X 线摄像法：固定患侧踝关节在内、外翻位以进行前后方向的 X 线摄片检查，可评估胫骨和距骨关节面之间所形成的倾斜角度，以判断韧带有无撕裂。② CT 检查：CT 检查大多可探测到软组织的损伤情形，比 X 线检查更为细腻。因此，在需要手术治疗急性踝关节扭伤患者时，可配合 CT 检查作为手术评估以获得较高的准确度。③ MRI 检查：MRI 平扫能显示踝关节韧带的正常结构和急性损伤情形，可判断出撕裂的韧带部位和范围，包括韧带变厚、变薄、中断、不规则和完全缺如。在急性踝关节损伤的分类上，MRI 检查可以成为有效的辅助和判断

方式，因此当 X 线检查无法明显判断踝关节韧带损伤程度时，则可使用 MRI 检查作为诊断依据。④ 超声检查：目前临床上，超声检查可用作踝关节韧带损伤程度的判断，因为其所显现的声像图具有诊断意义，因此也能成为在 X 线检查踝韧带损伤的结果不明确后的辅助诊断检查。

3. 常用敏化穴及适宜刺激方式

现有 8 篇[1-8]踝扭伤穴位敏化的相关文献报道，均使用局部阿是穴或者压痛点治疗踝扭伤。常见的刺激方式包含毫火针、普通针刺、按摩、拔罐及推拿等。现有文献中暂无其他敏化穴位的文献记载。

【应用举隅】

白如玉等[1]于阿是穴施行毫火针治疗，并进行临床疗效评价。具体操作如下：患者取仰卧位，常规消毒，左手用镊子夹取酒精棉球点燃，右手将 1.5 寸毫针针身、针尖置酒精棉球火焰中加温至火红色，迅速刺入阿是穴（疼痛部位）。每日 1 次，5 次为 1 个疗程，共治疗 2 个疗程。治疗结束后发现，于阿是穴进行毫火针治疗后，其治疗总有效率高达 100%，痊愈率 88.9%。患者的踝关节疼痛、肿胀、瘀斑均得到明显改善。

[1] 白如玉.毫火针结合中药外敷治疗踝关节扭伤 36 例[J].河北中医药学报,2013,28(2)：40.
[2] 陈建侠,李文骞.豹纹刺络拔罐法、痛点封闭术、U 型石膏外固定术治疗急性踝扭伤疗效比较[J].北方药学,2013,10(4)：98－99.
[3] 高志琼,王重新.针刺治疗急性踝扭伤验案 1 则[J].山西中医,2011,27(7)：25.
[4] 和运志,石现,李新立,等.腕踝针加针刺治疗踝关节扭伤 70 例[J].中国针灸,2013,33(S1)：74.
[5] 李庆玉.针刺治疗踝关节扭伤举隅[J].中国学校卫生,2000(6)：457.
[6] 孟令成,徐敏,李国强,等.指压养老穴及周边反应点配合运动治疗急性外踝扭伤 28 例[J].中国针灸,2016,36(6)：636.
[7] 王国才.用宣氏手法旋转功治疗踝扭伤痛[J].颈腰痛杂志,1989(4)：33－35.
[8] 许广喜.即刻按摩反阿是穴治疗急性踝扭伤临床观察[J].辽宁中医杂志,2009,36(8)：1399－1400.

223

第二章·各论

上呼吸道感染

上呼吸道感染归属于中医学"感冒"的范畴,是一种以鼻塞、流涕、喷嚏、咳嗽、头痛、恶寒、发热、全身不适为主要表现的疾病。其发病率高,不仅可影响工作和学习,有时还可伴有严重的并发症,且具有一定的传染性;发病不分年龄、性别、职业和地区,免疫功能低下者易感。《素问·骨空论》云:"风者,百病之始也……风从外入,令人振寒、汗出、头痛、身重、恶寒。"

1. 临床表现

起病较急,主要临床表现为鼻部症状,如喷嚏、鼻塞、流清水样鼻涕,也可表现为咳嗽、咽干、咽痒或灼烧感甚至鼻后滴漏感。2~3日后鼻涕变稠,可伴咽痛、头痛、流泪、味觉迟钝、呼吸不畅、声嘶等。体检可见鼻腔黏膜充血、水肿、有分泌物,咽部可为轻度充血。一般5~7日痊愈,伴并发症者可致病程迁延。

2. 辅助检查

(1)血液检查:因多为病毒性感染,白细胞计数正常或偏低,伴淋巴细胞比例升高。细菌感染者可有白细胞计数与中性粒细胞增多或核左移现象。

(2)病原学检查:因病毒种类繁多,且明确病毒类型对治疗无明显帮助,一般无须病原学检查。细菌培养可判断细菌类型并做药物敏感试验以指导临床用药。

3. 常用敏化穴及适宜刺激方式

现有4篇[1-4]上呼吸道感染穴位敏化的相关文献报道,对涉及上呼吸道感染的15个敏化穴位进行文献计量学分析,发现出现穴位敏化频次较高的穴位主要集中于头部,出现频次依次为大椎(4)、印堂(3)、风池(3)、百会(2)、风门(2)、肺俞(2)、身柱(1)、外关(1)等。文献也提示,给予以上易敏化穴位适宜的干预措施,如热敏灸及按摩等,可提高临床治疗效果。

【应用举隅】

徐振华等[4]于大椎、定喘、风门等穴位处施行热敏灸,并进行临床疗效评价。具体操作如下:患者取仰卧位,在上述穴位处首先进行回旋灸,然后在穴位位置进行雀啄灸,当患者有喜热、透热、扩热、传热等感觉时,施以温和灸约2 min,同时标定热敏的位置,此即为热敏穴。随后将白芥子、细辛、甘遂、延胡索等按4∶4∶1∶1比例共研细末,备用。使用方法:取药末10 g,以老姜汁10 ml调和成药饼,用胶布贴于热敏穴位上,每次贴时要以患者自觉热痛难以忍受为度,时间1~2 h,每3日进行1次,4次后观察疗效。26例患者经4次治疗后治愈24例,占92.3%,其中2次治愈18例;好转2例,占7.7%。

参 考 文 献

[1] 谢强,杨淑荣,邓玲玲,等."升阳祛霾"针灸法治疗风寒感冒的临床研究[J].江西中医学院学报,2009,21(1):23-25.

[2] 冯朝焕.按摩防治感冒[J].赤脚医生杂志,1974(6):43.

[3] 滕龙.急性上呼吸道感染患者热敏态印堂穴自发红外光谱研究[D].广州:广州中医药大学,2013.

[4] 徐振华.热敏灸配合穴位贴敷治疗感冒后咳嗽26例临床观察[J].针灸临床杂志,2007(9):49-50.

支气管炎

支气管炎归属于中医学"咳嗽""喘证"的范畴，是一种以咳嗽、咳痰或伴有喘息为主要症状的气管、支气管黏膜及周围组织的慢性特异性炎症，其患病率为3.2%（老年人发病率约为15%以上）。该病引起原因很多，且极易反复发作，对患者生活质量造成严重的影响。《景岳全书·杂证谟》云："外感之嗽，无论四时，必皆因于寒邪，盖寒随时气入客肺中。"

1. 临床表现

① 咳嗽：一般以晨间咳嗽为主，睡眠时可有阵咳。② 咳痰：一般为白色黏液和浆液泡沫性为主，偶见痰中带血，清晨较多。③ 喘息或气急：喘息明显者常称为喘息性支气管炎，部分可能伴发支气管哮喘。急性发作期可在背部或双肺底听到干、湿啰音，咳嗽后可减少或消失，伴发哮喘可闻及广泛哮鸣音并伴呼气期延长。

2. 辅助检查

（1）X线检查：早期可无异常。反复发作者表现为肺纹理增粗、紊乱，呈网状或条索状、斑点状阴影，以双下肺野明显。

（2）呼吸功能检查：早期无异常。如有小气管阻塞时，最大呼气流速-容量曲线在75%和50%肺容量时明显降低。当使用支气管扩张剂后第一秒用力呼气容积（FEV1）占用力肺活量（FVC）的比值（FEV1/FVC）<0.70提示已发展成为慢性阻塞性肺疾病。

（3）细菌感染时偶可出现白细胞总数和（或）中性粒细胞增高。

（4）可培养出致病菌。涂片可发现革兰阳性菌或革兰阴性菌，或大量破坏的白细胞和杯状细胞。

3. 常用敏化穴及适宜刺激方式

现有7篇[1-7]支气管炎穴位敏化的相关文献报道，对涉支气管炎的15个敏化穴位进行文献计量学分析，发现出现穴位敏化频次较高的穴位主要集中于膀胱经，出现频次依次为肺俞（6）、膏肓（4），风门（3）、脾俞（3）、肾俞（3）等。文献也提示，给予以上易敏化穴位适宜的干预措施，如热敏灸等，可提高临床治疗效果。

【应用举隅】

钟叙春等[7]于肺俞、颈百劳、膏肓、肾俞等穴位处施行热敏灸，并对老年慢性支气管炎进行临床疗效评价。具体操作如下：① 热敏穴的探测：患者选择舒适的俯卧、坐位均可，选择清艾条或特制的粗艾条，用点燃的艾条先在膀胱经上激发经气5~10 min，然后在上述腧穴，距离皮肤2~5 cm施行温和灸，当患者在某些腧穴上有透热、扩热、传热或凉、痛、抽、麻感等以上感觉时，即为热敏现象。② 治疗操作：选择上述高发区腧穴至少有2~5个穴位，每次施灸时间以该穴热敏灸感完全消失为度，初伏每日1次，共治疗10日，中伏开始每2日1次，连续治疗5次，末伏起每3日1次，连续治疗3次，每年治疗18次，3年为1个疗程。结果显示试验组总有效率为85.5%，且在日常生活能力、社会活动情况、抑郁心理障碍、焦虑心理障碍方面均有明显改善。

参 考 文 献

［1］ 曹平,梁丹清,温菊芬,等.三伏天"热敏灸"治疗老年慢性支气管炎的效果及对生活质量的影响［J］.中国医学创新,2019,

16(21)：127 - 130.

［2］ 钟福香,陈娟.热敏灸合穴位敷贴治疗慢性支气管炎的临床护理探讨[J].基层医学论坛,2019,23(18)：2614 - 2615.

［3］ 黄四碧,胡春媚,杨涛,等.热敏灸合穴位敷贴治疗慢性支气管炎的护理效果分析[J].现代诊断与治疗,2017,28(20)：3903 - 3904.

［4］ 张国胜,杨贤海.热敏灸在英国应用的医案4则[J].求医问药(下半月),2012,10(6)：705 - 706.

［5］ 黄元水.压痛点贴药疗法治疗重症慢性气管炎98例[J].人民军医,1982(3)：38 - 39.

［6］ 张静,李继恩,付大清,等.热敏灸治疗单纯性慢性支气管炎不同灸量的临床观察[J].中国继续医学教育,2020,12(14)：171 - 174.

［7］ 钟叙春,刘建生,陈芳,等.三伏热敏灸对老年慢性支气管炎患者生活质量的影响[J].中国中医药现代远程教育,2015,13(24)：84 - 85.

支气管哮喘

支气管哮喘归属于中医学"哮病"的范畴,是一种以喘息、气急、胸闷或咳嗽等为主要症状的气道慢性炎症性疾病,是世界上最常见的慢性病。全球约3亿哮喘患者,我国患病率为0.5%～5%,并呈逐年上升的趋势。清代叶桂的《临证指南医案·哮》曰:"若夫哮证,亦由初感外邪,失于表散,邪伏于里,留于肺俞。"

1. 临床表现

典型症状为发作性伴有哮鸣音的呼气性呼吸困难。症状可在数分钟内发生,可持续数小时至数日,可经平喘药物治疗后缓解或者自行缓解;夜间及凌晨发作或加重是哮喘最重要的特征;发作时典型的体征为双肺可闻及广泛的哮鸣音,呼气音延长,但严重的哮喘发作时可表现为"沉默肺"。

2. 辅助检查

(1)痰液检查:部分患者痰涂片显微镜下可见较多嗜酸性粒细胞。

(2)肺功能检查:① 通气功能检测,哮喘发作时呈阻塞性通气功能障碍表现,用力肺活量(FEV1)、1秒率(FEV1/FVC%)和最高呼气流量(PEF)均下降。② 支气管激发试验

(BPT),用以测定气道反应。③ 支气管舒张试验(BDT),用以测定气道的可逆性改变。

(3)影像学检查:哮喘发作时胸部X线片可见双肺透亮度增加,呈过度通气状态,缓解期多无明显异常。胸部CT在部分患者可见支气管壁增厚、黏液阻塞。

(4)特异性变异原检测:外周血变应原特异性IgE增高,结合病史有助于病因诊断。

3. 常用敏化穴及适宜刺激方式

现有22篇[1-22]支气管哮喘穴位敏化的相关文献报道,对涉及支气管哮喘的17个敏化穴位进行文献计量学分析,发现出现穴位敏化频次较高的穴位主要集中于背侧足太阳膀胱经两外侧线以内,肺俞和膈俞两水平线之间,出现频次依次为肺俞(20)、定喘(15)、膏肓(14),风门(13)、脾俞(13)、肾俞(13)等。文献也提示,给予以上易敏化穴位适宜的干预措施或结合其他治疗方法,可提高临床治疗效果。

【应用举隅】

欧阳八四等[15]于热敏穴施行悬灸,并进行临床疗效评价。具体操作如下:① 热敏穴的探测:患者选择舒适体位,后于肺俞和膈俞两穴水平线之间的区域或前胸部第1肋间隙、第2肋间隙自内向外至6寸范围内的区域进行,距离皮肤2～5 cm施行温和灸,当患者在某些腧穴上有透热、扩热、传热或凉、痛、抽、麻感等以上

感觉时,即为热敏现象,该探查穴点为热敏化腧穴。② 治疗操作:在探查到的热敏化腧穴中选取 1 个热敏化现象最为明显的穴位进行悬灸,调整艾条与皮肤距离,保持足够热度,每次治疗时间以上述区域腧穴热敏现象消失为度;开始连续治疗 8 日,每日 1 次,第 1 个月内的后 22 日保证 12 次治疗,后 2 个月保证每月治疗 15 次(每日≤1 次),共治疗 3 个月。结果显示热敏灸对于支气管哮喘在临床症状、发作次数、生活质量及肺功能方面都有较好的调整作用。

参 考 文 献

[1] 曹乾安,章海凤,李琳慧,等.支气管哮喘患者热敏腧穴分布特征及其规律的临床观察[J].中国针灸,2020,40(2):169-172.

[2] 田春艳,管浩,邓亚萍,等.热敏化腧穴埋线与舒利迭治疗慢性持续期哮喘疗效的对照观察[J].针灸临床杂志,2020,36(2):34-37.

[3] 赵兰凤,马洪举,林国华,等.腧穴热敏灸治疗哮喘慢性持续期的临床观察[J].世界中医药,2019,14(8):2137-2140.

[4] 杨有为.支气管哮喘患者穴位压痛阈敏化的临床观察[D].济南:山东中医药大学,2018.

[5] 陈小勇,邓晓玲,曹阳虎,等.腧穴热敏化艾灸新疗法辅助沙美特罗替卡松粉吸入剂治疗慢性持续期支气管哮喘疗效观察[J].现代中西医结合杂志,2018,27(3):302-305.

[6] 罗秋燕,张书平,陈永华.腧穴热敏化艾灸联合雾化吸入喘可治治疗支气管哮喘的临床研究[J].中医药导报,2017,23(18):98-101.

[7] 范洪力,柯斌霞,陈颖琰,等.儿童支气管哮喘阿是穴定穴灸疗 30 例临床研究[J].云南中医中药杂志,2016,37(8):60-63.

[8] 李红华.射干麻黄汤联合热敏灸治疗支气管哮喘发作期的疗效观察[J].中国中医药现代远程教育,2016,14(12):96-97.

[9] 嵇银成,秦小永,郑伟莉,等.腧穴热敏灸治疗成人慢性中度支气管哮喘临床研究[J].河南中医,2016,36(2):344-345.

[10] 田宁,陈日新,谢兵,等.支气管哮喘患者热敏红外辐射特征研究[J].上海针灸杂志,2014,33(2):174-176.

[11] 夏晓健,李晓云.热敏灸治疗支气管哮喘慢性持续期患者 30 例[J].江西中医学院学报,2013,25(5):38-40.

[12] 周颖芳,李万瑶,曹喜俊.热敏灸与穴位贴敷疗法对支气管哮喘缓解期患者的影响[J].辽宁中医杂志,2013,40(6):1220-1221.

[13] 张元兵,胡志平,刘良徛,等.热敏灸合穴位敷贴防治支气管哮喘的临床研究[J].中医药通报,2012,11(6):51-54.

[14] 宋南昌,何金保,徐涵斌,等.热敏灸与舒利迭治疗支气管哮喘慢性持续期的比较研究[J].中国针灸,2012,32(7):593-596.

[15] 欧阳八四,高洁,孙钢,等.热敏灸对慢性持续期支气管哮喘患者肺功能和生活质量的影响:随机对照研究[J].中国针灸,2011,31(11):965-970.

[16] 马洪举.腧穴热敏化艾灸治疗哮喘慢性持续期的疗效观察[D].广州:广州中医药大学,2011.

[17] 梁超.腧穴热敏灸对慢性持续期支气管哮喘患者的肺功能近远期影响[D].武汉:湖北中医药大学,2011.

[18] 聂红.热敏灸治疗支气管哮喘慢性持续期的疗效观察与护理[J].吉林医学,2011,32(7):1397-1398.

[19] 陈日新,陈明人,李巧林.灸感法与红外法检测支气管哮喘(慢性持续期)患者肺俞穴热敏态的对比研究[J].江西中医药,2011,42(1):12-14.

[20] 梁超,张唐法,杨坤.腧穴热敏灸与西药治疗慢性持续期支气管哮喘疗效对照观察[J].中国针灸,2010,30(11):886-890.

[21] 梁超,郭桂琴.腧穴热敏灸配合脱敏治疗支气管哮喘 50 例[J].现代中西医结合杂志,2010,19(31):3418-3419.

[22] 吴元建.腧穴热敏化艾灸治疗支气管哮喘的临床研究[D].南京:南京中医药大学,2010.

慢性阻塞性肺疾病

慢性阻塞性肺疾病简称慢阻肺,归属于中医学"咳嗽""喘证""肺胀"等范畴,是一种以持续气流受阻为特征的可以预防和治疗的疾病。慢阻肺是呼吸系统疾病中常见病和多发病,患病率(约为 8.3%)与病死率均居高不下。《诸病源候论》云："肺主气,肺气有余,即喘咳上气,若又为风冷所加,即气聚于肺,令肺胀,即胸满气急也。"

1. 临床表现

起病缓慢,病程较长,主要症状包括:慢性咳嗽,随病程发展可终身不愈;咳痰,一般为白色黏液或浆液性泡沫痰,偶可带血丝;气短或呼吸困难,早期在剧烈活动后出现,后逐渐加重;喘息和胸闷,部分患者在急性加重时出现;晚期患者可伴有体重下降、食欲减退等。查体可见:桶状胸、语颤减弱、肺部过清音、呼吸音减弱、呼气期延长等。

2. 辅助检查

(1)肺功能检查:是判断持续气流受限的主要客观指标。使用支气管扩张剂后,FEV1/FVC<70%可确定为持续气流受限。

(2)影像学检查:胸部 X 线检查早期可无明显变化,后期可出现肺纹理增粗、紊乱等非特异性改变,也可出现肺气肿表现。胸部 CT 检查可见慢阻肺小气道病变、肺气肿和其他并发症的表现。

(3)血气分析检查:对确定发生低氧血症、高碳酸血症、酸碱平衡失调以及判断呼吸衰竭的类型有重要价值。

3. 常用敏化穴及适宜刺激方式

现有 7 篇[1-7]慢性阻塞性肺疾病穴位敏化的相关文献报道,对涉及慢性阻塞性肺疾病的 8 个敏化穴位进行文献计量学分析,发现出现穴位敏化频次较高的穴位主要集中于膀胱经,出现频次依次为肺俞(7)、脾俞(5)、肾俞(5)、风门(4)、至阳(3)等。文献也提示,给予以上易敏化穴位适宜的干预措施,如热敏灸等,可提高临床治疗效果。

【应用举隅】

程爱萍等[6]于风门、肺俞、至阳、命门、肾俞、脾俞等穴位处施行热敏灸,并进行临床疗效评价,具体操作如下:① 热敏穴的探测:选择舒适、充分暴露背部的体位;环境温度控制在 20~26℃;用点燃的纯艾条,以背部风门、肺俞、至阳、命门、肾俞、脾俞等经穴或压痛点、皮下硬节等反应物部位为中心、3 cm 为半径的范围内,距离皮肤 2 cm 左右施行温和灸。当患者感受到"艾热"向四周扩散、游走或向皮肤深处灌注时,此点即为热敏点;重复上述步骤,直至所有的热敏点被探查出。② 热敏点灸操作:每次取 2~3 个热敏点穴,分别施行温和灸,直至透热现象消失、患者自觉有灼痛感为 1 次施灸剂量,每日 1 次。结果显示热敏灸组在治疗时疗效更好。

参考文献

[1] 朱素有,廖为民,许忠波,等.四君子汤加味联合热敏灸对慢性阻塞性肺疾病稳定期肺脾气虚型患者血清及呼出冷凝液中 IL-17,IL-22,IL-1α,Cys-C 的影响[J].中国实验方剂学杂志,2020,26(10):57-62.

[2] 梁永妍.腧穴热敏化悬灸辅助治疗慢性阻塞性肺疾病稳定期患者 44 例临床观察[J].中医杂志,2018,59(9):765-768.

[3] 龚清环,黄婵,李翠,等.热敏灸法治疗慢性阻塞性肺疾病的临床疗效观察[J].全科护理,2015,13(34):3468-3470.

[4] 伍浪明,薛丽君,伍世葵.热敏灸结合自制参蛤散治疗慢性阻塞性肺疾病 31 例临床观察[J].中医药导报,2014,20(11):82-84.

[5] 吴艳松,张元兵,刘良徛,等.热敏灸治疗慢性阻塞性肺疾病急性加重期的临床研究[J].中医药通报,2011,10(2):47-49.

[6] 程爱萍,舒长兴."热敏点"灸治疗慢性阻塞性肺疾病的临床研究[J].中华中医药学刊,2011,29(6):1355-1357.

[7] 王湘雨.热敏灸治疗慢性阻塞性肺疾病的临床疗效观察[J].中医临床研究,2011,3(19):11-13.

高血压

高血压归属于中医学"眩晕""头痛"的范畴,是一种以体循环动脉压升高为主要临床表现的心血管综合征,是心脑血管疾病最重要的危险因素,常与其他心血管危险因素共存,可损伤重要脏器,如心、脑、肾的结构和功能,最终导致这些器官的功能衰竭。高血压在老年人中较为常见,我国高血压患病率高达 18.80%,且逐年上升。中医学认为,其病因主要为情志内伤、饮食不节、失血、外伤、久病体虚。本病病位在清窍,由气血亏虚、肾精不足致脑髓空虚,清窍失养,或肝阳上亢、痰火上逆、瘀血阻窍而扰动清窍发生眩晕,与肝、脾、肾三脏关系密切。

1. 临床表现

主要表现为头晕、头痛、颈项板紧、疲劳、心悸等,也可出现视物模糊、鼻出血等较重症状,典型的高血压头痛在血压下降后可消失。高血压患者还可以出现受累器官的症状,如胸闷、气短、心绞痛、多尿等。高血压一般体征较少,周围血管搏动、血管杂音、心脏杂音等是重点检查的项目。颈部、背部两侧肋脊角、上腹部脐两侧、腰部肋脊处的血管杂音,较常见。心脏听诊可有主动脉瓣区第二心音亢进、收缩期杂音或收缩早期喀喇音。

2. 辅助检查

根据个人病情需要及医疗机构实际情况选择检查项目。① 基本项目:血常规、尿常规、血生化(包括空腹血糖、血脂、血肌酐、血尿酸、血钾等)、心电图。② 推荐项目:餐后 2 h 血糖(空腹血糖升高者)、糖化血红蛋白(合并糖尿病的患者)、尿蛋白定量(尿蛋白定性阳性者)、尿微量白蛋白或白蛋白/肌酐比、24 h 动态血压、超声心动图、颈动脉超声、肾脏超声、X 线胸片、眼底检查、脉搏波传导速度、踝臂血压指数。③ 选择项目:怀疑继发性高血压以及有心血管合并症的患者,可根据病情需要行进一步检查。

3. 常用敏化穴及适宜刺激方式

现有 1 篇[1]高血压穴位敏化的相关文献报道,涉及高血压的 3 个敏化穴主要是曲池、百会、足三里。文献也提示,给予以上易敏化穴位适宜的干预措施,可提高临床治疗效果。

【应用举隅】

赵帅等[1]于曲池、百会、足三里处施行热敏灸,并进行临床疗效评价。具体操作如下:测量血压后,辨证选取(曲池、百会、足三里)中的 1 个穴位,在该穴位上先进行 2 min 回旋灸预热,再进行 2 min 雀啄灸,探查热敏点,确定热敏点后进行温和灸,温和灸过程中维持艾条离穴位皮肤高 3~5 cm 距离,时间长短由患者是否出现热敏化点决定。若出现热敏化点则进行温和灸至患者热敏感觉消失,感觉可为:① 透热:灸热从施灸点皮肤表面直接向深部组织穿透,甚至直达胸腹腔脏器。② 扩热:灸热从施灸点为中心向周围片状扩散。③ 传热:灸热从施灸点开始循经脉路线向远部传导,甚至到达病所。④ 局部不热(或微热)远部热:施灸部位不(或微)热,而远离施灸的部位感觉甚热。⑤ 表面不热(或微热)深部热:施灸部位的皮肤不(或微)热,而皮肤下深部组织甚至胸腹腔脏器感觉甚热。⑥ 其他非热感觉:施灸(悬灸)部位或远离施灸部位产生酸、胀、压、重、痛、麻、冷等非热感觉。每位患者接受热敏灸治疗 1 次,记录治疗前后血压值。治疗结束后发现于以上穴位施行热敏灸疗法其治疗有效率达 70.59%,且短期内能缓解高血压患者的临床症状。

参 考 文 献

[1]　赵帅,苏懿,万鸣,等.热敏灸治疗原发性高血压病患者 34 例疗效观察[J].新中医,2011,43(8):131 – 133.

冠状动脉粥样硬化性心脏病

冠状动脉粥样硬化性心脏病归属于中医学"胸痹""心痛""真心痛"的范畴,是冠状动脉血管发生动脉粥样硬化病变而引起血管腔狭窄或阻塞,造成心肌缺血、缺氧或坏死而导致的心脏病,简称为"冠心病"。多发于 40 岁以上成人,男性发病早于女性,经济发达国家发病率较高,近年来发病呈年轻化趋势,已成为威胁人类健康的主要疾病之一。中医学认为,胸痹的内因有饮食不节、情志失调、劳倦内伤、年迈体虚。外因有寒邪内侵。病位在心,涉及肝、脾、肾三脏。基本病机为心脉痹阻。病理性质为本虚标实,虚实夹杂。本虚有气虚、阴伤、阳衰及气阴两虚,阴阳两虚;标实为瘀血、寒凝、痰浊、气滞,痹阻胸阳。严重者部分心脉突然闭塞,气血运行中断,可见心胸猝然大痛,而发为真心痛。

1. 临床表现

主要表现为发作性胸痛,疼痛特点如下。① 诱因:发作常由体力劳动或情绪激动所诱发,饱食、寒冷、吸烟、心动过速、休克等亦可诱发。疼痛多发生于劳力或激动的当时,而不是在劳累之后。② 部位:主要在胸骨体之后,可波及心前区,手掌大小范围,也可横贯前胸,界限不清。常放射至左肩、左臂内侧达环指和小指,或至颈、咽或下颌部。③ 性质:胸痛常为压迫、发闷或紧缩性,也可有烧灼感,但不像针刺或刀扎样锐性痛,偶伴濒死感。④ 持续时间:心绞痛一般持续数分钟至 10 余分钟,多为 3~5 min,一般不超过半小时。⑤ 缓解方式:一般在停止原来诱发症状的活动后即可缓解;舌下含用硝酸甘油等硝酸酯类药物也能在数分钟内使之缓解。平时一般无体征,心绞痛发作时常见心率增快、血压升高、表情焦虑、皮肤冷或出汗,有时出现第四或第三心音奔马律。可有暂时性心尖部收缩期杂音,是乳头肌缺血以致功能失调引起二尖瓣关闭不全所致。

2. 辅助检查

(1)实验室检查:血糖、血脂检查可了解冠心病危险因素;胸痛明显者需查血清心肌损伤标志物,包括心肌肌钙蛋白 I 或 T、肌酸激酶(CK)及同工酶(CK – MB),以与急性冠状动脉综合征相鉴别;查血常规注意有无贫血;必要时需检查甲状腺功能。

(2)心电图检查:① 静息时心电图。约半数患者在正常范围,也可能有陈旧性心肌梗死的改变或非特异性 ST 段和 T 波异常。有时出现房室或束支传导阻滞或室性、房性期前收缩等心率异常。② 心绞痛发作时心电图。绝大多数患者可出现暂时性心肌缺血引起的 ST 段移位。因心内膜下心肌更容易缺血,故常见反映心内膜下心肌缺血的 ST 段压低(≥ 0.1 mV),发作缓解后恢复。有时也可以出现 T 波倒置。

在平时 T 波持续倒置的患者，发作时可变为直立("假性正常化")。T 波改变虽然对反映心肌缺血的特异性不如 ST 段压低，但如与平时心电图比较有明显差别，也有助于诊断。③ 心电图负荷试验。最常用的是运动负荷试验，增加心脏负担以激发心肌缺血。运动方式主要为分级活动平板或踏车，其运动强度可逐步升级。前者较为常用，让受检查者迎着转动的平板就地踏步。以达到按年龄预计可达到的最大心率（HR_{max}）或亚极量心率（$85\% \sim 90\%$ 的最大心率）为负荷目标，前者称为极量运动实验，后者成为亚极量运动实验。运动中应持续监测心电图改变。运动中出现典型心绞痛、心电图改变主要以 ST 段水平型或下斜型压低≥0.1 mV 持续 2 min 为运动实验阳性标准。④ 心电图连续动态监测。HolTer 检查可连续记录并自动分析 24 h（或更长时间）的心电图（双极胸导联或同步 12 导联），可发现心电图 ST 段、T 波改变和各种心律失常。将出现异常心电图表现的时间与患者的活动和症状相对照。胸痛发作时相应时间的缺血性 ST - T 改变有助于确定心绞痛的诊断，也可以检出无痛性心肌缺血。

（3）多层螺旋 CT 冠状动脉成像（CTA）：适用于情况。① 不典型胸痛症状的患者，心电图、运动负荷试验或核素心肌灌注等辅助检查不能确诊。② 冠心病低风险患者的诊断。③ 可疑冠心病，但不能进行冠状动脉造影。④ 无症状的高危冠心病患者的筛查。⑤ 已知冠心病或介入及手术治疗后的随访。

（4）超声心动图：多数稳定型心绞痛患者静息时超声心动图检查无异常。有陈旧性心肌梗死或严重心肌缺血者，二维超声心动图可探测到坏死区域或缺血区心室壁的运动异常。运动或药物负荷超声心动图检查可以评价符合状态下的心肌灌注情况。超声心动图还有助

于发现其他需与冠脉狭窄导致的心绞痛相鉴别的疾病，如梗阻性肥厚型心肌病、主动脉瓣狭窄等。

（5）放射性核素检查：根据病史、心电图检查不能排除心绞痛，以及某些患者不能进行运动负荷试验时可做此项检查。核素心肌显像可以显示缺血区、明确缺血的部位和范围大小。结合运动负荷试验，则可提高检出率。

（6）有创性检查：冠状动脉造影及血管内成像技术是目前冠心病诊断的"金标准"，可以明确冠状动脉有无狭窄和狭窄的部位、程度、范围等，并可据此指导进一步治疗。血管内超声可以明确冠状动脉内的管壁形态及狭窄程度。光学相干断层成像是一种高分辨率断层成像技术，可以更好地观察血管腔和血管壁的变化。左心室造影可以对心功能进行评价。冠状动脉造影的主要指征为：① 对经内科治疗心绞痛仍较重，明确动脉病变情况，以考虑旁路移植手术者；② 胸痛似心绞痛而不能确诊者。

（7）其他检查：胸部 X 线检查对稳定型心绞痛并无特异的诊断意义。一般情况下都是正常的，但有助于了解其他心肺疾病的情况，如有无心脏增大、充血性心力衰竭等。

3. 常用敏化穴及适宜刺激方式

现有 4 篇[1-4]冠心病穴位敏化的相关文献报道，对涉及冠心病的 10 个敏化穴进行文献计量学分析，发现出现穴位敏化频次较高的穴位主要集中于患者背部华佗夹脊和膀胱经第一侧线之间，出现频次最多的穴位依次为心俞（3）、内关（2）、厥阴俞（2）。文献也提示，给予以上易敏化穴位适宜的干预措施，可提高临床治疗效果。

【应用举隅】

封荣华等[4]于曲池、百会、足三里处施行热敏灸，并进行临床疗效评价。具体操作如下：

局部选取受试者手少阴心经及其附近的经穴、痛点和压痛点、皮下硬结、条索状物处等反应部位。以下肢阳经穴位为主，用点燃的艾条在上述部位为中心、3 cm 为半径的范围内，距离皮肤 3~5 cm 位置施行回旋灸和温和灸，当患者感受到艾热发生透热、传热、局部不热远部热或其他非热感觉，如施灸部位或远离施灸部位会出现酸、胀、压等感觉时，即为热敏点所在。先围绕上述选取的穴位热敏点进行回旋灸，继续改用

雀啄灸以激发经气，最后在距离皮肤 3 cm 的地方，施以温和灸法，灸疗至感传消失为止，一般为 15~30 min 不等，每日 1 次，以 30 日为 1 个疗程。治疗结束后发现于以上穴位施行热敏灸疗法心率变异性时域指标总体标准差、差值均方根、PNN50 均明显高于治疗前，最快心率与最慢心率之差明显高于治疗前，最慢心率、平均心率明显低于治疗前，心脏变时性功能不全明显低于治疗前。

参 考 文 献

[1] 姜丽华,姜劲峰.冠心病患者背部反应点的微循环检测[J].针灸临床杂志,2018,34(12)：1-5.

[2] 付奥杰.基于穴位敏化理论探讨冠心病体表压痛点与经络、腧穴相关性的临床观察[D].成都：成都中医药大学,2018.

[3] 刘中勇,陈洪涛,伍建光,等.热敏灸治疗冠心病稳定性心绞痛的疗效分析[J].中国中医药现代远程教育,2015,13(17)：13-15.

[4] 封荣华,冯九庚,龚晖,等.热敏灸治疗冠心病患者心率变异性和心脏变时性的疗效观察[J].中华中医药杂志,2017,32(10)：4750-4752.

第五节 · 消化系统疾病

胃食管反流病

胃食管反流病[1]是胃内容物反流入食管、口腔（包括喉部）或咽喉、气道引起的不适症状和（或）并发症。内镜检查阴性的胃食管反流病称非糜烂性反流病，存在食管黏膜破损称反流性食管炎，如食管下段的复层鳞状上皮被单层柱状上皮替代则称为 Barrett 食管。2014 年中国胃食管反流病专家共识意见将反流性食管炎和 Barrett 食管归为胃食管反流病的并发症。流行病学研究显示[2]，胃食管反流病在世界范围内的患病率为 13.3%，我国的患病率为 2.5%~7.8%，低于北美（18.1%~27.8%）和欧洲（8.8%~25.9%）。在年龄≥50 岁、吸烟、使

用非甾体抗炎药（如阿司匹林）和肥胖人群中，患病率更高。该病归属于中医学"食管瘅""吐酸病""嘈杂"的范畴，其病位在食管和胃，与肝、胆、脾、肺关系密切，基本病机概括为肝胆失于疏泄，胃失和降，胃气上逆。《素问·玉机真藏论》："肝传之脾，病名曰脾风发瘅，腹中热，烦心出黄。"

1. 临床表现

胃食管反流病最常见的典型症状[1]为胸骨后烧灼感（烧心）和自觉胃内容物向咽部或口腔方向流动的感觉（反流）。其不典型症状可表现为胸痛、上腹痛、上腹部烧灼感、嗳气，可以无烧心和反流症状。我国报道显示，患者胸痛和上腹痛的比例分别为 37.6% 和 35.5%。所致胸痛酷似心绞痛，称为非心源性胸痛。此外，其

可伴随食管外症状,包括咳嗽、咽喉症状、哮喘和牙蚀症等。

2. 辅助检查

(1) 胃镜检查[3]:是诊断反流性食管炎最准确的方法,并能判断其严重程度和有无并发症,结合活检可与其他原因引起的食管炎和其他食管病变进行鉴别。Barrett 食管的诊断主要根据内镜检查和食管黏膜活检。正常时,柱状上皮交界在食管下段形成界限清楚的齿状线即 Z 线,与内镜下胃食管交界标志一致。发生Barrett 食管时 Z 线上移,遗留柱状上皮或 Z 线上方出现的柱状上皮黏膜。内镜和病理活组织检查监测 Barrett 食管是目前唯一证据相对充足的随访方法。

(2) 24 h 食管 pH 监测[3]:应用便携式 pH记录仪检测患者 24 h 食管 pH,提供食管是否存在过度酸反流的客观证据,是诊断胃食管反流病有效的检查方法。食管检测可测定食管下括约肌的压力、显示频繁的一过性 LES 松弛和评价食管体部的功能。当胃食管反流病内科治疗效果不好时,可作为辅助性诊断。

(3) 影像学检查:对不愿接受或不能耐受胃镜检查者,X 线钡餐检查有助于排除食管癌等疾病,但其对诊断反流性食管炎敏感性不高。

3. 常用敏化穴及适宜刺激方式

现有 6 篇[4-9]胃食管反流病穴位敏化的相关文献报道,对涉及胃食管反流病的 13 个敏化穴位进行文献计量学分析,发现出现穴位敏化频次较高的穴位主要集中于腹部、背腰部和下肢区域,各穴位出现的频次依次为中脘(6)、天枢(5)、足三里(4)、公孙(4)、脾俞(4)、太冲(3)、胃俞(2)、大肠俞(1)、内关(1)、梁丘(1)、神阙(1),具体操作是在上述热敏化高发区寻找热敏穴实施灸法。文献也提示,给予以上易敏化穴位适宜的干预措施,并根据实际情况连续治疗一定的疗程,可提高临床治疗效果。

【应用举隅】

孟羽等[7]采用热敏灸,以腹部、背腰部和下肢区域为主,选中脘、足三里、天枢、公孙、太冲、脾俞、胃俞、大肠俞等穴及附近寻找热敏化点。采用点燃的艾条,先施回旋灸 2 min 温热局部气血,继以雀啄灸 1 min 加强敏化,循经往返灸 2 min 激发经气,再施以温和灸发动感传,开通经络。施灸剂量以完成灸感四相为度。每日灸 1 次,20 次为 1 个疗程,每一疗程后可休息 3~5日,再继续第 2 疗程治疗。研究结果表明治疗组有效率为 90%,热敏灸治疗胃食管反流病操作方便,疗效确切,值得进一步研究。

参 考 文 献

[1] 中国中西医结合学会消化系统疾病专业委员会. 胃食管反流病中西医结合诊疗共识意见(2017 年)[J]. 中国中西医结合消化杂志,2018,26(3):221-222.

[2] 中国医疗保健国际交流促进会胃食管反流多学科分会. 中国胃食管反流病多学科诊疗共识[J]. 中国医学前沿杂志,2019,11(9):35-36.

[3] 葛均波,徐永健. 内科学[M]. 8 版. 北京:人民卫生出版社,2016:358.

[4] 王莹,彭伟. 针刺配合热敏灸治疗胃食管反流病 50 例[J]. 河南中医,2016,32(2):364-365.

[5] 李志爱,李芬,邓元将. 热敏灸联合奥美拉唑治疗胃食管反流病的护理应用[J]. 贵阳中医学院学报,2013,35(3):246-247.

[6] 邓元将,李芬,李志爱,等. 热敏灸联合奥美拉唑治疗胃食管反流病的临床研究[J]. 国际医药卫生导报,2012,8(11):

1565-1566.

[7] 孟羽,李丰,何晓晖,等.穴位热敏灸治疗胃食管反流病的临床研究[J].针灸临床杂志,2011(2):41-42.

[8] 李彬,白辉辉,张一.热敏灸配合质子泵抑制剂治疗胃食管反流性咳嗽疗效观察[J].上海针灸杂志,2019,38(6):597-598.

[9] 胡玉玲.热敏灸联合降逆和胃颗粒治疗胃食管反流病疗效观察[J].健康大视野,2018,21:87.

胃　炎

胃炎是各种原因引起的胃黏膜炎症,为最常见的消化系统疾病之一。按临床发病的缓急,一般可分为急性和慢性胃炎两大类型。急性胃炎[1]系指由不同原因所致的胃黏膜急性炎症和损伤,常见的病因有酒精、药物、应激、感染、十二指肠液反流、胃黏膜缺血缺氧、食物变质和不良的饮食习惯、腐蚀性化学物质及放射损伤或机械损伤等。根据其病理改变又可分为单纯性、糜烂出血性、腐蚀性、化脓性胃炎等。慢性胃炎[2]系指由多种原因引起的胃黏膜慢性炎症和(或)腺体萎缩性病变。病因主要与幽门螺杆菌感染密切相关。我国成年人的感染率比发达国家明显增高,感染阳性率随年龄增长而增加,胃窦炎患者感染率一般为70%~90%。其他原因如长期服用损伤胃黏膜的药物,主要为非甾体抗炎药,如阿司匹林、吲哚美辛等,十二指肠液反流引起胃壁血管扩张、炎性渗出而使慢性炎症持续存在。此外,口鼻咽部慢性感染灶、酗酒和长期饮用浓茶、咖啡等以及胃部深度X线照射也可导致胃炎。我国胃炎多以胃窦部损伤为主,炎症持续可引起腺体萎缩和肠腺化生。慢性胃炎的发病率随年龄增长而增加。胃体萎缩性胃炎常与自身免疫损害有关。根据其病理改变可分为非萎缩性、萎缩性和特殊类型胃炎三大类。

1. 临床表现

急性胃炎常见临床表现为上腹痛、恶心、呕吐和食欲减退。药物和应激状态所致的胃炎,常以呕血或黑便为首发症状,出血量大时可导致失血性休克。食物中毒引起的急性胃炎,常同时发生急性肠炎而出现腹泻,严重时可有脱水、电解质紊乱、酸中毒甚至低血压。腐蚀性胃炎则常引起上腹部剧痛,频繁呕吐,可伴寒战及发热。也有部分患者仅有胃镜下见胃黏膜局部或弥漫性充血、水肿,有炎性渗出物附着,或有散在点、片状糜烂或浅溃疡等,而无任何症状。大多数患者仅有上腹或脐周压痛、肠鸣音亢进,特殊类型的急性胃炎可出现急腹症,甚至休克。

慢性胃炎的临床症状无特异性,可有中上腹不适、饱胀、隐痛、烧灼痛,疼痛无节律性,一般于食后为重,也常有食欲缺乏、嗳气、反酸、恶心等消化不良症状。有一部分患者可无临床症状。如有胃黏膜糜烂者可出现少量或大量上消化道出血。胃体萎缩性胃炎合并恶性贫血者可出现贫血貌、全身衰竭、乏力、精神淡漠,而消化道症状可以不明显。查体可有上腹部轻压痛,胃体胃炎有时伴有舌炎及贫血征象。

2. 辅助检查

(1)胃镜检查:急性胃炎胃镜所见为胃黏膜局部或弥漫性充血、水肿,有炎性渗出物附着,或有散在点、片状糜烂或浅溃疡等。有出血症状者可见胃黏膜有新鲜出血或褐色血痂,黏液糊为鲜红色或咖啡色,活检组织学主要见黏膜层有中性粒细胞浸润和糜烂。内镜下慢性胃炎分为浅表性胃(又称非萎缩性胃炎)和萎缩性胃炎,慢性非萎缩性胃炎内镜下可见黏膜红斑、黏膜出血点或斑块、黏膜粗糙伴或不伴水肿、充血渗出等基本表现，可同时存在糜烂、出血或胆汁反流等征象。

（2）病理检查：目前慢性胃炎病理分级多采用我国慢性胃炎的病理诊断标准和新悉尼系统的直观模拟评分并用。慢性胃炎有5种组织学变化要分级，即幽门螺杆菌、炎症、活动性、萎缩及肠化，分成无、轻度、中度和重度4级（0，+，++，+++），非萎缩性胃炎分无萎缩及肠化。

（3）实验室检查：幽门螺杆菌是引起慢性胃炎的最重要的原因，有临床症状或内镜下表现有糜烂、水肿、充血者建议常规检测。

（4）其他：疑为胃体萎缩性胃炎时，可做血常规、胃酸分泌量测定、血清胃泌素浓度、血清维生素 B_{12} 浓度与吸收试验、血清壁细胞抗体、内因子抗体和骨髓穿刺涂片等检查。

3. 常用敏化穴及适宜刺激方式

现有4篇[3-6]慢性胃炎穴位敏化的相关文献报道，对涉及的7个敏化穴进行文献计量学分析，发现出现穴位敏化频次较高的穴位主要集中于腹部和下肢局部，出现频次较高的穴位依次为中脘（3）、足三里（3）、上巨虚（2）、下巨虚（2）、脾俞（2）、胃俞（2）、上脘（1）。文献也提示，给予以上易敏化穴位适宜的干预措施，3~5次为1个疗程，可提高临床治疗效果。

【应用举隅】

温伟琴[3]选取2014年10月~2015年10月在江西中医药大学附属医院入住的慢性非萎缩性胃炎患者80例，采用随机数字表法分为治疗组和对照组各40例。对照组患者接受一般治疗和根据证型进行中药治疗。治疗组患者在对照组治疗基础上，予热敏灸双侧足三里。具体操作如下：患者取仰卧位，在外膝眼直下3寸，距胫骨前嵴一横指取穴。定位后医者手持江西中医药大学自制的热敏灸艾条，将点燃的一端对准足三里，距离保持3 cm左右，进行温和灸，使患者局部感到温热但无灼痛感，每日1次，每次艾灸时间以热敏灸感消失为度，连续15日。结果表明在足三里进行热敏灸可以调节血清胃泌素（gastrin，GAS）的释放，减少血清中GAS的含量，使胃窦组织中的GAS含量增加，从而可有效改善慢性非萎缩性胃炎患者的痞闷、嗳气、恶心、剑突下饱胀等非特异性消化不良症状。

参 考 文 献

［1］ 消化系统常见疾病诊疗指南[J].中国临床医生，2009，37（10）：69-71.

［2］ 中华中医药学会脾胃病分会.消化系统常见病慢性非萎缩性胃炎中医诊疗指南（基层医生版）[J].中华中医药杂志，2019，34（8）：3613-3615.

［3］ 温伟琴.热敏灸足三里对慢性非萎缩性胃炎患者血清GAS及PG的影响[D].南昌：江西中医药大学，2019.

［4］ 刘伟哲.慢性浅表性胃炎体表相关痛敏穴位研究[D].北京：中国中医科学院，2011.

［5］ 章海凤，罗淑瑜，张瑶，等.热敏灸"中脘"穴对慢性萎缩性胃炎模型大鼠血清GH、PG的影响[J].中国针灸，2020，40（3）：279-284.

［6］ 李琳慧，付勇，洪恩四.热敏灸对慢性萎缩性胃炎模型大鼠胃肠激素的影响[J].江西中医药大学学报，2019，31（6）：79-80.

功能性消化不良

功能性消化不良是指具有消化不良症状，以上腹部疼痛或烧灼感、餐后上腹部饱胀和早饱为主症，还可伴有食欲不振、嗳气、恶心或呕吐等症状，但其临床表现不能完全用器质性、系统性或代谢性疾病等来解释。中医古籍无此病名，根据中医疾病的命名特点，在总结前人及当代医家学术观点的基础上，为了更好地与功能性消化不良诊断及亚型划分对应，专家共识[1]将上腹痛综合征定义为中医学的"胃脘痛"，餐后饱胀不适综合征定义为中医学的"胃痞"。本病多与感受外邪、饮食不节、情志失调、劳倦，或久病、先天禀赋不足有关。其病位在胃，与肝脾关系密切。本病基本病机为脾虚气滞，胃失和降。病理特点多表现为本虚标实，虚实夹杂，以脾虚为本，气滞、食积、痰湿、血瘀等邪实为标。

1. 临床表现

主要表现为餐后饱胀不适、早饱感、上腹胀痛、上腹灼热感、嗳气、食欲不振、恶心等[2]。常常以某一个或某一组症状为主，起病多缓慢，呈持续性或反复发作，许多患者有饮食、精神等诱发因素。其中上腹痛为常见症状，与进食有关，表现为餐后痛，亦可无规律性，部分患者表现为上腹灼热感。餐后饱胀感和早饱感常与进食密切相关。餐后饱胀是指正常餐量即出现饱胀感；早饱是指有饥饿感但进食不久即有饱感。不少患者同时伴有失眠、焦虑、抑郁、头痛、注意力不集中等精神症状。

2. 辅助检查

（1）幽门螺杆菌（helicobacter pylori，Hp）检查[3]：可行^{13}C 或^{14}C 呼气试验检测，以明确 Hp 是否有感染情况。Hp 胃炎伴消化不良症状患者根除 Hp 后消化不良可分为 3 类：① 症状得到长期（>6 个月）缓解；② 症状无改善；③ 症状短时间改善后又复发。目前认为第 1 类患者属于 Hp 相关消化不良，这部分患者的 Hp 胃炎可以解释其消化不良症状，属于器质性消化不良；后两类患者虽然有 Hp 感染，但根除后症状无改善或仅有短时间改善（后者不排除根除方案中质子泵抑制剂的作用）。因此，仍可视为功能性消化不良。

（2）生化检查[3]：可行血常规、尿常规、大便常规、血糖、血脂、肝肾功能等检查，排除代谢性或系统性疾病。

（3）影像学检查：可行 CT 检查或腹部超声检查，排除器质性疾病。

（4）胃感觉运动功能检测：对于症状严重或常规治疗效果不明显的功能性消化不良患者，可行胃排空或胃容受性试验。已有多项药物研究采用胃恒压器试验，评估药物治疗对胃容受性舒张功能的改善作用，但目前我国普及率较低，不推荐其作为临床常规检查项目。

（5）心理评估：功能性消化不良患者常可伴焦虑、抑郁状态，可应用焦虑、抑郁自评量表或他评量表进行测定。

3. 常用敏化穴及适宜刺激方式

现有 7 篇[3-9]功能性消化不良穴位敏化的相关文献报道，对涉及的 16 个敏化穴进行文献计量学分析，发现出现穴位敏化频次较高的穴位主要集中于腹部局部，出现频次较高的穴位依次为中脘（4）、肝俞（4）、天枢（3）、胃俞（3）、脾俞（3）、足三里（2）、上脘（2）、下脘（2）、关元（2）、上巨虚（1）、承满（1）、梁门（1）、气海（1）、内关（1）、膈俞（1）、公孙（1）。文献也提示，给予以上易敏化穴位适宜的干预措施，可提高临床治疗效果。

【应用举隅】

王士源等[4]取双侧承满、梁门、气海、脾俞及公孙穴进行热敏灸。首先进行腧穴热敏化的探查,即先在施灸穴位及其附近距离皮肤进行回旋灸,当局部潮红时,再用艾条对准回旋灸的部位进行雀啄灸,以进一步加强穴位的热敏化,直至找到该穴位及其附近的热敏点。找到热敏点后,再对该点进行温和灸法,即用点燃的艾条对准热敏点3~5 cm处持续施灸,直至上述的热敏化现象消失,即达到最佳施灸量,然后换另一处穴位继续重复上述步骤,直至所选穴位依次灸完。每日上午治疗1次,每周治疗6次,连续治疗2周后进行疗效评价。研究结果表明,热敏灸法有助于改善功能性消化不良患者的临床症状,能够促进患者各项临床症状的恢复,使得血浆胃动素水平有所提高,疗效显著。

参 考 文 献

[1] 张声生,钦丹萍,周强,等.消化系统常见病功能性消化不良中医诊疗指南(基层医生版)[J].中华中医药杂志,2019,8(34):3619-3620.

[2] 葛均波,徐永健.内科学[M].8版.北京:人民卫生出版社,2016:398.

[3] 王士源,徐亚莉,高原,等.热敏灸治疗功能性消化不良疗效观察[J].上海针灸杂志,2016,35(5):538-539.

[4] 杨金梅,张唐法,黄国付.热敏灸治疗功能性消化不良23例[J].江西中医药,2011,1(42):43-44.

[5] 胡伟,石拓,胡畔,等.莫沙必利分散片联合热敏灸治疗功能性消化不良的疗效观察[J].临床消化病杂志,2011,23(6):352-355.

[6] 孟变红,任瑞英.热敏灸联合多潘立酮治疗功能性消化不良患儿的疗效及对食欲、食量积分和GVS值的影响[J].中西医结合中国民间疗法,2019,27(1):59-61.

[7] 胡少华.热敏灸治疗脾气虚滞证儿童餐后不适综合征型功能性消化不良临床疗效观察[D].合肥:安徽中医药大学,2017.

[8] 石亮.针刺配合热敏灸治疗功能性消化不良的临床研究[D].武汉:湖北中医药大学,2011.

[9] 陈日新,康明非.腧穴热敏化的临床应用[J].中国针灸,2007,27(3):199-201.

肠易激综合征

肠易激综合征归属于中医学"泄泻""便秘""腹痛"的范畴,是一种功能性肠病,指反复的、多发的、不同程度的腹部疼痛或不适伴便秘或腹泻的表现,但又找不到具体器质性病变而表现出功能性胃肠障碍的一组综合征。其发病机制尚未明确,病因与肠道动力异常、内脏感觉异常、脑-肠互动异常、神经免疫机制紊乱、内分泌激素失调等相关。根据罗马Ⅲ诊断标准主要可分为腹泻型(diarrhea predominate IBS, IBS-D)、便秘型(constipation predominate IBS, IBS-C)、混合型(mixed IBS, IBS-M)和不确定型4种。目前肠易激综合征全球患病率约为11.2%[1],中国人群总体患病率为6.5%,女性高于男性,30~59岁之间的人群患病率较高[2]。中医学认为,肝气郁结、情志失调是肠易激综合征发病的基本原因,肝气犯脾是发病的基本病机;脾胃虚弱为内在因素。因此,疏肝健脾,调理气机,恢复脾胃升降功能;升清降浊,运化有权;温肾助阳,益肾固精,实为治法的核心[3]。

1. 临床表现

典型的临床表现为反复发作的腹痛,最近3个月内每周至少发作1日,伴有以下2项或2项以上症状:① 与排便相关;② 发作时伴有排便频率的改变;③ 发作时伴有粪便性状(外观)改变。诊断前症状出现至少6个月,近3个月持续存在[4]。

2. 辅助检查

（1）实验室检查：对患者进行适当的体格检查和辅助检查（血红蛋白和 C 反应蛋白）可以排除器质性疾病。粪便钙卫蛋白（F‐Cal）可用于鉴别肠易激综合征与炎症性肠病，对于 F‐Cal 值<50 μg/g 的患者，不应常规进行结肠镜检查。

（2）结肠镜检查：可在腹泻型患者中进行，以排除结直肠癌和炎症性肠病。无证据支持<40 岁的无任何警报症状的腹泻型或混合型患者可常规结肠镜检查。

3. 常用敏化穴位及适宜刺激方式

现有 31 篇[5-35]肠易激综合征穴位敏化的相关文献报道，对涉及的 24 个敏化穴位进行文献计量学分析，发现出现穴位敏化频次较高的穴位主要集中于特定穴周围，出现频次较高的穴位依次为足三里（20）、天枢（19）、大肠俞（17）、关元（17）、命门（11）、上巨虚（4）、神阙（3）、肝俞（3）、脾俞（3）、中脘（3）。文献也提

示，给予以上易敏化穴位适宜的干预措施，5~7 次为 1 个疗程，可提高临床治疗效果。

【应用举隅】

刘兵等[22]选择 62 例肠易激综合征患者进行随机对照研究，年龄平均（44.7±11.8）岁。治疗组给予热敏灸。在腹部、背部、四肢热敏化高发区，取百会、大椎、中脘、关元、天枢、脾俞、肾俞、足三里、太冲等穴位附近，或皮下有硬结、条索状物等反应物部位，采用点燃的艾条在以上穴位或部位进行回旋、雀啄及往返灸判定热敏化穴。当出现透热、扩热、传热、远部热、深部热或其他得气等感传时，即是热敏化穴。选择 2~3 个敏感穴位灸至感传消失、皮肤灼热。隔日 1 次。而对照组患者给予常规针灸治疗，取百会、大椎、中脘、关元、天枢、脾俞、肾俞、足三里、太冲等穴位，针刺得气后捻转补法，隔日 1 次。两组均以 2 周为 1 个疗程，共治疗 2 个疗程。结果显示治疗组有效率 96.97%，高于对照组 89.65%。表明采用热敏灸治疗肠易激综合征总体疗效优于常规针灸治疗。

参 考 文 献

［1］ Lovell R M, Ford A C. Global prevalence of and risk factors for irritable bowel syndrome: a meta-analysis. Clinical gastroenterology and hepatology: the official clinical practice journal of the American Gastroenterological Association, 2012, 10 (7): 712 - 721,714.

［2］ 张璐,段丽萍,刘懿萱,等.中国人群肠易激综合征患病率和相关危险因素的 Meta 分析[J].中华内科杂志,2014,53(12): 969 - 975.

［3］ 张声生,魏玮,杨俭勤.肠易激综合征中医诊疗专家共识意见(2017)[J].中医杂志,2017,58(18):1614 - 1620.

［4］ 李军祥,陈誩,唐旭东,等.肠易激综合征中西医结合诊疗共识意见(2017 年)[J].中国中西医结合消化杂志,2018,26(3): 227 - 232.

［5］ 张亚楠,王媛,赵海军,等.在电针缓解肠易激综合征大鼠内脏痛敏中的作用研究[J].中华中医药学刊,2017,35(9): 2268 - 2271.

［6］ 张赛,杨丽娟,贾思涵,等.肠易激综合征穴位疼痛阈值检测[J].中国针灸,2016,36(8):835 - 839.

［7］ 李萍,戴伟.电针大肠俞对腹泻型肠易激综合征小鼠肠道炎性因子的影响[J].湖北中医药大学学报,2019,21(5):13 - 16.

［8］ 雷成成,李亮,张虹,等.电针敏化穴位对腹泻型肠易激综合征大鼠肠功能的影响[J].针刺研究,2017,42(5):413 - 417.

［9］ 吴艳英,任晓暄,郭孟玮,等.电针足三里、合谷穴对 IBS 模型大鼠肠道痛敏及动力异常治疗效应的比较研究[J].北京中医药大学学报,2017,40(6):514 - 521.

［10］ 吴文媛,付勇,陈明人,等.腹泻型肠易激综合征患者热敏腧穴分布的临床研究[J].江苏中医药,2011,43(11):67 - 68.

[11] 吴皓萌,敖海清,徐志伟,等.腹泻型肠易激综合征中医证候与外周敏化关系的研究[J].中华中医药杂志,2015,30(5):1371-1375.

[12] 徐天成.基于图论的肠病患者穴位敏化规律研究[D].南京:南京中医药大学,2019.

[13] 付智刚,吴爱香,胡红筠.健脾平肝方联合热敏灸治疗肠道易激综合征(腹泻型)疗效观察[J].临床医药实践,2017,26(12):910-911.

[14] 胡丹,康明非,熊俊,等.热敏点灸治疗腹泻型肠易激综合征:随机对照研究(英文)[J]. World Journal of Acupuncture-Moxibustion, 2012,22(2):1-5.

[15] 朱海涛,郑雪松,彭力.热敏灸联合头针治疗腹泻型肠易激综合征90例疗效观察[J].河北中医,2018,40(3):446-448,466.

[16] 陈顺喜,王延武.热敏灸疗法治疗腹泻型肠易激综合征32例临床观察[J].浙江中医杂志,2013,48(3):199.

[17] 卞彩茹.热敏灸疗法治疗腹泻型肠易激综合征的临床研究[D].广州:广州中医药大学,2013.

[18] 付勇,邹军,康明非,等.热敏灸配合针刺治疗肠易激综合征腹泻型24例[J].江西中医药,2011,42(3):51-53.

[19] 付勇,章海凤,熊俊,等.热敏灸治疗肠易激综合征不同灸量的临床疗效观察[J].中国针灸,2014,34(1):45-48.

[20] 王茜,余安胜.热敏灸治疗肠易激综合征的研究进展与展望[J].上海中医药杂志,2017,51(S1):253-256.

[21] 刘敏,吕福全,杨雯,等.热敏灸治疗腹泻型肠易激综合征[J].长春中医药大学学报,2013,29(5):863.

[22] 刘兵,周国容.热敏灸治疗腹泻型肠易激综合征33例[J].中医研究,2015,28(2):43-44.

[23] 佘炳贤.热敏灸治疗腹泻型肠易激综合征(脾肾阳虚型)的临床观察[D].广州:广州中医药大学,2016.

[24] 付勇,章海凤,熊俊,等.热敏灸治疗腹泻型肠易激综合征不同灸位的临床疗效观察[C]."新成果·新进展·新突破"中华中医药学会2013年学术年会、第三次中华中医药科技成果论坛论文集.2013,1.

[25] 叶雨静.热敏灸治疗腹泻型肠易激综合征的临床观察[D].广州:广州中医药大学,2015.

[26] 付甜甜,帅琦,刘智艳.热敏灸治疗腹泻型肠易激综合征的临床研究进展[J].新疆中医药,2018,36(6):96-97.

[27] 金永发.疏肝健脾汤结合热敏腧穴灸治疗腹泻型肠易激综合征效果观察[J].中国乡村医药,2015,22(19):34-35.

[28] 苏强,冯丽丽,钱薇,等.腧穴热敏化悬灸辅助治疗腹泻型肠易激综合征效果观察[J].山东医药,2017,57(10):49-51.

[29] 孙令军,杨文,郭彦层,等.腧穴热敏化悬灸治疗腹泻型肠易激综合征临床研究[J].广州中医药大学学报,2016,33(3):338-341.

[30] 简弄根,龚光辉.痛泻要方配合热敏灸治疗腹泻型肠易激综合征疗效观察[J].光明中医,2014,29(5):1022-1023.

[31] 何泽多,谭武.推拿结合腧穴热敏化艾灸治疗肠易激综合征62例[J].河北中医,2009,31(6):883-884.

[32] 叶梦琪,安明伟,唐勇,等.系统评价热敏灸治疗腹泻型肠易激综合征的临床疗效[J].中医药通报,2019,18(5):49-53,56.

[33] 杨丽娟,王晓信,李彬,等.针刺对肠易激综合征患者穴位痛阈的影响[J].上海针灸杂志,2018,37(9):1030-1036.

[34] 王威,张燕,吕恩基,等.针刺上巨虚穴对慢性内脏痛敏肠易激综合征模型大鼠血清胃肠激素的影响[J].甘肃中医学院学报,2011,28(2):5-7.

[35] 高志雄,王威,吕恩基,等.针刺上巨虚穴缓解慢性内脏痛敏的作用及机理[J].山西大同大学学报(自然科学版),2010,26(3):42-44.

炎症性肠病

炎症性肠病是一种免疫介导的慢性复发性肠道疾病,主要包括溃疡性结肠炎和克罗恩病,常呈反复发作的慢性过程,彻底治愈难度较大,且复发率较高[1]。因此,对社会医疗资源带来了巨大的负担。虽然,目前本病病因及发病机制尚不完全清楚,但普遍认为主要与遗传易感因素、环境因素、肠道菌群失调和免疫等因素有关。炎症性肠病与中医临床"泄泻""痢疾""腹痛""脏毒"等相近。《素问·阴阳应象大论》云"湿盛则濡泄",最基本的病机是脾阳亏虚,不能对体内的水谷精微发挥其运化作用而导致内湿多生于胃肠,久而久之湿郁热化,壅滞胃肠之间。最终使胃肠之气传导失司;或气血相搏结,损伤血络。日久及肾,脾肾两虚,正虚邪恋,缠绵难愈。

溃疡性结肠炎

溃疡性结肠炎发病部位在结肠,最常发生于青壮年期,根据我国资料统计,发病高峰年龄为20~49岁,性别差异不明显(男女比约为1.0:1~1.3:1)。近20年来,炎症性肠病病例数在国内迅猛增加,粗略推测溃疡性结肠炎患病率约为11.6/10万,增长情况与日本、韩国、新加坡等国家相似[2]。

1. 临床表现

为持续或反复发作的腹泻、黏液脓血便伴腹痛、里急后重和不同程度的全身症状,病程多在4~6周以上。可有皮肤、黏膜、关节、眼、肝胆等肠外表现。黏液脓血便是溃疡性结肠炎最常见的症状。不超过6周病程的腹泻需要与多数感染性肠炎相鉴别。

2. 辅助检查

溃疡性结肠炎缺乏诊断的金标准,主要结合临床、实验室检查、影像学检查、内镜检查和组织病理学表现进行综合分析,在排除感染性和其他非感染性结肠炎的基础上进行诊断[3]。

(1)结肠镜检查:结肠镜检查合并黏膜活组织检查(以下简称活检)是溃疡性结肠炎诊断的主要依据。结肠镜下病变多从直肠开始,呈连续性、弥漫性分布。轻度炎症反应的内镜特征为红斑、黏膜充血和血管纹理消失;中度炎症反应的内镜特征为血管形态消失,出血黏附在黏膜表面、糜烂,常伴有粗糙呈颗粒状的外观及黏膜脆性增加(接触性出血);重度炎症反应的内镜下则表现为黏膜自发性出血及溃疡。缓解期可见正常黏膜表现,部分患者可有假性息肉形成,或瘢痕样改变。对于病程较长的患者,黏膜萎缩可导致结肠袋形态消失、肠腔狭窄,以及炎(假)性息肉。

(2)病理学检查:建议多段、多点取材。

组织学上可见以下主要改变。

活动期:① 固有膜内有弥漫性、急性、慢性炎性细胞浸润,包括中性粒细胞、淋巴细胞、浆细胞、嗜酸性粒细胞等,尤其是上皮细胞间有中性粒细胞浸润(即隐窝炎),乃至形成隐窝脓肿。② 隐窝结构改变,隐窝大小、形态不规则,分支、出芽,排列紊乱,杯状细胞减少等。③ 可见黏膜表面糜烂、浅溃疡形成和肉芽组织。

缓解期:① 黏膜糜烂或溃疡愈合。② 固有膜内中性粒细胞浸润减少或消失,慢性炎性细胞浸润减少。③ 隐窝结构改变可保留,如隐窝分支减少或萎缩,可见帕内特细胞化生(结肠脾曲以远)。

3. 常用敏化穴位及适宜刺激方式

现有1篇[4]溃疡性结肠炎穴位敏化的相关文献报道,但未提供刺激方法,仅显示患者牵涉痛的主要分布部位,位于脐中靠右下部(92.6%,100/108)、左侧膝关节内侧上下约2 cm处(49.1%,53/108),在右侧膝关节及双侧下肢外侧部也可探查到敏化点(8.9%,42/108)。

【应用举隅】

崔翔等[4]在全国选取溃疡性结肠炎患者108例,进行敏化部位检测。并且为明确患者体表痛觉敏化的客观存在性,对一家医院的60例患者体表的压痛点进行痛阈值测量,与对侧无压痛的相同部位痛阈值进行比较。痛阈值测量方法:将检测端垂直置于压痛点皮肤表面,两手垂直向下均匀缓慢用力,至受检者感到局部疼痛时停止,此时压痛仪所示数值即为压痛阈值。每个部位测量3次(间隔2 min),取平均值。结果显示不同类型的炎症性肠病均引起局部及邻近节段的肢体处出现牵涉性痛敏症状,且出现规律与病变肠段的部位(体表投影)密切相关。

克罗恩病

克罗恩病可以在从整个胃肠道任一部位发病。最常发生于青年期,根据我国统计资料,发病高峰年龄为 18~35 岁,男性略多于女性(男女比约为 1.5∶1)[5-6]。流行病学调查显示,本病在全球范围内影响广泛,欧洲、北美洲最高发病率分别为 12.7/10 万、5.0/10 万,国内约为 1.4/10 万[7]。

1. 临床表现

呈多样化,包括消化道表现、全身性表现、肠外表现和并发症。消化道表现主要有腹泻和腹痛,可有血便;全身性表现主要有体质量减轻、发热、食欲不振、疲劳、贫血等,青少年患者可见生长发育迟缓;肠外表现与溃疡性结肠炎相似;并发症常见有瘘管、腹腔脓肿、肠腔狭窄和肠梗阻、肛周病变(肛周脓肿、肛周瘘管、皮赘、肛裂等),较少见的有消化道大出血、肠穿孔,病程长者可发生癌变。腹泻、腹痛、体质量减轻是克罗恩病的常见症状,如有这些症状出现,特别是年轻患者,要考虑本病的可能,如伴肠外表现和(或)肛周病变应高度疑为本病。肛周脓肿和肛周瘘管可为少部分患者的首诊表现,应予注意。

2. 辅助检查

克罗恩病缺乏诊断的金标准,需结合临床表现、实验室检查、内镜检查、影像学检查和组织病理学检查进行综合分析并密切随访[8]。

(1) 实验室检查:评估患者的炎症反应程度和营养状况等。初步的实验室检查应包括血常规、CRP、ESR、血清白蛋白等,有条件者可做粪便钙卫蛋白检测。

(2) 内镜检查

1) 结肠镜检查:结肠镜检查和黏膜组织活检应列为克罗恩病诊断的常规首选检查项目,结肠镜检查应达末段回肠。早期克罗恩病内镜下表现为阿弗他溃疡,随着疾病进展,溃疡可逐渐增大加深,彼此融合形成纵行溃疡。克罗恩病病变内镜下多为非连续改变,病变间黏膜可完全正常。其他常见内镜下表现为卵石征、肠壁增厚伴不同程度狭窄、团簇样息肉增生等。少见直肠受累和(或)瘘管开口,环周及连续的病变。必须强调的是,无论结肠镜检查结果如何(确诊或疑诊克罗恩病),均需选择有关检查明确小肠和上消化道的累及情况,以便为诊断提供更多证据及进行疾病评估。

2) 小肠胶囊内镜检查:此检查对小肠黏膜异常相当敏感,主要适用于疑诊克罗恩病但结肠镜及小肠放射影像学检查阴性者。若检查阴性则倾向于排除克罗恩病,阳性结果需综合分析并常需进一步检查证实。

3) 小肠镜检查:主要适用于其他检查(如小肠胶囊内镜检查或放射影像学)发现小肠病变或尽管上述检查阴性而临床高度怀疑小肠病变需进行确认及鉴别者,或已确诊克罗恩病需要指导或进行治疗者。小肠镜下克罗恩病病变特征与结肠镜所见相同。

4) 胃镜检查:少部分克罗恩病病变可累及食管、胃和十二指肠,但一般很少单独累及。原则上胃镜检查应列为克罗恩病的常规检查项目,尤其是有上消化道症状、儿童和炎症性肠病类型待定患者。

(3) 影像学检查:① CTE 或 MRE 是迄今评估小肠炎性病变的标准影像学检查,有条件的单位应将此检查列为克罗恩病诊断的常规检查项目。② 钡剂灌肠及小肠钡剂造影。③ 经腹肠道超声检查[9]。

3. 常用敏化穴位及适宜刺激方式

现有 1 篇[4]克罗恩病穴位敏化的相关文献报道,但未提供刺激方法,仅显示患者牵涉痛的主要分布部位位于脐周偏左(84.6%、121/143)、两侧髂骨上内侧及小腿后外侧(30.1%、43/143)。

【应用举隅】

崔翔等[4]在全国选取克罗恩病患者143例,进行敏化部位检测,患者一般取仰卧位或俯卧位,医者采用触诊法进行探查。具体操作如下:以拇指按压患者躯干或四肢部,根据患者出现压痛反应时的"指力"程度,与周围部位进行比较,以明确敏化点的出现部位。探查顺序为从躯干到四肢,且探查部位不限于经穴,详细记录患者出现痛觉敏化的部位。并将局部皮肤出现的色泽及形态变化(隆起、凹陷、皮疹等)标记在记录用人体体节图中。结果提示不同类型的炎症性肠病均引起局部及邻近节段的肢体处出现牵涉性痛敏症状,且出现规律与病变肠段的部位(体表投影)密切相关。

参 考 文 献

[1] 王岭玉,吴瑾.炎症性肠病发病机制的研究进展[J].胃肠病学,2018,23(10):630−633.

[2] Wang Y, Ouyang Q. Ulcerative colitis in China: retrospective analysis of 3100 hospitalized patients[J]. Journal of gastroenterology and hepatology, 2007, 22(9): 1450−1455.

[3] Ooi C J, Fock K M, Makharia G K, et al. The Asia-Pacific consensus on ulcerative colitis[J]. Journal of gastroenterology and hepatology, 2010, 25(3): 453−468.

[4] 崔翔,章薇,孙建华,等.肠道疾病相关的牵涉痛规律与穴位敏化的关系[J].中国针灸,2019,39(11):1193−1198.

[5] Nikolaus S, Schreiber S. Diagnostics of inflammatory bowel disease[J]. Gastroenterology, 2007, 133(5): 1670−1689.

[6] APDW 2004 Chinese IBD Working Group. Retrospective analysis of 515 cases of Crohn's disease hospitalization in China: nationwide study from 1990 to 2003[J]. J Gastroenterol Hepatol, 2006, 21(6): 1009−1015.

[7] Molodecky N A, Soon I S, Rabi D M, et al. Increasing incidence and prevalence of the inflammatory bowel diseases with time, based on systematic review[J]. Gastroenterology, 2012, 142(1): 46−54,42; quiz e30.

[8] Nikolaus S, Schreiber S. Diagnostics of inflammatory bowel disease[J]. Gastroenterology, 2007, 133(5): 1670−1689.

[9] 中华医学会消化病学分会炎症性肠病学组.炎症性肠病诊断与治疗的共识意见(2018年·北京)[J].中华炎性肠病杂志(中英文),2018,2(3):173−190.

胆囊炎

胆囊炎是临床常见且多发的胆囊疾病,归属于中医学"胁痛""胆胀""黄疸"的范畴。胆囊炎根据发病的急缓分为急性胆囊炎和慢性胆囊炎。急性胆囊炎是临床常见急腹症之一,是由胆囊管梗阻、化学性刺激和细菌感染等引起的胆囊急性炎症性病变,最常由胆结石引起,研究显示在西方社会有10%的人患有胆结石[1-2];约95%以上的急性胆囊炎患者伴有胆囊结石,称结石性胆囊炎,多见于女性;5%的患者不伴有结石,称非结石性胆囊炎,多见于男性、老年患者[3]。慢性胆囊炎一般是由长期存在的胆囊结石所致,或急性胆囊炎反复发作迁延而来。文献提示国内成人慢性胆囊炎患病率为0.78%~3.91%,慢性胆囊炎的主要病因同样是胆囊结石,慢性结石性胆囊炎占所有慢性胆囊炎的90%~95%[4]。中医虽无胆囊炎的病名,但早在《黄帝内经》便有相关论述。《灵枢·五邪》曰:"邪在肝,则两胁中痛。"《素问·缪刺论》曰:"邪客于足少阳之络,令人胁痛不得息。"《灵枢·本藏》谓:"胆胀者,胁下满而痛引小腹。"情志不遂、饮食失节、感受外邪、虫石阻滞及劳伤过度是胆囊炎发病的主要诱因。

1. 临床表现

急性胆囊炎表现为右上腹疼痛,开始时仅有右腹胀痛,逐渐发展至阵发性绞痛;常夜间发作,饱餐、进食油腻食物为常见诱发因素。疼痛可放射至右侧肩部、肩胛和背部,伴恶心、呕吐、厌食、便秘等消化道症状。如病情发展,疼痛可为持续性、阵发加剧。常伴轻度至中度发热,通常无寒战,可有畏寒。10%~20%的患者可出现轻度黄疸[5]。查体可见右上腹压痛,可伴有反跳痛、腹肌紧张,或 Murphy 征阳性。有些患者可触及肿大胆囊并有触痛。而多数慢性胆囊炎、胆囊结石患者无明显症状,无症状者约占所有患者的70%。慢性胆囊炎、胆囊结石患者较为常见的症状是反复发作的右上腹不适或右上腹痛,少数患者可能会发生胆绞痛,常在饱食或油腻饮食后发作,表现为右上腹或上腹部持续疼痛伴阵发性加剧,可向右肩背部放射,如嵌顿结石因体位变动或解痉等药物解除梗阻,则绞痛即可缓解。

2. 辅助检查

(1)实验室检查:应常规进行血常规、尿常规、大便常规、肝肾功能、电解质、血淀粉酶、尿淀粉酶、凝血功能、血清炎性因子 CRP、PCT 和 ESR 等检查,当病情危重时应查血气分析;同时查血清肿瘤标记物 CEA、AFP、CA19-9 和 CA125;必要时行外周血细菌学培养;在能获得胆汁的情况下,所有急性胆囊炎患者,尤其是重度感染患者应进行细菌学培养。

(2)影像学检查:超声检查是急、慢性胆囊炎的首选影像学检查手段,典型表现为胆囊肿大(横径≥4 cm)、壁增厚(≥3 mm)或毛糙,呈"双边征",多伴有胆囊结石;若胆囊腔内出现稀疏或密集的分布不均的细小或粗大回声斑点,呈云雾状,则考虑胆囊积脓;若胆囊壁局部膨出或缺损,以及胆囊周围出现局限性积液,则考虑胆囊坏疽穿孔。患者伴有黄疸,怀疑有 Mirizzi 综合征或合并胆囊消化道瘘等特殊情况时,则应采用 MRI+MRCP,以充分评估病情。急诊入院患者无法明确腹痛病因时,可采用腹部 CT 检查,以提供更全面信息,或怀疑患者可能有胆囊穿孔和坏疽性胆囊炎,也应及时行腹部 CT 检查。

3. 常用敏化穴位及适宜刺激方式

现有 1 篇[6]急、慢性胆囊炎穴位敏化的相关文献报道,为痛觉敏化,主要选取阿是穴进行穴位注射治疗,阿是穴位于右肩胛下角按压疼痛处。文献也提示,治疗 3~7 次后疼痛可明显缓解,1 次治疗后,患者局部疼痛消失率达 39.08%。

【应用举隅】

李俱顺等[6]选取门诊 87 例急、慢性胆囊炎患者,其中男 34 例,女 53 例。采用 5 号针头的 5 ml 注射器,依次抽取庆大霉素 4 万 U、山莨菪碱 2 mg 和 2%利多卡因 2 ml。选右肩胛下角压痛点进行穴位注射。局部皮肤常规消毒后,对准穴位垂直进针,上下提插,使穴位得气,有酸胀感应后,回抽后无回血后注射混合药物。该治疗隔日 1 次,其间不用其他药物。结果显示治愈 67 例,好转 20 例,无效 0 例,总有效率达 100%。

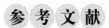

参 考 文 献

[1] Jensen K H, Jorgensen T. Incidence of gallstones in a Danish population[J]. Gastroenterology, 1991, 100: 790-794.

［2］ Bates T, Harrison M, Lowe D, et al. Longitudinal study of gall stone prevalence at necropsy［J］. Gut, 1992, 33: 103 - 107.

［3］ 陈孝平,汪建平. 外科学［M］. 北京: 人民卫生出版社,2013: 459 - 460.

［4］ 中国慢性胆囊炎、胆囊结石内科诊疗共识意见(2018 年)［J］. 中华消化杂志,2019(2): 73 - 79.

［5］ 急性胆囊炎中西医结合诊疗共识意见［J］. 中国中西医结合消化杂志,2018,26(10): 805 - 811.

［6］ 李俱顺,李维华. 压痛点注射治疗胆囊炎 87 例［J］. 医学理论与实践,1996(8): 369.

第六节 · 泌尿系统疾病

泌尿系统结石

泌尿系统结石(包括肾、输尿管、膀胱结石)归属于中医学"石淋""血淋""劳淋"的范畴,可以分为代谢性结石和感染性结石。代谢性结石是代谢紊乱所致,如高草酸尿症、高尿酸尿症、高钙尿症等。高浓度化学成分损害肾小管,使尿中基质物质增多,盐类析出,形成结石;而感染性结石是由于产生脲酶的细菌分解尿液中的尿素而产生氨,使尿液碱化,尿中磷酸钙及磷酸镁铵等处于相对过饱和状态,发生沉积所致。本病好发于 20~40 岁,男女之比为 4.5∶1,如不及时治疗,会导致严重的并发症。中医学认为,本病多由湿热蕴结下焦,煎熬尿液,日久尿中杂质结成砂石;也可因气火郁于下焦,或肾虚导致膀胱气化不利,泌尿功能失常,形成结石。若治不及时,迁延不愈,则热伤阴津,湿遏阳气,出现脾肾两虚、气滞血瘀等正虚邪实的病证。本病病位在肾和膀胱,与肾、肝、脾、膀胱等脏腑有关。

1. 临床表现

泌尿系统结石临床表现因结石所在部位不同而有异。肾与输尿管结石的典型表现为肾绞痛与血尿,在结石引起绞痛发作以前,患者没有任何感觉,由于某种诱因,如剧烈运动、劳动、长途乘车等,突然出现一侧腰部剧烈的绞痛,并向下腹及会阴部放射,伴有腹胀、恶心、呕吐、程度不同的血尿;膀胱结石主要表现是排尿困难和排尿疼痛。

2. 辅助检查

(1) 实验室检查:患者应接受包括血液分析、尿液分析和结石分析,测定血中钙、白蛋白、肌酐、尿酸、尿液 pH、白细胞/细菌、胱氨酸等实验室检查;每个患者至少分析一颗结石。复杂性肾结石患者可选择进一步的尿液分析,包括钙、草酸、枸橼酸、尿酸、镁、磷酸、尿素、钠、钾、肌酐、尿量。

(2) 影像学检查:泌尿结石的诊断最常用的方法是 B 超检查,可以发现 0.3 mm 以上的结石,技术熟练的医务人员可以利用 B 超检查全泌尿系的结石,直观、方便、无创伤。X 线腹部平片,可以看到大部分的泌尿系结石;对阴性结石,X 线可以穿透结石,因而看不到。X 线造影,对于可疑的输尿管结石,可以判断是结石还是狭窄。CT 检查的诊断结果准确率最高,但是费用偏高。MRI 检查费用高,检出率并不十分理想,但对于一些可疑的泌尿系肿瘤有重要的检查依据。

3. 常用敏化穴及适宜刺激方式

现有 12 篇[1-12]泌尿系统结石(以痛敏为主)穴位敏化的相关文献报道,对涉及的敏化穴位进行统计,发现出现敏化频次较高的位置主要集中在患侧 L_{1-3} 横突附近,一般位于对应节段腰椎旁腰夹脊穴,依次为对应节段腰椎旁腰夹脊(3)、竖背肌外侧缘(2)、双下肢内侧膝关节上方足少阴肾经循行处(1)。不同患者的结石位置不同,较高可达背部,下段输尿管结石患者的结石位置会较低,在腰骶部也会存在敏感点。文献指出,可给予发生痛敏化的穴位指压、针灸等适宜的干预措施,以治疗肾绞痛及伴随症状。

【应用举隅】

陈寅等[10]对尿路结石有伴肾绞痛患者的阿是穴施以指压治疗,并进行临床疗效评价。具体操作如下:取平 L$_3$ 横突,竖脊肌外侧缘处阿是穴(不同的患者可向上下或左右移动约 2 cm,寻找压痛点),指压 10 min。治疗结束后发现于以上阿是穴施行指压治疗肾绞痛的治疗有效率达 90.3%,其疗效优于采用黄体酮 20 mg、维生素 K$_3$8 mg 肌注治疗。

参 考 文 献

［1］ 朱剑敏,徐国平,熊晋洲.阿是穴穴位注射治疗肾绞痛的临床观察[J].湖北中医杂志,2016,38(9):65-66.

［2］ 杨军,郭青,张继琴.电针阿是穴治疗肾绞痛 30 例[J].中国中医急症,2006,15(9):1012.

［3］ 冯学勤.耳穴配体穴治疗尿路结石二例[J].四川中医,1987(11):49.

［4］ 刘锡忠.肾区阿是穴按压治疗肾绞痛 420 例[J].中国中医急症,2011,20(12):2024.

［5］ 彭颂,廖焦鲁,郭茜茜,等.探讨"动留针术"治疗上尿路结石急性发作期的临床疗效[J].中国中医急症,2019,28(4):682-685.

［6］ 詹文来,包贻洪,杜成炯,等.痛点压迫治疗肾、输尿管结石引起的疼痛 108 例[J].医师进修杂志,1995(9):43.

［7］ 程学军,白洪儒.痛点指压法治疗肾绞痛 63 例[J].人民军医,1995,8:55-56.

［8］ 郑珉,汤群辉,陈寅.穴位按压合丹参注射液治疗肾绞痛疗效观察[J].浙江中西医结合杂志,2006(6):338-339.

［9］ 赵珏,李开才,颜鸿,等.以痛为腧治疗肾绞痛疗效观察[J].中国针灸,1999(7):3-5.

［10］ 陈寅,魏晖,汤群辉.指压阿是穴治疗肾绞痛 62 例观察[J].实用中医药杂志,2005(8):489.

［11］ 王燕静,郭素芳.指压按摩法用于肾结石绞痛的疗效观察及护理[J].世界最新医学信息文摘,2017,17(13):209-212.

［12］ 郭笑丽.按摩阿是穴治疗泌尿结石绞痛 56 例[J].新疆中医药,1998(2):3-5.

急、慢性肾小球肾炎

急、慢性肾小球肾炎(简称急、慢性肾炎)归属于中医学"水肿"(阴水)和"虚劳""腰痛"等范畴,是由于感染(尤其是溶血性链球菌感染)后,引起免疫反应,抗原抗体复合物在肾小球内沉积,而致两侧肾脏的肾小球发生急性弥漫性及免疫性炎症病变。以水肿、蛋白尿、血尿、高血压及一切以肾功能损害为主要表现。中医学认为,本病多为肺、脾、肾三脏功能失调,水液代谢失常而停聚,其中肺脾气虚、肾阳虚衰为发病之本,而痰湿、瘀血、邪毒内蕴乃致病之标。

1. 临床表现

(1)急性肾小球肾炎:血尿,常是肉眼血尿,也可以是显微镜下血尿,血尿开始的一段时间可同时有程度不等的蛋白尿;浮肿,面部、眼睑、下肢等处多见,浮肿多为紧张性;少尿;如测量血压可发现大部分患者血压有不同程度升高。

(2)慢性肾小球肾炎:可发生于任何年龄,但以青中年男性为主。起病方式和临床表现多样。多数起病隐袭、缓慢,以血尿、蛋白尿、高血压、水肿为其基本临床表现,可有不同程度肾功能减退,病情迁延反复,渐进性发展为慢性肾功能衰竭。

2. 辅助检查

(1)实验室检查:尿液检查查看尿中有无

红细胞和蛋白质及细胞管型等；血常规、血沉检查可评估有无贫血、感染等；肾功能检查可评估肾脏功能；有关链球菌感染的细菌学及血清学检查，如咽拭子和细菌培养、抗链球菌溶血素"O"抗体检测，结果阳性可提示近期曾有过链球菌感染。

（2）免疫学检查：动态观察补体 C3 的变化对疾病的诊断十分重要。

（3）影像学检查：B 超检查可见早期肾脏大小正常，晚期可出现双侧对称性缩小，肾皮质变薄，肾结构不清。

3. 常用敏化穴及适宜刺激方式

现有 4 篇[1-4]急、慢性肾小球肾炎穴位敏化的相关文献报道，对涉及的敏化穴位进行统计，发现出现热敏化频次较高的穴位依次为肝俞（2）、肾俞（2）、脾俞（1）、足三里（1）、阳陵泉（1）、阴陵泉（1）、百会（1）、三阴交（1），而穴位痛敏化发生于脊柱两侧肾区部位[1]。文献提示，给予发生痛敏化的穴位适宜的干预措施或

对选取穴位行热敏化诱导，可提高临床治疗效果。

【应用举隅】

饶克瑜等[2]用中药联合针刺、热敏灸治疗隐匿性肾炎血尿，并进行临床疗效评价。在口服中药基础上给予患者针刺及热敏灸，取列缺、肺俞、肾俞、三阴交，双侧穴位交替进行针刺，采用泻法，每次留针 20 min。起针后休息片刻即在同侧行热敏灸，将点燃的艾条在上述穴区交替进行悬灸和雀啄灸，当患者自觉出现热感由浅表向深部或脏腑传导，并向四周蔓延扩散等热敏性感传时，此腧穴即为热敏化腧穴。对所选的经穴进行悬灸，以散热、透热、扩热或艾热感传现象消失为 1 次施灸剂量。并配合大椎穴刺络拔罐放血。针刺联合热敏灸每日 1 次，治疗 1 个月。治疗结束后发现内服中药联合针刺、热敏灸可明显降低尿红细胞计数及尿畸形红细胞计数，且疗效优于中成药治疗组与中药治疗组。

参 考 文 献

［1］ 孙学全.针刺加红外线照射治疗慢性肾盂肾炎[J].中国针灸,1981(1)：46-47.
［2］ 饶克瑜,吴国庆,徐斌权,等.利咽饮联合针刺热敏灸治疗隐匿性肾炎血尿临床研究[J].河北中医,2017,39(3)：368-370.
［3］ 张超,张春艳,吉勤,等.温针灸治疗慢性肾小球肾炎脾肾阳虚型临床观察[J].新中医,2015,47(4)：240-242.
［4］ 宋卫国,李庆珍,武雯雯,等.益肾健脾疏肝活络法联合热敏灸治疗乙肝相关性肾炎42例[J].江西中医药大学学报,2017,29(6)：32-35.

第七节 · 生殖系统疾病

原发性痛经

原发性痛经是妇科最常见的疾病之一，常见症状是行经前后或月经期出现下腹部疼痛、坠胀，伴有腰酸或其他不适。原发性痛经月经

的特点是腹痛但不伴有盆腔病理情况，常见于初潮后 6~12 个月内，排卵周期初建立时。导致原发性痛经的原因有许多方面。其中，镁离子不足可能是痛经的原因之一[1]。西医学认为，原发性痛经的发病一般开始于在排卵周期建立之后的青春期，其发生机制主要是由于血

液中前列腺素的增加，引起子宫平滑肌收缩并造成缺血而产生疼痛[2]。痛经的最早论述见于《金匮要略·妇人杂病脉证并治》："带下，经水不利，少腹满痛，经一月再见者，土瓜根散主之。"金元时期，朱震亨以气血立论，提出气滞、气血俱虚、血瘀等均可引起经行腹痛。明代《景岳全书·妇人规·经期腹痛》曰"经行腹痛，有虚有实"，提出以虚实立论。清代傅青主提出了五脏与痛经的关系，认为此病与肝郁、肾虚、寒湿有关。现代医家多认同的观点是：痛经的发生在经期及其前后，由于气血变化，瘀血阻滞胞宫，冲任失于濡养，从而导致"不通则痛"和"不荣则痛"。其病位在冲任、胞宫，变化在气血，表现为痛证。将痛经主要分为寒凝血瘀、气滞血瘀、肝肾亏损、阳虚内寒、气血虚弱、湿热瘀阻6种证型，其中以寒凝血瘀、气滞血瘀证最多[3]。

1. 临床表现

主要特点为：① 原发性痛经在青春期多见，常在初潮后6~12个月内发病。② 疼痛多自月经来潮后开始，最早出现在经前12 h，以行经第1日疼痛最剧烈，持续2~3日后缓解，疼痛常呈痉挛性，通常位于下腹部耻骨上，可放射至腰骶部和大腿内侧。③ 可伴有恶心、呕吐、腹泻、头晕、乏力等症状，严重时面色发白、出冷汗。④ 妇科检查无异常发现[4]。

2. 辅助检查

实验室或影像学检查对于原发性痛经的诊断意义不大。对于一线治疗耐药或者盆腔检查异常的痛经患者，超声检查可以发现是否存在引起继发性痛经的原因。对于不能行盆腔检查或盆腔检查不满意的青少年女性，超声检查可以发现盆腔肿物或副中肾管发育异常导致的阴道闭锁。超声检查不能发现可能存在的细微的器质性病变，如子宫骶韧带结节压痛或子宫颈

摆动痛[4]。原发性痛经的鉴别诊断包括引起继发性痛经的所有原因。诊断时须考虑以下4点：① 何时开始有痛经发作；② 疼痛持续时间及与经期的关系；③ 疼痛的特征；④ 盆腔检查阴性[6]。

3. 常用敏化穴及适宜刺激方式

现有16篇[5,7-21]原发性痛经穴位敏化的相关文献报道，对涉及的敏化穴进行文献计量学分析，发现出现穴位敏化频次较高的穴位主要集中于腹部局部，出现频次较高的10个穴位依次为关元（14）、次髎（11）、三阴交（13）、子宫（6）、气海（4）、中极（3）、血海（3）、肾俞（2）、太冲（2）、阴陵泉（2）。文献也提示，给予以上易敏化穴位灸疗，3个月经周期为1个疗程（月经周期，是从月经的第1日算起，到下个月月经的第1日），可提高临床治疗效果。

【应用举隅】

患者李某，女，26岁，2015年8月10日门诊就诊。患者主诉：经行小腹疼痛5年余，量少。既往月经规律，末次月经时间为2015年8月3日，色暗红，夹血块，伴恶心呕吐，面色青白，大汗淋漓，得热痛减，现小腹疼痛，肢冷畏寒，舌质淡，苔薄白，脉沉紧。妇科彩超、妇科检查均正常。诊断：痛经病，证属寒凝血瘀证。热敏灸关元、气海、三阴交（双）、次髎。选择充分点燃的热敏灸艾条，在距离患者皮肤大约3 cm往返施灸2 min，然后采用雀啄灸对热敏化腧穴进行探查。如果在此过程中，热敏化腧穴对艾热反应表现为喜热、透热、扩热、传热和非热觉，在后期治疗中重复上述治疗方法，当皮肤产生灼痛感、感传现象消失时即能够达到饱和灸量。治疗开始时间为上次月经结束后25日，每日1次，持续7日。连续3个月经周期为1个疗程，共治疗3个疗程。治疗1个疗程后，患者感腹痛稍减轻，症状有所改善；2个疗程后，

患者诉症状明显减轻；3 个疗程后，患者诉症状　消失，随诊 2 个月未见复发[5]。

参 考 文 献

[1]　秦素霞.中西医结合治疗原发性痛经40例[J].四川中医,2002,20(7)：56 - 57.

[2]　谢幸,苟文丽.妇产科学[M].北京：人民卫生出版社,2006：351.

[3]　王炜.痛经[J].中国实用妇科与产科杂志,1994,10(4)：208.

[4]　Primary Dysmenorrhea Consensus Guideline[J]. Journal of Obstetrics and Gynaecology Canada, 2005,27(12).

[5]　童娟娟.温经止痛汤合热敏灸治疗原发性痛经40例[J].实用中西医结合临床,2016,16(6)：65 - 66.

[6]　高敏,王立彦,张东娣.原发性与继发性痛经的处理[J].国外医学·护理学分册,2005(1)：24 - 25.

[7]　李秀英.热敏灸三阴交加耳穴压豆用于原发性痛经的效果评价[J].山东医学高等专科学校学报,2020,42(4)：291 - 292.

[8]　杨艺清,邱峰.腕踝针联合热敏灸治疗寒凝血瘀型原发性痛经30例临床观察[J].湖南中医杂志,2020,36(7)：67 - 69.

[9]　林小涵.热敏灸结合排刺治疗寒湿凝滞型原发性痛经的临床疗效观察[D].福州：福建中医药大学,2020.

[10]　王依娜.少腹逐瘀汤加减联合热敏灸治疗寒凝血瘀型原发性痛经临床疗效观察[D].福州：福建中医药大学,2020.

[11]　张清松,曹媛,陈柏书,等.热敏灸与传统悬灸治疗原发性痛经(寒湿凝滞型)的效果对比[J].内蒙古中医药,2020,39(4)：106 - 108.

[12]　谢丁一,周梅,李巧林,等.艾灸热敏态关元穴对原发性痛经患者脑功能连接网络影响的研究[J].世界中医药,2019,14(8)：1922 - 1928,1935.

[13]　李俊,高燕,赵昕甜.热敏灸治疗原发性痛经临床观察[J].光明中医,2019,34(11)：1718 - 1720.

[14]　王美娟,刁军成.当归四逆汤联合热敏灸治疗原发性痛经的临床疗效观察[J].江西中医药,2019,50(5)：57 - 58.

[15]　王堃,周美启,吴生兵.热敏灸治疗原发性痛经临床疗效的Meta分析[J].江西中医药大学学报,2018,30(1)：59 - 62,120.

[16]　刘鸿燕,朱欢.腹针结合热敏灸治疗寒凝血瘀型原发性痛经30例总结[J].湖南中医杂志,2017,33(8)：96 - 97.

[17]　李晶,严姝霞.热敏灸治疗原发性痛经中医护理技术的研究进展[J].国际护理学杂志,2017,36(14)：1879 - 1882.

[18]　欧阳正平.热敏灸对寒湿凝滞型原发性痛经的临床观察[J].光明中医,2017,32(12)：1760 - 1762.

[19]　吴戴云.中药配合热敏化腧穴灸治疗原发性痛经[J].深圳中西医结合杂志,2017,27(8)：50 - 51.

[20]　谢洪武,刘福水,焦琳,等.热敏灸治疗原发性痛经及经期常见伴随症状的临床疗效观察[J].时珍国医国药,2016,27(9)：2187 - 2189.

[21]　高颖.电针三阴交联合热敏灸治疗原发性痛经56例疗效观察[J].国医论坛,2016,31(2)：31 - 32.

继发性痛经

继发性痛经是经常与盆腔病变相伴发的经期疼痛，发生在月经初潮出现 1~2 年后、无排卵周期中和当有明确的器质性异常时，且疼痛由该原因引起时[1]。中医学认为，痛经发生的根本在于脏腑气血运行不畅，可因"不通"致疼痛发生；脏腑气血不足，不能濡养胞宫，会因局部"不荣"致疼痛发生。前者为实性痛经，后者为虚性痛经。实性痛经可因寒凝、气滞、湿阻等因素导致，虚性痛经则因素体不足、后天营养不良，以及因月经量多、经历手术等原因引起的气血丢失所致，因虚致实[2]。其治疗方法与原发性痛经相同，可互为参考。本篇将从引起继发性痛经的子宫腺肌病为主展开论述。

子宫腺肌病是指子宫内膜（包括腺体和间质）侵入子宫肌层生长而产生的病变，主要临床症状包括月经过多（甚至致严重贫血）、严重痛经和不孕，会对患者身心健康造成严重影响。好发于生育年龄妇女，发病率为 7%~23%。病因不清，目前仍无良好的临床分型，治疗手段有限，除子宫切除术外，保守性治疗的效果不能令人满意,还存在诸多争议[1]。

1. 辅助检查

结合临床症状,当出现以下一项或多项超声影像表现时,则本病诊断可成立。① 子宫均匀增大,类似球形;② 子宫内膜与肌层界面不清;③ 子宫内膜黏膜下层回声呈线性条纹状;④ 子宫肌层前后不对称;⑤ 子宫肌层内部囊性回声;⑥ 子宫肌层纹理回声杂乱。另外,初步的研究显示,在黄体期,应用三维超声有更高的诊断准确率[1]。

2. 常用敏化穴及适宜的刺激方式

现有1篇[4]子宫腺肌病穴位敏化的相关文献报道,对涉及的敏化穴位进行文献计量学分析,发现出现穴位敏化的穴位主要集中于腹部,穴位按出现频次排列,依次为关元(1)、三阴交(1)、中极(1)、子宫(1)、水道(1)、归来(1)。操作时在热敏化高发区寻找热敏穴实施灸法。文献也提示,给予以上易敏化穴位适宜的干预措施,3个月经周期为1个疗程,可提高临床治疗效果[4]。

【应用举隅】

患者林某,女,31岁,已婚。2016年9月8日初诊。经行腹痛3年,进行性加重1年。患者近3年来经期腹痛,第1日痛甚,近1年来进行性加重,需服止痛药缓解,影响正常生活及工作。月经周期28~31日,7日净,量中,色暗红,大小血块较多,经期伴腰酸乏力、肛门坠胀、恶心呕吐、畏寒肢冷、大便溏薄。末次月经为2016年8月25日。刻下:月经周期第15日,面色少华,神疲乏力,面部痤疮,纳谷不香,大便溏薄,日行2次,舌淡胖苔薄白,脉细。既往顺产1次,人流2次。盆腔B超检查示:子宫大小6.8 cm×6.6 cm×7.0 cm,子宫后壁增厚,肌层回声不均,内见一3.3 cm×2.5 cm低回声区,考虑子宫腺肌症合并腺肌瘤可能;血查CA125值为180.20 μg/L。患者以往曾服用西药米非司酮治3个月,痛经未除,而来求治于中医。西医诊断:子宫腺肌症合并腺肌瘤。中医诊断:痛经。辨证为脾肾两虚,寒凝气滞,瘀阻冲任,不通则痛。医者经诊断后行热敏化腧穴悬灸治疗。具体操作如下:从月经前3日开始治疗,分别在上述热敏化强度最强的腧穴上实施艾条温和悬灸,先予回旋灸2 min使局部气血温热,接着予以雀啄灸使敏化加强,再循经往返灸2 min使经气激发,后施温和灸发动感传,使经络开通。上述4个步骤可反复施行。每日1次,每次艾灸时间以热敏灸感消失为度,即从出现热敏灸感至热敏灸感消失为艾灸时间,时间长短不一,可数分钟至1~2 h不等。每个月经周期治疗5日,共治疗3个月经周期[4]。

参 考 文 献

[1] Burnett M, Lemyre M. No. 345 - Primary Dysmenorrhea Consensus Guideline[J]. J Obstet Gynaecol Can, 2017, 39(7): 585 - 595.

[2] 子宫内膜异位症的诊治指南[J].中华妇产科杂志,2015,50(3):161 - 169.

[3] 滕秀香.继发性痛经的中医辨证治疗原则[J].中国临床医生,2010,38(2):25 - 26.

[4] 甘小利.热敏灸配合中药治疗寒凝血瘀型子宫腺肌症患者的临床疗效研究[J].广西中医药大学学报,2020,37(7):1310 - 1312.

[5] 王艳英.原发性痛经发病机制及治疗的研究进展[J].中国针灸,2015,30(7):2447 - 2449.

[6] 高敏,王立彦,张东娣.原发性与继发性痛经的处理[J].国外医学·护理学分册,2005(1):24 - 25.

月经不调

月经不调是指月经周期、月经量发生异常和经血颜色、性质的改变。主要症状为月经提前或推后 7 日以上，或交替不定连续 3 个周期以上者。《备急千金要方·月经不调》曰："妇人月经一月再来或隔月不来。"《圣济总录·杂疗门》则称为"经水不定"。常见的月经不调包括月经先期、月经后期、月经先后无定期、月经过多、月经过少、经期延长、经间期出血、崩漏、闭经等。月经不调可能是器质性或功能性病变引起，本篇将从黄体功能不全为重点展开论述。

1. 临床表现

黄体功能不足是因黄体功能合成和分泌孕酮不足，以致引起子宫内膜分泌反应不良，难以维持孕卵的种植和早期发育而引起不孕、流产、月经紊乱等综合征[1]。中医学认为，脏腑功能失常、气血失调、冲任督带损伤是该病的主要病机。患者常伴有月经周期紊乱、月经量减少等表现，其发生与情绪、心理压力、过度劳累、作息时间等因素密切相关，对患者的学习及生活造成严重影响[2]。

2. 诊断标准

黄体功能不足性月经先期的诊断标准：患者主诉月经周期缩短，经前有少许出血，妇科 B 超检查正常。基础体温呈双相，高温相评分<5分，高低温差<0.3℃，持续时间>3 个月，排卵后 6 日检测孕酮<10 ng/ml，黄体中期黄体酮水平低于 10 ng/ml 表示黄体功能不足；阴道涂片检测结果显示角化细胞指数较高，皱褶较差，细胞堆积[3]。

3. 常用敏化穴及适宜的刺激方式

现有 1 篇[4]月经不调穴位敏化的相关文献报道，对涉及的敏化穴位进行文献计量学分析，发现出现穴位敏化的穴位主要集中于腹部，分别为关元穴（1）、三阴交穴（1）、中极穴（1）、子宫穴（1）、水道穴（1）、归来穴（1）。操作时在热敏化高发区寻找热敏化穴实施灸法。文献也提示，给予以上易敏化穴位适宜的干预措施，3 个月经周期为 1 个疗程，可提高临床治疗效果[4]。

【应用举隅】

患者女，年龄 26 岁，于 2018 年 6 月前来就诊。患者主诉：近年来月经周期异常，7 日净尽，量属正常。医者诊治后行热敏灸治疗：局部选取患者关元、气海、子宫穴及周围痛点和压痛点等反应部位，远端选取三阴交等穴，以上述部位为中心 3 cm 为半径的范围内，距离皮肤 3~5 cm 施行回旋灸和温和灸，当出现扩热、透热、传热、表面不热深部热、局部不热远部热，或其他非热感觉如施灸部位或远离施灸部位产生胀、酸、压、重、痛、麻等感觉时，此点即为热敏点，重复上述步骤，直至所有的热敏点被探查出，选择 3~4 个最敏感穴位予以灸疗。经过 3 个月的治疗，患者月经周期、经量恢复正常，月经周期为 28~30 日，7 日干净，量中[4]。

参考文献

［1］ 周雪滢,陆启滨.黄体功能不全发病机理的中西医研究进展[J].云南中医中药杂志,2010,31(3)：71-74.
［2］ 代波,代高祥.补肾疏肝方联合安宫黄体酮对黄体功能不足性月经先期患者的黄体功能的影响[J].环球中医药,2017,10(11)：1354-1356.
［3］ 侯春凤,魏自然.功能失调性子宫出血的诊断与治疗[J].世界最新医学信息文摘,2017,17(42)：71-72.
［4］ 罗娟珍,陈莉莉.热敏灸配合毓麟珠治疗黄体功能不全不孕证 50 例[J].中国现代医生,2014,52(32)：40-42.

月经先后不定期

月经先后无定期是指月经周期提前或延后7日以上,连续3个周期以上者,又称为"月经先后无定期""月经愆期""经乱"等。本病首见于《备急千金要方·月经不调》,曰:"妇人月经一月再来或隔月不来。"本病的发病机制主要是肝肾失常,冲任失调,血海蓄溢失常。造成月经先后不定期的原因复杂,本篇主要从青春期功能失调性子宫出血展开论述[1]。

1. 临床表现

主要症状是完全没有周期规律的子宫出血,月经周期、经量均紊乱。临床上可表现为月经闭止数个月,或出血频发,数日到10余日来潮1次。出血时间或长或短,短则1~2日,长则10多日,甚至月余不净。出血量或多或少,淋漓不净。病程久、失血多者可发生贫血,严重者甚至导致休克,出血量多少与子宫内膜增殖程度、坏死脱落的速度有关[2]。

2. 辅助检查

(1)排卵和黄体功能监测:BBT呈现双相型曲线提示有排卵,高温相缩短(<8日)或不稳定见于黄体功能障碍。单相型曲线提示无排卵。

(2)实验室检查:卵泡刺激素(follicle stimulating hormone, FSH)、促黄体生成激素(luteinizing hormone, LH)、催乳素(prolactin, PRL)、雌二醇(estradiol, E2)、孕酮、17-酮皮质类固醇(ketocorticosteroid, KS)、17-羟皮质类固醇(hydroxycorticosteroid, OHCS)、T3和T4等。

(3)超声检查:观察卵泡发育、排卵和黄体情况,并排除卵巢肿瘤[3]。

3. 常用敏化穴及适宜刺激方式

现有1篇[7]青春期功能失调性子宫出血穴位敏化的相关文献报道,穴位分别为肾俞(1)、三阴交(1)、太冲穴(1)。文献提示,给予以上易敏化穴位适宜的干预措施,3个月经周期为1个疗程,可提高临床治疗效果。

【应用举隅】

林某,女,30岁,2013年5月25日初诊。主诉:月经周期时提前时推后。病史:12岁月经初潮,月经周期28~30日,5~7日干净,量中,色正无不适。近期月经周期紊乱,先后不定,以推后为主,月经周期26~46日,5~7日干净,量色正常,少许血块,经前乳胀,经期无不适,末次月经:2013年4月26日,5日净,25日。平素白带正常,纳眠可,情绪可,面部痤疮,经前明显,二便调,舌红苔黄,中有裂纹,脉弦。中医诊断为月经先后不定期,西医诊断为青春功能失调性子宫出血。医者在患者肾俞、三阴交、太冲穴等穴施行热敏灸,并对其治疗效果进行观察。热敏灸治疗方法如下:① 热敏化腧穴确定,用点燃的艾条在上述穴位分别进行回旋、雀啄、往返、温和灸四步法施灸操作,先行回旋灸2 min温通局部气血,继以雀啄灸1 min加强敏化,循经往返灸2 min激发经气,再施以温和灸发动感传,开通经络。只要出现以下一种以上(含一种)灸感反应就表明该腧穴已发生热敏化,如透热、扩热、传热、局部不(微)热远部热、表面不(微)热深部热、施灸部位或者远离施灸部位产生酸、麻、胀、痛等非热感。② 热敏灸操作方法:分别在每个热敏化穴上实施艾条悬灸,直到透热、扩热或者感传现象消失为一次施灸剂量。对完成1次治疗的施灸时间因人而异,一般10~120 min不等,标准为热敏穴的热敏现象消失为度,每日1次。出血期连续施灸至血止,其余各期每期灸3日[7]。

251

第二章 · 各论

参考文献

[1] 吴新凤,李鑫浩,叶红.李应存教授运用补肾调气血法治疗月经先后不定期经验举隅[J].中国民族民间医药,2020,29(11):70-71.

[2] 金雪静,盛祝梅,张治芬.青春期排卵障碍型异常子宫出血的诊断与治疗[J].中国计划生育和妇产科,2019,11(11):17-18,29.

[3] 邢福祺,张曦倩.青春期功能失调性子宫出血的诊断及治疗[J].中国实用妇科与产科杂志,2004,20(9):526-528.

[4] 赵彬,孙情.中医辨证治疗妇科月经不调临床效果分析[J].妇幼健康,2019,23:94-95.

[5] 阄昆,闫平.青春期功血的中西医研究进展[J].湖南中医杂志,2014,30(8):178-179.

[6] 侯春凤,魏自然.功能失调性子宫出血的诊断与治疗[J].世界最新医学信息文摘,2017,17(42):71-72.

[7] 蓝美萍,邹燕珠.中药周期疗法联合热敏灸治疗青春期功能失调性子宫出血43例[J].河南中医,2017,37(2):310-312.

闭　经

闭经是指妇女曾已有规律月经来潮,但目前月经停止,超过6个月以上者。中医学认为,月经是脏腑、天癸、经络、气血协调作用于胞宫从而产生的生理现象。闭经是由于以上某一或多个环节发生功能失调导致血海不能满溢,月经不能按时来潮。发病机制有虚实两个方面,虚者多因精血不足,冲任不充,血海空虚,无血可下;实者多为邪气入侵,冲任受阻,脉道不通,经血不得下行。常由肾虚、脾虚、血虚、气滞血瘀、寒凝血瘀、痰湿阻滞等所致。本病首见于《黄帝内经》[1],《素问·阴阳别论》曰:"二阳之病发心脾,有不得隐曲,女子不月。"本病以持续性月经停闭为特征,属于疑难性月经病,病程较长,病机复杂,治愈难度较大。妊娠、哺乳和围绝经期,或月经初潮后1年内发生月经停闭,不伴有其他不适症状者,不作闭经论。本篇主要从卵巢功能早衰导致的闭经展开论述,卵巢早衰是指月经初潮年龄在正常范围的育龄期女性,于40岁以前即呈现高促性腺激素和低雌激素水平状态的疾病[1],在20~40岁女性人群中发病率为1%[2]。

1. 临床表现

主要表现为月经初潮年龄正常、青春期延迟或者是第二性征发育正常的女性中40岁之前所出现的持续闭经或性器官萎缩等症状,同时还伴雌激素降低以及FSH、LH升高的综合临床症状,其发病机制较为复杂,尚未明了。临床上可见月经周期紊乱甚至闭经、不孕,可伴焦虑、潮热盗汗等类围绝经期综合征的症状[3]。

2. 辅助检查

患者在40岁以前有出现>4个月的闭经,E2水平<(732 pmol/L),FSH>40 U/L[5]。

3. 常用敏化穴及适宜刺激方式

现有6篇[1,3-8]卵巢早衰穴位敏化的相关文献报道,对涉及的敏化穴位进行文献计量学分析,发现出现穴位敏化的穴位主要集中在腹部,穴位按出现频次排列,依次为关元(6)、三阴交(6)、肾俞(4)、子宫(4)、太冲(2)、血海(2)、次髎(2)、脾俞(1)、肝俞(1)、神阙(1)。文献也提示,给予以上易敏化穴位适宜的干预措施,连续治疗3个疗程,可提高临床治疗效果。

【应用举隅】

杨某,女,35岁,2013年3月1日初诊。主诉:月经1年未潮。现病史:3年前因其母病故情绪波动始月经不调,1年前出现闭经,现形胖,咽有痰,面色略黄、时有面赤,舌淡苔白,脉沉滑。诊断:闭经。辨证属痰湿阻滞型。医者应用热敏灸治疗如下:局部选取患者关元、子宫穴及周围热敏点,远取血海及三阴交穴,以上述部位为中心,3 cm 为半径的范围内,以距离皮肤 3~5 cm 施行回旋灸和温和灸,当患者感受到艾热发生透热、扩热、传热、局部不热远部热,或其他非热感觉如施灸部位或远离施灸部位产生酸、胀、红、重、疼、麻、冷、痒等感觉时,此点即为热敏点,重复上述步骤,直至所有的热敏点被探查出,选择 1~3 个最敏感穴位给予灸疗。隔日 1 次,治疗 3 个月为 1 个疗程,连续 3 个疗程[3-4]。

参 考 文 献

[1] 黎志远,杨贤春,王芳.疏肝化瘀益气补肾法联合热敏灸治疗卵巢早衰 62 例临床观察[J].四川中医,2010,28(12):86 - 87.
[2] 黄旭春,曹晓静,林楠,等.卵巢早衰中医诊疗指南评价与修订[J].河南中医,2019,39(1):82 - 86.
[3] 田海燕.电针合热敏灸治疗肾虚肝郁型卵巢早衰 60 例[J].中国针灸,2016,36(10):1069 - 1070.
[4] 潘慧人.热敏灸联合六味地黄汤治疗卵巢早衰 68 例疗效观察[J].新中医,2014,46(12):123 - 124.
[5] 张军英.卵巢功能早衰的诊断与治疗[J].求医问药(下半月),2012,10(3):595.
[6] 刘茜,武燕,束芹.热敏灸联合右归丸治疗脾肾阳虚型卵巢功能早衰的疗效分析[J].重庆医学,2017,46(18):595.
[7] 徐梦博.针刺合热敏灸治疗肝郁肾虚型卵巢早衰临床疗效观察[D].南昌:江西中医药大学,2019.
[8] 蒋贵林,王转丽,刘晓燕,等.归肾丸合热敏灸治疗卵巢早衰 32 例[J].江西中医药,2007(12):45 - 46.

不孕症

女子结婚后夫妇同居 1 年以上,配偶生殖功能正常,有正常性生活,未避孕而不受孕者。在《备急千金要方·妇人方上·求子第一》中记载为"全不产"。中医学认为,不孕症主因肾气不足,冲任气血失调,肾-天癸-冲任-胞宫失常所致,常见证型有肾虚、肝郁、湿热、血瘀等。辨病相当于西医的排卵障碍性不孕,包括无排卵和黄体功能不健[1]。无排卵因下丘脑-垂体-卵巢轴功能失调,黄体功能不全因黄体期孕酮分泌不足或黄体过早萎缩,常见于多囊卵巢综合征、高泌乳素血症、卵巢早衰、未破裂卵泡黄素化综合征等疾病。近 30 年来的一些小规模的生育力研究结果显示,我国育龄夫妇生育力下降明显,生育力低下(不孕)发病有上升趋势。不孕症的病因较为复杂,其中排卵障碍为主要病因之一,约 27%的不孕症是由于排卵障碍引起。排卵障碍主要表现为生殖内分泌异常所致的月经周期紊乱或闭经,涉及下丘脑-垂体-卵巢(hypothalamic pituitary ovaria,HPO)轴调控卵泡发育、卵子成熟和排卵功能异常[2]。

排卵障碍

排卵障碍多采用世界卫生组织的分类方法,主要分为 3 种类型:Ⅰ类排卵障碍系下丘脑和(或)垂体功能减退所致,其特征为闭经,血清 FSH、LH 水平降低及 E2 水平低落,约占排卵障碍的 10%,如低促性腺激素性腺功能减退症(hypogonadotropin hypogonadism,HH)、Kallmann 综合征等[3]。Ⅱ类排卵障碍为 HPO 轴功能失调引起的排卵障碍,特征为不规则或无排卵月经,FSH、E2 水平正常或 LH/FSH 失调,约占排卵障碍的 85%,如多囊卵巢综合征(polycystic ovarian syndrome,PCOS)。Ⅲ类排卵障碍患者的下丘脑和(或)垂体功能正常,特征为 FSH、LH 水平升高和 E2 低落,系卵巢对

FSH、LH反应减退，多与高龄、卵巢储备下降有关。世界卫生组织的分类方法不包括HPO轴无关的排卵功能障碍，如内分泌疾病、卵巢早衰以外的卵巢功能障碍[4]。

1. 临床表现

月经不规则是首要线索（最早出现的症状），患者一般是先出现月经周期延后、经期缩短、经量减少、不规则子宫出血，然后逐渐发展为闭经。

2. 辅助检查

确定有无排卵障碍并不困难，通过月经史可做出初步判断。月经周期规律的育龄妇女多有排卵，若月经周期>35日常提示无排卵或偶发排卵，而闭经是典型的排卵障碍。应进一步明确诊断有无排卵，其方法如下。① 基础体温：BBT呈双相常提示有排卵。② 血清激素测定：月经中期测到LH峰值预示可能有排卵，在黄体中期测血清孕酮值，若$P>7.925$ nmol/L提示有排卵。③ B超检查：B超监测卵泡发育、排卵最为直观、准确，可排除卵泡黄素化未破裂综合征（luteinized unruptured follicle syndrome，LUFS）。④ 子宫内膜活检月经来潮前2~3日行内膜活检，病理报告为分泌期提示有排卵，此为有创性检查，只在排卵障碍患者怀疑有内膜病变时采用。⑤ 其他方法：子宫颈黏液拉丝及涂片观察法、阴道细胞涂片染色法等，也可用于判断有无排卵[4]。

3. 常用敏化穴及适宜刺激方式

现有7篇[4,22-27]排卵障碍性不孕穴位敏化的相关文献报道，对涉及的穴位进行文献计量学分析，发现出现敏化的穴位主要集中在腹部局部，按出现频次排列，穴位依次为关元（6）、中极（6）、三阴交（4）、气海（2）、涌泉（1）、神阙（1）、子宫穴（1）、曲骨（1）、中脘（1）、大赫（1）、中脘（1）、水道（1）、足三里（1）、肾俞（1）。文

献也提示，给予以上易敏化穴位适宜的干预措施，可提高临床治疗效果。

【应用举隅】

刘某，24岁，于2011年4月11日初诊。主诉：月经稀发10年余，未避孕未孕4年余。医者经辨证后在其经期结束后行热敏灸，主穴：中极、三阴交、关元、子宫、足三里、卵巢；配穴：带脉、肾俞、天枢、脾俞、水分、丰隆。据穴位的不同热敏化反应顺次行回旋灸、雀啄灸、往返灸、温和灸。患者取仰卧位，对各穴位先行回旋灸治疗2 min，对局部气血产生温热作用。然后雀啄灸治疗1 min加强热敏反应，再循经往返灸治2 min，刺激产生经气。最后选取1~2个热敏化穴位进行温和灸，疏通经络，发动感传，使温热作用由皮肤表层向深部组织传感。每日1次，月经第5日开始至排卵日结束，连续治3个月经周期，或至妊娠为止[5]。

输卵管积水不孕

女性不孕症是妇科临床中常见的疾病，其中1/3的原因是输卵管性不孕症，而在输卵管性不孕症3/10的原因是输卵管积水。输卵管积水是一种常见的急性或慢性输卵管炎症，急性输卵管积水甚至可积脓，慢性输卵管积水在输卵管发生炎症后，黏膜细胞分泌的分泌液堆积在输卵管腔内，导致管腔粘连闭锁，或者由于炎症发生在峡部或者伞端粘连处，形成堵塞，导致输卵管积脓，严重的双侧输卵管炎症可造成女性不孕[10]。

1. 临床表现

轻度输卵管积水一般没有明显的临床症状，如果输卵管伞端闭锁积水，与慢性盆腔炎症状相似，出现小腹一侧或两侧疼痛、下坠和阴道分泌物增多、腰痛等表现。输卵管阻塞会造成不孕，症状严重患者可以表现为痛经、月经不调、腹痛

和阴道分泌物增多等非特异性症状,可能会伴有发热、尿频、尿痛等症状。1990年美国生殖学会对输卵管盆腔病变进行以下分度。① 轻度:积水直径<1.5 cm 或无积水,伞端与输卵管或卵巢周围无明显粘连,术前子宫输卵管造影(hysterosalpingography,HSG)示形态正常;② 中度:积水直径1.5~3.0 cm,需要辨认伞端与卵巢或输卵管周围有粘连且尚不固定,直肠子宫陷凹有少许粘连,术前 HSG 示正常结构丧失;③ 重度:积水直径>3.0 cm,盆腔或附件区致密粘连,伞端闭锁不可见,直肠子宫陷凹封闭,盆腔内器官难以辨认。

2. 辅助检查

(1)腹部超声检查:彩超可见子宫旁呈"腊肠样"增粗回声;腹腔镜下见输卵管黏膜炎症水肿,输卵管管腔扩大,伞端闭锁,腔内充满清亮液体,形态僵硬,伞端纤毛细胞破坏,输卵管管腔粘连。

(2)输卵管造影术:是目前确诊输卵管积水的最简便可靠的方法,X 线检查显示输卵管全程显影并见伞端增粗扩张,20 min 后延迟片示双侧输卵管残留影,盆腔内无造影剂弥散。

3. 常用敏化穴及适宜刺激方式

现有 4 篇[9,11,28-29]输卵管积水穴位敏化的相关文献报道,对涉及的穴位进行文献计量学分析,出现穴位敏化的穴位主要集中在腹部,穴位按频次依次为关元(4)、子宫(3)、中极(2)、水道(2)、次髎(2)、三阴交(2)、阴陵泉(2)、归来(1)、肾俞(1)。文献也提示,给予以上易敏化穴位适宜的干预措施,可提高临床治疗效果。

【应用举隅】

患者,李某,25 岁。主诉:不孕 2 年。刻下诊:月经量正常,颜色偏淡,平常白带量偏多,月经来临时小腹隐痛。某医院 B 超检查后,西医诊断为输卵管重度积水。中医诊断为不孕。

医者采用热敏灸法进行治疗,嘱患者采用合适体位,暴露穴位,点燃艾条后先行回旋灸 1 min 以温通气血,再行雀啄灸 1 min 以增强热敏化,循经来回灸 2 min 以激发感传,最后予温和灸以发动传导、疏通经络。如穴位出现透热、扩热、传热、局部不热远端热、表面不热深部热、局部或远处产生酸、麻、胀、痛等非热感等 1 种以上灸感则表明该穴为热敏化腧穴。每次选取 2 穴进行悬灸,灸距 2~3 cm,以保持透热感为准,以皮肤耐受为度,每次 30 min,灸至消敏量。每日 1 次,经期不灸[5]。

高泌乳素血症

高泌乳素血症是由多种原因引起的血清泌乳素水平增高的下丘脑垂体性疾病,临床主要表现有闭经、溢乳、月经不调、不孕、性功能减退等。中医学认为,妇女的经、产、乳都是由脏腑气血津液化生而来。《景岳全书·经不调》记载:"经血为水谷之精气,和调于五脏,洒陈于六腑,乃能入于脉也。凡其源源而来,生化于脾,总统于心,藏受于肝,宣布于肺,施泄于肾,以灌溉一身……妇人则上为乳。"女性乳头属肝,乳房属胃,与乳汁的产生和分泌密切相关,任、督、冲一源而三歧,皆与胞宫相系,与月经、孕育息息相关。高泌乳素血症病位主要在肝、脾、肾,肾虚、脾虚、肝郁是高泌乳素血症的主要病机。

1. 临床表现

高泌乳素血症可引起女性月经失调和生殖功能障碍。当 PRL 轻度升高时(<100~150 μg/L)引起黄体功能不足发生反复自然流产;而随着血清 PRL 水平的进一步升高,可出现排卵障碍,临床表现为功能失调性子宫出血、月经稀发或闭经及不孕症[13]。

2. 辅助检查

血清 PRL 检测:高泌乳素血症是指由多种

因素引起的外周血清 PRL 水平持续高于正常值的状态,通常认为进行两次以上的血清 PRL 检测,若数值均>25~30 ng/ml,即可诊断该病。但最新高泌乳素血症治疗指南明确指出,在排除药物因素的影响下,一次血清 PRL 检测其水平超过常值的上限即可确诊[14]。

3. 常用敏化穴及适宜刺激方式

现有 1 篇[15]高泌乳素血症穴位敏化的相关文献报道,对涉及的穴位进行文献计量学分析,发现出现穴位敏化的穴位主要集中在腹部,穴位按频次依次为关元(1)、气海(1)。文献也提示,给予以上易敏化穴位适宜的干预措施,可提高临床治疗效果[15]。

【应用举隅】

患者,32 岁,已婚,中学教师。初诊日期:2016 年 12 月 28 日。主诉:未避孕未孕 7 年。现病史:婚 7 年,丈夫体健,同居未孕,14 岁初潮,月经欠规律(周期 22~50 日,经期 3~5 日)。实验室检查显示:血清 PRL>25 ng/ml,排除妊娠、哺乳、服用药物对血清 PRL 的影响;排除垂体瘤,直径>1 cm,及甲状腺功能亢进症、甲状腺功能减退症、肾功能不全者。在气海、关元穴区部位距皮表部位处施行温和灸,当患者有透热、热传导、局部不微热远部热、表面不微热深部热以及非热觉中的一种或一种以上感觉时,该点为热敏化腧穴,逐个悬灸热敏穴,保持足够热度至感传消失[15]。

未破裂卵泡黄素

未破裂卵泡黄素化综合征是指卵泡发育成熟后不破裂,卵泡未排出而在原位黄素化,形成黄体并分泌孕激素,出现类似排卵的周期性改变,是无排卵型月经一种特殊类型,也是导致不孕的原因之一。在育龄妇女中该病发生率为 5%~10%,而在不孕妇女中占 25%~30%[15]。

1. 临床表现

往往无症状,亦无异常体征。因月经期与自然周期(有排卵)相仿,基础体温曲线也呈双相型,与有排卵月经的体温曲线相似,唯有在超声监测卵泡发育和排卵时或腹腔镜检查时方被发现[15]。

2. 辅助检查

目前常用的诊断标准为腹部 B 超连续监测卵泡,卵泡达成熟标准(18~24 mm),72 h 内仍不缩小或持续增大;BBT 呈双相;宫颈黏液检查显示黄体期改变,子宫内膜有分泌期表现,但黄体期较短;血清孕酮水平升高[16]。

3. 常用敏化穴及适宜刺激方式

现有 1 篇[17]未破裂卵泡黄素化综合征穴位敏化的相关文献报道,对涉及敏化穴位进行文献计量学分析,发现出现的敏化穴位依次为子宫(1)、关元(1)、中极(1)、血海(1)、地机(1)。文献也提示,给予易敏化穴位适宜的干预措施,可提高临床治疗效果。

【应用举隅】

患者,女,33 岁,于 2011 年 8 月 6 日初诊。主诉:婚后不孕 3 年余。询其月经周期一般在 30~50 日,阴道彩色多普勒持续监测卵泡达到成熟标准(直径 18 mm),48 h 内未见缩小。西医诊断:未破裂卵泡黄素不孕。中医诊断:不孕,证属脾肾阳虚、痰湿阻络型。治以健脾肾、暖胞宫、行气化痰通络为法。医者选取子宫、中极、关元、血海穴进行穴位热敏化探查,每次选取上述 1~2 组穴位,标记热敏化穴位,行双点温和灸,自觉热感深透至下腹部及灸点周围扩散,灸至热敏灸感消失。每日 1 次,21 日为 1 个疗程,停经 7 日后开始第 2 个疗程,经期停灸,连续治疗 3 个疗程[17]。

子宫内膜异位症

子宫内膜组织(腺体和间质)出现在子宫

体以外的部位时,称为子宫内膜异位症(以下简称内异症),主要临床表现有持续加重的盆腔粘连、疼痛、不孕等。中医学无内异症名称,按本病症状归属于"不孕"的范畴。本病的发生与冲任、胞宫的周期性生理变化密切相关。主要病机在于邪气内伏或精血素亏,更值经期前后,冲任二脉气血的生理变化急骤,导致胞宫的气血运行不畅,"不通则痛"或胞宫失于濡养,"不荣则痛"。《景岳全书·妇人规》曰:"经行腹痛,证有虚实。实者,或因寒滞,或因血滞,或因热滞。虚者,有因血虚,有因气虚。"

1. 临床表现

常见临床表现有盆腔疼痛、不孕和盆腔结节及包块,但25%患者可无任何症状。① 盆腔疼痛:70%~80%患者均有不同程度的盆腔疼痛,与病变程度不完全平行,包括痛经、非经期盆腔痛、性交痛及肛门坠痛等。卵巢子宫内膜异位囊肿破裂可引起急性腹痛。② 不孕:40%~50%患者合并不孕。③ 盆腔结节及包块:17%~44%患者合并盆腔包块(卵巢子宫内膜异位囊肿)等其他症状。

2. 辅助检查

(1) 影像学检查:超声检查对诊断卵巢子宫内膜异位囊肿有价值,典型的卵巢子宫内膜异位囊肿的超声影像为无回声区内有密集光点。在诊断卵巢子宫内膜异位囊肿时首选阴道超声。

(2) 实验室检测:内异症患者CA125可升高,尤其是中、重度患者,但一般为轻度升高。

诊断特异性可达90%以上,但敏感性较低。

(3) 腹腔镜检查:腹腔镜检查是目前诊断内异症的首选方法,必要时也可剖腹探查,以获得组织病理诊断并明确分期,组织病理学是内异症确诊的基本证据[18]。

3. 常用敏化穴及适宜刺激方式

现有2篇[9,20]子宫内膜异位症穴位敏化的相关文献报道,对涉及的敏化穴位进行文献计量学分析,发现出现穴位敏化的穴位依次为大肠俞(2)、关元(1)、中极(1)、子宫(1)。文献也提示,给予易敏化穴位适宜的干预措施,可提高临床治疗效果。

【病案举隅】

王某,女,29岁,于2017年3月20日就诊。主诉:婚后未避孕却不孕5年余。月经周期规律,末次月经为2017年2月23日,4日净,伴经行腹痛。自诉2012年4月,人工流产后出现月经期下腹疼痛剧烈,曾口服药物治疗,效果欠佳,自此每次月经期,小腹冷痛明显,腰膝酸软,经色暗或有块,月经量少,头晕耳鸣。既往怀孕1次、流产1次,纳眠差,多梦,易醒,汗出,舌暗苔腻,脉沉涩。中医诊断:不孕(肾虚血瘀),西医诊断:子宫内膜异位症。治则:温肾化瘀,活血止痛。医者选取大肠俞、次髎、中极、关元、子宫穴进行穴位热敏灸,行温和灸,自觉热感深透至下腹部及灸点周围扩散,灸至热敏灸感消失。每日1次,21日为1个疗程,连续治疗3个疗程,患者成功受孕[20]。

参 考 文 献

[1] 张莉.辨证与辨病结合治疗不孕症[J].浙江中医药大学学报,2018,42(7):550-552.

[2] 许茜亚,全松.排卵障碍性不孕症的诊疗策略[J].实用妇产科杂志,2020,36(5):328-331.

[3] 卢君.热敏灸结合补肾活血化痰中药治疗肥胖型PCOS不孕的临床研究[J].临床研究,2019,16(23):52-55.

[4] 刘群华,蒋亚明,党素娜.补肾活血助孕汤联合热敏灸治疗肾虚血瘀型排卵障碍不孕47例[J].湖南中医杂志,2019,35(12):42-43.

［ 5 ］ 赵丽文.热敏灸联合补肾活血汤治疗肾虚血瘀证排卵功能障碍不孕症 40 例疗效观察［J］.中医药业,2018,27（4）：59 - 60.

［ 6 ］ 黎志远,杨贤海,李天春,等.疏肝化瘀益气补肾法联合热敏灸治疗卵巢早衰 62 例临床观察［J］.四川中医,2010,28（12）：86 - 87.

［ 7 ］ 田海燕.电针合热敏灸治疗肾虚肝郁型卵巢早衰 60 例［J］.中国针灸,2016,36（10）：1069 - 1070.

［ 8 ］ 潘慧人.热敏灸联合六味地黄汤治疗卵巢早衰 68 例疗效观察［J］.新中医,2014,46（12）：123 - 124.

［ 9 ］ 刘艳玲,潘丽贞,王英.热敏灸联合穴位注射对输卵管积水性不孕症宫腹腔镜术后患者子宫内膜容受性的影像［J］.中国针灸,2018,389（1）：22 - 26.

［10］ 卢珍珍,李爱军.输卵管积水的诊断及治疗［J］.国际生殖健康,2018,37（1）：76 - 79.

［11］ 陈弦,潘丽贞,王英.输卵管积水热敏化腧穴分布和热敏化表现规律探究［J］.世界中西医结合杂志,2018,13（6）：854 - 857.

［12］ 洪文惠.高泌乳素血症中西医研究概况［J］.中医药临床,2017,29（8）：1183 - 1186.

［13］ 王佳宁,阮祥燕.高泌乳素血症的病因及诊疗进展［J］.医学综述,2012,18（21）：3629 - 3632.

［14］ 王希琳,卫义兰,严莉.热敏灸配合药物治疗高泌乳素血症所致不孕疗效观察［J］.上海针灸杂志,2013,32（7）：563 - 564.

［15］ 韩东,孙永生.未破裂卵泡黄素化综合征诊治进展［J］.中国医药指南医药学刊,2005,1（1）：79 - 80.

［16］ 陈林芯.针刺结合热敏灸治疗"瘀滞胞宫"型未破裂卵泡黄色化综合征的临床疗效观察［D］.福州:福建中医药大学,2019.

［17］ 张平玲.中医对子宫内膜异位症的治疗进展分析［J］.中医中药研究,2020,34（2）：162 - 164.

［18］ 中国中西医结合学会妇产科专业委员会.子宫内膜异位症中西医结合诊治指南［J］.中国中西医结合杂志,2019,39（10）：1169 - 1176.

［19］ 陈莉,杜昊,张雯.热敏点灸结合少腹逐瘀汤治疗子宫内膜异位症保守手术后的临床疗效观察［J］.中国中医药科技,2016,23（3）：348 - 349.

［20］ 刘群华,蒋亚明,党素娜.补肾活血助孕汤联合热敏灸治疗肾虚血瘀型排卵障碍不孕 47 例［J］.湖南中医杂志,2019,35（12）：42 - 43.

［21］ 赵丽文.热敏灸联合补肾活血汤治疗肾虚血瘀证排卵功能障碍不孕症 40 例疗效观察［J］.中国药业,2018,27（4）：59 - 61.

［22］ 王雪莲.热敏灸结合补肾活血中药治疗肾虚血瘀证排卵功能障碍不孕症疗效观察［J］.现代中西医结合杂志,2017,26（5）：528 - 530.

［23］ 田莹,傅娇.热敏灸结合补肾活血中药在排卵功能障碍不孕症治疗中的应用［J］.内蒙古中医药,2016,35（7）：65 - 66.

［24］ 傅娇,田莹,黄云月.加减鹿菟颗粒联合热敏灸治疗肾虚血瘀型排卵障碍的临床观察［J］.北京中医药,2015,34（7）：574 - 576.

［25］ 王井妹,宋春花,陈伟.氯米芬结合热敏点灸治疗排卵障碍性不孕症 32 例［J］.中国中医药现代远程教育,2014,12（14）：64 - 65.

［26］ 方家,李林,刁军成,等.补肾方联合腧穴热敏灸治疗排卵障碍性不孕［J］.中国实验方剂学杂志,2013,19（13）：326 - 329.

［27］ 王佳琛.热敏灸联合穴位注射对输卵管积水性不孕症宫腹腔镜术后妊娠结局的影响［J］.中国现代医生,2019,57（31）：107 - 110.

［28］ 姚雪.宫腹腔镜联合热敏灸在输卵管积水性不孕中的应用研究［D］.福州:福建中医药大学,2014.

带下病

带下病是指带下的量明显增多,色、质、味异常或伴全身局部症状的一种病症,相当于西医的阴道炎、宫颈炎等引起的阴道分泌物异常。关于带下病的记载始见于《素问·骨空论》,曰:"任脉为病,男子内结七疝,女子带下瘕聚。"《诸病源候论·妇人杂病诸候》中已有五色带下的记载,即青、赤、黄、白、黑五色名候。与西医妇科学中的阴道炎、宫颈炎、盆腔炎性疾病等疾病密切相关。湿邪是带下病的主要病因,有内外之分,肝、脾、肾功能失调易生内湿,气候潮湿、久居寒湿之地或感受雾露之邪以致外感湿邪。带下病的主要病机为湿邪伤及任带二脉。本篇将从盆腔炎为主展开论述,其归属于中医学"带下病"的范畴[1]。

1. 临床表现

主要为带下量明显增多或减少,色、质、气味发生异常,或伴全身、局部症状。多数患者因此病"无疼痛之苦"而不予重视,但治疗不及时或不彻底,往往缠绵日久不愈,或反复发作。除阴道分泌物增多外,比较常见的症状还包括下腹痛、异常出血、性交痛等。

2. 辅助检查

盆腔炎的诊断有一定特殊的地方,因为盆腔器官的感染无法直视评估,诊断常常是一种风险的评估。依据我国诊治规范的推荐,性活跃女性及存在性传播疾病感染风险者,如排除其他病因且满足以下任一条件者,可诊断为盆腔炎:① 子宫压痛;② 附件压痛;③ 子宫颈举痛。下腹疼痛同时伴下生殖道感染征象时,诊断为盆腔炎的可能性增加。盆腔炎的附加标准是为了增加最低诊断标准的特异性,包括:① 口腔温度为≥38.3℃;② 子宫颈或阴道脓性分泌物;③ 阴道分泌物显微镜检查白细胞增多;④ 红细胞沉降率升高;⑤ C反应蛋白水平升高;⑥ 子宫颈淋病奈瑟菌或衣原体感染[2]。

3. 常用敏化穴及适宜刺激方式

现有14篇[1,3-14]盆腔炎穴位敏化的相关文献报道,对涉及的敏化穴位进行文献计量学分析,发现出现穴位敏化且应用最多的腧穴按频次排列依次为关元(12)、子宫(8)、次髎(8)、三阴交(8)、中极(4)、阴陵泉(4)、归来(4)、大肠俞(4)、水道(3)、神阙(1)。可以看出关元、子宫、次髎、三阴交选用频率最高,是热敏灸治疗盆腔炎的热敏化高发穴位。文献也提示,给予以上敏化穴位适宜的干预措施,可提高临床治疗效果。

【应用举隅】

董某,女,43岁,2017年11月1日首诊。主诉:带下量多,有异味1个多月。既往劳累后带下量明显增多色淡黄,有异味,下腹隐痛。妇检:子宫后倾后屈,压痛(+),双附件稍增粗,压痛(+)。诊断为慢性盆腔炎。医者施行热敏灸法,经查:于左次髎、右关元两穴存在腧穴热敏化,医者于关元穴施温和灸,出现透热、扩热,热流深透整个下腹部并扩散如巴掌大小,灸感持续约30 min后回缩至关元,感皮肤灼热遂停灸。改灸左次髎,立感酸胀感沿左大腿前内侧传至小腹,感整个小腹酸胀舒适,灸感持续约40 min后回缩至左次髎,并感皮肤灼热,乃停灸,完成一次治疗。次日复诊,诉下腹坠胀、疼痛有所减轻,关元穴探及腧穴热敏化现象,灸次髎时即感热流如线状沿带脉感传,腰部温热舒适,灸感持续约20 min后回缩至关元,感皮肤灼热,完成一次治疗。按上述方法在每月月经干净后治疗,连续3个月经周期。治疗后患者未见下腹疼痛,妇检未见异常。半年后随访,未见复发[6]。

参 考 文 献

[1] 黄卫玲,黄志娟,伍晓媛.热敏灸结合健康教育治疗慢性盆腔炎临床观察[J].实用中医药杂志,2017,33(11):1316-1317.

[2] 张岱,廖秦平.盆腔炎症性疾病的诊疗策略[J].中国社区医师,2010,26(24):14.

[3] 陈莉.热敏点灸合清盆汤治疗慢性盆腔炎30例[J].江西中医药,2008,39(311):63.

［4］ 尹青竹.针刺联合热敏灸治疗慢性盆腔炎(带下/痛经)随机平行对照研究［J］.实用中医内科杂志,2008,5(32)：62－65.

［5］ 凌文丽,陈鹏典,刘芳,等.热敏灸任督脉联合超短波在慢性盆腔炎患者中的应用［J］.齐齐哈尔医学院学报,2016,37(23)：2890－2892.

［6］ 杨燕妮,杨贤海,陈小玲,等.经期热敏灸治护慢性盆腔炎寒凝胞宫证临床观察［J］.中医药临床杂志,2012,24(10)：954－955.

［7］ 章海凤.慢性盆腔炎患者热敏腧穴分布规律［J］.河南中医,2011,2(31)：177－178.

［8］ 赖斌,谭学锋,梁锦贞.热敏灸配合中药灌肠治疗慢性盆腔炎的临床观察［J］.广西中医药,2019,42(2)：17－19.

［9］ 应荷萍,皮哲.热敏灸治疗慢性盆腔炎25例［J］.中国中医药现代远程教育,2017,15(12)：123－124.

［10］ 李勇.热敏灸结合中药离子透入治疗慢性盆腔炎临床研究［J］.世界最新医学信息文摘,2016,16(79)：74－75.

［11］ 李鹏利,吴芳,杨冬梅.中药口服配合热敏灸及穴位贴敷治疗湿热蕴结型急性盆腔炎疗效及对炎性因子和血液流变学的影响［J］.临床医药文献电子杂志,2020,7(35)：31－32.

［12］ 蔡艺淑.热敏灸配合中药灌肠治疗慢性盆腔炎患者的效果观察［J］.基层医学论坛,2019,23(34)：4988－4990.

［13］ 王佳琛.热敏灸联合穴位注射对输卵管积水性不孕症宫腹腔镜术后妊娠结局的影响［J］.中国现代医生,2019,57(31)：107－110.

［14］ 王薇,颜纯钏,刘锋,等.热敏灸联合血府逐瘀胶囊治疗气滞血瘀型慢性盆腔炎疗效及对血清CA125、IL－8和TGF－β1的影响［J］.上海针灸杂志,2019,38(4)：389－393.

阳　痿

阳痿表现为男性持续或反复不能达到和(或)维持阴茎勃起以满足性需求的病症,是泌尿男性科常见的疾病之一,在40～80岁男性中患病率为30%～65%[1-2]。随着人口老龄化的加快,阳痿男性人数正逐年增加,严重影响了老年男性生活质量。阳痿首载于《素问·痿论》,曰:"入房太甚,宗筋弛纵,发为筋痿。"故本病亦称为"宗筋弛纵"和"筋痿"。中医学认为,阳痿的病因病机主要是肝肾亏虚,宗筋弛纵。

1. 临床表现

主要表现为成年男子性交时,由于阴茎痿软不举,或举而不坚,或坚而不久,无法进行正常性生活的一种病症。

2. 辅助检查

临床常使用彩色多普勒超声检查和阴茎海绵体测压(cavernosometry,CM)检查患者是否属于静脉性勃起功能障碍。

3. 常用敏化穴及适宜刺激方式

现有1篇[3]阳痿穴位敏化的相关文献报道,对涉及的热敏穴位进行分析,主要取穴为关元、中极、三阴交、肾俞、腰阳关、足三里、气冲、命门、太溪、复溜,敏化穴位主要集中在关元穴。文献也提示,给予以上易敏化穴位适宜的干预措施,治疗一定疗程,可提高临床治疗效果。

【应用举隅】

王芳波等[3]采用针刺结合热敏灸治疗男性阳痿,并进行疗效评价。具体操作如下:首先患者取仰卧位,暴露腹部及四肢下端皮肤,用75%医用乙醇对关元、中极、三阴交、肾俞、腰阳关、足三里、气冲、命门、太溪、复溜进行常规消毒,常规针刺得气,并力求令关元、中极、气冲的得气感向前阴传导,并留针30 min。留针期间,对关元穴行热敏灸20～30 min,即在距离皮肤2～3 cm高度先行回旋灸30 s温热腧穴局部气血,继以雀啄灸30 s加强热的敏化,每日1次,每次20～30 min,连续治疗15次后,患者诉性交过程中阴茎勃起可持续15 min,精液检查正常。此后1个月内患者曾复诊两次,均未见复发。半年后随访,其妻已孕,一切均已正常。

参考文献

［1］ Mccabe M P, Sharlip I D, Atalla E, et al. Definitions of sexual dysfunctions in women and men: a consensus statement from the fourth international consultation on sexual medicine 2015［J］. J Sex Med, 2016, 13(2): 135-143.

［2］ Eryilmaz R, Kaplan S, Aslan R, et al. Comparison of focused and unfocused ESWT in treatment of erectile dysfunction［J］. The Aging Male, 2019: 1610377.

［3］ 王芳波,徐杨青.针刺配合热敏灸治疗阳痿验案1则［J］.江西中医药,2015,46(8):54,57.

前列腺炎

前列腺炎归属于中医学"淋证""精浊"的范畴,临床上以症状多样、病程缠绵、容易反复发作为特征,是一种好发于中青年男性的常见泌尿系统疾病。患病率为 2.5%~16%,约 50% 的男性会遭受不同程度前列腺炎的影响。前列腺炎在《景岳全书·淋浊》中记载为"淋浊"。体虚是造成本病重要的因素,肾亏于下,封藏失职,精关不固,精离其位,免疫功能低下,最易形成本病。常因病致虚、因虚致病。

1. 临床表现

主要表现为会阴部及下腹部反复性疼痛或不适,以及尿道刺激症状,如尿急、尿频、尿不尽、尿痛、尿后不适,伴腰膝酸软、失眠、多梦等症状。严重者还可出现性功能障碍,如阳痿、早泄、射精痛、血精等。

2. 辅助检查

(1) 实验室检查:伴有细菌感染的前列腺炎患者血液检查往往出现 C 反应蛋白和白细胞升高。

(2) 超声波检查:超声检查可见前列腺腺体增大。

3. 常用敏化穴及适宜刺激方式

现有 17 篇[1-17]前列腺炎穴位敏化的相关文献报道,对涉及的 24 个敏化穴位进行文献计量学分析,发现出现穴位敏化频次较高的穴位主要集中于少腹和腰骶部,出现频次超过 10 次的穴位依次为中级(13)、命门(13)、关元(12)、三阴交(11)、肾俞(10)。文献也提示,给予以上易敏化穴位适宜的干预措施,治疗一定疗程(1 个月左右),可提高临床治疗效果。

【应用举隅】

李泰标等[3]在中极、关元、命门等处予以热敏灸治疗前列腺炎,并进行临床疗效评价。具体操作如下:嘱患者取仰卧位,医者手持点燃的艾条,在距离中极穴皮肤 2~3 cm 高度先行回旋灸 30 s 温热腧穴局部气血,继以雀啄灸 30 s 加强热的敏化,循经往返灸 30 s 激发经气、开通经络,后再固定施以温和灸发动感传。当中极穴出现透热、扩热、传热、局部不热或微热、远部热、表面不热或微热、深部热或其他非热感等(如酸、胀、压、重等)传导时此即腧穴热敏化。操作过程中,医者予患者温和灸,每隔 3 min 掸去艾灰并调整固定艾条与腧穴皮肤的距离,使其保持足够的热度,每次治疗以腧穴热敏化现象消失为最佳治疗量。施灸 25 min,每日 1 次,总疗程为 20 日。热敏灸能减轻病灶炎症水肿,一定程度上控制和预防瘀血的形成,具有一定的抗炎和镇痛作用,使患者临床排尿及疼痛症状得到更大的缓解。

［1］ 陈琦.基于T淋巴细胞亚群失衡分析腧穴热敏灸联合前列解毒汤对Ⅲ型前列腺炎影响的临床研究[D].南昌：江西中医药大学,2019.

［2］ 刘良,陈琦,严张仁,等.前列解毒汤联合俞穴热敏灸治疗慢性前列腺炎伴下尿路症状40例[J].光明中医,2019,34(8)：1172-1174.

［3］ 李泰标,张芸,谢洪武.热敏灸联合盐酸坦索罗辛缓释胶囊治疗慢性前列腺炎临床观察及对血液流变影响[J].中华中医药杂志,2018,33(12)：5694-5696.

［4］ 李强,王万春,陈琦,等.腧穴热敏灸治疗慢性前列腺炎病案举隅[J].中国民族民间医药,2018,27(14)：71-73.

［5］ 王万春,王志强,吴事仁,等.药油热敏灸联合解毒活血汤治疗Ⅲa型前列腺炎50例疗效分析[J].时珍国医国药,2016,27(8)：1925-1926.

［6］ 陈思达,刘步平,胡秋兰,等.热敏灸治疗慢性前列腺炎临床研究述评[J].现代医院,2016,16(8)：1166-1168.

［7］ 文善适,王碧斐,陈思达,等.热敏灸治疗慢性前列腺炎的应用与思考[J].新中医,2016,48(5)：292-294.

［8］ 王峻,陈思达,刘步平,等.热敏灸治疗慢性前列腺炎研究的分析及评价[J].现代医院,2015,15(12)：18-20,24.

［9］ 陈思达,刘步平,钱丽欢,等.热敏灸治疗慢性前列腺炎Meta分析[J].针灸临床杂志,2015,31(12)：54-58.

［10］ 陈胜辉,姚文亮.针刺配合热敏灸治疗慢性非细菌性前列腺炎的临床疗效[J].中国老年学杂志,2015,35(22)：6510-6512.

［11］ 康明非,章海凤,付勇,等.热敏灸治疗慢性前列腺炎不同灸量方案的临床疗效评价[J].时珍国医国药,2015,26(1)：125-127.

［12］ 付勇,章海凤,张波,等.热敏灸治疗慢性前列腺炎不同灸位30例[J].江西中医学院学报,2012,24(3)：34-36.

［13］ 付勇,章海凤,张波,等.灸感法与红外法检测慢性前列腺炎患者命门穴热敏态的对比研究[J].江西中医药,2012,43(3)：52-54.

［14］ 付勇,章海凤,张波,等.热敏灸治疗慢性前列腺炎不同灸量的临床疗效观察[J].江西中医学院学报,2012,24(1)：15-17.

［15］ 付勇,章海凤,陈日新,等.慢性前列腺炎患者热敏腧穴分布的临床观察[J].江西中医药,2011,42(1)：54-55.

［16］ 刘汉山,徐涵斌,康明非,等.热敏灸配合中药灌肠治疗慢性前列腺炎多中心临床疗效研究[J].江西中医药,2011,42(1)：56-58.

［17］ 刘汉山,艾尼玩·热合曼,等.悬灸热敏化穴配合药物治疗慢性前列腺炎疗效观察[J].中国针灸,2009,29(7)：543-546.

前列腺增生

前列腺增生归属于中医学"精癃""癃闭"的范畴,是中老年男性泌尿生殖系统最常见的良性疾病之一,临床上以尿频、尿急、排尿困难等下尿路梗阻症状为基本表现,严重影响患者的身心健康和生活质量。前列腺增生的发生与年龄增长和有功能的睾丸有关。其发病率随着年龄的增长而增加,主要见于40岁以上人群,60岁以上人群发病率>50%,80岁以上发病率>83%,随着全球人口老年化不断加快,其发病率呈现上升趋势[1-2]。《素问·五常政大论》曰"其病癃闭,邪伤肾也",认为肾阳气虚衰而致瘀阻内停是本病的主要病因病机。

1. 临床表现

患者常表现为小便频数不畅,尿无力,尿线细,余沥不尽,时断时续,甚者尿闭不通,小腹坠胀,神疲乏力,面色无华,畏寒肢冷,便溏脱肛。

2. 辅助检查

经直肠行B超检查,前列腺大小较正常增大,膀胱残留尿量(residual urine, RU)>60 ml,最大尿流率(max uroflowmetry, MU)<15 ml/s。

3. 常用敏化穴及适宜刺激方式

现有5篇[3-7]前列腺增生穴位敏化的相关

文献报道,对涉及的 6 个敏化穴位进行文献计量学分析,发现出现穴位敏化频次较高的穴位主要集中于下腹和腰骶局部,出现频次较多的穴位依次为关元(4)、中级(4)、次髎(3)、命门(3)、肾俞(3)、曲骨(1)。文献也提示,给予以上易敏化穴位适宜的干预措施,4 周为 1 个疗程,可提高临床治疗效果。

【应用举隅】

周梅等[6]予以患者下腹和腰骶部穴位进行热敏化操作治疗前列腺增生。具体操作如下:嘱患者取仰卧位,充分暴露小腹部,用点燃的艾条在患者小腹部(中极-关元-曲骨穴组成的区域内),距离皮肤 3 cm 左右施行温和灸。后患者选择俯卧体位,充分暴露腰骶部,用点燃的艾条在患者腰骶部(命门-次髎-腰俞组成的区域内),距离皮肤 3 cm 左右施行温和灸,当患者感受到艾热发生透热(艾热从施灸部位皮肤表面直接向深部组织穿透)或扩热(以施灸点为中心向周围扩散)或传热(灸热从施灸点开始循某一方向传导)和非热觉中的一种或一种以上感觉时,即为发生腧穴热敏化现象,该探查穴点为热敏化腧穴。重复上述步骤,直至所有的热敏化穴被探查出。选择上述热敏化强度最强的穴位实施艾条温和悬灸,每日 2 次,每次施灸时间 30~60 min,以该穴热敏灸感消失为度,共治疗 5 日,第 6 日开始每日治疗 1 次,连续治疗 25 次,共治疗 35 次(共 30 日),于治疗结束后及 6 个月后进行疗效评价。

参考文献

[1] Homma Y, Gotoh M, Yokoyama O, et al. Outline of JUA clinical guidelines for benign prostatic hyperplasia[J]. Int J Urol, 2011, 18(11): 741-756.

[2] Speakman M, Kirby R, Doyle S, et al. Burden of male lower urinary tract symptoms (LUTS) suggestive of benign prostatic hyperplasia (BPH) — focus on the UK[J]. BJU International, 2015, 115(4): 508-519.

[3] 黄达坤,林峰,李海馨,等.电针联合热敏灸对良性前列腺增生患者血清 PSA、TNF-α、IL-6、EGF 的影响[J].中医学报,2019,34(8):1783-1787.

[4] 王洪辉.热敏灸治疗良性前列腺增生灸感强度与灸效关系的临床观察[D].南昌:江西中医药大学,2019.

[5] 王万春,陈琦,李强,等.腧穴热敏灸联合哈乐治疗脾肾气虚型良性前列腺增生疗效观察[J].时珍国医国药,2019,30(1):123-125.

[6] 周梅,黄仙保,陈日新.热敏灸治疗良性前列腺增生不同灸量的随机对照研究[J].中华中医药学刊,2018,36(4):872-875.

[7] 罗慧麟,罗青锋,付贵平,等.热敏灸结合电针治疗良性前列腺增生症的临床疗效观察[J].针灸临床杂志,2016,32(4):1-3.

第八节 · 皮肤疾病

湿 疹

湿疹归属于中医学"浸淫疮""血风疮"的范畴,是由多种内、外因素引起的具有明显的渗出倾向的炎症性皮肤病,易反复发作,迁延难愈。湿疹是最常见的非传染性皮肤病之一,国内一般人群的发病率约为 7.5%,而发达国家成人的发病率可达 10%,儿童高达 30%[1]。《疡科心得集·辨湿毒疮肾脏风疮论》云:"湿毒疮……此因脾胃亏损,湿热下注以致肌肉不仁而成又或因暴风疾雨,寒湿暑热侵入肌肤所致。"中医学认为,湿疹主要是由于素体禀赋不耐,复感风湿热邪,蕴结肌肤所致。

1. 临床表现

皮损一般呈对称性分布,常反复发作,自觉症状主要表现为瘙痒,甚至剧痒。湿疹按临床表现可以分为急性、亚急性及慢性3期。① 急性期表现:在红斑、水肿的基础上出现粟粒样大丘疹、丘疱疹、水疱、糜烂及渗出,病变多由中心逐渐向周围蔓延,往往中心症状较重,外围有散在的丘疹、丘疱疹,与周围正常皮肤界限不清。② 亚急性期表现:红肿及渗出症状减轻,主要表现为糜烂、结痂及脱屑。③ 慢性期表现:多由急性或亚急性湿疹迁延而来,主要表现为局部皮肤粗糙肥厚,发生苔藓样变,可伴有色素沉着,手足部湿疹可伴有爪甲改变。

2. 辅助检查

主要是实验室检查,用于鉴别诊断和筛查可能病因。

(1) 血液检查:可见嗜酸性粒细胞增多,血清嗜酸性阳离子蛋白质增高,部分患者会出现血清 IgE 增高;血清免疫球蛋白检查可帮助鉴别具有湿疹皮炎皮损的先天性疾病。

(2) 斑贴试验:用于检测潜在的过敏原或刺激物,有助于诊断湿疹。正常人为阴性(-);出现瘙痒或轻度红肿,提示为可疑(±);出现单纯红斑、瘙痒,提示为弱阳性(+);出现红肿、丘疹,提示为中阳性(++);出现显著红肿、丘疹、小水疱,提示为强阳性(+++);出现显著红肿、水疱、坏死,提示为极强阳性(++++)。

(3) 其他:变应原检测,主要用于查找潜在的致敏原;真菌检查,可用于鉴别浅部真菌

病;疥虫检查,可协助排除疥疮;皮损细菌培养,可帮助诊断继发性细菌感染等,必要时可行皮肤组织病理学检查。

3. 常用敏化穴及适宜刺激方式

现有 3 篇[2-4]湿疹穴位敏化的相关文献报道,对涉及的 11 个敏化穴位进行文献计量学分析,发现出现穴位敏化频次较高的穴位主要集中在与治疗本病相关的经脉上,如大肠经、膀胱经、胆经、脾经及督脉、任脉等,其中最常用的为曲池(2)、肺俞(2)、大肠俞(2)、风池(1)、大椎(1)、阴陵泉(1)、中极(1)等。文献也提示,给予以上易敏化穴位适宜的干预措施,配合其他疗法,如局部叩刺放血、围刺、中药熏洗等,可提高临床治疗效果。

【应用举隅】

张保等[2]于曲池、风池、大椎、肺俞、至阳和阴陵泉穴处施行热敏灸,并进行临床疗效观察。具体操作如下:患者取舒适体位,并充分暴露探查部位。点燃艾条后,按照常规探查手法在与本病相关的经穴及其附近施灸以探查出敏化的腧穴。采用双侧曲池进行温和灸,自觉热感沿上肢向上传导;大椎及双侧风池穴进行温和三角灸,患者自觉热感透至颅内并扩散至整个颈后部且向头部传导;双侧肺俞及至阳穴亦采用温和三角灸,自觉热感透至胸腔;双侧阴陵泉穴进行温和灸,自觉热感沿大腿内侧向上传导。探查出上述热敏化穴后,灸至热感消失。此外,选取 3~5 处皮损渗出及瘙痒最明显或结痂肥厚明显处施行梅花针叩刺放血。两种方法配合治疗,每 3 日治疗 1 次,5 次为 1 个疗程,3 个疗程后进行疗效评价。患者治疗后总有效率达 97.5%,且瘙痒症状明显改善,疗效维持时间随治疗次数增加而逐渐延长。

参考文献

[1] 易景媛.婴幼儿湿疹的中医外治研究综述[J].湖北中医杂志,2020,42(8):62-65.

[2] 张保,彭力,周立志,等.叩刺放血配合热敏灸治疗慢性湿疹疗效观察[J].上海针灸杂志,2013,32(11):927-928.

[3] 许慧艳,戴莉莉,刘智慧.围刺法配合热敏灸法辨证治疗湿疹42例[J].中医临床研究,2013,5(5):55-56.

[4] 吴成成,罗文兵,毛源婷.湿疹1号方熏洗合腧穴热敏化疗法治疗肛周湿疹的临床研究[J].实用中西医结合临床,2019,19(8):89-90.

痤 疮

痤疮归属于中医学"粉刺""酒刺""风刺""肺风粉刺""面疮"等范畴,是一种主要累及颜面部的毛囊及皮脂腺的慢性炎症性皮肤病。中国人群的痤疮发病率约为8.1%[1],其中3%~7%的患者会遗留瘢痕[2],给患者的身心健康带来较大的负面影响。《素问·生气通天论》云:"劳汗当风,寒薄为皶,郁乃痤。"中医学认为,痤疮的发生主要与素体阳热过盛、火热上扰,或过食辛辣肥甘之物、肺胃火热熏蒸,或情志过激、郁火上炎,或虚阳浮越、火郁内发等因素有关[3]。

1. 临床表现

常见于15~30岁的青年男女。皮损最好发于面颊、额部,其次是胸部、背部及肩部,多为对称性分布,常伴有皮脂溢出。初发损害主要表现为与毛囊一致的圆锥形丘疹,如白头粉刺(闭合性粉刺)及黑头粉刺(开放性粉刺),白头粉刺可挑挤出白黄色豆腐渣样物质,而黑头粉刺主要是由于毛囊内脂栓氧化导致;皮损加重后可形成炎症丘疹,顶端有小脓疱;继续发展可形成大小不等的暗红色结节或囊肿,按压时有波动感,经久不愈易形成脓肿,脓溃后常形成窦道和瘢痕。各种损害大小、深浅不等,常以其中一种或两种损害为主。本病一般无自觉症状,炎症明显时可出现疼痛症状。痤疮病程较慢,时轻时重,部分患者至中年时病情可逐渐缓解,但会遗留或多或少的色素沉着、肥厚或萎缩性瘢痕。

根据发病年龄多为青年男女,发生部位多在颜面、前胸和背部,多表现为散在性黑头粉刺、丘疹、脓疱、结节及囊肿,常呈对称性分布等特点可以诊断。

2. 辅助检查

一般无须做其他检查,但应注意与酒渣鼻、颜面播散性粟粒性狼疮等进行鉴别。酒渣鼻好发于中年人,皮损主要分布于鼻尖、两颊、前额及颏部,患部可有毛细血管扩张、丘疹、脓疱,晚期形成鼻赘。颜面播散性粟粒性狼疮好发于成年人,皮损主要表现为半球形或略扁平的丘疹或小结节,呈暗红色或褐色,触之柔软,中心坏死,按压丘疹时可以在眼睑、鼻唇沟及颊部显现出黄色或褐色小点,多呈对称性分布,在下眼睑部往往融合成堤状。

3. 常用敏化穴及适宜刺激方式

现有4篇[4-7]痤疮穴位敏化的相关文献报道,对涉及的12个敏化穴位进行计量学分析,发现出现穴位敏化频次较高的穴位主要集中在阳性反应点、头面部、背俞穴、手太阴肺经及手阳明大肠经所在区域,出现频次2次的穴位依次为压痛点、颧髎、阳白、大椎。文献也提示,给予以上易敏化穴位适宜的干预措施,配合其他疗法,如刺血拔罐、中药治疗等,可提高临床治疗效果。

【应用举隅】

黄青等[5]于颧髎、阳白、曲池、合谷、大椎、内庭、尺泽及少商穴处施行热敏灸,并进行临床疗效观察。具体操作如下:主要在上述穴位区域寻找热敏化点,随后选取其中1~3个穴区热敏化点施以艾条灸,使局部出现热敏化,待经络感传消失后停止施灸。施灸时间因人而异,以腧穴热敏化消失为度。隔日治疗1次,总共治疗42日。此外,配合服用枇杷清肺饮,每日1剂,早晚各1次。治疗结束后第1日及第90日的总有效率分别为85%和73.33%,且能够显著降低患者的皮损评分及血清睾酮水平,明显改善皮损症状。

参 考 文 献

[1] Shen Y, Wang T, Zhou C, et al. Prevalence of acne vulgaris in Chinese adolescents and adults: a community-based study of 17, 345 subjects in six cities[J]. Acta Derm Venereol, 2012, 92 (1): 40-44.

[2] 中国痤疮治疗指南专家组.中国痤疮治疗指南(2019修订版)[J].临床皮肤科杂志,2019,48(9):52-57.

[3] 苗建章,张婷,唐远山.痤疮的病因病机及临床分型[J].陕西中医,2014,35(6):728-729.

[4] 吴云天.背部压痛点刺血拔罐治疗寻常痤疮临床观察[J].实用中医内科杂志,2008,22(10):61-62.

[5] 黄青,洪婷,彭胜男,等.热敏灸联合枇杷清肺饮加减方治疗寻常性痤疮的临床观察[J].中国药房,2018,29(2):229-232.

[6] 章海凤,王法明,刘强,等.热敏灸配合中药治疗冲任失调型寻常性痤疮24例[J].河南中医,2011,31(3):258-259.

[7] 王洪贤.锁骨中线压痛点点刺放血治疗痤疮146例[J].中国针灸,2004,24(4):247.

荨麻疹

荨麻疹归属于中医学"瘾疹"的范畴,是由于皮肤、黏膜小血管扩张及渗透性增加出现的一种局限性水肿反应。全球范围内患过荨麻疹的人群达9%~20%,亚洲的发病率要高于欧洲和北美地区[1]。中国的患病率也处于持续上升趋势,尤其是慢性荨麻疹,严重影响患者的生活质量,并因长期治疗对其造成较大的经济负担。《诸病源候论·风瘙身体瘾疹候》云:"邪气客于皮肤,复逢风寒相折则起风瘙瘾疹。"中医学认为,荨麻疹多因先天禀赋不足,复因感风、寒、湿、热之邪,或饮食不慎,或七情内伤等诱发。

1. 临床表现

荨麻疹的特征性临床表现为突然出现的风团和(或)血管性水肿。风团有3个典型特征:① 中央大小不等的肿胀,几乎所有患者肿胀周围都会出现反应性红斑;② 瘙痒,时有烧灼感;③ 一过性,皮肤通常在1~24 h会恢复正常外观。血管性水肿的特点:① 突然发生的真皮下部和皮下组织明显肿胀;② 疼痛而非痒;③ 常累及黏膜的下部;④ 消退比风团慢,可持续长达72 h。病情严重的急性荨麻疹还可伴有发热、恶心、呕吐、腹痛、腹泻、胸闷及喉梗阻等全身症状。

结合病史及体检,可将荨麻疹分为自发性和诱导性。前者根据发病时间可以分为急性自发性荨麻疹[自发性风团和(或)血管性水肿发作≤6周]和慢性自发性荨麻疹[自发性风团和(或)血管性水肿发作>6周];后者根据发病是否与物理因素有关,分为物理性和非物理性荨麻疹。物理性荨麻疹主要包括以下方面:① 人工荨麻疹(皮肤划痕症):机械性切力后 1~5 min 内局部形成条状风团;② 冷接触性荨麻疹:遇到冷的物体(包括风、液体、空气等),在接触部位形成风团;③ 延迟压力性荨麻疹:垂直受压后 30 min~24 h 局部形成红斑样深在性水肿,可持续数日;④ 热接触性荨麻疹:皮肤局部受热后形成风团;⑤ 日光性荨麻疹:暴露于紫外线或可见光后发生风团;⑥ 振动性血管性水肿:皮肤被振动刺激后数分钟内出现局部红斑和水肿;⑦ 胆碱能性荨麻疹:皮肤受产热刺激如运动、摄入辛辣食物或情绪激动时发生直径 2~3 mm 的风团,周边有红晕。非物理性荨麻疹主要包括水源性荨麻疹(接触水后发生风团)和接触性荨麻疹(皮肤接触一定物质后发生瘙痒、红斑或风团)。

2. 辅助检查

一般情况下,结合病史及体格检查即可确诊。急性患者可通过检查血常规初步了解发病是否与感染相关。慢性患者如病情严重、病程较长或对常规剂量的抗组胺药治疗反应差时,可考虑行相关的检查,如血常规、粪虫卵、肝肾功能、免疫球蛋白、红细胞沉降率、C 反应蛋白、补体、相关自身抗体和 D-二聚体等,以排除感染及风湿免疫性疾病等。必要时可进行变应原筛查、自体血清皮肤试验、幽门螺杆菌感染检测、甲状腺自身抗体测定和维生素 D 的测定等,以尽可能找出可能的发病因素。诱导性荨麻疹还可根据诱因不同,做划痕试验、光敏实验、冷热临界阈值等检测,以对病情严重程度进行评估。IgE 介导的食物变态反应可提示机体对特定食物的敏感性,其结果对明确荨麻疹发病诱因有一定参考价值,但对多数慢性荨麻疹发病诱因的提示作用较为有限。

(1) 血清特异性 IgE 抗体检测:主要筛查是否存在过敏原,可用于慢性荨麻疹的诊断评估。采用酶联免疫吸附法定性检测过敏原血清特异性 IgE 抗体水平时,反应颜色显色为阳性,不显色则为阴性。采用免疫印迹法定量检测血清过敏原特异性 IgE 抗体水平时,结果分级:0 级,<0.35 U/ml;1 级,0.35~0.75 U/ml;2 级,0.75~3.50 U/ml;3 级,3.50~17.50 U/ml;4 级,17.50~50.00 U/ml;5 级,50.00~100.00 U/ml;6 级,>100.00 U/ml。

(2) 自体皮肤血清试验(Autologous Serum Skin Test, ASST):一种评估体内是否存在自身反应的筛选试验,主要用于观察是否引起风团、红晕。以生理盐水点刺和皮试作为阴性对照时,ASST 产生的风团直径≤生理盐水产生的风团时为阴性;ASST 产生的风团直径>阴性对照 1.5 mm 记为阳性。以自体血清诱发的风团和红晕与 10 g/L 的磷酸组胺皮肤点刺诱发的红晕和风团的大小相比较来判断反应强度,即 ASST 无反应者为阴性,ASST 诱发的风团和红晕直径为阳性对照的 1/3 为(+),为阳性对照的 2/3 为(++),与阳性对照相同为(+++),大于阳性对照为(++++)。以自体血清诱发的风团和红晕与 10 mg/L 的磷酸组胺皮内试验的红晕和风团的大小相比较来判断反应强度,具体标准同前。

(3) 皮肤划痕试验:主要用于过敏原检测,异常结果为水肿性红斑,风团有显著红晕及伪足等。正常人为阴性(−);水肿性红斑或风团直径<0.5 cm 者,提示可疑(±);风团有红晕,直径 0.5 cm 者,提示弱阳性(+);风团红晕明显,直径为 0.5~1.0 cm,无伪足者,提示中阳性(++);风团有显著红晕及伪足,直径>1 cm 者,提示强阳性(+++)。

3. 常用敏化穴及适宜刺激方式

现有 6 篇[2-7]荨麻疹穴位敏化的相关文献报道,对涉及的 12 个敏化穴位进行文献计量学分析,发现出现穴位敏化频次较高的穴位主要集中在下腹部、背部及下肢,出现频次 2 次及以上的穴位依次为神阙(4)、血海(4)、三阴交(4)、肺俞(3)、曲池(3)、足三里(3)、关元(3)、至阳(2)。文献也提示,给予以上易敏化穴位适宜的干预措施,配合其他疗法,如结合中西药物、自血穴位注射等,可提高临床治疗效果。

【应用举隅】

陈平等[5]于天枢、神阙、气海及关元穴处施行热敏灸,并进行临床疗效观察。具体操作如下:将点燃的热敏灸艾条置于上述穴位进行探查,艾条距离施灸穴位皮肤 30～50 mm,嘱患者和缓呼吸、放松心情、意守施灸点,采用温和灸、回旋灸、循经往返、雀啄灸等手法,激发热敏化腧穴经气感传,至患者感受到热敏化腧穴发生透热或传热。整个治疗过程由医生把控被施灸者皮肤温度,以患者感温热但无灼热感为度,并及时除去艾灰,以防烫伤。每次施灸 45 min,每日 1 次,15 日为 1 个疗程,共治疗 2 个疗程。此外,配合自血穴位注射,每 3 日 1 次,5 次为 1 个疗程,共 2 个疗程。治疗结束后总有效率为100%,且患者血清总 IgE 水平显著下降,症状与体征评分、复发加重率均明显降低。

参 考 文 献

[1] 程浩.聚焦荨麻疹,提升荨麻疹的诊治水平[J].皮肤科学通报,2019,36(6):I0001 – I0002.

[2] 邹国明.消荨汤配合热敏灸治疗血虚风燥型荨麻疹 50 例[J].江西中医药,2012,43(2):48 – 49.

[3] 徐维春,谌莉媚,徐维锋.加味玉屏风散配合热敏灸治疗寒冷性荨麻疹疗效观察[J].中国民族民间医药,2013,22(8):69.

[4] 邱桂荣,李轲,王军雄,等.热敏点灸疗配合盐酸西替利嗪片口服治疗慢性荨麻疹的临床观察及对 ECP 的影响[J].光明中医,2014,29(2):318 – 319.

[5] 陈平,颜纯钏,王万春,等.热敏灸联合自血穴位注射治疗卫外不固型慢性荨麻疹的临床研究[J].中华中医药杂志,2017,32(5):2075 – 2078.

[6] 付勇,吴俊,邹国明.热敏灸配合中药治疗气血虚弱型荨麻疹疗效观察[J].新中医,2010,42(11):89 – 90.

[7] 林中方,何斌.腧穴热敏化艾灸治疗慢性荨麻疹临床观察[J].中医临床研究,2014,6(7):1 – 3.

带状疱疹

带状疱疹归属于中医学"蛇串疮""蛇丹""蜘蛛疮""火带疮""缠腰火丹"等范畴,是由于长期潜伏在脊髓后根神经节或颅神经节内的水痘-带状疱疹病毒经再激活引起的感染性皮肤病。全球普通人群带状疱疹的发病率为(3～5)/1 000 人年[1,2],并逐年增长 2.5%～5.0%[3]。《医学心悟·卷三·胁痛》云:"欲火日久,肝气燥急,不得发越,故皮肤起泡,转胀痛。"中医学认为,本病多因情志内伤,肝郁化火,复感毒邪,以致湿热火毒蕴积肌肤而发。

1. 临床表现

(1)典型临床表现:发疹前有轻度乏力、低热、食欲不振等全身症状,患处皮肤自觉灼热感或神经痛,触之有明显的痛觉敏感,也可无前驱症状即发疹。

好发部位为肋间神经(53%)、颈神经(20%)、三叉神经(15%)及腰骶部神经(11%)。患处先出现潮红斑,随后很快出现粟粒至黄豆大小的丘疹,成簇状分布而不融合,继而迅速变为水疱,疱壁紧张发亮,疱液澄清,外周绕以红晕。皮损沿某一周围神经区域呈带状排列,多发生在身体的一侧,一般不超过正中线。

病程一般 2~3 周,老年人为 3~4 周。水疱干涸、结痂脱落后留有暂时性淡红斑或色素沉着。神经痛为主要症状,可在发疹前、发疹时以及皮损痊愈后出现。疼痛可为钝痛、抽搐痛或跳痛,常伴有烧灼感,多为阵发性,也可为持续性。老年、体弱患者疼痛感觉较为剧烈。

(2)特殊临床表现

眼带状疱疹:多见于老年人,表现为单侧眼睑肿胀,结膜充血,疼痛常较为剧烈,常伴同侧头部疼痛,可累及角膜形成溃疡性角膜炎。

耳带状疱疹:系病毒侵犯面神经及听神经所致,表现为外耳道疱疹及外耳道疼痛。膝状神经节受累同时侵犯面神经时,可出现面瘫、耳痛及外耳道疱疹三联征,称为 Ramsay – Hunt 综合征。

顿挫型带状疱疹:仅出现红斑、丘疹而不发生水疱。

无疹性带状疱疹:仅有皮区疼痛而无皮疹。

侵犯中枢神经系统大脑实质和脑膜:发生病毒性脑炎和脑膜炎。

侵犯内脏神经纤维:引起急性胃肠炎、膀胱炎,表现为腹部绞痛、排尿困难、尿潴留等。

播散性带状疱疹:恶性肿瘤或年老体弱患者,病毒经血液播散导致广泛性水痘样疹并侵犯肺和脑等器官,可致死亡。

其他尚有大疱性、出血性、坏疽性等表现的带状疱疹。

2. 辅助检查

根据典型临床表现即可诊断。亦可通过收集疱液,用聚合酶链反应(polymerase chain Reaction,PCR)检测、病毒培养予以确诊。无疹性带状疱疹病例的诊断较难,需做水痘-带状疱疹病毒活化反应实验室诊断性检测。对于伴发严重神经痛或发生在特殊部位的带状疱疹,如眼、耳等部位,建议同时邀请眼科或五官科等相应专业科室医生进行会诊。对于分布广泛甚至播散性、出血性或坏疽性等严重皮损、病程较长且愈合较差、反复发作的患者,需要进行抗HIV 抗体或肿瘤等相关筛查,以明确可能合并的基础疾病。

3. 常用敏化穴及适宜刺激方式

现有 4 篇[4-7]带状疱疹穴位敏化的相关文献报道,对涉及的 29 个敏化穴位进行文献计量学分析,发现出现穴位敏化频次较高的穴位主要集中在病灶局部或疼痛同节段背部,其中出现频次超过 2 次及以上的穴位依次为阳陵泉(3)、病灶局部阿是穴(2)、疼痛同节段背俞穴(2)、至阳(2)、膈俞(2)。文献也提示,给予以上易敏化穴位适宜的干预措施,配合其他疗法,如局部围刺、刺血拔罐、隔药灸、中药等,可提高临床治疗效果。

【应用举隅】

王丹等[7]于同节段背俞穴、至阳、手三里、阳陵泉等穴处施行热敏灸,并进行临床疗效观察和机制探讨。具体操作如下:选择可以充分暴露带状疱疹皮损部位的体位,将自主研制的疹证艾条点燃后置于病灶局部或带状疱疹热敏化腧穴常见部位(如同节段背俞穴、至阳、手三里、阳陵泉等)上方,距离皮肤 3 cm 左右施行温和灸,当患者感到艾热向皮肤深处灌注或出现灸性感传,即腧穴热敏化现象时(如透热、扩热、传热、局部不热远部热、表面不热深部热及产生非热觉),即提示此穴为热敏化穴。在热敏化穴进行悬灸,分别依序进行回旋、雀啄、往返、温和灸四步法施灸。先行回旋灸 2 min 温热局部气血,继以雀啄灸 1 min 加强敏化,循经往返灸 2 min 激发经气,再施以温和灸发动感传、开通经络。至热敏化灸性感传现象消失,为完成 1

次灸疗,每日施灸 1 次。灸疗完成后,患部外搽二味拔毒散,并配合内服中西药物。治疗结束后总有效率为 85.71%,尤其在改善神经痛、睡眠及减少带状疱疹后遗神经痛发生方面疗效显著,并提示其机制可能与升高 CD4、CD4/CD8、IL-2,提高机体细胞免疫力有关。

参 考 文 献

[1] Yawn B P, Gilden D. The global epidemiology of herpes zoster[J]. Neurology, 2013, 81(10): 928 - 930.

[2] Kawai K, Gebremeskel B G, Acosta C J. Systematic review of incidence and complications of herpes zoster: towards a global perspective[J]. BMJ Open, 2014, 4(6): e004833.

[3] 王官清,李晓霞.带状疱疹的临床流行病学及预防[J].中国皮肤性病学杂志,2018,32(11):1325-1330.

[4] 张宁,苑娜,陈新华.纪青山教授雷火灸热敏配合围刺治疗带状疱疹[J].长春中医药大学学报,2016,32(2):229-231.

[5] 刘小燕,王剑锋.热敏点隔药灸治疗带状疱疹 50 例效果观察及护理[J].齐鲁护理杂志,2013,19(3):27-28.

[6] 郭晓楠,郑义宏,毕轶霞,等.热敏灸联合刺血罐治疗孕妇感染水痘-带状疱疹病毒 32 例[J].中国中医药现代远程教育,2016,14(1):105-106.

[7] 王丹,梁育,谌莉媚.腧穴热敏灸联合二味拔毒散治疗中老年带状疱疹临床研究[J].中国中医药信息杂志,2015,22(4):33-36.

白癜风

白癜风归属于中医学"白癜""白驳""斑驳"等范畴,是一种常见的后天获得性色素脱失性皮肤黏膜疾病。肤色深的人群比肤色浅的发病率高,我国人群的患病率为 0.1%～2%[1]。《诸病源候论·白癜候》云:"面及颈项、身体皮肉色变白,与肉色不同,亦不痒痛,谓之白癜。此亦是风邪搏于皮肤,血气不和所生也。"中医学认为,白癜风发病总由外感六淫,内伤七情,脏腑功能失调所致。初起多为风邪外袭、气血不和,或情志内伤、肝郁气滞;日久常有脾胃虚弱、肝肾不足、经络瘀阻。

1. 临床表现

白癜风为后天发生,无明显性别差异,任何年龄均可发病,以青壮年多见,约 50% 的患者20 岁以前发病。部分患者有明显季节性,一般春末夏初病情发展加重,冬季缓解。

任何部位皮肤均可发生,但好发于暴露及摩擦部位,如颜面部、颈部、手背、腕部、前臂及腰骶部等,口唇、阴唇、龟头、包皮内侧黏膜亦可累及。部分患者白斑沿神经节段单侧分布,少数患者皮损泛发遍及全身。皮损初发时为一片或几片色素减退斑,呈乳白色,白斑中可出现散在的毛孔周围岛状色素区。白斑中毛发可变白亦可正常,发于头部者可仅有白发而无白斑。大多数患者无自觉症状。

病程慢性迁延,有时可自行好转或消退。在病程进展期,白斑可向正常皮肤移行,有时机械性刺激如压力、摩擦,烧伤、外伤后可继发白癜风(同形反应);至稳定期,皮损停止发展,呈边界清楚的色素脱失斑,损害边缘的色素增加。

2. 辅助检查

(1)实验室检查:活动期示皮损内黑素细胞密度降低,周围黑素细胞异常增大;后期脱色皮损内无黑素细胞,多巴染色阴性。真皮浅层可有淋巴细胞浸润。

(2)白癜风疾病活动度评分:根据新皮损或原皮损扩大出现时间,近 6 周出现+4 分,近 3

个月出现+3分,近6个月出现+2分,近1年出现+1分,至少稳定1年为0分,至少稳定1年且有自发色素再生-1分;总分>1分即为进展期,≥4分为快速进展期。

(3) 同形反应:皮肤损伤部位1年内出现白斑,损伤方式可以是物理性(创伤、切割伤、抓伤、机械摩擦、持久压迫、热灼伤、冷冻伤)、化学性、过敏性(变应性接触性皮炎)或其他炎症性皮肤病、刺激性反应(接种疫苗、文身等)、治疗性(放射治疗、光疗)等。

(4) Wood灯检查:皮损颜色呈灰白色,边界欠清,Wood灯下皮损面积>目测面积,提示为进展期;皮损颜色呈白色,边界清晰,Wood灯下皮损面积≤目测面积,提示为稳定期。

3. 常用敏化穴及适宜刺激方式

现有2篇[2,3]白癜风穴位敏化的相关文献报道,对涉及的7个敏化穴位进行文献计量学分析,发现出现穴位敏化频次较高的穴位主要集中在皮损处、头颈部及四肢,其中最常用的腧穴为足三里(2)、阿是穴(1)、风池(1)、百会(1)、神阙(1)、血海(1)、曲池(1)等。文献也提示,给予以上易敏化穴位适宜的干预措施,配合其他疗法,如火针,可提高临床治疗效果。

【应用举隅】

屈婷婷等[2]于足三里、血海、曲池穴处施行热敏灸以进行临床疗效观察。具体操作如下:取上述穴位进行热敏化穴探查,在距皮肤3 cm左右施行艾条温和灸,当感到艾热向皮肤深部灌注或出现透热、扩热、传热、表面不热深部热、局部不热远部热及非热觉时,此为腧穴热敏化现象。随后对热敏化穴进行艾条悬灸,分别按照回旋、雀啄、往返、温和灸顺序依次操作。先回旋灸2~3 min以达温热局部经络气血之目的,然后继续以雀啄灸的方式灸1 min以加强热敏化,再循经往返灸2 min以激发经气,最后进行温和灸以疏通经络、调和气血。1次施灸剂量为热敏化灸性感传现象消失。每日1次,10次为1个疗程,连续治疗3个月。此外,配合火针治疗,1周1次,4次为1疗程,连续治疗3个月。治疗结束后总有效率达94.29%。

参 考 文 献

[1] 张学军. 皮肤性病学[M].7版.北京:人民卫生出版社,2008:184.

[2] 屈婷婷,谌莉媚. 热敏灸联合火针治疗白癜风气血瘀滞型临床观察[J].实用中医药杂志,2019,35(4):491－492.

[3] 胡凤鸣,蓝宏荣,王鹏,等. 火针联合热敏灸治疗稳定期白癜风38例临床观察[C].2019年全国麻风皮肤病学术年会论文集,2019.

脂溢性脱发

脂溢性脱发又称雄激素性秃发或早秃,归属于中医学"发蛀脱发""蛀发癣"的范畴,是一种发生于青春期和青春后期的遗传因素参与及依赖雄激素作用的毛发进行性减少性疾病。脂溢性脱发的发病率在不同种族间有明显的区别,白种人发病率较高,黄种人和黑种人较低。我国男性的发病率为21.3%,女性发病率为6.0%[1],对患者的身心健康和生活质量产生巨大的负面影响。《外科正宗·卷之四·杂疮毒门·油风》云:"油风乃血虚不能随气荣养肌肤,故毛发根空,脱落成片,皮肤光亮,痒如虫行,此皆风热乘虚攻注而然。"中医学认为,脂溢性脱发多因肌热当风,风邪侵入毛孔,郁久化燥,肌肤失养;或肺燥血热郁滞肌肤;或因食肥甘、辛辣和酒类等,以致脾胃运化失常,生湿积热,外蕴肌肤而成。

1. 临床表现

多见于男性,常在 20~30 岁发病。从前额两侧头发开始变为纤细而稀疏,逐渐向头顶延伸,额部发际向后退缩,头顶头发也逐渐开始脱落;随着病情进展,前额变高形成"高额",呈 V 字型秃发,进而与顶部秃发整合成片,仅枕及两颞保留剩余头发。脱发处皮肤光滑,可见纤细毳毛。无自觉症状或有微痒。

女性症状较轻,多为头顶部毛发变为稀疏,但前额发际线并不后移。脱发的进程一般很慢,其程度因人而异。

2. 辅助检查

(1)实验室检查:原则上,脂溢性脱发的诊断并不借助于实验室检查。年轻女性患者可进行性激素检查及卵巢超声检查,以排除多囊卵巢综合征;存在弥漫性脱发时,可进行铁蛋白和甲状腺刺激激素等检查,以排除因贫血和甲状腺功能异常引起的脱发。

(2)拉发试验:嘱患者 5 日内不洗发,以拇指和示指拉起一束毛发,大约五六十根,然后用轻力顺毛干向发梢方向滑动,计数拔下的毛发数。>6 根以上者为阳性,表明有活动性脱发;<6 根者为阴性,属于正常生理性脱发。脂溢性脱发患者往往为阴性,而活动性斑秃、急性或慢性休止期脱发、急性生长期脱发者的活动期可表现为阳性。

(3)毛发显微像:使用显微镜观察拔下的毛发的结构和毛根形态,休止期脱发为杵(棒)状发,而生长期毛发的发根不规则,附带少许毛母质和内毛根鞘的组织。根据形态可以判断毛发所处的周期,正常情况下,生长期毛发占70%~90%,退行期占 2%以下,休止期约 15%。

此法主要用于鉴别和排除处于毛囊周期不同时期的脱发疾病,如生长期毛发松动综合征和营养不良性生长期脱发。

(4)皮肤镜检查:脂溢性脱发的皮肤镜征象特点是毛发粗细不均,毛干直径的差异>20%,还可见毳毛增多,女性脂溢性脱发患者与男性相似,但毛干直径的差异不如男性患者大,是以毛囊单位中毛发数目减少,即毛发密度减小为主。

3. 常用敏化穴及适宜刺激方式

现有 1 篇[2]脂溢性脱发穴位敏化的相关文献报道,发现出现敏化的穴位主要是百会、生发穴(风池与风府连线中点)、阿是穴、中脘、关元、带脉、血海、足三里、肾俞及肝俞等。文献也提示,给予以上易敏化穴位适宜的干预措施,同时配合常规针刺疗法,可提高临床治疗效果。

【应用举隅】

李晓燕等[2]于百会、生发穴(风池与风府连续中点)、阿是穴、中脘、关元、带脉、血海、足三里、肾俞、肝俞等穴处施行热敏灸,并进行临床疗效观察。具体操作如下:点燃的艾条在上述穴区及其附近进行悬灸,如出现透热、扩热、传热、局部不热远部热、表面不热深部热,或施灸部位或远离施灸部位产生酸麻胀痛等非热感等,即确定此穴发生热敏化,标记为热敏化腧穴。每次在探查到的热敏化穴区选取 2 个热敏化腧穴,先施回旋灸 2 min 以温通局部气血,继以雀啄灸 1 min 加强穴位敏化,再循经往返灸 2 min 以激发经气,最后施以温和灸发动感传、开通经络。施灸的最佳剂量以每穴完成饱和消敏灸量为准。此外,配合上述穴位的常规针刺。每周治疗 2 次,12 周为 1 个疗程。结束治疗后总有效率达 90%,且能明显改善新发的生长情况。

参 考 文 献

[1] Wang T L, Zhou C, Shen Y W, et al. Prevalence of androgenetic alopecia in China: a community-based study in six cities[J]. Br J Dermatol, 2010, 162(4): 843 – 847.

[2] 李晓燕,梁薇,刘志丹,等. 热敏灸结合针刺治疗肝肾不足型雄激素源性脱发 30 例[J]. 针灸临床杂志,2014,30(4): 17 – 20.

第九节 · 五官科疾病

过敏性鼻炎

过敏性鼻炎归属于中医学"鼻鼽"的范畴,是特异性个体接触致敏原后由 IgE 介导的介质释放,并有多种免疫活性细胞和因子等参与的鼻黏膜慢性炎症反应性疾病,全球平均发病率为 10%~25%,西方国家的发病率一般为 10%~20%,而在中国的发病率高达 37.74%。严重影响患者的生活质量,可导致患者的工作或学习成绩下降,增加患者的心理负担。中医学认为,本病主要由于肺表气虚,卫外不固,腠理疏松,风寒湿邪乘虚而入,犯及肺窍。

1. 临床表现

主要表现为不同程度的鼻痒、水样涕、阵发性喷嚏和鼻堵,常伴眼痒、眼结膜充血、眼干等眼部症状和嗅功能障碍。

2. 辅助检查

(1)实验室检查:一般患者往往会伴有血清 IgE、IL – 4 水平的异常。如果是上呼吸道感染引起,患者会伴有血象升高,比如白细胞增高,C 反应蛋白升高。

(2)鼻腔镜检查:患者做鼻腔镜检测时会发现鼻腔黏膜呈现苍白,有的患者会有鼻甲的肥大等体征。

3. 常用敏化穴及适宜刺激方式

现有 22 篇[1-22]过敏性鼻炎穴位敏化的相关文献报道,对涉及的 30 个敏化穴位进行文献计量学分析,发现出现穴位敏化频次较高的穴位主要集中于鼻局部,出现频次较多的穴位依次为肺俞(14)、上印堂(11)、神阙(10)、迎香(9)、风池(9)、印堂(7)、肾俞(7)。文献中提示,给予以上易敏化穴位适宜的干预措施,每日 1 次,10 次为 1 个疗程,可明显提高临床治疗效果。

【应用举隅】

林煜芬等[12]于印堂、迎香、肺俞及通天穴处施行热敏灸,并进行临床疗效评价。具体操作如下:分别在已探查出的热敏化腧穴上实施热敏灸操作治疗,艾条选用纯艾条,以患者局部有温热感而无灼痛感为宜,灸至热敏灸感现象消失即停灸,为 1 次治疗;选择该患者已探查出的热敏化腧穴中的 3 个腧穴(鼻周腧穴、远端腧穴)进行操作,每次 40 min,隔日治疗 1 次,10 次为 1 个疗程,连续治疗 2 个疗程,每疗程之间间隔 2 日。

参 考 文 献

[1] 朱青元,熊俊. 腧穴热敏灸联合鼻三针对变态反应性鼻炎患者的影响分析[J]. 医学食疗与健康,2020,18(1): 40,42.

[2] 刘芸,胡丹阳,高玲,等.变应性鼻炎患者的痛敏穴和热敏穴分布规律研究[J].针刺研究,2019,44(11):826-831.

[3] 熊程遥,陶波.鼻针配合热敏灸治疗变应性鼻炎疗效观察[J].世界最新医学信息文摘,2019,19(93):171,178.

[4] 周杰,李惠君.热敏灸配合穴位贴敷对过敏性鼻炎的疗效分析[J].中国医药指南,2019,17(24):188-189.

[5] 林晶.手阳明经热敏灸治疗常年性变应性鼻炎验案[J].按摩与康复医学,2019,10(16):47-48.

[6] 董文华.热敏灸联合桂枝汤治疗过敏性鼻炎的疗效观察[D].广州:广州中医药大学,2019.

[7] 黄楚峰.基于红外热成像检测及传统腧穴诊察技术的过敏性鼻炎经穴反应观察[D].北京:北京中医药大学,2019.

[8] 董文华,李小丽,李俊雄,等.热敏灸治疗过敏性鼻炎有效性的系统评价及 Meta 分析[J].热带医学杂志,2019,19(4):422-425.

[9] 林煜芬,卢健敏,苏燕娜,等.热敏灸治疗变应性鼻炎的临床疗效及其腧穴热敏化规律研究[J].针刺研究,2017,42(6):527-532.

[10] 章海凤,芦薇,康明非,等.温和灸上印堂穴治疗过敏性鼻炎的临床观察[J].中华中医药杂志,2017,32(11):5230-5232.

[11] 曹淑华,麦映红,潘润仪.热敏灸配合针刺治疗过敏性鼻炎疗效观察[J].实用中医药杂志,2017,33(6):718.

[12] 林煜芬,钟泽斌,苏燕娜.热敏灸治疗变应性鼻炎 36 例临床观察[J].中医杂志,2017,58(3):235-238.

[13] 王万春,王志强,吴事仁,等.药油热敏灸联合解毒活血汤治疗Ⅲa型前列腺炎 50 例疗效分析[J].时珍国医国药,2016,27(8):1925-1926.

[14] 庞远,陈敏.鼻三针配合热敏灸治疗过敏性鼻炎疗效观察[J].中医临床研究,2016,8(10):22-24.

[15] 冯桂芳,麦国钊,李洁毅.五官超短波联合热敏灸治疗过敏性鼻炎的疗效观察[J].按摩与康复医学,2015,6(19):31-32.

[16] 蔡加,曾繁华.热敏灸迎香、风池治疗过敏性鼻炎的临床研究[J].赣南医学院学报,2014,34(6):942-943.

[17] 吕敏,范新华,谢强.热敏灸与药物治疗过敏性鼻炎疗效对比观察[J].上海针灸杂志,2013,32(12):1020-1021.

[18] 于丹,涂瑞芳,谢洪武,等.热敏灸改善变应性鼻炎患者症状及生活质量的研究[J].江西中医药,2013,44(7):53-55.

[19] 李芳,李建明.热敏灸治疗过敏性鼻炎 32 例[J].江西中医药,2013,44(5):51-52.

[20] 宁媛.热敏灸治疗急性变应性鼻炎的护理[J].护理研究,2013,27(3):265-266.

[21] 张波,迟振海,付勇,等.热敏灸治疗过敏性鼻炎的临床疗效观察[J].江西中医药,2011,42(1):59-60.

[22] 窦永行,葛宝和,陈日新.热敏灸治疗过敏性鼻炎 24 例[J].实用中医药杂志,2010,26(4):252.

神经性耳鸣

耳鸣是指患者自觉耳中或头颅鸣响而周围环境并无相应声源的疾病,可发生单侧、双侧或头颅中间,是多种耳科疾病甚至全身疾病的一种常见症状。国外报道其在人群中的发病率为10%~17%,国内报道其发病率占体检人数的32.4%。

1. 临床表现

患者自觉耳中或头颅鸣响而周围环境并无相应的声源,可发生单侧、双侧或头颅中间,对患者的睡眠、学习、工作、生活和情绪造成很大的影响。

2. 辅助检查

(1)专科检查:利用耳科专科仪器检查患者外耳道、鼓膜、咽鼓管、软腭运动,借助听诊器测听耳鸣音等。

(2)影像学检查:对于一些通过外耳道耳镜检查仍然查不出原因的患者需要进行头颅CT 或 MRI 检查,进一步确定其病因。

3. 常用敏化穴及适宜刺激方式

现有 6 篇[1-6]耳鸣穴位敏化的相关文献报道,其中 5 篇涉及痛敏化[4],1 篇涉及热敏化[6]。对涉及的 26 个敏化穴位进行文献计量学分析,热敏化穴为涌泉穴,其余穴位都为痛敏化穴,出现频次依次为完骨(3)、翳风(2)、外关(3)、曲池(10)、三阴交(1)、阳陵泉(2)、风池(2)、太冲(3)、手三里(1)、足临泣(2)、丘墟(3)、合谷(1)、太白(1)、太渊(1)、阳池(1)、太溪(1)、神门(1)、京骨(1)、冲阳(1)、大陵(1)、耳门(2)、听会(2)、听宫(1)、中渚(2)、侠溪

（1）、涌泉（1）。文献提示,在这些穴位会出现痛敏化和热敏化,故临床上针对这些穴位治疗可提高疗效。

【应用举隅】

谢强等[6]于涌泉穴处施行热敏灸,并进行临床疗效评价。具体操作如下:患者取仰卧位,医者手持点燃的艾条,在距离施灸腧穴皮肤表面2~3 cm高度悬灸双侧涌泉穴。先行回旋灸1 min温热局部气血,继以雀啄灸1 min加强敏化,循经往返灸1 min激发经气,再施以温和灸发动感传、开通经络。此时在穴位处出现的透热、扩热、传热、局部不热(或微热)远部热、表面不热(或微热)深部热或其他非热感(如酸、胀、压、重等)等感传时,即是腧穴热敏化了,施灸至感传消失皮肤灼热为度。每次施灸不少于20 min,每日1次。通过热敏化艾灸刺激远端的涌泉穴,疏通经络、引火下行,使涌泉穴形成一个新的兴奋灶,其兴奋强度远远高于内耳病灶的兴奋度,兴奋逐渐转移至足底,从而抑制内耳病灶兴奋,内耳的兴奋态势趋下、减弱,听神经水肿及小血管平滑肌痉挛减轻,因而耳鸣缓解,听力改善,从而治愈疾病。

参 考 文 献

[1] 付茜茜.颈源性耳鸣患者颈肩部穴位软组织张力及压痛阈研究[D].北京:北京中医药大学,2018.

[2] 田珊珊.耳鸣患者少阳经耳周及远端穴压痛反应及其压痛阈研究[D].北京:北京中医药大学,2017.

[3] 刘岱.耳鸣患者十二原穴的压痛反应及其与证型特点的相关性研究[D].北京:北京中医药大学,2017.

[4] 冀美琦.耳鸣患者压敏穴分布规律及压痛阈研究[D].北京:北京中医药大学,2016.

[5] 李哲.针刺循经筋阿是穴治疗主观性耳鸣的临床研究[D].沈阳:辽宁中医药大学,2012.

[6] 谢强,任元元,李唯钢,等.转移兴奋灶针灸法为主治疗感音神经性耳鸣的临床观察[J].实用中西医结合临床,2009,9(3):15-16,21.

突发性耳聋

突发性耳聋归属于中医学"暴聋"的范畴,是指突然发生的、原因不明的感音神经性听力损失,其主要临床表现为听力下降,可伴有耳鸣、耳堵塞感、眩晕、恶心、呕吐等,其发病可能与病毒感染、循环障碍、自身免疫以及膜迷路破裂等因素有关。《素问·厥论》言:"少阳之厥,则暴聋、颊肿而热。"

1. 临床表现

主要表现为单侧或双侧听力下降甚至不能听见任何声音,可伴有耳鸣、耳堵塞感、眩晕、恶心、呕吐等。

2. 辅助检查

（1）专科检查:利用耳科专科仪器检查患者外耳道、鼓膜、咽鼓管、软腭运动,借助听诊器测听耳鸣音等。

（2）影像学检查:对于一些通过外耳道无异常者的患者需要进行头颅CT或MRI检查,进一步确定其病因。

3. 常用敏化穴及适宜刺激方式

现有3篇[1-3]耳聋穴位敏化的相关文献报道,主要涉及热敏化。对涉及的6个敏化穴位进行文献计量学分析,出现频次依次为听宫（3）、风池（2）、涌泉（2）、耳门（1）、听会（1）、翳风（1）。文献提示,热敏灸疗法为主治疗突发性耳聋具有一定优势。

【应用举隅】

黄彬城等[2]于耳门、听宫、听会、翳风进行艾条热敏化悬灸,并进行临床疗效评价。具体操作如下:患者取仰卧位,医者手持点燃的艾条,在距离施灸腧穴皮肤表面 2~3 cm 高度施行,分别进行回旋、雀啄、往返、温和灸四部法施灸操作。先行回旋灸 1 min 温热局部气血,继以雀啄灸 1 min 加强敏化,循经往返灸 1 min 激发经气,再施以温和灸发动感传、开通经络,此时在穴位处出现透热、扩热、传热、局部不热(或微热)远部热、表面不热(或微热)深部热或其他非热感(如酸、胀、压、重等)等感传时,即为腧穴热敏化,施灸至感传消失、皮肤灼热为度,每次施灸 30 min 后出针,每日治疗 1 次,10 次为 1 个疗程,共进行 3 个疗程。治疗后电测听结果明显下降。

参 考 文 献

[1] 范新华,周丽平.热敏灸法治突发性耳聋[N].中国中医药报,2014 - 3 - 20(5).
[2] 黄彬城,张圣浩,陈秀华.针刺配合热敏灸治疗突发性耳聋的临床研究[J].中国中医急症,2013,22(6): 1041 - 1043.
[3] 范新华,吕敏,谢强.热敏灸疗法治疗突发性耳聋疗效观察[J].浙江中医杂志,2013,48(1): 52.

近 视

近视归属于中医学"能近怯远症"的范畴,是由于长久近距离视物使副交感神经持续兴奋而导致睫状肌痉挛,轻症者睫状肌肌张力轻度增加,重症者睫状肌持续痉挛,屈光度也大幅增加。随着电子产品的普及,伏案工作的增多以及户外活动的减少,该病在我国发病率显著上升,且发病年龄愈加低龄化,严重威胁我国国民的视力健康。《灵枢·大惑论》指出:"五藏六府之精气,皆上注于目而为之精。"

1. 临床表现

临床主要以视远模糊、视近清晰为特征。视物后加重,休息后或揉按眼球后能得到一定的缓解。近视轻者睫状肌肌张力轻度增加,重者睫状肌持续痉挛,而导致屈光度大幅增加。

2. 辅助检查

(1)裸眼视力检查:一般近视患者在做视力检查时都会有视力下降的情况,甚至有些患者矫正视力仍不及 5.0。

(2)眼内检查:大多数患者需要做眼压测定,并用电脑验光、散瞳检影,还采用角膜地图仪、角膜测厚仪、裂隙灯等检查角膜、屈光间质、眼底、角膜厚度和曲率半径等。

3. 常用敏化穴及适宜刺激方式

现有 4 篇[1-4]近视穴位敏化的相关文献报道,对涉及的 11 个敏化穴位进行文献计量学分析,主要穴位分别是足三里(3)、肝俞(2)、肾俞(2)、风池(2)等。文献报道艾灸这些穴位可以明显改善眼睛疲劳,对近视缓解有一定的帮助。

【应用举隅】

罗亚玲等[3]加热敏灸风池、足三里、光明、肝俞、肾俞 5 个穴位。以热敏灸感为标准对热敏化穴位进行精确定位,即在各穴区附近进行热敏探查。先将点燃的热敏灸艾条在穴位处皮肤上方 3 cm 左右施行回旋灸,当患者感到艾热向皮肤深处灌注或出现灸性传感时,此处即为敏化态腧穴。每个穴位灸至感传消失后换另一个穴位。每例患者接受培训并熟练掌握后在家对上述热敏态腧穴施灸,每日 1 次,共治疗 4 周。每次灸疗结束后即进行视力测试,全程记录。治疗后发现它不仅解除睫状肌痉挛,还可据患者情况,点穴治内以通调脏腑,进行整体治疗,而达事半功倍之效。

参 考 文 献

[1] 花佳佳,沈爱明,张玲燕,等.针刺联合热敏灸治疗假性近视的临床观察[J].按摩与康复医学,2017,8(22):27-28.
[2] 罗亚玲.基于热敏灸技术研究近视患者腧穴热敏化现象[D].合肥:安徽中医药大学,2017.
[3] 罗亚玲,周美启,吴生兵.热敏灸治疗近视的近期疗效观察[J].现代医药卫生,2017,33(1):91-92.
[4] 曹畅,詹强,赵鹏杰,等.推拿结合热敏灸治疗脾虚湿滞型假性近视的临床疗效观察[J].云南中医学院学报,2015,38(4):48-50,81.

第十节 · 风湿免疫性疾病

类风湿关节炎

类风湿关节炎归属于中医学"痹证"的范畴,是一种慢性、炎症性疾病,临床表现以对称性多关节炎为主,基本病理改变为滑膜炎,造成关节软骨、骨和关节囊的破坏,亦可造成多器官、多系统损害。其发病率为 0.32%~0.36%,有一定的致畸性,严重影响患者的生活质量。《素问·痹论》云:"风、寒、湿三气杂至,合而为痹。"

1. 临床表现

① 关节表现:主要有晨僵、关节痛与压痛,可伴有色素沉着、关节肿、关节畸形,以及由关节肿痛和结构破坏引起的关节活动障碍。② 关节外表现:有 20%~30% 的患者出现类风湿结节;或可见类风湿血管炎,以及累及其他器官及系统,如肺、心脏、胃肠道、肾脏和神经系统、血液系统受累等。

2. 辅助检查

(1)实验室检查:① 血象,有轻至中度贫血。② 炎性标志物,血沉和 C 反应蛋白常升高。③ 自身抗体,有抗 CCP 抗体、抗核周因子抗体等出现。

(2)影像学检查:X 线平片早期可见关节周围软组织肿胀影、关节端骨质疏松(Ⅰ期);进而关节间隙变窄(Ⅱ期),关节面出现虫蚀样改变(Ⅲ期);晚期可见关节半脱位和关节破坏后的纤维性和骨性僵直(Ⅳ期)。

(3)类风湿结节的活检:其典型的病理改变有助于本病的诊断。

3. 常用敏化穴及适宜刺激方式

现有 6 篇[1-6]类风湿关节炎穴位敏化的相关文献报道,对涉及的 17 个敏化穴位进行文献计量学分析,发现出现穴位敏化频次较高的穴位主要集中于局部阿是穴与关节附近,出现频次依次为阿是穴(5)、壮医梅花穴(2)、肾俞(2)、足三里(2)、膝眼(1)、脾俞(1)等。文献也提示,给予以上易敏化穴位适宜的干预措施或结合其他治疗方法,可提高临床治疗效果。

【应用举隅】

黄安等[5]于热敏化穴施行针刺对类风湿关节炎进行临床疗效评价。① 热敏化穴的探测:

针对病变关节进行探穴、取穴。如患者关节肿痛，且遇冷加重，则医者根据"以痛为穴"等经验，初步确定探穴部位为肿痛关节局部及双手背部。然后使用点燃的壮医药艾进行艾灸，当患者在某些腧穴上有透热、扩热、传热或凉、痛、抽、麻感等感觉时，即为热敏化现象，该探查穴点为热敏化腧穴。② 治疗操作：于热敏化穴行

壮医针刺。常规消毒热敏化点，根据热敏化点所在的不同部位选取相应长度的毫针，直接将毫针刺入热敏化点，留针 30 min，不使用任何手法。针刺每日 1 次，2 周为 1 个疗程，连续 2 个疗程，1 个疗程后对患者进行第 2 次热敏化探穴针刺。结果显示，在热敏化穴进行针刺，对于本病的疗效更好且不良反应小。

参考文献

[1] 罗辑.热敏灸对比 TDP 改善类风湿关节炎的临床症状的疗效观察[J].世界最新医学信息文摘,2019,19(30)：245,247.
[2] 赵东风,农大卫,李树青.壮医热敏探穴针刺疗法治疗类风湿关节炎 36 例[J].环球中医药,2018,11(5)：764－767.
[3] 蒋耀平,肖敬,尹智功,等.壮医药线热敏化取穴点灸治疗类风湿关节炎临床研究[J].中国中医药现代远程教育,2013,11(4)：1－2,12.
[4] 刘江,肖敬,蒋耀平,等.壮医药线点灸腧穴热敏化治疗类风湿关节炎 30 例疗效观察[J].辽宁中医药大学学报,2012,14(8)：74－76.
[5] 黄安,汤倩倩,徐晶,等.壮医热敏探穴针刺疗法结合壮药龙钻通痹方治疗类风湿关节炎的临床观察[J].辽宁中医杂志,2018,45(4)：823－827.
[6] 黄安,庞宇舟,汤倩倩,等.壮医热敏探穴针刺辅助治疗类风湿关节炎临床疗效分析[J].中国针灸,2018,38(3)：245－250.

强直性脊柱炎

强直性脊柱炎归属于中医学"肾痹""大偻"的范畴，是一种以中轴关节受累为主的慢性自身炎症性疾病，是脊柱关节炎常见的类型，严重者可发生脊柱畸形和关节僵直。在我国的发病率为 0.26%，发病以男性多见，男性与女性发病率之比为 5：1，发病的年龄通常在 13～31 岁，8 岁以前和 30 岁以后发病者不常见。《诸病源候论·腰痛不得俯仰候》云："肾主腰脚，有贯肾络于腰脊者……又为寒冷所侵，血气搏击，故腰痛也。阳病者，不能俯，阴病者，不能仰，阴阳俱受邪者，故令腰痛不能俯仰。"

1. 临床表现

早期首发症状常为下腰背痛伴晨僵，症状在夜间休息或久坐时较重，活动后可减轻，对非

甾体抗炎药反应良好。最典型和常见症状为炎性腰背痛，随着病情进展，整个脊柱常自下而上发生强直。常见体征为骶髂关节压痛，脊柱活动度受限，胸廓活动度降低，枕墙距 > 0 等。

2. 辅助检查

（1）实验室检查：无特异性指标。RF 阴性，活动期可有血沉、C 反应蛋白升高。

（2）影像学检查：① X 线平片。临床常规骨盆正位像，观察骶髂关节、坐骨、耻骨联合等部位病变，还可观察腰椎有无韧带钙化、脊柱"竹节样"变、椎体方形变和生理曲度改变等。② MRI 及 CT 检查。骶髂关节 MRI、CT 检查能显示关节和骨质的水肿、脂肪变性等急慢性改变，以及周围韧带硬化、骨赘形成、骨质破坏、关节僵硬等结构改变，因此优于 X 线检查。

3. 常用敏化穴及适宜刺激方式

现有 8 篇[1-8]强直性脊柱炎穴位敏化的相关文献报道,对涉及的 14 个敏化穴位进行文献计量学分析,发现出现穴位敏化频次较高的穴位主要集中于督脉穴与局部阿是穴,出现频次依次为阿是穴(7)、大椎(5)、八髎(3)、命门(2)等。文献也提示,给予以上易敏化穴位适宜的干预措施或结合其他治疗方法,可提高临床治疗效果。

【应用举隅】

张东云等[4]于热敏化穴配合超短波对强直性脊柱炎进行临床疗效评价。① 热敏化穴的探测:医者手持调控并点燃的艾条,以患者脊柱受限的华佗夹脊穴和督脉穴、压痛点、皮下硬结等反应物为中心,半径为 3 cm 的范围内,距皮肤 1.5~2.0 cm 高度施以温和灸,当患者在某些腧穴上有透热、扩热、传热或凉、痛、抽、麻感等感觉时,即为热敏化现象,该探查穴点为热敏化腧穴。② 治疗操作:于热敏灸的基础上施以超短波治疗。患者取俯卧位,将两片电极分别垂直放置于背部正中,电极片用沙袋固定;或取仰卧位,两片电极分别压在患者脊背下面,这样电极片固定得更好,输出导线保持平行,投照 25 min,每日 1 次。结果显示,热敏化穴配合超短波治疗对于本病的疗效更好。

参 考 文 献

[1] 王建文,骆剑蛟,李波,等.热敏灸治疗强直性脊柱炎的临床观察[J].中国中医药现代远程教育,2015,13(14):76-78.

[2] 郑光宪,黄瑞聪.蜂针联合热敏灸治疗强直性脊柱炎临床观察[J].新中医,2015,47(7):262-264.

[3] 储兰芳,鲁厚林.热敏灸联合电针治疗强直性脊柱炎的临床观察与护理[J].基层医学论坛,2014,18(30):4037-4040.

[4] 张东云,宋海云.热敏灸配合超短波治疗强直性脊柱炎 63 例[J].河南中医,2014,34(3):450-451.

[5] 喻霜,程红霞.热敏灸配合刮痧治疗强直性脊柱炎 65 例[J].陕西中医,2013,34(8):1043-1045.

[6] 胡赟,黄瑞聪,万籁思琪,等.基于热敏点蜂刺治疗强直性脊柱炎的临床对照研究[J].时珍国医国药,2013,24(7):1666-1668.

[7] 黄瑞聪.基于热敏点蜂刺治疗强直性脊柱炎临床观察[D].广州:广州中医药大学,2013.

[8] 曾晓智,彭庆.热敏灸配合蜂针治疗强直性脊柱炎的疗效观察[J].中国医药导报,2012(1):98-99.

第十一节 · 临床常见症状及其他疾病

眩 晕

眩晕是指在没有自身运动时的自身运动感觉或在正常头部运动时扭曲的自身运动感觉。涵盖了虚假的旋转感觉(旋转性眩晕)及其他虚假感觉,如摇摆、倾倒、浮动、弹跳或滑动(非旋转性眩晕)。在病因学诊断方面,国内较多采用既有解剖部位又有疾病性质的分类,分为前庭系统性眩晕(前庭周围性眩晕、前庭中枢性眩晕)和非前庭系统性眩晕(眼源性、本体感觉性、全身疾病性和颈源性)。临床上常以脑干前庭神经核为界,将前庭系统划分为前庭周围系统和前庭中枢系统,对应不同的临床表现,分别称为前庭周围性眩晕和前庭中枢性眩晕。其中大部分为周围性眩晕疾病,占 50%~70%,预后常常较好;小部分为中枢性眩晕,占 20%~30%,预后常常较差,严重时危及生命。因此,在眩晕疾病的临床诊治中,要优先检查出危害大的恶性中枢性眩晕。有关眩晕的论述始见于《素问·至真要大论》,称之为"眩冒""眩"。中医学认为,眩晕属肝所主,与髓海不足、血虚、邪中、气郁等多种因素有关。

1. 临床表现

(1)前庭周围性眩晕:主要为前庭周围器官和第8对颅神经病变引起,患者眩晕程度常较重,但平衡障碍程度轻,常急性起病,持续时间短,伴明显的耳鸣、耳聋和恶心、呕吐、出汗等自主神经症状,不伴其他中枢神经症状和体征,无意识障碍。

(2)前庭中枢性眩晕:主要为前庭中枢性结构病变引起,包括前庭神经核以上传导通路(常为脑干、小脑或前庭皮层及皮层下白质病变所致)。患者眩晕症状相对较轻,但平衡障碍明显。如为占位性或神经系统退行性疾病,多起病缓慢,持续时间长,恶心、呕吐少见,耳鸣和听力下降少见,病情进展时可伴脑干、小脑症状和(或)体征,如共济失调、锥体束征、吞咽困难、构音障碍及复视等。如为急性脑血管病(如后循环梗死或脑干小脑出血),常为急性起病,伴随前述症状、体征,严重者可迅速出现意识障碍。

(3)非前庭系统性眩晕:由于各种原因损伤维持平衡的其他系统,如眼部和颈部本体感觉系统,患者表现多为头晕和姿势性症状。

2. 辅助检查

(1)实验室检查[1]:检测外周血常规、肝肾功能、血糖、血脂、电解质,以筛查贫血或电解质代谢紊乱。必要时检查甲状腺功能,免疫学指标筛查甲状腺功能亢进症或甲状腺功能减退症、免疫功能异常;并检查心肌酶学,以排除心肌梗死等。患有慢性疾病(如糖尿病、高血压)的患者可能需要检测血糖和电解质。临床上大多数眩晕患者不需要实验室检查。

(2)前庭功能检查[1]:包括视频眼震电图、温度试验、前庭自旋转试验、头脉冲试验、转椅试验,筛查不同频率的水平或垂直半规管功能;前庭肌源性诱发电位检测椭圆囊、球囊功能。

(3)听力评价:包括纯音测听、声导抗、脑干听觉诱发电位、耳蜗电图。对所有眩晕患者,尤其伴随耳鸣、听力下降或耳部闷胀等症状者,均应进行纯音测听检查,单侧听力下降者更应予以重视,根据纯音测听图,可以很好地区分传导性聋和感音神经性聋。

(4)影像学检查:不建议常规进行影像学检查,但有异常神经系统损害表现时,包括不对称或单侧听力损失,都需要行CT或MRI检查,以评估脑部或内听道病变。对于急性眩晕起病,迅速出现意识障碍的患者,高度怀疑为小脑出血时首选头部CT检查。颞骨岩部螺旋CT可用于骨迷路检查,内耳迷路MRI及其水成像可用于膜迷路检查。此外,颈部和脑动脉CT血管造影(CT angiography,CTA)和经颅多普勒超声(transcranial doppler sonography,TCD)等检查有助于评估脑血管情况。

(5)头颅MRI检查:以下情况应行头颅MRI检查。① 起病急骤,在数秒内即出现眩晕症状,并呈持续性。② 急性眩晕并出现头痛,尤其是位于单侧后枕部的新发头痛。③ 急性眩晕并出现明显耳聋症状者,其临床症状不符合梅尼埃病表现,考虑突聋伴眩晕,需要排除小脑前下动脉供血区卒中。④ 急性眩晕,体格检查头脉冲试验正常。⑤ 急性眩晕,体格检查发现任何中枢损害体征。⑥ 单侧听力进行性下降,临床上需要排除听神经瘤。

(6)其他检查:有提示晕厥或晕厥前状态的患者应进行心电图、动态心电图监测和超声心动图及其他内科疾病相关检查等,怀疑癫痫性眩晕时可行脑电图检查。

3. 常用敏化穴及适宜刺激方式

现有 12 篇[2-13]眩晕穴位敏化的相关文献报道,对涉及的 16 个敏化穴进行文献计量学分析,发现出现穴位敏化频次较高的穴位主要集中于颈部局部,出现频次较高的穴位依次为颈夹脊(8)、百会(6)、风池(5)、大椎(5)、天柱(2)、肩井(2)、完骨(1)、神庭(1)、涌泉(1)、神阙(1)、翳风(1)、至阳(1)、足三里(1)、阳陵泉(1)、百劳(1)、内关(1)。文献也提示,给予以上易敏化穴位适宜的干预措施,可提高临床治疗效果。

【应用举隅】

王爽[2]将所纳入的 60 例颈源性眩晕患者分为两组,分别为热敏灸结合针刺组与口服盐酸氟桂利嗪胶囊组。其中,针刺选取百会、风池、头维、颈夹脊、天柱等穴位进行,热敏灸治疗选取风池、大椎、颈夹脊进行操作。嘱患者取俯卧位,医者点燃 2 支艾条,在距穴位皮肤 3~5 cm 处回旋灸 2 min,再雀啄灸 1~2 min,然后循经往返灸 2 min,探查到热敏化穴后,选取 1~2 个最为敏感的点,于距离皮肤 3 cm 进行温和灸,待感传现象消失即为 1 次施灸量。每次施灸时间 20~40 min 不等。研究发现,热敏灸结合针刺治疗在改善颈源性眩晕患者的眩晕症状与功能方面的效果更突出,主要通过加速血液的循环,相继变大血管的顺应性与通透性,改善椎基底动脉的供血情况,具有较好的临床应用价值。

参 考 文 献

[1] 中华医学会.眩晕基层诊疗指南(2019 年)[J].中华全科医师杂志,2020,19(3):201-216.

[2] 王爽.热敏灸结合针刺治疗颈性眩晕的临床研究[D].长春:长春中医药大学,2019.

[3] 高婷,徐星星,王宝玉.热敏灸联合中药热敷治疗并护理颈性眩晕疗效观察[J].新中医,2015,47(4):281.

[4] 胡妍.热敏灸配合刺络放血治疗椎动脉型颈椎病临床观察[J].中国中医药现代远程教育,2019,17(22):104-105.

[5] 罗开涛,高峰,占道伟,等.热敏灸与温针治疗椎动脉型颈椎病疗效对比观察[J].上海针灸杂志,2014,33(12):1136-1137.

[6] 贺建平,王黎玲.热敏灸治疗颈性眩晕 32 例[J],江西医药,2008,43(12):1339-1340.

[7] 曾柳苑,陈秀梅,甘静娣.热敏灸治疗颈性眩晕 43 例疗效观察[J].临床医学工程,2012:19(12):2224-2225.

[8] 蔡国伟,薛远延,李刚,等.热敏灸治疗颈性眩晕疗效观察[J].上海针灸杂志,2012,31(7):475-476.

[9] 刘百生,夏义仁,王丰文.热敏灸治疗链霉素中毒性眩晕[J].中国民族民间医药,2010,141-142.

[10] 叶洁,许金海,莫文,等.调和气血法为主配合热敏灸治疗椎动脉型颈椎病随机对照临床研究[J].中国中医骨伤科杂志,2012,20(1):17-18.

[11] 李勇,郑敏,蒋帅.针刺颅底组穴联合热敏灸治疗后循环缺血性眩晕 30 例[J].河南中医,2020,40(5):784-785.

[12] 热敏灸结合仰头摇正手法治疗颈性眩晕临床研究[J].赣南医学院学报,2016,36(6):898-900.

[13] 曹乾安,章海凤,熊俊,等.热敏灸治疗椎-基底动脉供血不足性眩晕 1 例病案灸感记录[J].江西中医药,2020,51(451):58-59.

恶　心

恶心是指上腹部不适和紧迫欲吐的感觉,可伴有迷走神经兴奋的症状,如皮肤苍白、出汗、流涎、血压降低及心动过缓等。多种因素可引起恶心,如消化系统感染性疾病(食物中毒、急性胃肠炎、病毒性肝炎)、内脏器官疼痛(急性肠梗阻、胰腺炎、胆囊炎、腹膜炎)、中枢神经系统疾病(脑炎、脑膜炎、高血压脑病)、药物引起(化疗药物、洋地黄类药物、红霉素)、颅内高压、晕动症、迷路刺激、梅尼埃病、妊娠呕吐、某些精神因素等。恶心发生时,胃蠕动减弱或消失、排空延缓、十二指肠及近端空肠紧张性增加,出现逆蠕动,导致十二指肠内容物反流至胃内,因此恶心常是呕吐的前奏(一般恶心后随之呕吐,但也可仅有恶心而无呕吐,或仅有呕吐而无恶心)。中医学认为,恶心为胃气上逆、泛恶欲吐之症。《诸病源候论·呕哕病诸候(凡六论)》曰:"恶心者,由心下有停水积饮所为也。""水饮之气不散,上乘于心,复遇冷气所加之,故令火气不宣,则心里澹澹然,欲吐,名为恶心也。"

1. 临床表现

恶心常见于急性胃肠炎、慢性胃炎、消化性溃疡病、胃下垂、细菌性痢疾、急性病毒性肝炎、肝硬化、高血压和心力衰竭、慢性肾功能衰竭、糖尿病(酮症酸中毒)、偏头痛、梅尼埃病、颈椎骨质增生及妊娠呕吐等疾病。

2. 常用敏化穴及适宜刺激方式

现有4篇[1-4]关于恶心穴位敏化的相关文献报道,对涉及的6个敏化穴位进行文献计量学分析,发现出现穴位敏化频次较高的穴位主要为足三里(4)、中脘(3)、内关(3)、神阙(1)、胃俞(1)、合谷(1)。具体操作是在上述穴位热敏化高发区寻找热敏化穴实施灸法。文献也提示,给予以上易敏化穴位适宜的干预措施,可提高临床治疗效果。

【应用举隅】

刘艳玲[3]用热敏灸防治恶性肿瘤化疗所致虚证恶心呕吐。选用中脘、神阙、内关、足三里、胃俞穴区,用点燃的纯艾条在距离上述穴位3 cm左右处分别进行温和灸。当施灸部位出现灸热的渗透、扩散或传导等现象,该点即为热敏化穴位。随后在热敏化穴位上用艾条行回旋灸2 min温通局部气血,继以雀啄灸1 min加强敏化,再以循经往返灸2 min激发经气,最后以温和灸15 min发动感传、开通经络。每穴平均施灸时间约为20 min,要求施灸时出现灸热的渗透、扩散或传导等敏化现象,灸至这些现象消失为一次治疗过程。于患者化疗前1日开始施灸,每日上午9~11点钟治疗1次,7日为1个疗程。结果表明,热敏灸能有效地降低恶性肿瘤化疗所致的虚证恶心呕吐的程度,可提高患者对化疗的耐受性。

参 考 文 献

[1] 洪艳燕,郭秀君,吴琼,等.热敏灸干预痔病鞍麻术后恶心呕吐的临床效果[J].中国临床研究,2019,32(12):1734-1736.

[2] 邹芳.中医基础护理配合热敏灸预防腰椎间盘突出症全麻术后恶心呕吐的临床研究[J].中国中医药远程教育,2018,16(22):143-145.

[3] 刘艳玲,邓力.热敏灸防治恶性肿瘤化疗所致虚证恶心呕吐的临床疗效观察[J].浙江中医药大学学报,2017,41(3):249-251.

[4] 吴春玉,占欢腾,刘双根.昂丹司琼结合热敏灸治疗化疗所致呕吐30例[J].中国中医药远程教育,2017,15(16):116-118.

呃 逆

呃逆即打嗝,是指气从胃中上逆,喉间频频作声,声音急而短促。其发病机制为膈肌不由自主地收缩(痉挛),空气被迅速吸进肺内,两条声带之中的裂隙骤然收窄,因而引起奇怪的声响。按病变部位,其病因分为中枢性和外周性者。前者主要包括呃逆反射弧抑制功能丧失,器质性病变部位以延脑最重要,包括脑肿瘤、脑血管意外、脑炎、脑膜炎,代谢性病变有尿毒症、酒精中毒,其他如多发性硬化症等;后者主要包括呃逆反射弧向心路径受刺激,膈神经的刺激有纵隔肿瘤、食管炎、食管癌、胸主动脉瘤等,膈肌周围病变如肺炎、胸膜炎、心包炎、心肌梗死、膈下脓肿、食管裂孔疝等,迷走神经刺激有胃扩张、胃炎、胃癌、胰腺炎等,其他原因包括药物、全身麻痹、手术后、精神因素等,内耳及前列腺病变亦可引起呃逆。健康人也可发生一过性呃逆,多与饮食有关,特别是饮食过快、过饱,摄入很热或冷的食物饮料和饮酒等,外界温度变化和过度吸烟亦可引起。呃逆频繁或持续24 h以上,称为难治性呃逆。呃逆始见于《素问·宣明五气》,曰"哕",直至张景岳《景岳全书·呃逆》才改"哕"为呃逆。《素问·宣明五气》曰:"胃为气逆,为哕",首先提出了呃逆病位在胃,病机为胃气上逆。

1. 临床表现

呃逆为膈肌痉挛引起的收缩运动,吸气时声门突然关闭发出一种短促的声音,可发于单侧或双侧的膈肌。正常健康者可因吞咽过快、突然吞气或腹内压骤然增高而引起呃逆,多可自行消退,有的可持续较长时间而成为顽固性呃逆。

2. 辅助检查

发作时胸部透视可判断膈肌痉挛为一侧性或两侧性,必要时做胸部CT检查,排除膈神经受刺激的疾病,做心电图判断有无心包炎和心肌梗死。疑中枢神经病变时可做头部CT、磁共振、脑电图等检查。疑有消化系统病变时,进行腹部X线、B超和胃肠造影检查,必要时做腹部CT和肝胰功能检查,为排除中毒与代谢性疾病可做临床生化检查。

3. 常用敏化穴及适宜刺激方式

现有4篇[1-4]呃逆穴位敏化的相关文献报道,对涉及的14个敏化穴位进行文献计量学分析,发现出现穴位敏化频次较高的穴位主要为中脘(3)、关元(3)、天枢(2)、肝俞(双)(2)、肺俞(双)(2)、足三里(2)、膈俞(双)(1)、脾俞(双)(1)、胃俞(双)(1)、神阙(1)、气海(1)、关元(1)、内关(1)、太冲(1)。具体操作是在上述穴位附近寻找热敏化点,采用先施回旋灸2 min温热局部气血,继以雀啄灸1 min加强敏化,循经往返灸2 min激发经气,再施以温和灸发动感传、开通经络。文献也提示,给予以上易敏化穴位适宜的干预措施,10日为1个疗程,1个疗程后症状明显改善,对于顽固性呃逆疗效显著。

【应用举隅】

杨某某,男,32岁,机关干部,2012年8月21日就诊。主诉:频繁呃逆2日。2012年8月19日中午,与朋友聚餐,喝冰啤酒2瓶,当日下午3时许出现呃逆,约半分钟呃逆一次,影响讲话及工作,服用藿香正气水、吗丁啉,肌注胃复安以及针刺治疗均未效。就诊时仍频频呃逆,叙述病情时常因呃逆中断讲话,呃声沉缓,胃脘部喜热敷,口不渴,喜纳热食,二便调畅,舌质淡红,舌苔稍白厚,脉紧。中医诊断:呃逆,证属寒邪直中、胃失和降。治疗以热敏灸艾条悬灸,先在中脘、鸠尾两穴施回旋灸各3 min,继在两穴进行温和灸。约5 min后,患者感觉灸热深透腹腔,渐渐两穴热力连接成片,扩至整个上腹部,且感胃中有热滚动感觉。30 min后呃声渐减,由原30 s减为5 min呃逆1次,再悬灸1 h后,腹部透热及扩热现象渐回缩,两穴局部感灼热后停灸。改双侧足三里温和灸,约10 min两穴出现透热,且灸热沿足阳明胃经向下传至足跗,患者自觉口中唾液增多,此时呃逆已消失,继续温和灸10 min后,灸热回缩至施灸点,并感局部灼热而停灸。次日患者电话告知,灸后未 再发作呃逆,嘱避生冷饮食[4]。

参 考 文 献

[1] 熊利娟.热敏灸治疗孕妇顽固性呃逆36例[J].实用临床护理学杂志,2018,3(49):115.
[2] 林丽君,周春姣,何军明,等.穴位按摩联合热敏灸缓解肝癌术后患者气滞型呃逆的效果观察[J].护理学报,2019,26(9):60-61.
[3] 李丰,邓棋卫.针刺配合热敏灸治疗顽固性呃逆32例[J].四川中医杂志,2016,34(6):183-184.
[4] 洪恩四,金兰,邓玲.腧穴热敏化艾灸治疗脾胃疾病临证举隅[J].中国中医药现代远程教育,2013,11(7):44-45.

胃 痛

胃痛又称胃脘痛[1],是指以胃脘近心窝处疼痛为主症的病证。胃痛之名最早记载于《黄帝内经》,《灵枢·邪气藏府病形》指出:"胃病者,腹胀,胃脘当心而痛。"直至金元时期李杲《兰室秘藏·卷下之二》首立"胃脘痛"一门,将胃脘痛明确区分于心痛,使胃痛成为独立的病证。《素问·六元正纪大论》曰:"木郁之发,民病胃脘当心而痛。"首先提出胃痛的发生与肝、脾有关,还提出寒邪、伤食致病说。中医学认为,胃痛多由忧思郁怒、饮食不节、劳倦过度、感受外邪等导致胃之气机阻滞,不通则痛;亦有因脾胃虚弱,络脉失养,不荣则痛。一般来说邪气犯胃所致胃脘痛多属急症、实证;脏腑失调,胃痛反复发作,时轻时重者,以虚证或虚实夹杂为主。胃气郁滞、失于和降是胃痛的主要病机。病位在胃,但与肝脾关系最为密切。西医学的急性胃炎、慢性胃炎、胃溃疡、十二指肠溃疡、功能性消化不良、胃黏膜脱垂等病以上腹部疼痛为主要症状者,归属于中医学"胃痛"的范畴。

1. 临床表现

主要表现为胃脘部疼痛,包括胀痛、隐痛、灼痛、刺痛、剧痛等。也可见脘腹胀满、食欲不振、恶心呕吐、嘈杂吞酸、嗳气呃逆、大便不调等脾胃症状,以及倦怠乏力、四肢酸懒、心悸气短、消瘦、失眠等一般症状。部分病情严重者可伴有呕血、便血等出血变证。多有反复发作病史,常常突然发病。男女老幼均可患病,但以中青年居多;一年四季皆可发病,但以冬春季为高。发病前多有明显的诱因,如情志不畅、起居失常、劳累过度、暴饮暴食、饥饿和饮食生冷、干硬、辛辣及烟酒、药物等。

2. 辅助检查

(1)食管钡餐透视:用于检测食管内疾病。

(2)幽门螺杆菌检测:对胃肠道疾病的诊断有辅助意义。

(3)纤维结肠镜检查:能清晰观察到肛管、直肠、乙状结肠、结肠、回盲部黏膜状态,对鉴别胃和结肠疾病有重要价值。

(4)胃肠道疾病的超声检查:可清晰显示胃肠壁的层次结构,发现胃肠壁肿瘤的部位、大小和形态,估计病变侵犯胃肠壁的程度,特别是了解周围器官的转移情况,弥补胃镜和X线检查的不足,为临床治疗方案的选择提供了可靠的依据。

3. 常用敏化穴及适宜刺激方式

现有6篇[2-7]胃痛穴位敏化的相关文献报道,对涉及的9个敏化穴位进行文献计量学分析,发现出现穴位敏化频次较高的穴位主要集中于脘腹部和下肢胃经穴位,出现频次较高的穴位依次为足三里(5)、中脘(4)、天枢(3)、关元(2)、上巨虚(2)、胃俞(1)、脾俞(1)、气海(1)、公孙(1)、至阳(1)、灵台(1)等。具体操作是在上述腧穴热敏化高发区寻找热敏化穴实施灸法。文献也提示,给予以上易敏化穴位适宜的干预措施,热敏灸或针刺3~5次后症状可明显改善,且预后良好。

【应用举隅】

吴颖[6]对60例脾胃虚寒型胃脘痛患者,采用随机抽样法分为对照组和治疗组。对照组29例患者给予单纯针刺治疗,主要选取中脘、足三里、内关、公孙、梁丘、关元。治疗组31例患者给予针刺配合热敏灸,选取中脘、天枢、足三里、上巨虚、关元、阴陵泉给予热敏灸,每次治疗选取灸感最明显的2~3个腧穴,以单点温和灸、双点温和灸、循经往返灸等方法,激发施灸部位的经气活动,传导经气,开通经络。施灸过程中随时观察施灸距离、皮肤颜色,并询问患者灸感,适时调整,保持足够热度,并以免烫伤。结果显示,热敏灸配合针刺治疗疗效明显优于单纯针刺组,在针刺的基础之上加热敏灸治疗,对胃脘疼痛、遇寒加重、舌质舌苔等单症状改善更显优势。提示热敏灸配合常规针刺治疗脾胃虚寒型胃脘痛可明显提高临床疗效。

参 考 文 献

[1] 张声生.胃脘痛诊疗指南[J].中国中医药现代远程教育,2011,9(14):126-127.

[2] 吴颖.热敏灸配合针刺治疗胃脘痛(脾胃虚寒型)的临床研究[D].乌鲁木齐:新疆医科大学,2018.

[3] 罗青峰,李建锋,李敏.黄芪建中汤联合热敏灸治疗虚寒型胃脘痛28例[J].河南中医,2017,37(4):579-581.

[4] 刘伟哲.慢性浅表性胃炎体表相关痛敏穴位研究[D].北京:中国中医科学院,2011.

[5] 刘鸿燕.热敏灸联合三伏贴治疗脾胃虚寒型胃脘痛的临床观察[J].光明中医,2017,32(2):261-262.

[6] 高燕,刘强,柳淼,等.热敏灸联合普通针刺改善脾胃气虚型胃脘痛患者疼痛和生活质量的护理[J].医学食疗与健康,2011,21:115-117.

[7] 曾红文,黄毅平.热敏灸治疗急性胃脘痛疗效观察[J].辽宁中医药大学学报,20171,9(6):11-12.

胃下垂

胃下垂是指站立时胃的下缘达盆腔,胃小弯角切迹低于髂棘连线的疾病。多发生在瘦长体形、久病体弱、长期卧床少动者,常伴有其他脏器下垂。凡能造成膈肌下降的因素,如膈肌活动力降低、腹腔压力降低、腹肌收缩力减弱、与胃连接的韧带过于松弛等,均可导致胃下垂。本病一般预后较好,个别患者因体质、慢性疾病影响及治疗不及时可发生胃扩张、胃扭转等。有关胃下垂的记载最早来源于《灵枢·本藏》:

"脾应肉,肉䐃坚大者胃厚,肉䐃么者胃薄。肉䐃小而么者胃不坚;肉䐃不称身者胃下,胃下者下管约不利。肉䐃不坚者胃缓。"本病归属于中医学"痞满""胃脘痛""胃缓"等范畴。中医学认为,胃下垂多由长期饮食失节、七情内伤或劳倦过度,致脾胃虚弱,中气下陷,升降失常而发病。益气升陷,健脾和胃为主要治则。

1. 临床表现

根据站立位胃角切迹与两侧髂嵴连线的位置,将胃下垂分为3度[1]。①轻度:角切迹的位置低于髂嵴连线下1.0~5.0 cm;②中度:角切迹的位置位于髂嵴连线下5.1~10.0 cm;

③重度：角切迹的位置低于髂嵴连线下10.1 cm以轻度胃下垂患者多无明显症状。中度以上胃下垂患者则表现为不同程度的上腹部饱胀感，食后尤甚，并可见嗳气、厌食、便秘、腹痛等症状。腹胀可于餐后、站立过久和劳累后加重，平卧时减轻。此外，患者常有消瘦、乏力、低血压、心悸和眩晕等表现。查体可见肋下角常<90°，站立时由于胃下垂，上腹部常可触及较明显的腹主动脉搏动。部分患者可有上腹轻压痛，压痛点不固定，冲击触诊或快速变换体位可听到脐下振水声。有些瘦长体型患者可触及下垂的肝、脾、肾等脏器。

2. 辅助检查

X线钡餐造影检查[1]：立位时可见胃体明显下降、向左移位，严重者几乎完全位于脊柱中线的左侧。胃小弯角切迹低于髂嵴连线水平。无张力型胃的胃体呈垂直方向，体部较底部宽大，窦部低于幽门水平以下，胃蠕动减弱或见有不规则的微弱蠕动收缩波，餐后6 h仍有1/4~1/3的钡剂残留。十二指肠球部受牵拉，其上角尖锐，向左移位。

3. 常用敏化穴及适宜刺激方式

现有2篇[2-3]胃下垂穴位敏化的相关文献报道，对涉及的13个敏化穴位进行文献计量学分析，发现出现穴位敏化频次较高的穴位主要为足三里（2）、百会（1）、气海（1）、关元（1）、中脘（1）、胃俞（1）、脾俞（1）、三阴交（1）、天枢（1）、太冲（1）、内关（1）、神门（1）、上巨虚（1）。具体操作是在上述腧穴热敏化高发区寻找热敏化穴实施灸法。文献也提示，给予以上易敏化穴位适宜的干预措施，30日为1个疗程，治疗1个疗程后症状可有明显改善，且预后良好。

【应用举隅】

段某，女，33岁，公司职员。素来体质不佳，28岁时剖宫产下一女后渐渐开始出现饮食后腹胀、下坠感，偶有嗳气、恶心、反胃（晨起时明显）等不适，腹中水振声响，饮水后明加重，伴咽喉异物感，便秘，2~3日1次，夜寐不安。自患病以来，患者食欲减退，午后易疲倦，体重下降。查体：面色少华，精神欠，语低气弱，畏寒。腹部稍膨隆，有振水声。舌淡、白，脉细弱。中医诊断：腹胀（脾虚气陷）；西医诊断：胃下垂（Ⅱ度）。医者通过热敏化探穴四步法选取关元、胃俞进行热敏灸。治疗25日后，患者诉腹胀、下坠感基本消失，食欲增加，精神明显好转，夜寐安，排便一日一行，咽喉异物感消失，饮水后稍有振水声。半年后随访，患者体重体重正常，未诉腹胀等不适[2]。

参 考 文 献

［1］ 唐志鹏.胃下垂诊疗指南[J].中国中医药现代远程教育,2011,9(10)：125.

［2］ 刘连,徐杨青.针刺配合热敏灸治疗产后胃下垂1例[J].江西中医药,6(46)：53－55.

［3］ 刘皓月.热敏灸配合补中益气汤治疗胃下垂临床观察[J].中国中医药现代远程教育,2018,16(20)：125－126.

腹 痛

腹痛是指因感受外邪、饮食所伤、情志失调及素体阳虚等，使脏腑气机阻滞，气血运行不畅，经脉痹阻，或脏腑经脉失养导致的，以胃脘以下、耻骨毛际以上部位发生疼痛为主症的病证。腹痛是临床常见症状，可见于消化系统及生殖系统疾病。本部分主要对不完全性肠梗阻引起的腹痛进行论述。

不完全性肠梗阻归属于中医学"肠结""关格"的范畴，是肠内容物在肠道中通过受阻，以腹痛为主要表现的一种常见的消化系统疾病。梗阻可为功能性梗阻（肠生理异常所致）或机械性梗阻，可分急性或慢性。梗阻的原因多数为肿瘤、手术瘢痕粘连、炎症、虫团阻塞、粪块堵塞等。20世纪初，肠梗阻病死率高达50%，随着对肠梗阻病理生理认识的不断提高及治疗方法的改善，现病死率已降至10%以下[1-2]。陈士铎《石室秘录·躁症门》云："干燥火炽，大肠阴尽，遂至类如羊屎，名为肠结，不治之证也。"多由感受外邪、饮食所伤、情志失调及素体阳虚等所致，基本病机为邪热壅滞，肠道气机不利，气滞血瘀所致。

1. 临床表现

主要包括阵发性腹部绞痛、肛门停止排便排气、腹胀呕吐、肠型和肠鸣音亢进等急腹症。腹痛程度较轻，也可表现为腹部胀满不适、胀痛或阵发性绞痛，缓解期相对较短。初始可无呕吐，随着梗阻时间延长，程度越来越重，可出现恶心、呕吐，呕吐物多为未消化的食物。腹部膨隆，甚或见肠型或肠蠕动波，腹软，有压痛点，叩诊鼓音，可闻及肠鸣音亢进、气过水声或肠鸣音减弱或消失。全身症状一般较轻，梗阻时间长可出现水电解质紊乱，营养不良等。也可以有少量的肛门排便排气，因此不能单纯因为肛门还有排便排气就将肠梗阻完全排除在外。

2. 辅助检查

腹部X线：检查出现肠襻扩张，内径宽度>2.5 cm，积液积气，结肠内少量气体，小肠内胀气不明显；肠管扩张内可见多个气液平面，梗阻以下肠管萎陷；显示小肠黏膜或结肠袋像。

3. 常用敏化穴及适宜刺激方式

现有1篇[3]不完全性肠梗阻穴位敏化的相关文献报道，采用热敏灸的方式，主要敏化穴为足三里、天枢、神阙。文献也提示，以上穴位给予热敏灸疗法时可以有效缓解患者症状，消除不良体征，缩短痊愈时间。

【应用举隅】

80例不完全型肠梗阻患者[3]。对照组主要采取西医治疗，具体为对患者进行禁食；观察组患者在西医治疗的基础上采取大承气汤加味联合热敏灸（取穴足三里、天枢、神阙等）治疗，将艾草点燃，用产生的热量悬灸热敏态穴位，在治疗和护理过程中密切观察患者的病情变化，发现患者有异常现象及时通知临床医师。观察组患者治疗总有效率为92.50%，高于对照组的80.00%，提示热敏灸结合中药汤剂及西药治疗比单纯西药治疗的临床效果好。

参 考 文 献

[1] 修俊青.中药灌肠治疗原发或转移性大肠癌肠梗阻临床研究[D].北京：北京中医药大学,2010.
[2] 王本堂.中西医结合治疗肠梗阻122例体会[J].基层医学论坛,2009,13(4)：15.
[3] 李健,陈铭,易超英.大承气汤加味联合热敏灸治疗不完全性肠梗阻的临床研究[J].基层医学论坛,2018,22(14)：1961-1962.

便秘

便秘是指由于大肠传导失常,导致大便秘结,排便周期延长,或周期不长,但粪便干结,排出艰难,或粪质不硬,虽频有便意,但排便不畅的病证。《备急千金要方》首次明确提出宿食可致便秘的病机。宋代《太平圣惠方》强调三焦脏腑不和、气机失调、胃肠壅滞的基本病机,并论述了大肠风热、虚劳、脚气三种病因。便秘的辨证要点在于寒热虚实,《诸病源候论·大便病诸候》云:"大便难者,由五脏不调,阴阳偏有虚实,调三焦不和则冷热并结故也。"便秘不论何因所致,基本病机是邪滞大肠,腑气闭塞不通,或肠失温润,推动无力,导致大肠传导功能失职。

1. 临床表现

(1)便意少,便次减少:此类便秘可见于排空迟缓型和出口梗阻型便秘。前者是由于通过缓慢,使便次和便意均减少,但间隔一定时间仍能出现便意,粪便常干硬,用力排便有助于排出粪便。而后者常常是感觉域值升高,不易引起便意,因而便次减少,而粪便不一定干硬。

(2)排便艰难费力:以出口梗阻型便秘更为多见。这种类型的便次不一定少,但费时费力。慢通过型便秘由于通过缓慢,粪便内水分过多被吸收,粪便干结,可发生粪便嵌塞。

(3)排便不畅:常有肛门直肠内阻塞感,虽频有便意,便次不少,但即使费力也无济于事,难有通畅的排便。可伴有肛门直肠刺激症状,如下坠、不适等。

(4)常可在降结肠和乙状结肠部位触及粪块及痉挛的肠段。

2. 辅助检查

目前评估功能性便秘病理生理学的特殊检查有结肠传输试验、肛门直肠测压、球囊逼出试验、排粪造影、盆底肌电图等,借助这些检查可判断临床类型。

(1)影像学检查

1)胃肠 X 线检查:根据钡剂在胃肠道内运行的情况来了解其运动功能状态。在张力减慢性便秘者,可看到钡剂到达结肠后运行明显减慢,在左侧结肠内长期停滞,特别显示出扩张的直肠壶腹。在痉挛性便秘者,可见结肠内钡剂被分成小块,并可见到由于逆蠕动的结果,使到达降结肠或乙状结肠的钡剂,有时又可逆行到横结肠。胃肠 X 线检查的更大意义在于检查肿瘤、结核、巨结肠症、梗阻等器质性病变造成的便秘,对功能性便秘的诊断也非常重要。

2)排粪造影检查:这是一种形态与动态相结合评价肛门直肠区功能的方法。采用 X 线造影技术,测静坐、提肛、强忍、用力排便各时相的肛门直肠角、肛上距、乙耻距。用于诊断解剖畸形(直肠脱垂、直肠突出等)和肠道远端局部功能障碍(功能性出口梗阻、直肠乏力等),在便秘中有重要价值,并可为选择治疗方法提供依据。

(2)直肠镜检查:乙状结肠镜及纤维结肠镜检查可直接诊视肠黏膜状态,必要时采取活组织检查。在便秘患者,由于硬粪的滞留和刺激,结肠黏膜特别是直肠黏膜常有不同程度的炎性改变,表现为充血、水肿、血管走向模糊不清等。

(3)肛门直肠测压:对功能性便秘的病因诊断及治疗也是很有帮助的。肛管、直肠测压在诊断慢性便秘中有十分重要的作用,借助于此项检查可区分终末性和其他类型的便秘。常用的参数有肛管内括约肌压力及长度、肛管最大缩榨压、直肠敏感性及直肠肛门反射等。

（4）电生理检查

1）肛管直肠感觉检查：用电流刺激法测肛门感觉。将通电探针与肛门黏膜接触，分别测肛门括约肌上、中、下三处，逐渐增加电流量，直到患者出现烧灼感或麻刺感，记录阈值，计算平均阈值。正常值为 2.0~7.3 mA。

2）肛门括约肌肌电图：对出口梗阻型便秘的诊断有重要意义。

便秘与年龄老、生活习惯不良、心理疾患、肠道疾病、全身疾病、滥用药物等有关。常见于多种疾病，除其余章节已有的引起便秘的疾病之外，本部分主要录入功能性便秘及特殊类型的便秘。

功能性便秘

功能性便秘归属于中医学"便秘""后不利""大便难""脾约""秘结"等范畴，是指由非器质性原因引起的便秘，又称特发性便秘，可分为排空迟缓型、功能性出口梗阻型和合并或混合型。肛管内外括约肌功能障碍、直肠平滑肌动力障碍和（或）直肠感觉功能损害等因素都会造成排便梗阻，导致功能性便秘。长期抑郁和焦虑亦可导致功能性便秘。一项多地区大样本的调查显示，功能性便秘患病率为 6%；女性患病率为 8%，明显高于男性 4%；城市女性患病率为 15.2%，高于农村 10.4%[1]。

常用敏化穴及适宜刺激方式

现有 8 篇[2-9]功能性便秘穴位敏化的相关文献报道，对涉及的 8 个敏化穴位进行文献计量学分析，发现出现穴位敏化频次较高的穴位主要出现在特定穴周围，出现频次较高的穴位依次为上巨虚（6）、足三里（4）、下巨虚（4）、大肠俞（4）、天枢（4）、大横（2）、曲池（1）、八髎穴（1）。文献也提示，给予以上易敏化穴位适宜的干预措施，10 次为 1 个疗程，可显著提高临床治疗效果。

【应用举隅】

胡春媚等[4]取治疗组 30 例功能性便秘患者，男 13 例，女 17 例；年龄 18~69 岁，平均46.4 岁；病程 0.5~15.5 年，平均 2.45 年。采用本医院自制的热敏灸艾条施行热敏灸治疗，具体操作方法如下。① 热敏化腧穴的选定：该病热敏化腧穴以患者腹部、腰骶部、双下肢为高发区，多出现在大肠穴、天枢、上巨虚、大横等附近区域。用艾条应用单点或双点温和灸法、雀啄灸法等手法进行探查，当患者出现透热或扩热或传热或酸胀等热敏化现象时，此特定体表部位即为热敏化腧穴。可重复上述步骤，直至所有的热敏化腧穴被探出。② 灸疗方法：手持艾条，在探查到的热敏化穴中选取 1 个热敏化现象最为明显的穴位以色笔标记进行悬灸，先行回旋灸温热局部气血，继以雀啄法加强敏化，循经往返灸激发经气，再施以温和灸发动感传、开通经络。注意调整艾条与皮肤距离，保持足够热度，直至腧穴热敏化现象消失为一次施灸剂量。结果显示治疗组总有效率为 83.33%，高于对照组 63.33%，且治疗组在排便次数、大便干结、排便困难、腹部胀痛、抑郁或焦虑、胸胁痞满等症状改善方面明显优于对照组。

胸腰椎骨折便秘

便秘是胸腰椎骨折术后患者常见并发症之一，发生率可高达 70%~80%[10,11]。胸腰椎骨折后，由于腹膜后血肿的形成，刺激甚至压迫自主神经使其功能紊乱，造成肛门括约肌的随意控制及直肠的排便反射均消失，肠蠕动减慢，甚至麻痹。粪便在肠内滞留时间过久，水液被吸收，致便质干燥难解而出现便秘。中医学认为，胸腰椎骨折后发生便秘的主要原因是骨折伤及督脉和膀胱经，经脉瘀阻，内传脏腑，导致脏腑传导功能失调,加之气血紊乱,瘀血内聚,阻滞气机,瘀滞于肠中与燥屎相结,阻塞肠道,腑气不通所致[12]。

常用敏化穴及适宜刺激方式

现有 2 篇[13,14]胸腰椎骨折便秘穴位敏化的相关文献报道,对涉及的 9 个敏化穴位进行文献计量学分析,发现出现穴位敏化频次较高的穴位主要出现在特定穴周围,出现频次较高的穴位依次为大肠俞(2)、天枢穴(2)、上巨虚(2)、气海穴(2)、关元穴(2)、中脘穴(1)、脾俞穴(1)、神阙穴(1)、石门穴(1)。文献也提示,给予以上易敏化穴位适宜的干预措施,10 次为 1 个疗程,可显著提高临床治疗效果。

【应用举隅】

付桂莲等[13]取腰椎压缩性骨折患者 80 例。观察组给予热敏灸治疗,在患者的大肠俞、天枢、上巨虚、中脘、关元、脾俞、气海行 2 min 回旋灸以温热局部气血,然后 2 min 雀啄灸来加强敏化,2 min 循经往返灸来激发经气,施行温和灸来发动感传和开通经络;一旦艾灸部位出现扩热、透热、传热、局部不热远部热、表面不热深部热或者其他热感觉时,此穴位为热敏化腧穴;从中选取 1 个热敏化度最高的热敏化腧穴,给予其温和灸,一次充足灸量,以热敏灸感消失和施灸部位皮肤灼热为标准,施灸时间为 30 min~1 h,每日 1 次。对照组给予采用常规处理:摩腹结合 0.2% 肥皂水 1 000 ml 清洁灌肠,每日 1 次。两组均以 7 日为 1 个疗程,共治疗 1 个疗程,比较两组的治疗效果,观察组的总有效率为 95.0%,显著高于对照组的 77.5%。

化疗相关性便秘

化疗相关性便秘是临床上化疗患者常见的不良反应之一,总体患病率为 16%,其中严重者占 5%,中度占 11%[15],主要由顺铂、长春碱、长春新碱等化疗药物和 5-HT3 受体抑制剂、阿片类镇痛药等辅助用药引起。其病程较长,可增加肠道毒素和肠道负担,影响新陈代谢,增加患者痛苦,甚至出现肛裂和肛周感染、败血症等继发并发症,容易导致预后不良,从而增加患者的心理压力,并反过来加重便秘,降低生存质量。

常用敏化穴及适宜刺激方式

现有 1 篇[16]化疗相关性便秘穴位敏化的相关文献报道,对涉及的 9 个敏化穴位进行文献计量学分析,发现出现穴位敏化频次较高的穴位主要出现在特定穴周围,出现频次较高的穴位依次为大肠俞(1)、足三里(1)、上巨虚(1)、大横(1)、支沟(1)、天枢(1)、气海(1)、关元(1)、上脘(1)。文献也提示,给予以上易敏化穴位适宜的干预措施,10 次为 1 个疗程,可显著提高临床治疗效果。

【应用举隅】

张彦华等[16]采用热敏灸治疗肿瘤化疗患者 61 例,排除胃肠道梗阻的可能,其中胰腺癌 4 例、结直肠癌 18 例、乳腺癌 8 例、卵巢癌 4 例、肺癌 21 例、胆管癌 6 例。男 32 例,女 29 例;年龄 17~67 岁,平均年龄(42.0±16.7)岁。所用的化疗药为氟尿嘧啶、多西他赛、健泽、奥沙利铂、顺铂、卡铂、丝裂霉素、阿霉素、卡培他滨。热敏灸组 30 例,平均年龄(48.5±18.8)岁,男 16 例、女 14 例;对照组 31 例,平均年龄(46.3±20.8)岁,男 16 例、女 15 例;热敏灸在化疗当日开始治疗,每日 1 次,每次以患者感觉透热、传热等热敏化现象消失为度(为 20~40 min),连续 5 日。对照组采用常规的医疗护理措施。结果显示热敏灸组 30 例的便秘发生率为 30.0%,对照组 31 例的便秘发生率为 67.7%。

参 考 文 献

[1] 李军祥,陈誩,柯晓.功能性便秘中西医结合诊疗共识意见(2017年)[J].中国中西医结合消化杂志,2018,26(1): 18-26.

[2] 漆学智,陈李圳,阚宇,等.功能性肠病和肠癌患者的穴位敏化和大小的变化[J].世界中医药,2017,12(8):1911-1914.

[3] 漆学智,吉长福,石宏,等.功能性肠病患者敏化穴位的分布[J].世界中医药,2013,8(3):259-262.

[4] 胡春媚,胡青云,康林之,等.热敏灸治疗功能性便秘的临床研究[J].中国医学创新,2014,11(34):26-28.

[5] 邓永文,张全辉.腧穴热敏化治疗气虚型功能性便秘的疗效评价[J].中国中医药现代远程教育,2018,16(23):129-131.

[6] 刘海蓉.功能性便秘患者八髎穴阳性反应的临床观察[D].南京:南京中医药大学,2014.

[7] 薛玉婷.功能性便秘热敏穴的探查及其电针刺激效应的疗效观察[D].长沙:湖南中医药大学,2018.

[8] 漆学智.功能性肠病与肠癌患者穴位压痛阈敏化的研究[D].北京:中国中医科学院,2013.

[9] 刘沙沙.针刺和热敏灸大肠俞募合敏化穴治疗功能性便秘的初步临床观察[D].济南:山东中医药大学,2016.

[10] 张红,李方琼,朱腊梅.胸腰椎骨折术后腹胀便秘的原因分析及护理进展[J].大家健康,2014,8(3):219.

[11] 崔海波.集束化护理干预对单节段胸腰椎骨折患者术后自我效能及腹胀、便秘发生率的影响[J].国际护理学杂志,2018, 37(20):2813-2816.

[12] 张鹏远,李现林.桃核承气汤与四物汤加味治疗胸腰椎骨折腹胀便秘的临床观察[J].中医临床研究,2013,5(18): 100-101.

[13] 付桂莲,廖敏芳,余桂珍,等.热敏灸治疗腰椎压缩性骨折患者腹胀、便秘的临床效果[J].中国当代医药,2015,22(15): 96-98.

[14] 刘启明,罗统富,董黎强,等.热敏灸联合耳穴压豆治疗胸腰椎骨折合并便秘疗效观察[J].广西中医药大学学报,2016,19 (2):30-31.

[15] IanN. Olver. The MASCC Text book of Cancer Supportive Care and Survivorship[M]. Berlin:Springer, 2010:249-260.

[16] 张彦华,荆轲.热敏灸对肿瘤患者化疗后便秘的临床价值[J].肿瘤基础与临床,2013,26(4):359-360.

泄 泻

泄泻是以排便次数增多,粪便稀溏,甚至泻出如水样为主症的病证,多由脾胃运化功能失职、湿邪内盛所致。泄者,泄漏之意,大便稀溏,时作时止,病势较缓;泻者,倾泻之意,大便如水倾注而直下,病势较急。

1. 临床表现

持续或反复出现排稀便(水样便或糊状便)且不伴有腹痛或腹部不适,具体临床表现为:排便次数增多(每日多3次),并伴有大便性状的异常改变(不少于75%)。

2. 辅助检查

(1)粪便常规:外观为水样、糊状、烂便,镜检无红细胞、白细胞,潜血阴性。至少3次粪便常规检查无异常发现。粪便分离培养显示无致病菌生长,至少3次粪便培养均阴性。

(2)X线钡剂灌肠检查:无肠道肿瘤、息肉、炎症性肠病、溃疡、结核等肠道器质性病变。

(3)结肠镜检查:无肠道肿瘤、息肉、炎症性肠病、溃疡、出血、炎症、结核等肠道器质性病变。

(4)腹部B超检查:排除肝脏、胆囊、胰腺及腹腔其他脏器病变。

(5)其他检查:甲状腺功能检查正常,并除外感染、其他脏器疾病及内分泌疾病引起的腹泻。

功能性腹泻

功能性腹泻归属于中医学"泄泻""久泻"的范畴,是指由胃肠功能失调引起的持续或反复出现排稀便(水样便或糊状便)且不伴有腹痛或腹部不适等症状的综合征,一般不存在细菌、病毒或寄生虫感染。功能性腹泻在全球的都有较高的发病率,在亚洲的发病率约为4.5%,且存在逐年上升的趋势[1];我国的发病率为1.54%[2],各个年龄段皆可发病,男性发病率为4.3%,高于女性发病率2.2%,农村较城市多发,发病时间多集中在夏、秋二季;该病发病与年龄相关,女性50岁以后发病率升高至3.1%。中医学认为,功能性腹泻病变脏腑在脾、胃和大小肠,致病原因主要为脾胃虚弱、脾肾阳虚、情志不调、饮食不节、感受外邪等。治法多采用健脾化湿、疏肝健脾、温补脾肾等。

常用敏化穴及适宜刺激方式

现有6篇[3-8]功能性腹泻穴位敏化的相关文献报道,对涉及的20个敏化穴位进行文献计量学分析,发现出现穴位敏化频次较高的穴位主要出现在特定穴周围,出现频次较高的穴位依次为天枢(5)、神阙(4)、关元(3)、气海(3)、足三里(2)、上巨虚(2)、中脘(2)、大肠俞(2)、脾俞(1)、脐中四边穴(1)、大横(1)等。文献也提示,给予以上易敏化穴位适宜的干预措施,5~7次为1个疗程,可提高临床治疗效果。

【应用举隅】

申某,男,43岁,以"腹泻半年"为主诉入院。患者于半年前饮酒后食寒凉食物,遂感腹痛、腹泻,每日腹泻10余次,大便稀薄不成形,有时如水样。选取中脘、神阙、天枢(双)、气海、足三里(双),神阙穴采用隔盐灸,其余穴位用隔姜灸,每次灸2h左右。灸毕用正红花油涂于施灸部位,一是防皮肤灼伤;二是更能增强艾灸活血化瘀、散寒止痛的功效。每日1次,10次为1个疗程,疗程间休息5日,共灸5个疗程。患者治疗2个疗程后,大便次数减少为每日4~5次,时有成形,四肢冰凉的症状也明显

改善,精神状态明显好转。参照疗效标准,属临床好转[3]。

艾滋病腹泻

艾滋病相关性腹泻是艾滋病发展过程中的一种常见并发症,发生率占艾滋病并发症的30%~90%[9],主要是由于患者感染艾滋病病毒后,胃肠道黏膜和免疫功能严重受损而引发的消化道症状。中医学认为,以脾气虚证为多见,治疗以扶正固本、标本兼顾,达到止泻目的。

常用敏化穴及适宜刺激方式

现有1篇[10]艾滋病相关腹泻穴位敏化的相关文献报道,对涉及艾滋病腹泻的6个敏化穴位进行文献计量学分析,发现出现穴位敏化频次较高的穴位主要出现在特定穴周围,为神阙(1)、关元(1)、足三里(1)、天枢(1)、脾俞(1)、三阴交(1)。文献也提示,给予以上易敏化穴位适宜的干预措施,10次为1个疗程,可显著提高临床治疗效果。

【应用举隅】

闵宇燕[10]采用热敏灸联合护理治疗60例艾滋病相关腹泻患者,年龄25~70岁;女22例,男38例。随机分为对照组和治疗组各30例。治疗组采用对症及支持治疗,加用热敏灸联合热敏灸护理,对照组采用对症及支持治疗。施灸时间从10~60 min,标准为热敏化穴的热敏灸感消失为度,每日1次,连续治疗10次为1个疗程,疗程间歇休息2~3日,共治疗3个月。结果显示治疗组总有效率为86.7%,远高于对照组总有效率56.7%。

胆囊术后腹泻

胆囊术后腹泻是一种临床常见疾病,指在胆囊摘除后出现排便次数增多,粪质稀薄,或夹

有黏液、脓血或未消化的食物等症状。国外有学者报道胆囊术后腹泻发生率为15%。国内对200例胆囊术后患者临床病例资料分析后,显示出现腹泻的有42例。概率与年龄呈正相关[11]。该病在胆囊术后发生,发病机制尚不完全明确,其发生与胆囊缺失、肠道菌群、环境、神经内分泌、精神压力等多种因素相关。临床上除腹泻外,常伴有上腹部胀满、上腹部疼痛、上腹部不适、嗳气、反酸等上消化道症状,可同时伴有疲劳乏力、体重下降、情志不畅等全身症状。

常用敏化穴及适宜刺激方式

现有1篇[12]胆囊术后腹泻穴位敏化的相关文献报道,采用热敏灸的刺激方式,主穴为中脘、大肠俞、足三里、下巨虚。脾气虚加脾俞、章门,脾阳虚加命门、神阙、气海、大椎,脾虚夹湿加阴陵泉,肝气乘脾加章门、肝俞。文献也提示,在以上穴位采用热敏灸疗法,可显著提高临床治疗效果。

【应用举隅】

吴继萍[12]采用热敏灸治疗胆囊切除术后脾虚腹泻患者110例,随机分为观察组和对照组各55例。对照组给予常规护理,观察组在常规治疗的同时采用热敏灸疗法,以腹部、腰背部及小腿为高发区。每日灸治1次,每周6次,休息1日,连续治疗2周。结果显示观察组总有效率90.0%,远高于对照组72.7%[7]。

肝硬化腹水合并顽固性腹泻

腹泻是肝硬化腹水患者最常见的并发症,顽固性腹泻可使患者病情进一步加重甚至死亡,目前尚无特效疗法。

常用敏化穴及适宜刺激方式

现有2篇[13,14]肝硬化腹水合并顽固性腹泻穴位敏化的相关文献报道,对涉及的8个敏化穴位进行文献计量学分析,发现出现穴位敏化频次较高的穴位主要出现在特定穴周围,为神阙(2)、关元(2)、气海(2)、足三里(2)、脾俞(2)、肾俞(2)、三阴交(1)、肝俞(1)。文献也提示,给予以上易敏化穴位适宜的干预措施,10次为1个疗程,可显著提高临床治疗效果。

【应用举隅】

杨晓庆[13]采用热敏灸配合中药治疗80例肝硬化腹水并顽固性腹泻患者,其中男性42例,女性38例,年龄46~65岁,平均年龄(53.35±5.43)岁,病程2~6年,平均病程(3.74±0.53)年。随机将其分为观察组和对照组各40例。对照组患者采用西医联合中药加味赤石脂禹余粮汤进行治疗,观察组患者在对照组基础上加用热敏灸治疗。每日1次,4周为1个疗程。观察组患者总有效率为97.5%,显著高于对照组的85.0%[8]。

[1] 李岩.功能性腹泻与肠道菌群失调[J].中国实用内科杂志,2016,36(9):744-746.

[2] Zhao Y F, Guo X J, Zhang Z S, et al. Epidemiology of functional diarrhea and comparison with diarrhea-predominant irritable bowel syndrome: apopulation-based survey in China[J]. PloSone, 2012, 7(8): e4374.

[3] 王黎明,尚国菊,杨生玲,等.隔物灸激发热敏灸感治疗慢性腹泻一例临床观察[J].青海医药杂志,2018,48(5):62-63.

[4] 周月艳,胡蓉,王书杰.温盒灸热敏疗法治疗慢性腹泻患者的效果观察[J].当代护士(中旬刊),2018,25(4):105-106.

[5] 白红华,汪艺,全海珊.热敏灸加手法按摩治疗脾肾阳虚泄泻37例护理观察[J].云南中医中药杂志,2017,38(12):97.

[6] 郑春丽.针刺和热敏灸大肠俞募合穴治疗功能性腹泻的初步临床观察[D].济南:山东中医药大学,2016.

[7] 何凌,姜国平,刘华,等.腧穴热敏化艾灸对慢性腹泻脾肾亏虚证患者胃泌素及胃动素的影响[J].中国中西医结合杂志,

2012,32(4):460-463.

[8] 吴晓亮,李浩,周俊灵.功能性腹泻的灸疗热敏规律观察[J].江西中医药,2011,42(1):50-52.

[9] 倪量,万钢,王融冰,等.311例艾滋病相关腹泻的中医症候特点研究[J].北京中医药,2011,30(5):323-325.

[10] 闵宇燕.热敏灸联合护理在艾滋病并发腹泻患者治疗中的临床观察[J].中国中医药现代远程教育,2019,17(2):127-129.

[11] 吴俊骥.胆囊术后腹泻证治规律探讨[D].南京:南京中医药大学,2019.

[12] 吴继萍.热敏灸对改善胆囊术后脾虚型腹泻的护理探讨[J].护士进修杂志,2014,29(18):1677-1680.

[13] 杨晓庆.加味赤石脂禹余粮汤联合热敏灸治疗肝硬化腹水合并顽固性腹泻临床研究[J].亚太传统医药,2017,13(6):152-153.

[14] 王红霞,党志博,党中勤,等.加味赤石脂禹余粮汤联合热敏灸治疗肝硬化腹水并顽固性腹泻疗效观察[J].广州中医药大学学报,2015,32(2):255-258.

咳 嗽

咳嗽归属于中医学"咳嗽"的范畴,咳嗽本是人体一种本能的自我保护反应,通过咳嗽可以将呼吸道的有害物质排出体外,保持呼吸道的通畅。但频繁剧烈的咳嗽却给患者的生活、工作和社会活动造成了严重的影响,是呼吸道最常见的症状之一,可并见于多种呼吸道疾病。对于不吸烟者,慢性咳嗽发病率为14%~23%。《万病回春》记载:"大抵久嗽者,多属肾气亏损,火炎水涸,或津液涌而为痰者,乃真脏为患也。"

1. 临床表现

主要表现为咳逆有声,咯痰,或伴喉痒。

2. 辅助检查

(1)影像学检查:胸部X线检查能确定肺部病变部位范围与形态,甚至可确定其性质,得出初步诊断。胸部CT检查有助于发现纵隔前后病变、肺内小结节、纵隔肿大淋巴结及边缘肺野内较小的肿物。

(2)诱导痰检查:最早用于支气管肺癌的诊断;显微镜下若有较多嗜酸性粒细胞见于嗜酸细胞性支气管肺炎。

3. 常用敏化穴及适宜刺激方式

现有8篇[1-8]咳嗽穴位敏化的相关文献报道,对涉及的24个敏化穴位进行文献计量学分析,发现出现穴位敏化频次较高的穴位主要集中于背侧足太阳膀胱经以及肺经腧穴,出现频次较高的穴位依次为肺俞(6)、肾俞(3)、脾俞(2)、风门(2)、列缺(1)、尺泽(1)、膏肓(1)、涌泉(1)等。文献也提示,给予以上易敏化穴位适宜的干预措施或结合其他治疗方法,可提高临床治疗效果。

【应用举隅】

李彬等[2]于热敏穴施行悬灸对胃食管反流性咳嗽进行临床疗效评价。①热敏穴的探测:用艾条在患者足阳明胃经、足太阳膀胱经、足太阴脾经、手太阴肺经循行部位及脐周相关区域(内关、梁丘、足三里、中脘、公孙、神阙、脾俞、胃俞、列缺、尺泽等)采用回旋灸、雀啄灸、温和灸等手法进行探查,患者如有灸感反应(透热、传热、扩热或酸胀)时,此部位就是探及的热敏化穴。②治疗操作:先行回旋灸2 min以温热局部气血,再行雀啄灸1 min以加强热敏化灸感,往返循经灸2 min以激发经气,最后行温和灸以发动感传、开通经络,每次治疗1 h。每日1次,共治疗4周。结果显示热敏灸相较于对照组,对于胃食管反流性咳嗽在临床症状、发作次数、生活质量方面都有较好的调整作用。

参 考 文 献

[1] 刘燕玲,邓根,范华清,等.小儿推拿联合热敏灸治疗小儿咳嗽变异性哮喘 30 例[J].江西中医药,2019,50(8):58-60.
[2] 李彬,白辉辉,张一.热敏灸配合质子泵抑制剂治疗胃食管反流性咳嗽疗效观察[J].上海针灸杂志,2019,38(6):597-600.
[3] 蔡靖宜.热敏化艾盒灸对小儿咳嗽变异性哮喘缓解期的临床疗效研究[D].广州:广州中医药大学,2019.
[4] 蔡慧玉.胃食管反流性咳嗽的临床表现特点和穴位压痛规律的研究[D].北京:北京中医药大学,2014.
[5] 杨坤,胡锋,梁超,等.热敏灸配合穴位注射治疗外感久咳 56 例[J].湖北中医杂志,2010,32(9):69-70.
[6] 杨淑荣,许增华,李颖,等.针刺结合艾灸法治疗喉源性咳嗽的疗效观察[J].中华中医药杂志,2010,25(7):1128-1130.
[7] 廖源.腧穴热敏化悬灸治疗哮喘慢性持续期的临床疗效观察[D].广州:广州中医药大学,2010.
[8] 徐振华.热敏灸配合穴位贴敷治疗感冒后咳嗽 26 例临床观察[J].针灸临床杂志,2007(9):49-50.

牙 痛

牙痛归属于中医学"牙宣""骨槽风"的范畴,是指牙齿因各种原因引起的疼痛,为口腔疾患中常见的症状之一,可见于西医学的龋齿、牙髓炎、根尖周围炎和牙本质过敏等。遇冷、热、酸、甜等刺激时,牙齿疼痛发作或加重。中医学认为,本病病机以风热、胃火等引起的最为常见,属于风热的症见牙龈肿胀酸痛、不能咀嚼、腮肿而热等,属于胃火的症见齿痛龈肿、口臭、燥渴、便秘等。

1. 临床表现

其主要表现以牙痛为主,牙龈肿胀,咀嚼困难,口渴口臭,或时痛时止,遇冷热刺激疼痛加重,面颊部肿胀等。牙龈鲜红或紫红、肿胀、松软,有时龈缘有糜烂或肉芽组织增生外翻,刷牙或吃东西时牙龈易出血,但一般无自发性出血,患者无明显的自觉症状,有时可有发痒或发胀感。

2. 辅助检查

(1)一般检查:温度测验或牙髓电测器检查可显示牙髓的反应情况。

(2)影像学检查

1)X 线片检查:① 龋损情况,如部位、范围、有无邻龋、继发龋等;② 牙体发育畸形,如畸形中央尖、畸形舌侧窝等;③ 牙根情况:如牙根发育不全,根部牙折等;④ 髓室及根管情况:如形态、大小,有无髓石、钙化,牙根内吸收等;⑤ 根尖及其根尖周情况:如脓肿、肉芽肿、囊肿及致密性骨炎等;⑥ 痛牙附近有无肿瘤、埋伏牙等。

2)若怀疑为海绵窦血栓性静脉炎或路德维咽峡炎的病例,需要以 CT 或 MRI 为主的影像学检查。

3. 常用敏化穴及适宜刺激方式

现有 6 篇[1-6]牙痛穴位敏化(以痛敏为主)的相关报道,对涉及的敏化穴位进行统计,发现产生痛敏的穴位分布于患侧局部[2]、患侧对侧(左病右取)手阳明大肠经脉邻近处[1]、腹部脐周[5]等。文献也提示,给予以上易敏化穴位适宜的干预措施,5~10 次为 1 个疗程,可提高临床治疗效果。

【应用举隅】

任爱民[1]单刺阿是穴治疗牙痛以进行临床疗效评价。于第 2、第 3 掌指关节间,找出痛敏化最明显的一点,皮肤常规消毒后,选用 28~32 号、0.5~1 寸毫针,快速进针,行捻转强刺激泻法,使针感传至病痛之所,以患者能耐受为度,每隔 5 min 行针 1 次,留针 30 min。视疼痛程度,每日可针刺 1~2 次。治疗结束后发现,针刺 1 次疼痛消失者占 48.0%,针刺 2 次疼痛消失者占 46.0%,针刺 3 次后疼痛消失者 6.0%。有效率为 100.0%。治疗最少 1 次,最多 3 次。

其中伴牙周脓肿患者,配合三棱针局部点刺放血;伴有龋齿、残牙及蛀牙者,疼痛消除后转入口腔科治疗。

参 考 文 献

[1] 任爱民.单刺阿是穴治疗牙痛[J].中国针灸,2000(5):319.
[2] 龙岳柳.蜂针疗法治好牙痛病[J].蜜蜂杂志,2015(12):5.
[3] 郭旭光.神奇的指压疗法[J].农村经济与科技,1996(5):47.
[4] 陈国卫,胡谦友,逯越.针刺阿是穴速止牙痛的临床观察[J].空军医高专学报,1998(1):3-5.
[5] 吕文超,葛宝和,陈凯吉.针刺脐周压痛点治疗牙痛[J].山西中医,2012,28(6):21.
[6] 廖少红.针刺治疗牙痛 56 例[J].新中医,1997(2):24-25.

尿潴留

尿潴留又称尿滞留、尿液滞留,归属于中医学"癃闭""淋浊"的范畴,是指尿液排出障碍,滞留在膀胱中。它是许多疾病、外伤、手术或麻醉等因素所引起的临床综合征,根据发生的快慢分为急性尿潴留和慢性尿潴留,其最常见的病因是良性前列腺增生症。中医学认为,本病主要病变在膀胱,治宜调畅三焦气机,通利膀胱。

1. 临床表现

(1)急性尿潴留:突然完全无法排尿,膀胱不断涨大,必须立即导尿。

(2)慢性尿潴留:初期感觉尿流细小、滴沥不止、尿完仍有残尿感,继而频尿、残尿越来越多,膀胱也越来越大,最后弹性疲乏,容积可超过 1 L。由于长期余尿,两侧肾脏的尿液无法正常流入膀胱,也会导致双侧肾积水。

必须指出的是,患者没有排尿不等于就是尿潴留。

2. 辅助检查

(1)体格检查:肛门指诊可确定前列腺的大小、质地、表面光滑度、触痛,以及前列腺的肿瘤。下腹膀胱充盈情况的检查,可了解尿潴留的程度。阴茎包皮包茎的检查和阴茎尿道裂检查,有助于明确阴茎疾患引起的排尿困难。神经系统检查、脊柱检查有助于神经系统引起排尿困难的诊断。

(2)实验室检查:尿常规检查可评估有无感染、血尿、蛋白尿、尿糖;血清尿素氮、肌酐、电解质检查可评估是否存在因下尿路(尿道)梗阻引起的肾功能衰竭情况;血糖检查可评估是否有未诊断或未控制的糖尿病和神经源膀胱;前列腺特异性抗原检查若明显升高,常见于前列腺癌,但在良性前列腺增生、前列腺炎和急性尿潴留时也可能轻度升高。

(3)影像学检查:肾脏及膀胱超声检查可测量排尿后膀胱内残余尿量,还可发现膀胱和尿道结石、肾盂积水和上尿路疾病;盆腔超声、腹部及盆腔 CT 检查可评估是否有盆腔、腹部或腹膜后肿块或恶性肿瘤压迫膀胱及后尿道;脑 MRI 或 CT 检查可评估颅内病变,包括肿瘤、卒中、多发性硬化症等对大脑与膀胱之间神经信号产生干扰的中枢性疾病;脊柱 MRI 检查可评估有无腰椎间盘突出症、马尾综合征、脊柱肿瘤、脊髓压迫、多发性硬化症,这些疾病均可能会对神经产生压迫,干扰大脑、脊髓与膀胱之间的信号联系。

3. 常用敏化穴及适宜刺激方式

现有 27 篇[1-27]尿潴留穴位敏化(以热敏、痛敏为主)的相关文献报道,对涉及的敏化穴位进行统计,发现热敏化腧穴以腰背部、下腹部为高发区,出现频次较高的穴位依次为中极(14)、关元(13)、气海(10)、神阙(6)、三阴交(5)、曲骨(5)、足三里(3)、长强(3)、水道(2)、胃俞(2)、膀胱俞(1)、肺俞(1)、八髎穴(1)、腰俞穴(1)、腰阳关(1),阿是穴多位于耻骨上区域或大腿上 1/3 内侧等部位。文献也指出,给予易敏化穴位相应适宜的干预措施,每日治疗 1 次,5~7 次为 1 个疗程,即可达到临床治疗效果。

【应用举隅】

胡建芳等[20]用热敏灸治疗肛肠病术后急性尿潴留,并进行临床疗效评价。采取灸感法选取热敏化腧穴,以腰背部、下腹部为高发区,多出现在肺俞、关元俞、中极等区域。根据其出现热敏化的不同,分别进行回旋、雀啄、往返、温和灸四步法操作。先行回旋灸 2 min 温热局部气血,继以雀啄灸 2 min 加强敏化,循经往返灸 2 min 激发经气,再施以温和灸发动传感、开通经络。① 肺俞温和灸:患者可感觉有一股暖流直接向下传导至腰骶部,25~35 min 后,传感消失,遂停灸。② 关元俞温和灸:患者自觉热感深透至下腹腔,25~35 min 后,传感消失,停灸。③ 中极温和灸:患者自觉热感深透下腹腔,20~30 min 后,传感消失,停灸。每日治疗 1 次,5 次为 1 个疗程,治疗 1 个疗程。治疗结束后发现肛肠病术后急性尿潴留症状完全消失,小便通畅,住院期间未再复发者占 93.1%;显效:症状基本消失,小便已排出,但不很通畅,每次排出的量比较少,稍有尿频尿急的感觉,计 4 例,占 6.9%;无效:症状无明显改变,计 0 例。有效率为 100.0%。治疗最少 1 次,最多 5 次。

参考文献

[1] 裴贵兵,张波.穴位注射法预防痔上黏膜环形切除钉合术后尿潴留[J].广东医学,2011,32(21):2859-2861.

[2] 毛二莉,索吕,纪婕,等."扳机点"刺激结合意念训练对早期卒中患者自主排尿功能恢复作用的研究[J].中国脑血管病杂志,2019,16(5):249-252.

[3] 侯艳.不同节段脊髓损伤患者膀胱功能康复的优化护理研究[D].石家庄:河北医科大学,2018.

[4] 曹义娟,韩丛辉,祁玉娟,等.女性糖尿病神经源性膀胱的神经营养因子与扳机点排尿的治疗研究[J].中国地方病防治杂志,2016,31(11):1307-1319.

[5] 梁小丽,张春蕾.女性顽固性尿潴留的治疗体会[J].山西职工医学院学报,2002,12(1):21.

[6] 杨文增,郭景阳,古德强,等.神经营养因子及扳机点排尿治疗女性糖尿病神经源性膀胱的临床疗效分析[J].中国全科医学,2012,36(15):4254-4256.

[7] 周春姣,李莉,张广清.20 例颅脑术后尿潴留病人行腧穴热敏化艾灸治疗的效果观察[J].全科护理,2010,8(5):1223-1224.

[8] 刘桂花.艾灸治疗术后尿潴留患者的疗效观察[J].实用临床医学,2013,12(14):122.

[9] 张利娟,张广清,张卫英,等.艾灸治疗术后尿潴留随机对照试验的系统评价[J].现代中西医结合杂志,2016,8(25):815-821.

[10] 师九平.艾条盒灸防治混合痔术后疼痛、尿潴留的临床疗效观察[D].成都:成都中医药大学,2014.

[11] 吴晶晶.基于"未病先防"理论用热敏灸合耳穴防治外剥内扎术后并发症观察[D].成都:成都中医药大学,2015.

[12] 郭珍,陈海燕,林秀贞.热敏化艾盒灸对 PPH 术后尿潴留的疗效观察[J].光明中医,2014,12(29):2644-2645.

[13] 萧蕙,包庆惠,马玲热.敏灸对中风患者留置尿管的影响[J].护士进修杂志,2011,13(26):1185-1186.

[14] 钟雪.热敏灸防治根治性子宫切除术后尿潴留的临床研究[D].广州:广州中医药大学,2015.

[15] 萧蕙,包庆惠,王琳.热敏灸减少中风患者拔尿管后重插的临床观察[J].新中医,2008,6(24):78-79.

[16] 饶建凤,刘素琴.热敏灸配合莱菔子烫熨法促进肛肠外科手术后患者排尿的效果观察[J].中外医学研究·现代护理,2016,33(14):66-68.

[17] 鲁平平,丁盼盼,高奥然.热敏灸预防混合痔术后尿潴留临床研究[J].实用中医药杂志,2019,35(2):226-227.

[18] 谢宏琼,刘玲.热敏灸在老年性股骨粗隆间骨折术后尿潴留的临床应用[J].中国中医药现代远程教育,2016,14(14):118-119.

[19] 王智吊,闵友江.热敏灸治疗不完全性脊髓损伤性尿潴留的疗效观察[J].成都中医药大学学报,2013,36(3):60-63.

[20] 胡建芳,曾士林.热敏灸治疗肛肠病术后急性尿潴留58例[J].中国针灸,2011,31(4):380.

[21] 邓永文,张全辉.热敏灸治疗混合痔外剥内扎术后尿潴留33例[J].江西中医药,2014,383(45):51-68.

[22] 巫秋珍,刘连芳,彭小桃.热敏灸治疗癃闭25例[J].中国中医药现代远程教育,2015,8(13):80-81.

[23] 刘祖琴,王万里,张波.热敏灸治疗妊娠早期尿潴留症1例[J].江西中医药,2016,47(5):60-61.

[24] 周春姣,李莉,张广清.腧穴热敏化艾灸干预对预防颅脑术后尿潴留的作用[J].广东医学,2011,17(32).

[25] 陈捷晗,周春姣,张广清.腧穴热敏化艾灸减少脑肿瘤患者术后拔除尿管后尿潴留的护理[J].广东医学,2010,18(31).

[26] 徐琛,叶茂.腧穴热敏化艾灸治疗肛肠病术后尿潴留60例临床观察[J].结直肠肛门外科,2008,1:36-37.

[27] 闻永,王季.腧穴热敏化艾灸治疗肛肠术后尿潴留的临床研究[J].西部中医药,2013,1(26):104-105.

肥胖症

肥胖症据其临床表现应归属于中医学"肥人""肥满"的范畴,是指人体脂肪累积过多而对健康造成负面影响的身体状态,可能导致寿命减短及各种健康问题。目前成人与儿童的肥胖症发生率都在上升,且女性较男性更常发生。中医学认为,本病病因为饮食不节、久卧久坐、先天禀赋、脏腑功能失调和七情所伤,其病机多归结为脾肾气虚,痰湿壅滞。

1. 临床表现

其主要表现为脂肪的不正常积累而对健康造成负面影响的身体状态,通常为超出正常体重的20%以上。肥胖者的特征是身材外形显得矮胖、浑圆,脸部上窄下宽,双下颏,颈粗短,向后仰头枕部皮褶明显增厚。胸圆,肋间隙不显,其双乳因皮下脂肪厚而增大。站立时腹部向前凸出而高于胸部平面,脐孔深凹。短时间明显肥胖者在下腹部两侧、双大腿、上臂内侧上部和臀部外侧可见细碎紫纹或白纹。儿童肥胖者外生殖器埋于会阴皮下脂肪中而使阴茎显得细小而短。手指、足趾粗短,手背因脂肪增厚而使掌指关节突出处皮肤凹陷,骨突不明显。

(1)单纯性肥胖症:可见于任何年龄,约1/2成年肥胖者有幼年肥胖史,一般呈体重缓慢增加(女性分娩后除外)。短时间内体重迅速地增加,应考虑继发性肥胖症。男性脂肪分布以颈项部、躯干部和头部为主,而女性则以腹部、下腹部、胸部乳房及臀部为主。

(2)轻至中度原发性肥胖症:可无任何自觉症状,重度肥胖者则多有怕热、活动能力降低,甚至活动时有轻度气促、睡眠时打鼾。可有高血压、糖尿病、痛风等临床表现。

2. 辅助检查

(1)实验室检查:① 血脂检查,包括胆固醇、三酰甘油和高、低密度脂蛋白测定。② 血糖检查,包括葡萄糖耐量试验、血胰岛素测定。③ 脂肪肝检查,包括B超、CT检查。④ 水代谢检,有利尿激素测定。⑤ 性激素测定,包括卵泡生成素、促黄体生成素、雌二醇、孕酮、睾酮和泌乳素。⑥ 检查血皮质醇、T3、T4、TSH等,用以除外间脑性、垂体性、肾上腺皮质功能、甲状腺功能和自主神经紊乱等。

但注意由于肥胖症引起的一系列内分泌功能障碍也可引起上述检查不正常。

（2）其他检查：为除外继发性肥胖症，可考虑做下述检查以鉴别诊断。① MRI 检查：蝶鞍是否扩大、骨质有无明显破坏。② 心血管检查：心电图、心功能、眼底等。③ 肥胖患者的常规检查项目：实测体重、体重指数、肥胖体型、脂肪百分率、B 超测定皮脂肪厚度、测血压。

3. 常用敏化穴及适宜刺激方式

现有 17 篇[1-17]肥胖症穴位敏化（以热敏及痛敏为主）的相关文献报道，对涉及的敏化穴位进行统计，发现治疗采用的阿是穴常取于肥胖局部[15]，而热敏化出现的穴位为中极（2）、足三里（2）、丰隆（2）、关元（2）、气海（1）、中脘（1）、神阙（1 次）、气冲（1）、命门（1）、带脉（1）、肾俞

（1）、天枢（1）、脾俞（1）、水分（1）、子宫（1）、三阴交（1）、合谷（1）等。同时，文献也提示，给予以上易敏化穴位相应适宜的干预措施，3～9 次为 1 个疗程，可提高临床治疗效果。

【应用举隅】

王琳等[15]依据中医基本理论对不同证型进行辨证施治，以阿是穴结合正经穴位埋线施治，并进行临床疗效评价。若是腹部肥胖，则选取仰卧位腹部最高点进行埋线；若腿部肥胖，也选取局部肥胖点进行治疗，另外再酌情选用肥胖部位次高点等。一般正经穴位选用 4 个，局部阿是穴选用 4 个，共计 8 个穴位。每周埋线 1 次，4 周为 1 个疗程。两个疗程治疗结束后发现于以上穴位施行局部阿是穴结合正经穴位埋线的治疗有效率达 93.75%，优于单纯阿是穴埋线与正经穴位埋线。且患者体重、体重指数、体脂百分率均显著降低。

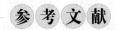

参 考 文 献

［1］ 卢君,李健,何玉婷.热敏灸结合补肾活血化痰中药治疗肥胖型 PCOS 不孕的临床研究[J].中国医学创新,2019,16(23)：52－56.

［2］ 杨宜花,翁家俊,赵永红.热敏灸联合实脾散治疗脾肾阳虚型肥胖并发高脂血症疗效观察[J].中医临床研究,2019,11(23)：56－58.

［3］ 徐明明.薄氏腹针为主治疗单纯性肥胖症的临床观察[D].广州：南方医科大学,2008.

［4］ 廖子俊,朱万云.蜂针疗法辅以节食措施治疗肥胖症[J].中国蜂业,2011,62(Z9)：66－68.

［5］ 谭金凤,赵晖,许婧.近 5 年针灸减肥研究进展[J].湖南中医杂志,2014,30(3)：174－176.

［6］ 卢文.埋线、电针治疗单纯性肥胖病对照研究[D].南京：南京中医药大学,2006.

［7］ 阮慧红,黄志勇,李素荷.穴位埋线及电针对单纯性肥胖症疗效和生存质量的比较研究[J].湖北中医杂志,2011,3(33)：22－23.

［8］ 谢长才,孙健,于涛,等.穴位埋线治疗单纯性肥胖量效关系的临床研究[J].中国中医基础医学杂志,2012,11(18)：1250－1256.

［9］ 曹春梅.穴位埋线治疗单纯性肥胖症 150 例疗效观察[J].新中医,2006,8(38)：62－63.

［10］ 任晓艳.穴位埋线治疗肥胖症[J].上海针灸杂志,2012,1(31)：67－68.

［11］ 吴冕.张瑛主任医师运用穴位微创埋线治疗肥胖症经验[J].广西中医药,2016,4(39)：53－54.

［12］ 王卫刚,白宇望,郑萍.针刺为主治疗单纯性肥胖 42 例临床观察[J].陕西中医学院学报,2004,6(27)：63－64.

［13］ 张理梅,张蓉.针灸减肥存在的问题与对策[J].辽宁中医药大学学报,2009,10(11)：136－137.

［14］ 杨志新.单纯性肥胖症[J].中国临床医生杂志,2007,12(35)：15－17.

［15］ 王琳.正经穴位埋线、局部阿是穴线及二者结合治疗单纯性肥胖症的临床对比研究[D].成都：成都中医药大学,2008.

［16］ 郭克栩.中医辨治肥胖症[J].中国民间疗法,2007,9(15)：43－44.

［17］ 张柳,刘红伟,王丹,等.中医治疗单纯性肥胖临床研究概述[J].实用中医药杂志,2013,9(29)：780－782.

肿瘤及放化疗后并发症

肿瘤也称赘生物,归属于中医学"癥瘕""积聚""痰核""痈疮""肿毒""石瘕""肠覃""痞气""失荣""乳岩"等范畴,是机体在各种致癌因素作用下,局部组织的某一个细胞在基因水平上失去对其生长的正常调控,导致其克隆性异常增生而形成的新生物。一般认为,肿瘤细胞是单克隆性的,即一个肿瘤中的所有瘤细胞均是一个突变细胞的后代。一般将肿瘤分为良性和恶性两大类,良性肿瘤一般称为"瘤",恶性肿瘤来自上皮组织者称为"癌"、来自间叶组织者称为"肉瘤"。某些恶性肿瘤也可称"瘤"或"病",如恶性淋巴瘤、精原细胞瘤、白血病、霍奇金淋巴瘤等。所有恶性肿瘤习惯称为癌症或癌肿。

不同肿瘤及其并发症以及放化疗或术后并发症的病因病机也不尽相同。中医学认为,如胰腺癌的发生主要由于气机不畅,湿浊内生,湿热邪毒,积聚而成。子宫肌瘤是由血行瘀阻而致,诸如因寒邪侵入胞宫而使气血瘀阻者有之,脾虚生痰、痰瘀互结,结于胞中者亦有之。肿瘤晚期患者由于病程日久,正邪交争,其机体阳气加速虚损,导致寒湿痰瘀等阴邪进一步增加,而阴邪又伤阳气,从而出现"邪愈盛、正愈虚"的恶性循环。如肿瘤晚期患者精、气、神都日益衰弱,常见神疲乏力、畏寒肢冷等症状,肿瘤患者手术后伐伤正气,亦常表现为全身乏力、四肢厥冷等症状,均是阳气虚衰的表现;化、放疗后脾胃虚弱、功能紊乱为"脾胃阳虚,寒湿困脾",或"湿遏热伏,中焦升降"失常所致;化、放疗后的骨髓抑制,白细胞降低属中医学的"正气大伤,脾肾两虚";癌性疼痛多由于肿瘤患者病程日久、寒湿瘀虚夹杂,经络不通或经络不荣所致;

肝癌、肺癌晚期患者脾肾阳虚、三焦水道不利,水液潴留,积为胸腔积液、腹腔积液;肿瘤晚期患者阳气亏虚,肠道传导无力,或阴血不足,肠道濡润失养,常出现便秘[1]。

1. 临床表现

肿瘤对机体形态、功能造成的影响,因肿瘤的性质、部位、所在器官的特点等而异。良性肿瘤对人体危害小。恶性肿瘤,在其始发阶段,由于范围小,对所在脏器或器官不造成功能障碍,故无特别可引起注意的表现。当肿瘤生长至一定程度后,常由于以下原因造成临床症状:① 肿瘤影响所在器官的正常生理功能,如肺癌致咳嗽咯血,胃癌致胃痛、消化不良。② 肿瘤体积扩展后对腔道脏器造成阻塞,如食管癌致进食困难,肠道肿瘤致梗阻。③ 肿瘤增大压迫或侵犯附近器官,如纵隔肿瘤引起呼吸困难或上腔静脉压迫,甲状腺癌可侵犯喉返神经。④ 某些肿瘤具有内分泌功能,造成相应症状,如甲状腺髓样癌可有腹泻表现。

放化疗后并发症有以下表现。① 身体衰弱:患者可出现周身疲乏无力、精神萎靡、出虚汗、嗜睡等。② 免疫功能下降:化疗药物可损害患者的免疫系统,导致免疫功能缺陷或下降。免疫功能指标如 E-玫瑰结试验、CH50、C3 补体、T 细胞亚群、NK 细胞活性、白介素 II 等,在化疗后均可不同程度地较化疗前下降。大部分抗肿瘤化疗药物有免疫抑制作用。③ 骨髓抑制:大多数化疗药物均可引起骨髓抑制,表现为白细胞和血小板下降,甚者红细胞、血色素下降等。④ 消化障碍:食欲下降、饮食量减少、恶心、呕吐、腹胀、腹痛、腹泻或便秘等。很多化疗药物通过刺激胃肠道黏膜引发上述症状。⑤ 炎症反应:发热、头晕、头痛、口干、口舌生疮等。⑥ 心脏毒性:部分化疗药物可产生心脏毒性,损害心肌细胞,患者出现心慌、心悸、胸闷、心前区不适、气短等症状,甚至出现心力衰竭。心电图检查可出现 T 波改变或 S-T 段改变等。⑦ 肾脏毒性:有些化疗药大剂量可引起肾功能损害而出现腰痛、肾区不适等。⑧ 肺纤维化:环磷酰胺、长春新碱、博莱霉素等可引起肺纤维化,拍胸片可见肺纹理增粗或呈条索状改变。对既往肺功能差的患者来说更为危险,甚者可危及生命。⑨ 静脉炎:绝大多数化疗药物的给药途径是静脉滴注,可引起不同程度的静脉炎,病变的血管颜色变成暗红色或暗黄色,局部疼痛,触之呈条索状。严重者可导致栓塞性静脉炎,发生血流受阻。⑩ 神经系统毒性:主要是指化疗药物对周围末梢神经产生损害作用,患者可出现肢端麻木、肢端感觉迟钝等。如长春新碱、长春碱、长春酰胺、诺威本等均可出现不同程度的神经毒副反应。⑪ 肝脏毒性:几乎所有的化疗药物均可引起肝功能损害,轻者可出现肝功能异常,患者可出现肝区不适;甚者可导致中毒性肝炎。⑫ 膀胱炎:异环磷酰胺、斑蝥素、喜树碱等可使患者出现小腹不适或胀痛、血尿等一系列药物性膀胱炎症状。

2. 辅助检查

(1) 实验室检查:可测定肿瘤标志物;胚胎性抗原标志物;糖类抗原标志物;酶类抗原标志物;激素类抗原标志物;基因类标志物。

(2) 影像学检查:大体上可分为 5 个类型。① 以 X 线穿透人体为基础的影像,包括普通 X 线摄影、CR(计算机 X 线摄影成像)、X 线 CT(计算机 X 线体层摄影);② 磁共振成像;③ 核医学显像,包括 PET(正电子发射断层)显像;④ 放射影像与核医学影像融合的解剖-功能影像;⑤ B 型超声波显像。其各自有本身的特点,视病情而选用。

3. 常用敏化穴及适宜刺激方式

现有 46 篇[1-46]肿瘤穴位敏化(以痛敏、热敏为主)的相关文献报道,发现涉及敏化穴位研究的相关肿瘤疾病或症状主要为癌性疼痛(13篇)、骨髓抑制(6 篇)、胃肠道症状(5 篇)、便秘(3 篇)、肠癌(2 篇)、腹腔积液(2 篇)、膀胱刺激症状(2 篇)、尿潴留(2 篇)、乳腺癌术后上肢淋巴水肿(2 篇)、癌性疲乏(2 篇)、失眠(2篇)、抑郁(2 篇)、卵巢囊肿(2 篇)、周围神经损伤(2 篇)、胸腔积液(2 篇)、治疗所致肌肉骨关节疼痛(2 篇)、肿瘤体表淋巴结转移治疗(2篇)等。研究主要集中在癌性疼痛、骨髓抑制、胃肠道症状 3 方面。

癌性疼痛:现有 13 篇癌性疼痛穴位敏化的相关文献报道,以痛敏化为主。文献显示,患者阿是穴基本分布于患处或转移局部[13],给予治疗措施以穴位敷贴为主[25],每日治疗 1 次,7~10 次为 1 个疗程,可提高临床治疗效果。

骨髓抑制:现有 6 篇骨髓抑制穴位敏化(以热敏为主)的相关文献报道,对涉及的敏化穴位进行统计,发现热敏化出现的穴位为中脘(2)、足三里(2)、关元(2)、肾俞(2)、膈俞(2)、大椎(2)、上巨虚(1)、神阙(1)、天枢(1)。文献也提示,给予以上易敏化穴位热敏灸疗法[28,38],每日 1 次,于化疗第 1 日开始,14 次为 1 个疗程,可提高临床治疗效果。

胃肠道症状:现有 5 篇胃肠道症状穴位敏化(以痛敏化、热敏化为主)的相关文献报道,对涉及的敏化穴位进行统计,发现热敏化出现频次较高的穴位依次为中脘(3)、足三里(3)、内关(2)、上巨虚(1)、神阙(2)、天枢(2)、天突穴(1)、太冲(1)、关元(1 次)、胃俞(1)。文献也提示,给予以上易敏化穴位热敏灸疗法[30,44,46],每日 1 次,每穴 10~30 min 不等,3~7 次为 1 个疗程,可提高临床治疗效果。

【应用举隅】

(1) 癌性疼痛:李斌[3]采用阿是穴施灸联

合西药治疗恶性肿瘤骨转移,并进行临床疗效评价。以局部阿是穴为灸点,采用以下操作。① 回旋灸:艾条对准施灸部位,在距离皮肤3 cm 左右,均匀地左右方向移动或往复回旋施灸,灸 1~3 min 为宜。② 雀啄灸:艾条对准施灸部位,一上一下地摆动,灸 1~2 min 为宜。③ 循经往返灸:沿经络循行往返匀速移动施灸,以 2~3 min 为宜。④ 温和灸:艾条对准施灸部位,在距离皮肤 3 cm 左右施行温和灸。上述灸法均以患者感觉施灸部位温暖舒适为度,共灸 10~15 min,每日 1 次,共 10 日,28 日为 1个周期,共治疗 3 个周期。治疗结束后发现于以上穴位施行灸法的治疗有效率达 93.3%。其止痛起效时间、疼痛缓解时间、生活质量评估情况和活动能力皆优于单纯西药治疗。

(2) 骨髓抑制:吴锦燕等[28]采用热敏灸预防化疗后恶性肿瘤患者骨髓抑制,并进行临床疗效评价。具体操作如下:患者取俯卧位,将腰背部充分暴露后,取大椎、双侧肾俞、双侧膈俞和双侧足三里,用燃烧的艾条在患者的大椎、肾俞、膈俞等穴位周围寻找敏感穴(即有扩热、传热、透热等特殊感觉的穴位),并对其进行标记。再用燃烧的艾条对热敏穴进行回旋灸促进局部气血温通,用雀啄灸的方式加强热敏穴敏化,用循经往返灸的方式促进经气激发,用温和灸的方式发动感传,达到开通经络的目的,四个阶段的艾灸时间分别为 2 min、1 min、2 min、15 min。该阶段艾灸结束后,患者改取仰卧位,暴露下肢膝关节后,以同样的方式寻找足三里

穴附近的热敏化穴,施以热敏灸。每日热敏灸 1 次,从化疗开始的第 1 日开始,连续艾灸 2 周。治疗结束后发现患者在化疗期间施以热敏灸,化疗结束后白细胞、粒细胞、血小板、血红蛋白水平下降程度更低(检测结果均不在正常参考范围内),其治疗总有效率达 93.33%。

(3) 胃肠道症状:刘艳玲等[30]采用热敏灸防治恶性肿瘤化疗所致虚证恶心呕吐,并进行临床疗效评价。具体操作如下:按照灸感法,在中脘、神阙、内关、足三里、胃俞(共 5 穴)处探查其热敏化穴位。患者充分暴露中脘、神阙、内关、足三里、胃俞穴区,用点燃的纯艾条分别在上述穴区,距离皮肤 3 cm 左右处施以温和灸,当施灸部位出现灸热的渗透、扩散或传导等现象,该点即为热敏化穴位,并标明所在位置。然后,分别在上述已探明的热敏化穴位上实施艾条悬灸,即用艾条对敏感穴先行回旋 2 min 温通局部气血,继以雀啄灸 1 min 加强敏化,循经往返灸 2 min 激发经气,最后温和灸 15 min 发动感传、开通经络,每穴平均施灸时间约为 20 min,要求施灸时出现灸热的渗透、扩散或传导等敏化现象,直至这些现象消失为 1 次治疗过程;于化疗前 1 日开始,每日 1 次,每日上午 9~11 点钟开始治疗,7 日为 1 个疗程。治疗所用艾条均选取清艾条,长 20 cm、直径 1.8 cm,每支重约 28 g。治疗结束后发现热敏灸联合昂丹司琼可显著改善患者恶心、呕吐、食欲各项指标,能有效地降低恶性肿瘤化疗所致的虚证恶心呕吐的程度,提高患者对化疗的耐受性。

参 考 文 献

[1] 黄仙保,陈彦奇,谢丁一,等.陈日新教授"阳常不足,阴常有余"学术思想指导热敏灸在肿瘤康复中的临床应用[J].中国针灸,2020,1(40):79-83.

[2] 王道均."上补下泻"针法治疗癌痛的临床研究[D].杭州:浙江中医药大学,2018.

[3] 李斌.阿是穴施灸联合西药治疗恶性肿瘤骨转移的疗效分析[J].中国中医药科技,2013,20(3):286-287.

［4］ 严妍,程园园,任晓琴.艾灸对癌痛患者阿片类药物镇痛致便秘的疗效观察[J].中医药临床杂志.2014,26(8)：785－786.

［5］ 卜俊敏,余榕键,付婷婷,等.冰芥散穴位敷贴治疗体表淋巴结转移瘤疗效观察[J].中药材,2018,41(5)：1223－1225.

［6］ 李军,黄梅,林曼迪,等.苍龟探穴法针刺阿是穴治疗乳腺癌芳香化酶抑制剂所致肌肉骨关节疼痛的临床效果[J].中国医药导报,2019,16(13)：132－135.

［7］ 漆学智,陈李圳,张晓宁,等.肠癌患者痛敏穴位的分布[J].中国针灸,2017,37(9)：963－966.

［8］ 吴靖.电针夹脊穴及阿是穴治疗腰椎间盘突出症的临床研究[D].广州：广州中医药大学,2010.

［9］ 赵莹.电针配合耳针治疗气虚血瘀型乳腺癌术后上肢淋巴水肿的临床研究[D].昆明：云南医药大学,2019.

［10］ 王亚萍.蜂针治疗轻中度癌性疼痛的临床观察[D].广州：广州中医药大学,2013.

［11］ 漆学智.功能性肠病与肠癌患者穴位压痛阈敏化的研究[D].北京：中国中医科学院,2013.

［12］ 李君,张丽君,何慧玲,等.古代艾灸治疗乳房肿瘤文献初探[J].中医文献杂志,2017,6：19－21.

［13］ 马炳亚,朱世杰,芦殿荣,等.近5年针灸治疗癌性疼痛的国内外临床研究述评[J].针灸临床杂志,2019,35(7)：83－88.

［14］ 王春晖,孙艳丽,李倩,等.裴晓华治疗乳腺癌术后上肢淋巴水肿经验[J].中医学报,2019,3(34)：513－516.

［15］ 邓江玲.魏连贴穴位贴敷治疗癌痛的临床观察[D].乌鲁木齐：新疆医科大学,2010.

［16］ 王捷.温针灸治疗肺癌骨转移中重度疼痛的临床研究[D].广州：广州中医药大学,2019.

［17］ 张黎,崔峰,周娟,等.消积镇痛膏贴敷治疗重度癌性疼痛临床疗效观察[J].新疆医科大学学报,2016,9(39)：1123－1131.

［18］ 苏丽,张兴龙,郑磊,等.消瘤止痛散外敷阿是穴治疗癌性疼痛临床观察[J].安徽中医药大学学报,2020,2(39)：32－35.

［19］ 孙兴华,洪月光,汪旻琦,等.消癌止痛贴穴位贴敷对肝癌镇痛作用的临床疗效观察[J].解放军预防医学杂志,2016,3(34)：128.

［20］ 吴兰珍,王亚红.针灸宁心安神法治疗肿瘤疼痛疗效观察[J].新疆中医药,2015,6(33)：34－36.

［21］ 罗纳雷.针灸治疗癌性疼痛的应用进展[J].现代预防医学,2012,1(39)：254－255.

［22］ 杨俊.镇痛灸治疗恶性肿瘤轻中度疼痛的疗效观察[J].内蒙古中医药,2015,9：49.

［23］ 王惠琴,李天浩,雷琰,等.止痛方穴位贴敷加电磁波照射治疗肺癌骨转移痛临床观察[J].西部中医药,2014,3(27)：112－114.

［24］ 李辉,罗浩.指压反阿是穴治疗肿瘤病人输液痛的效果观察[J].全科护理,2010,11(8)：2851.

［25］ 陈婷玉,林旭星,方凤贞.中药外敷阿是穴对肿瘤患者疼痛影响的Meta分析[J].中医药临床杂志,2019,31(4)：706－712.

［26］ 张静,王玲玲.艾灸治疗化疗常见副反应的研究进展[J].世界中西医结合杂志,2014,4(9)：443－445.

［27］ 黄达坤,林峰,李海馨,等.电针联合热敏灸对良性前列腺增生患者血清PSA、TNF－α、IL－6、EGF的影响[J].中医学报,2019,8(34)：1783－1787.

［28］ 吴锦燕,吴薏婷.恶性肿瘤患者化疗后行热敏灸对骨髓抑制的预防效果[J].中国当代医药,2017,24(20)：76－78.

［29］ 崔尚敏,关伟强,郑若楠,等.隔姜灸对化疗患者与健康成人各时段热感度对比研究[J].中医学报,2014,4(29)：607－609.

［30］ 刘艳玲,邓力.热敏灸防治恶性肿瘤化疗所致虚证恶心呕吐的临床疗效观察[J].浙江中医药大学学报,2017,41(3)：249－251.

［31］ 吴辉渊,郭红飞,徐婷,等.热敏灸干预对中晚期肺癌患者癌因性疲乏的作用[J].针灸临床杂志,2016,7(32)：52－54.

［32］ 来光华,朱连珠,朱八梅,等.热敏灸缓解吡柔比星膀胱灌注化疗后膀胱刺激症状的效果观察[J].护理与康复,2014,4(13)：375－377.

［33］ 廖慧慧.热敏灸减轻肿瘤化疗后患者骨髓抑制的临床研究[D].南昌：江西中医药大学,2019.

［34］ 杜一鹏.热敏灸联合红金消结片治疗卵巢囊肿的疗效观察[J].哈尔滨医药,2019,3(39)：289－290.

［35］ 窦丽,胡冬雪,聂玉琴.热敏灸联合聚焦解决模式预防膀胱癌患者吡柔比星膀胱灌注化疗后膀胱刺激征疗效及对治疗依从性和生活质量的影响[J].现代中西医结合杂志,2019,28(36)：4077－4081.

［36］ 鲁媛媛,刘丹,谢芳芳,等.热敏灸联合图谱法盆底肌功能锻炼治疗子宫颈癌根治术后膀胱功能障碍效果分析[J].陕西中医,2017,4(38)：436－437.

［37］ 喻国华,艾瑛.热敏灸与药物对比治疗局限性白癜风临床观察[J].中国针灸,2014,4(34)：337－340.

［38］ 越慧萍,吴薏婷,吴锦燕.热敏灸预防化疗致恶性肿瘤患者骨髓抑制的临床效果观察[J].肿瘤药学,2013,3(4)：300－302.

［39］ 周海平.热敏灸治疗阿片类药物相关性便秘的临床研究[D].广州：广州中医药大学,2016.

［40］ 陈永,李永强,张长明,等.热敏灸治疗多西他赛化疗导致痛觉过敏1例[J].上海针灸杂志,2013,6(32)：507.

[41]　柳华伟,刘祖琴,王万里,等.热敏灸治疗恶性肿瘤腹水临床观察[J].实用中医内科杂志,2019,6(33)：55-57.

[42]　张月腾.热敏灸治疗心脾两虚型肿瘤相关性失眠的临床研究[D].广州：广州中医药大学,2017.

[43]　刘艳玲.热敏灸治疗肿瘤相关性抑郁的临床研究[D].广州：广州中医药大学,2017.

[44]　冯万芹,王瑞林.十一味参芪胶囊内服和热敏灸法对结直肠癌术后气血两虚证化疗患者的干预[J].中国实验方剂学杂志,2016,22(10)：170-174.

[45]　陈捷晗,周春姣,张广清.腧穴热敏化艾灸减少脑肿瘤患者术后拔除尿管后尿潴留的护理[J].广东医学,2010,18(31)：2469-2470.

[46]　林丽君,周春姣,何军明,等.穴位按摩联合热敏灸缓解肝癌术后患者气滞型呃逆的效果观察[J].护理学报,2019,26(9)：60-63.